S. Weber

BASICS Gynäkologie und Geburtshilfe

BASICS

Stefanie Weber

BASICS
Gynäkologie und Geburtshilfe

8. Auflage

ELSEVIER

Elsevier GmbH, Bernhard-Wicki-Str. 5, 80636 München, Deutschland
Wir freuen uns über Ihr Feedback und Ihre Anregungen an kundendienst@elsevier.com

ISBN 978-3-437-41123-6
eISBN 978-3-437-05532-4

8. Auflage 2024

Wichtiger Hinweis
Die medizinischen Wissenschaften unterliegen einem sehr schnellen Wissenszuwachs. Der stetige Wandel von Methoden, Wirkstoffen und Erkenntnissen ist allen an diesem Werk Beteiligten bewusst. Sowohl der Verlag als auch die Autorinnen und Autoren und alle, die an der Entstehung dieses Werkes beteiligt waren, haben große Sorgfalt darauf verwandt, dass die Angaben zu Methoden, Anweisungen, Produkten, Anwendungen oder Konzepten dem aktuellen Wissensstand zum Zeitpunkt der Fertigstellung des Werkes entsprechen.
Der Verlag kann jedoch keine Gewähr für Angaben zu Dosierung und Applikationsformen übernehmen. Es sollte stets eine unabhängige und sorgfältige Überprüfung von Diagnosen und Arzneimitteldosierungen sowie möglicher Kontraindikationen erfolgen. Jede Dosierung oder Applikation liegt in der Verantwortung der Anwenderin oder des Anwenders. Die Elsevier GmbH, die Autorinnen und Autoren und alle, die an der Entstehung des Werkes mitgewirkt haben, können keinerlei Haftung in Bezug auf jegliche Verletzung und/oder Schäden an Personen oder Eigentum, im Rahmen von Produkthaftung, Fahrlässigkeit oder anderweitig übernehmen.

Für die Vollständigkeit und Auswahl der aufgeführten Medikamente übernimmt der Verlag keine Gewähr.

Geschützte Warennamen (Warenzeichen) werden in der Regel besonders kenntlich gemacht (®). Aus dem Fehlen eines solchen Hinweises kann jedoch nicht automatisch geschlossen werden, dass es sich um einen freien Warennamen handelt.

Bibliografische Information der Deutschen Nationalbibliothek
Die Deutsche Nationalbibliothek verzeichnet diese Publikation in der Deutschen Nationalbibliografie; detaillierte bibliografische Daten sind im Internet über https://www.dnb.de abrufbar.

25 26 27 28 5 4 3 2

In ihren Veröffentlichungen verfolgt die Elsevier GmbH das Ziel, genderneutrale Formulierungen für Personengruppen zu verwenden. Um jedoch den Textfluss nicht zu stören sowie die gestalterische Freiheit nicht einzuschränken, wurden bisweilen Kompromisse eingegangen. Selbstverständlich sind **immer alle Geschlechter** gemeint.

Planung: Veronika Rojacher, München
Gestaltungskonzept: Waltraud Hofbauer, Andrea Mogwitz, Rainald Schwarz
Projektmanagement: Martina Gärtner, Willi Haas
Redaktion: Willi Haas, München
Bildrechteklärung: Stefan Schneidhuber, München
Herstellung: Waltraud Hofbauer, München
Satz: STRAIVE, Puducherry/Indien
Druck und Bindung: Drukarnia Dimograf Sp. z o. o., Bielsko-Biała/Polen
Umschlaggestaltung: Waltraud Hofbauer; SpieszDesign, Neu-Ulm
Titelfotografie: © pirke, AdobeStock.com (Skalpell); © by-studio, Fotolia.com (Pillen); © tom, Fotolia.com (Stethoskop)

Aktuelle Informationen finden Sie im Internet unter **www.elsevier.de**

Vorwort

Eine Neuauflage des BASICS Gynäkologie und Geburtshilfe zu bearbeiten, das ist für mich immer, wie Zeit mit einer lieben, alten Freundin zu verbringen. Über die Jahre habe ich so viel Herzblut in dieses Buch gesteckt, das mich selbst schon durchs Studium begleitet hat.
Natürlich stecken auch in diesem BASICS wieder topaktuelle Infos: Alle bis Frühjahr 2023 erschienenen Leitlinien aus dem Fachgebiet wurden berücksichtigt. Ganz neu dazugekommen ist der Bereich FGM (Female Genital Mutilation) in Kapitel 2. Das Kapitel zu Infektionen in der Schwangerschaft wurde durch ausführliche Infos zu Zikavirus-Infektionen und COVID-19 ergänzt.

Für das mir vom Elsevier-Verlag erneut entgegengebrachte Vertrauen und die wieder einmal perfekte Zusammenarbeit möchte ich mich herzlich bedanken.
Auch meinen Leser*innen gilt mein großer Dank, dass dieses BASICS so oft die Lektüre der Wahl für die Prüfungsvorbereitung im Gyn-Modul ist.
Ich wünsche allen Leser*innen viel Freude mit diesem Buch und drücke die Daumen für alle anstehenden Prüfungen!

Augsburg, im Frühjahr 2023
Stefanie Weber

Abkürzungsverzeichnis

A., Aa.	Arteria, Arteriae
ACTH	adrenokortikotropes Hormon
ADH	antidiuretisches Hormon
AFP	Alpha-Fetoprotein
AFI	amniotic fluid index
AGS	adrenogenitales Syndrom
AIS	Amnioninfektionssyndrom
AMH	Anti-Müller-Hormon
ANA	antinukleäre Antikörper
ANS	Atemnotsyndrom
APC	antigen presenting cells
APD	Abdomen-Thorax-a. p.-Durchmesser
Apgar	Punktesystem zur Beurteilung Neugeborener
aPTT	aktivierte, partielle Thromboplastinzeit
art.	arteriell
ASA	Anti-Spermien-Antikörper
ASS	Acetylsalicylsäure
AT	Antithrombin
ATD	Abdomen-Thorax-Querdurchmesser
AU	Abdomenumfang
AZ	Allgemeinzustand; Amniozentese
BAE	Beckenausgangsebene
BB	Blutbild
bds.	beidseits
BE	Beckeneingangsebene
BEL	Beckenendlage
BET	brusterhaltende Therapie
BM	Beckenmitte
BPD	biparietaler Durchmesser
BGA	Blutgasanalyse
BIP	biparietaler Kopfdurchmesser
BMI	Body Mass Index
BMR	basale metabolische Rate
BSG	Blutkörperchensenkungsgeschwindigkeit
BV	bakterielle Vaginose
BZ	Blutzucker
ca.	zirka
Ca	Karzinom
Ca^{2+}	Kalzium
CFTR-Gen	Cystic Fibrosis Transmembrane Conductance Regulator Gen
chron.	chronisch
CIN	zervikale intraepitheliale Neoplasie
CIS	Carcinoma in situ
CK	Zervikalkanal
Cl^-	Chlorid
CMV	Zytomegalievirus
CO_2	Kohlendioxid
CRH	Corticotropin-Releasing Hormon
CRP	C-reaktives Protein
CT	Computertomografie
CTG	Kardiotokografie
CVS	Chorionzottenbiopsie
d	Tag
DCIS	duktales Carcinoma in situ
DD	Differenzialdiagnose(n)
DEGUM	Deutsche Gesellschaft für Ultraschall in der Medizin
desc.	descendens
d. h.	das heißt
DIC	disseminierte intravasale Gerinnung
DR	Dammriss
E2	Östradiol
EBV	Epstein-Barr-Virus
E. coli	Escherichia coli
E-E-Zeit	Entscheidung bis zur Entbindung
EEG	Elektroenzephalogramm, -grafie
EPH	„Ödeme, Proteinurie und Hochdruck“
EKG	Elektrokardiogramm, -grafie
ET	Entbindungstermin
etc.	et cetera
EUG	extrauterine Gravidität
evtl.	eventuell
EW	Entwicklungswoche
EZ	Entwicklungszeit
FBA	Fetalblutanalyse
FFTS	fetofetales Transfusionssyndrom
FHF	fetale Herzfrequenz
FIGO	Féderation Internationale de Gynécologie et d'Obstétrique
FISH	Fluoreszenz-in-situ-Hybridisierung
FL	Femurlänge
FNP	Feinnadelpunktion
FOD	frontookzipitaler Durchmesser
FSH	follikelstimulierendes Hormon
FSME	Frühsommer-Meningoenzephalitis
FTA-ABS-Test	Fluoreszenz-Treponemen-Antikörper-Absorptionstest
FTA-Test	Fluoreszenz-Treponemen-Antikörpertest
FW	Fruchtwasser
GFR	glomeruläre Filtrationsrate
ggf.	gegebenenfalls
GnRH	Gonadotropin-Releasing-Hormon
GO	Gonorrhö
GOT	Glutamat-Oxalacetat-Transaminase
GPT	Glutamat-Pyruvat-Transaminase
h	Stunde
HAV	Hepatitis-A-Viren
Hb	Hämoglobin
HbF	fetales Hämoglobin
HbS	Sichelzellanämie
HBs	Hepatitis-B-surface
HBV	Hepatitis-B-Viren
HCG	humanes Choriongonadotropin
HCS	humanes Chorionsomatomammotropin
HCV	Hepatitis-C-Viren
HDL	high-density lipoprotein
HDV	Hepatitis-D-Viren
HELLP	„haemolysis, elevated liver enzymes, low platelets“
HER (1–4)	human epidermal growth factor (Membranrezeptoren für den epidermalen Wachstumsfaktor)
HES	hypertensive Erkrankung der Schwangerschaft
HEV	Hepatitis-E-Viren
HF	Herzfrequenz
HHL	Hypophysenhinterlappen
Hkt	Hämatokrit
HKSG	Hysterokontrastsonografie
HL	Humeruslänge
HNPCC	Heriditary non polyposis colorectal cancer
HMV	Herzminutenvolumen
HPL	humanes Plazentalaktogen
HPV	humane Papillomaviren
HSV	Herpes-simplex-Virus
HUS	hämolytisch-urämisches Syndrom
HVL	Hypophysenvorderlappen
HW	Halbwertszeit

HWS	Halswirbelsäule
HZV	Herzzeitvolumen
i. a.	intraarteriell
i. m.	intramuskulär
i. v.	intravenös
ICR	Interkostalraum
ICSI	intrazytoplasmatische Spermieninjektion
IE	internationale Einheiten
IG	Immunglobuline (evtl. angehängter Buchstabe bezeichnet die Klasse)
inf.	inferior
IUD	intrauteriner Fruchttod
IUGR	intrauterine growth restriction
IUI	Intrauterine Insemination
IUS	intrautrines System
IUP	Intrauterinpessar
IVF	In-vitro-Fertilisation
J	Joule
(5-)JÜR	(5-)Jahres-Überlebensrate
kg	Kilogramm
KG	Körpergewicht
KHK	koronare Herzkrankheit
KI	Kontraindikationen
KOH	Kaliumhydroxid
Krea	Kreatinin
KU	Kopfumfang
l	Liter
LCIS	Carcinoma lobulare in situ
LDH	Laktatdehydrogenase
LDL	Low-Density-Lipoprotein
LGA	large für gestational age
LH	luteinisierendes Hormon
li.	links
Lig.	Ligamentum
Li-re-Shunt	Links-rechts-Shunt
LJ	Lebensjahr
LK	Lymphknoten
LMP	low malignant potential
LZ-EKG	Langzeit-Elektrokardiogramm
M., Mm.	Musculus, Musculi
max.	maximal
MBA	Mikroblutanalyse
MESA	mikrochirurgische epididymale Spermienaspiration
Mg^{2+}	Magnesium
min	Minute(n)
min.	minimal
mind.	mindestens
Mio.	Million(en)
mmHg	Millimeter Quecksilbersäule
MRT	Magnetresonanztomografie
ms	Millisekunde(n)
MSH	melanozytenstimulierendes Hormon
mV	Millivolt
N., Nn.	Nervus, Nervi
n.	nach
Na^+	Natrium
NEC	nekrotisierende Enterokolitis
NIPT	nichtinvasiver Pränataltest
neg.	negativ
NNR	Nebennierenrinde
NO	Stickstoffmonoxid
NRD	Neuralrohrdefekt
NSAR	Nicht-steroidale Antirheumatika
NT	Nackentransparenz
Ncl.	Nucleus
o. Ä.	oder Ähnliches
OAT-Syndrom	Oligo-Astheno-Teratozoospermie-Syndrom
o. B.	ohne Befund
oGTT	oraler Glukosetoleranztest
OHSS	ovarielles Überstimulationssyndrom
OK	Ovarialkarzinom
OP	Operation
OT	Ovarialtumor
P	Druck
p. a.	posterior-anterior
p. c.	post conceptionem
p. m.	post menstruationem
p. o.	per os
p. p.	post partum
PAP	zytologischer Abstrich nach Papanicolaou
PAPP-A	pregnancy-associated plasma protein A
path.	pathologisch
PCO	polyzystisches Ovar
pCO_2	Kohlendioxidpartialdruck
PCR	Polymerase-Kettenreaktion
PDA	Periduralanästhesie; persistierender Ductus arteriosus
PET	Positronen-Emissionstomografie
PFO	polyfollikuläres Ovar
PID	pelvic inflammatory disease
PIF	prolaktininhibierender Faktor
PMS	prämenstruelles Syndrom
pO_2	Sauerstoffpartialdruck
pos.	positiv
PRL	Prolaktin
PTH	Parathormon
PTT	partielle Thrombinzeit
PVL	periventrikuläre Leukomalazie
R., Rr.	Ramus, Rami
RAAS	Renin-Angiotensin-Aldosteron-System
RDS	respiratory disstress syndrome
re.	rechts
ROP	Retinopathia praematurorum
RPF	renaler Plasmafluss
r. R.	relatives Risiko
RR	Blutdruck nach Riva-Rocci
s	Sekunde(n)
SERM	selektive Estradiolrezeptor-Modulatoren
s. c.	subkutan
SCMC-Test	Spermien-Zervix-Mukus-Kontakttest
SCMPT	Spermien-Zervikal-Mukus-Penetrations-Test
s. l.	sublingual
SGA	small for gestational age
SHGB	sexualhormonbindendes Globulin
SID(S)	sudden infant death (syndrome)
SIH	schwangerschaftsinduzierte Hypertonie
SLE	systemischer Lupus erythematodes
s. o.	siehe oben
sog.	sogenannte(n)
Sono	Sonogramm, -grafie
SPECT	single-photon emission tomography
Spm	Schläge pro Minute
SPRM	selektive Progesteronrezeptor-Modulatoren
SS	Schwangerschaft
SSL	Scheitel-Steiß-Länge

SSM	Schwangerschaftsmonat
SSW	Schwangerschaftswoche
STD	sexuell übertragbare Krankheiten
STH	Somatotropin = somatotropes Hormon
s. u.	siehe unten
sup.	superior
SV	Schlagvolumen
$t_{1/2}$	Halbwertszeit
T_3	Triiodthyronin
T_4	Thyroxin
TASH	transkoronare Ablation der Septumhypertrophie
TBG	thyroxinbindendes Globulin
Tbl.	Tablette
TDF	testisdeterminierender Faktor
TESE	testikuläre Spermienextraktion
TGA	Transposition der großen Gefäße
TGL	Triglyceride
TNF	Tumor-Nekrose-Faktor
TNM	Tumor, Nodulus, Metastase
TPHA-Test	Treponema-pallidum-Hämagglutinationstest
TRH	Thyreotropin-Releasing-Hormon
TSH	Thyroid-Stimulating-Hormon
TVT	tension-free vaginal tape
TXA_2	Thromboxan A_2
U	internationale Einheit
u. a.	und andere, unter anderem
UKG	Ultraschallkardiografie, Ultraschallkardiogramm
u. U.	unter Umständen
u. v. a.	und viele andere
V., Vv.	Vena, Venae
v. a.	vor allem
VAIN	vaginale intraepitheliale Neoplasie
VDRL	Venereal Disease Research Laboratories
VE	Vakuumextraktion
vHHL	vordere Hinterhauptslage
VIN	vulväre intraepitheliale Neoplasie
Vit.	Vitamin
VLDL	Very-Low-Density-Lipoprotein
VT	vorangehender Kindsteil (bei Geburt)
VZV	Varicella-Zoster-Virus
WHO	World Health Organisation
z. B.	zum Beispiel
Z. n.	Zustand nach
ZNS	Zentralnervensystem
ZVD	zentraler Venendruck
z. T.	zum Teil

Fehler gefunden?

An unsere Inhalte haben wir sehr hohe Ansprüche. Trotz aller Sorgfalt kann es jedoch passieren, dass sich ein Fehler einschleicht oder fachlich-inhaltliche Aktualisierungen notwendig geworden sind.
Sobald ein relevanter Fehler entdeckt wird, stellen wir eine Korrektur zur Verfügung.

Mit diesem QR-Code gelingt der schnelle Zugriff.
https://else4.de/978-3-437-41123-6

Wir sind dankbar für jeden Hinweis, der uns hilft, dieses Werk zu verbessern. Bitte richten Sie Ihre Anregungen, Lob und Kritik an folgende E-Mail-Adresse: kundendienst@elsevier.com

Inhaltsverzeichnis

Allgemeiner Teil

Spezieller Teil – Gynäkologie

Spezieller Teil – Geburtshilfe

Spezieller Teil – Spezielle Themen

Fallbeispiele

Anhang

Allgemeiner Teil

BASICS

Grundlagen

Diagnostik

→ 1 Die Entwicklung des weiblichen Geschlechts

Embryonale Entwicklung des Geschlechts

Das genetische Geschlecht wird durch die Zusammensetzung der Chromosomen bestimmt. Es steuert die embryonale Anlage der Geschlechtsorgane **(gonadales Geschlecht),** in denen die für die Ausbildung der Geschlechtsmerkmale entscheidenden Hormone gebildet werden.
Der Chromosomensatz des Menschen besteht aus 22 Autosomenpaaren und zwei Geschlechtschromosomen. Im Fall der Frau sind das zwei X-Chromosomen und beim Mann ein X- und ein Y-Chromosom.
Das anatomische Grundprogramm ist weiblich. Erst der **testisdeterminierende Faktor (TDF,** auf dem Y-Chromosom kodiert) induziert die Entwicklung der Hoden; fehlt er, entwickeln sich Ovare. Die Geschlechtsorgane entwickeln sich aus dem Müller- und Wolff-Gang-System. Die im Hoden produzierten Hormone fördern die Entwicklung des Wolff-Gang-Systems, gleichzeitig verkümmern die Müller-Gänge durch die Wirkung des **Anti-Müller-Hormons (AMH).** Bei der Frau hingegen werden durch die Hormone des Ovars die Müller-Gänge gefördert – das Wolff-Gang-System verkümmert ohne Stimulation. Tuben, Uterus und der obere Teil der Vagina entstehen nun aus der Verschmelzung der paarigen Müller-Gänge. Der untere Teil der Vagina entsteht aus dem Sinus urogenitalis.

Störungen der Geschlechtsentwicklung

In der Regel liegen Störungen der Geschlechtsentwicklung Gendefekte zugrunde. Das können numerische oder strukturelle Chromosomenaberrationen oder auch Punktmutationen sein.

Gonadendysgenesie

Gonadendysgenesie bedeutet, dass die Keimzellen (Gonaden) bedingt durch eine genetische Störung nicht richtig funktionieren. Es resultiert eine **Ovarialinsuffizienz** (mit primäre Amenorrhö) und ein **Hypergonadotropismus** (FSH und LH sind erhöht, weil die Hypophyse verstärkt versucht, die Ovarien zu stimulieren).

> Der Phänotyp ist immer weiblich.

Das Erscheinungsbild unterscheidet sich bei den verschiedenen Formen je nach Ursache (→ Tab. 1.1):

- XO = **Ullrich-Turner-Syndrom:** u. a. sexueller Infantilismus, Minderwuchs, retardiertes Knochenalter, Pterygoideum colli
- XX = **„reine" Gonadendysgenesie:** Ein oder beide Ovarien fehlen bzw. sind bindegewebig durchsetzt (Streakgonaden); oft FSH-Rezeptor-Defekt; primäre Amenorrhö und Östrogenmangel nur, wenn beide Ovarien betroffen sind.
- XY = **Swyer-Syndrom** (Defekt des SRY-Gens): phänotypisch weiblich mit Klitoris, Schamlippen, Vagina und Uterus, jedoch keine Ovare (stattdessen Bindegewebsfäden = Streakgonaden); infantiler Habitus, Körpergröße normal bis erhöht, nach der Pubertät auffällig wegen fehlender sekundärer geschlechtlicher Entwicklung
- **XO-Mosaike**

Intersexualität

Unter Intersexualität versteht man ein Vorhandensein der Merkmale beider Geschlechter in einem Individuum. Folgende Formen werden unterschieden:

- **Hermaphroditismus verus** (echter Zwitter): XX oder XY möglich, Störung der Differenzierung (s. o.); eine extrem seltene Störung, es muss ein Ovotestis vorliegen (Hoden- und Ovargewebe in einem Organ)
- **Pseudohermaphroditismus masculinus internus** (männlicher Scheinzwitter): XY, Mangel an 5-α-Reduktase (und damit fehlende oder mangelnde Testosteronwirkung)
- **Testikuläre Feminisierung** (*hairless women*): XY, fehlerhafter Androgenrezeptor, weiblicher Phänotyp, jedoch ohne Scham- und Achselbehaarung
- **Pseudohermaphroditismus femininus** (weiblicher Scheinzwitter): XX, Ovarien, meist durch adrenogenitales Syndrom (AGS) verursacht (genetisch bedingter Enzymmangel führt zum Anstieg männlicher Sexualhormone in der Nebennierenrinde), mehr oder minder stark ausgeprägte männliche Merkmale.

Weitere Entwicklung

Vom Embryo bis zur Pubertät

Die Keimzellen des Ovars vermehren sich um die 24. SSW auf bis zu 7 Millionen und entwickeln sich zu primären Oozyten. Durch Apoptose (programmierter Zelltod) nimmt ihre Zahl jedoch bis zur Geburt wieder ab auf ca. 500.000. Die erste Reifeteilung (Meiose I = Reduktionsteilung) wird eingeleitet, die Eizellen verbleiben aber in der Prophase.

> Ungefähr bis zum 8. Lebensjahr befindet sich der Körper der Frau hormonell gesehen in einem Ruhezustand. Der Sexualhormonspiegel ist niedrig, der Uterus wächst nicht, und der Scheiden-pH ist neutral.

Präpubertale Phase und Pubertät

Langsam erhöht sich die Empfindlichkeit der Hypophyse gegenüber Östrogenen. FSH- und LH-Spiegel steigen an (Gonadotropine, → Kap. 6). Es entwickelt sich ein pulsatiles Sekretionsmuster. Dieser Rhythmus stabilisiert sich bis ca. 2–3 Jahre nach der Menarche (erste Regelblutung). Im Zuge eines allgemeinen Wachstumsschubs differenzieren sich äußere und innere Genitalien, sekundäre Geschlechtsmerkmale entwickeln sich. Die Entwicklung wird mit folgenden Begriffen beschrieben:

- **Pubarche:** Etwa ab dem 11. Lebensjahr entwickeln sich die Achsel- und Schambehaarung unter Einfluss der Androgene der Nebennierenrinde und des Ovars.
- **Thelarche:** Ebenfalls ab dem 11. Lebensjahr beginnt sich die Brust zu vergrößern, die Mamille wird stärker pigmentiert und formt sich. Pubarche und Thelarche wurden von Tanner in verschiedene Entwicklungsstadien eingeteilt (→ Abb. 1.1 und → Abb. 1.2).

Tab. 1.1 Mögliche Zusammensetzungen der Geschlechtschromosomen

Spermium/Eizelle	X	Y	XY	–
X	XX (normal weiblich)	XY (normal männlich)	XXY (Klinefelter-Syndrom)	X– (Ullrich-Turner-Syndrom)
XX	XXX (Triple-X-Syndrom)	XXY (Klinefelter-Syndrom)	XXXY (Klinefelter-Syndrom)	XX (normal weiblich)
–	X– (Ullrich-Turner-Syndrom)	Y– (letal)	XY (normal männlich)	– – (letal)

– bedeutet das Fehlen eines Geschlechtschromosoms

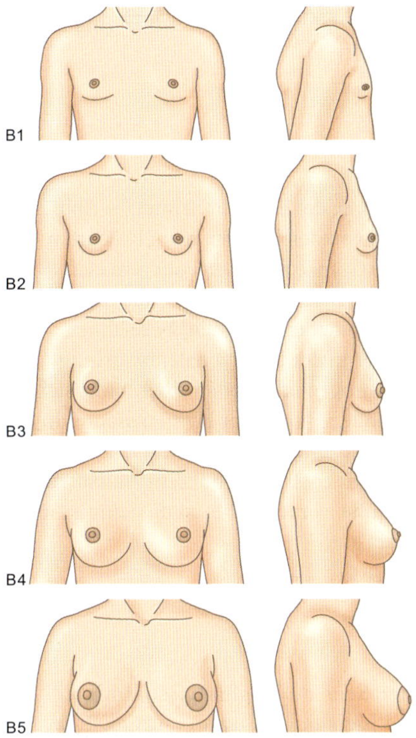

Abb. 1.1 Tanner-Stadien der Brustentwicklung B-1 bis B-5 [L234]

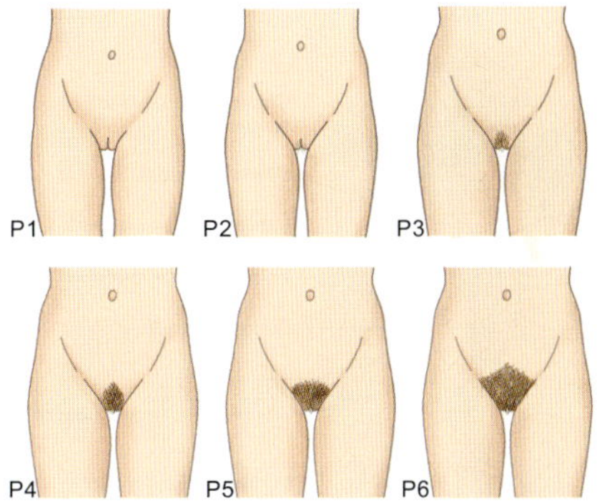

Abb. 1.2 Tanner-Stadien der Schamhaarentwicklung P-1 bis P-6 [L234]

- **Menarche:** Die erste Regelblutung (ca. 9.–15. Lj.) findet im Verlauf eines meist anovulatorischen Zyklus bei relativem Östrogenmangel statt. In den letzten Jahrhunderten hat sich der Zeitpunkt der Menarche durch verbesserte Lebensumstände durchschnittlich um bis zu 4 Jahre vorverlegt.
- **Adrenarche:** Zunahme der Androgenproduktion ab dem 6. Lebensjahr (3–4 Jahre vor der Pubertät). Sie ist unabhängig vom Gonadotropinspiegel (FSH/LH) und beeinflusst die Pubertät nur wenig.

Verfrühter oder verzögerter Pubertätseintritt

Pubertas praecox

Infolge einer vorzeitigen Hormonproduktion beginnt die Pubertät (mit oben genannten Entwicklungsschritten) bei der **Pubertas praecox** schon vor dem 8. Lebensjahr. Durch Epiphysenfugenschluss kann es zu einem Kleinwuchs kommen. Mögliche Ursachen sind:

- Zerebrale Frühreife: ca. 90 % idiopathisch, selten durch hypothalamische Tumoren oder ZNS-Erkrankungen (Meningitis, Enzephalitis, Traumen oder Tumoren)
- Genetisch bedingte Störungen (adrenogenitales Syndrom = AGS)
- Autonome Hormonbildung **(Pseudopubertas praecox):** meist Granulosazelltumoren oder HCG produzierende Tumoren der Ovarien.

> Diagnostische Priorität hat der Ausschluss hormonbildender Tumoren!

Pubertas tarda

Verspätete Pubertät (nach dem 16. Lj.) und/oder nach dem 18. Lebensjahr einsetzende Menarche nennt man „Pubertas tarda“. Als Ursachen kommen hypophysäre, hypothalamische und gonadale Störungen (z. B. Dysgenesien) infrage. Familiäre Veranlagung, Stoffwechselstörungen, Mangelernährung oder Leistungssport sind als Ursache abzugrenzen.

Zusammenfassung

- Die anatomische Grundanlage ist immer weiblich.
- TDF, AMH und Testosteron führen zur Ausbildung des männlichen Geschlechts.
- Östrogene des Ovars sind für die Entwicklung der weiblichen Geschlechtsorgane aus dem Müller-Gang-System maßgeblich.
- Die Hormonproduktion ruht zwischen Geburt und Pubertät.
- Östrogene und Gestagene des Ovars führen zur Ausbildung des weiblichen Phänotyps in der Pubertät.
- Androgene sind für die Entwicklung der Achsel- und Schambehaarung verantwortlich.

Becken

Knöchernes Becken

Das knöcherne Becken setzt sich aus Darm-, Kreuz-, Sitz- und Schambein zusammen. Nach der Pubertät sind diese fest miteinander verwachsen. Die Linea terminalis unterteilt den Beckenraum in das große (kranial) und das kleine Becken (kaudal). Das kleine Becken enthält Blase, Enddarm (Rektum) und die inneren Geschlechtsorgane sowie dazugehörige Gefäße, Nerven und Lymphbahnen.
Der Beckeneingang ist queroval, der Beckenausgang längsoval. Während der Schwangerschaft kommt es durch Östrogenwirkung zu einer Auflockerung der Bandverbindungen im Beckenbereich, was bei der Geburt eine Weitung um einige Millimeter ermöglicht, aber auch die erhöhte Instabilität und niedrigere Belastbarkeit während der Schwangerschaft bedingt.

Beckenboden

Der muskuläre Beckenboden verschließt die Bauchhöhle nach unten. Er wird im Wesentlichen vom N. pudendus innerviert. Man unterscheidet drei Schichten, die dachziegelartig übereinanderliegen (→ Abb. 2.1):

- **Diaphragma pelvis:** M. levator ani und M. coccygeus
- **Diaphragma urogenitale:** M. transversus perinei
- **Schließmuskelschicht:** M. bulbospongiosus, M. sphincter ani und M. ischiocavernosus

Durch den Beckenboden treten bei der Frau Rektum, Vagina und Harnröhre.

Vulva

Als „Vulva" wird das äußere Genitale der Frau bezeichnet (→ Abb. 2.2). Es werden die großen, behaarten von den kleinen, nicht behaarten Schamlippen unterschieden. Die Grenze zwischen äußerem und innerem Genitale bildet der Hymenalsaum, umgangssprachlich irreführenderweise als „Jungfernhäutchen" (Hymen) bezeichnet. Der Hymenalsaum ist die Stelle, an der in der Embryonalentwicklung die Müller-Gänge auf den Sinus urogenitalis treffen. Hier bildet sich über den Zwischenschritt des Müller-Hügels der Hymenalsaum. In skandinavischen Ländern setzt sich zunehmend die Bezeichnung Corona vaginalis durch. Die Klitoris entspricht in ihrem Aufbau dem Penis des Mannes. Durch eine hohe Nervendichte ist die Stimulationsfähigkeit der Frau hier besonders gut.

Inneres Genitale

Zum inneren Genitale gehören Scheide (Vagina), Gebärmutter (Uterus), Eileiter (Tuben) und Eierstöcke (Ovare) (→ Abb. 2.3). Eileiter und Ovare werden zusammen als „Adnexe" bezeichnet.

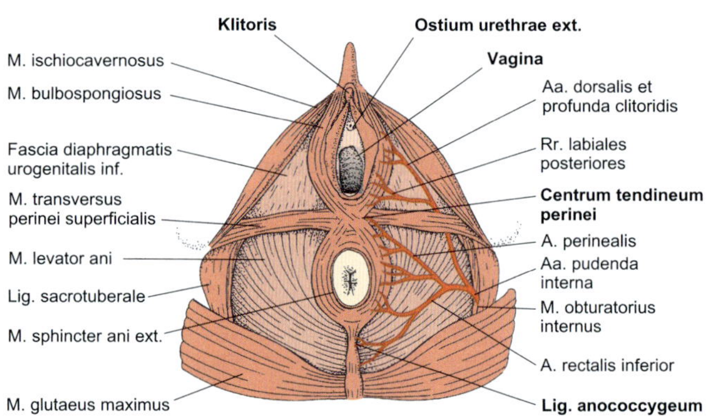

Abb. 2.1 Beckenboden der Frau [L234]

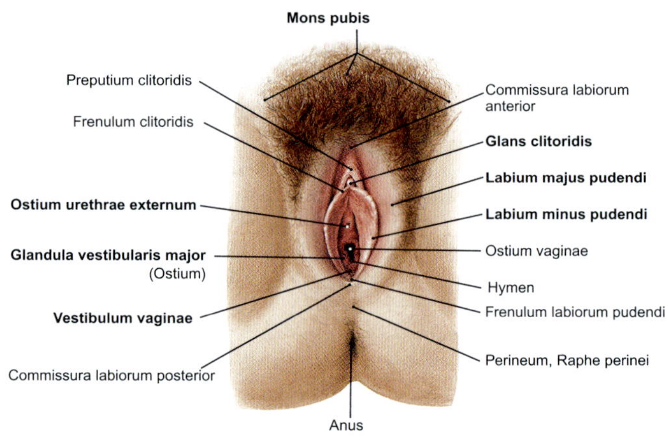

Abb. 2.2 Vulva [S700]

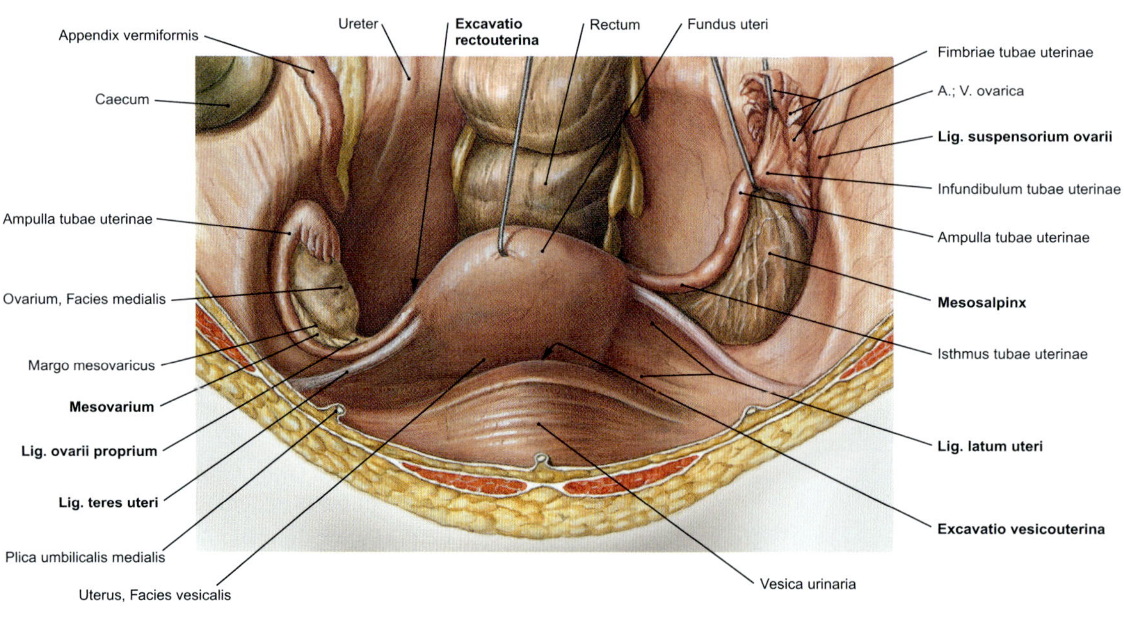

Abb. 2.3 Innere Geschlechtsorgane – man beachte die enge Nachbarschaft zum Blinddarm! [S700]

Vagina

Die Vagina ist ca. 8–10 cm lang. Sie erstreckt sich bis zum Muttermund (Portio), dem Eingang der Gebärmutter. Nach vorn grenzt sie an die Urethra, nach hinten an das Rektum und den Douglas-Raum, den tiefsten Punkt der Bauchhöhle.
Sie ist ausgekleidet mit unverhornendem Plattenepithel, das sich zyklusabhängig verändert: Östrogene führen zu einer vermehrten Glykogeneinlagerung (→ Kap. 6). Das Glykogen in den abgeschilferten Zellen dient Milchsäurebakterien (sog. Döderlein-Flora) als Nahrung. Sie sind für das saure Scheidenmilieu der geschlechtsreifen Frau (pH: 4–4,5) verantwortlich, welches das Aufsteigen und die Vermehrung von pathogenen Keimen verhindert. Durchblutungs- und hormonabhängig kommt es zu einer Transsudation von Flüssigkeit, die zusammen mit abgeschilferten Epithelzellen, Döderlein-Bakterien und Zervixsekret das Vaginalsekret bildet. Ihr Maximum erreicht die Transsudation bei sexueller Erregung und prämenstruell.

Die Vagina besitzt keine Drüsen!

Uterus

Der Uterus ist birnenförmig (→ Abb. 2.4). Man unterscheidet den Körper (Corpus uteri) und den Hals (Zervix). Der untere Teil der **Zervix** wird als **„Portio"** (Muttermund) bezeichnet. Sie ragt in die Vagina, dabei entstehen das sog. vordere, hintere und seitliche Scheidengewölbe. Auf der Portio geht das unverhornende Plattenepithel der Vagina in das Zylinderepithel der Zervix über **(Transformationszone).** Bei der geschlechtsreifen Frau liegt diese Zone außerhalb des Zervikalkanals und ist damit bei der Untersuchung auf der Portio sichtbar.
Vom Corpus uteri zweigen unterhalb des Fundus uteri die Adnexe ab. Der Corpus uteri liegt meist nach vorn geknickt auf der Blase. Der von Korpus und Zervix gebildete Winkel wird **„Flexio"** genannt, der Winkel zwischen Zervix und Vagina wird als **„Versio"** bezeichnet. Am häufigsten ist ein anteflektierter-antevertierter Uterus, in etwa 10 % der Fälle findet sich ein retroflektierter Uterus. Die Uteruswand besteht aus einer kräftigen Muskelschicht **(Myometrium).** Die Uterushöhle wird von Schleimhaut **(Endometrium)** ausgekleidet. Diese besteht aus zwei Schichten: der myometriumnahen Lamina basalis und der kavumnahen Lamina functionalis. Nur die Lamina functionalis wird zyklisch und hormonabhängig auf- und abgebaut bzw. bei der Menstruation und mit der Nachgeburt abgestoßen (→ Kap. 7).

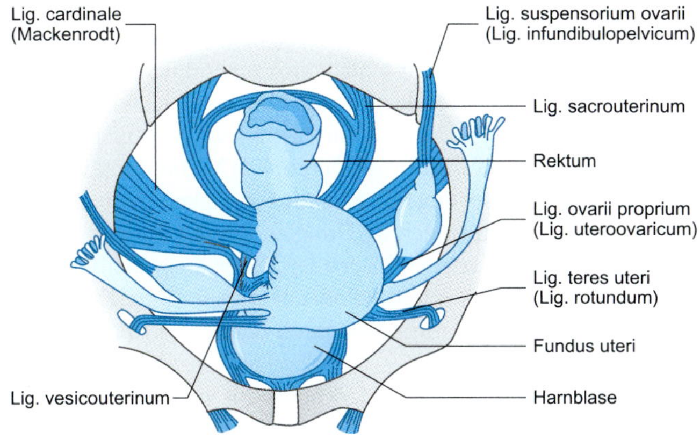

Abb. 2.5 Der Halteapparat des Uterus und der Ovarien [L141]

Der **Halteapparat** des Uterus (und der Ovarien) wird in einen oberen und einen unteren Bandapparat unterteilt (→ Abb. 2.5).

Oberer Teil:
- Lig. teres uteri: zieht vom Adnexwinkel durch den Leistenkanal zu den großen Schamlippen. Es ist für die Anteversion des Uterus verantwortlich.
- Lig. ovarii proprium: zartes Band, das die Ovarien mit dem Uterus verbindet
- Lig. suspensorium ovarii: zieht von der Beckenwand zu den Ovarien; enthält die Aa. ovaricae (aus der Aorta).
- Lig. latum uteri: Wie ein Tuch legt sich das Peritoneum über die Tuben und bildet eine horizontale Befestigung.

Unterer Teil (Parametrien):
- Lig. cardinale: zieht zur seitlichen Beckenwand; enthält die A. uterina.
- Lig. sacrouterinum: verläuft vom Os sacrum am Rektum vorbei zum Uterus.
- Lig. pubovesicale und Lig. vesicouterinum: ermöglichen die ventrale Fixierung zwischen Symphyse, Harnblase und Uterus.

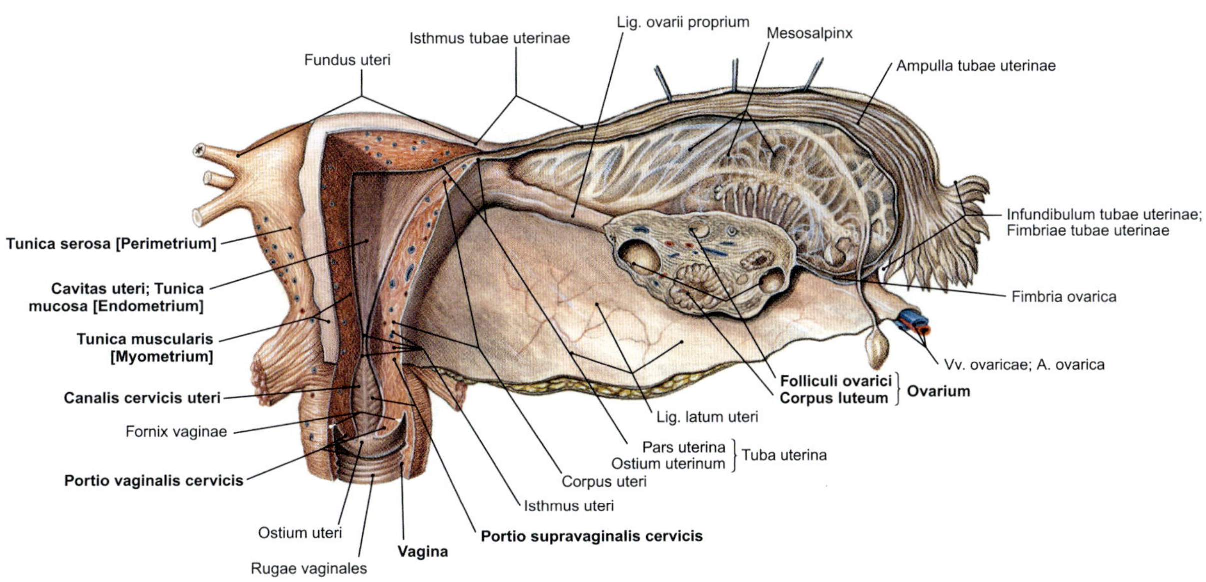

Abb. 2.4 Uterus und Adnexe [S700]

Adnexe (Tuben und Ovare)

Die intraperitoneal gelegenen schlauchförmigen Eileiter (Tuben) sind etwa 12 cm lang. Sie enden im sog. Fimbrientrichter, der frei beweglich ist. Dieser Trichter nimmt das Ei nach dem Eisprung auf, um es zum Uterus zu transportieren. Die Verbindung ist nicht dicht, sodass beim Eisprung entstehende Flüssigkeit in die Bauchhöhle gelangen kann und sich im Douglas-Raum sammelt. Die Tuben sind mit uteruswärts schlagenden Zilien ausgekleidet.
Die beiden Ovarien liegen in der Fossa ovarica im Bereich der Gabelung der A. iliaca communis. Durch Bänder (→ Kap. 2) ist ihre Lage weitgehend fixiert.
Im Inneren des Ovars liegt der Markraum mit vielen Gefäßen und Bindegewebe. Er wird von der Ovarrinde umschlossen, dem Ort der Follikelreifung und Hormonproduktion (→ Kap. 6).

Versorgungsstrukturen

Der Uterus wird größtenteils von der A. uterina (aus A. iliaca interna) versorgt (→ Abb. 2.6). Über das Lig. cardinale tritt sie an die seitliche Uteruswand in Höhe des Isthmus uteri. Dort zweigt der R. vaginalis ab. Im Bereich des Fundus anastomosiert sie mit der A. uterina der Gegenseite und gibt den R. ovaricus ab, der entlang den Tuben zum Ovar zieht und mit der A. ovarica anastomosiert. Diese entspringt direkt aus der Aorta und zieht über das Lig. suspensorium ovarii zum Ovar. Äußeres Genitale und der untere Teil der Vagina werden durch die A. rectalis media und die A. pudenda interba versorgt. Der venöse Abfluss erfolgt entlang den Arterien. Die Lymphe fließt im Wesentlichen in drei Richtungen ab: entlang dem Lig. suspensorium zu den Lymphknoten entlang der Aorta, entlang dem Lig. teres uteri zu den Leistenlymphknoten und entlang dem Lig. cardinale zu den Beckenlymphknoten. Die vegetative Innervation erfolgt über den Plexus uterovaginalis, den N. pelvicus und den N. pudendus.

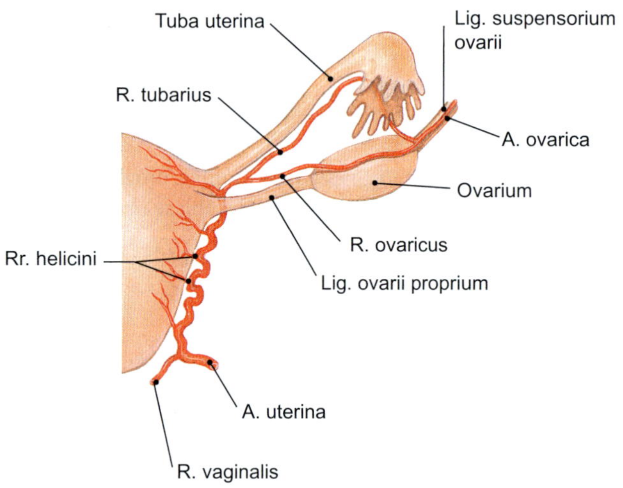

Abb. 2.6 Die arterielle Versorgung des Uterus und der Adnexe [S700]

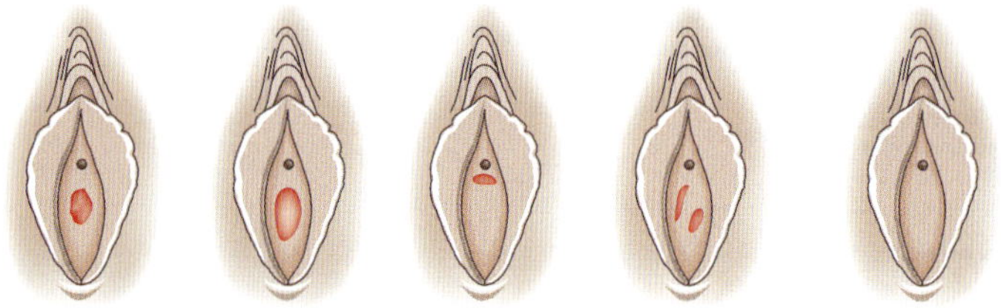

Abb. 2.7 Formen des Hymens: ganz rechts Hymenalatresie [L157]

Tab. 2.1 Hemmungsfehlbildungen

Agenesie	vollständiges Fehlen des Organs
Aplasie	Anlage ist vorhanden, aber nicht entwickelt.
Atresie	Fehlen der natürlichen Mündung oder Lichtung eines Hohlorgans

Fehlbildungen der Geschlechtsorgane

Fehlbildungen der Genitalorgane können in Hemmungsfehlbildungen (→ Tab. 2.1) und Septierungen bzw. Doppelbildungen unterteilt werden.
Die **Hymenalatresie** (→ Abb. 2.7), also das angeborene Fehlen der Öffnung des Jungfernhäutchens, stellt die häufigste Fehlbildung dar. Erst nach der Menarche kommt es zu Beschwerden, da das Blut nicht abfließen kann. Es kann sich über der Vagina (Hämatokolpos), dem Uterus (Hämatometra) bis in die Tuben (Hämatosalpinx) stauen. Typisch ist das Bild eines jungen Mädchens, das noch keine Regelblutung, aber seit Kurzem monatlich starke bzw. zunehmende Unterbauchschmerzen hat. Zur Ableitung des Blutes wird das Hymen in Kurznarkose gespalten.
Fehlbildungen der Vagina und des Uterus sind häufig miteinander kombiniert, da sie beide aus dem Müller-Gang-System entstehen. Das **Mayer-Rokitansky-Küster-Syndrom** ist eine Aplasie der Vagina mit rudimentär angelegtem Uterus. Die Ovarien sind normal entwickelt. Es finden sich gehäuft Fehlbildungen des Harntrakts.

> Agenesien oder Aplasien sind häufig mit anderen Fehlbildungen der Niere, der ableitenden Harnwege, des Darms oder der Ovare vergesellschaftet.

Die Uranlage der Geschlechtsorgane sind die paarigen Müller-Gänge. Bleibt die Verschmelzung aus, resultieren verschiedenste Fehlbildungen **(Septierungen und Doppelbildungen).** Diese können Vagina und Uterus isoliert oder beide Organe gemeinsam betreffen. Fruchtbarkeitsstörungen, Aborte und Frühgeburtsneigung belasten die Patientinnen schwer. Leichte Fehlbildungen können operativ korrigiert werden bzw. sind ohne klinische Konsequenz.

Die weibliche Brust

Die Brüste der Frau werden erst während der Pubertät voll ausgebildet (→ Kap. 1). Sie dienen zum einen der Ernährung des Säuglings, zum anderen als Geschlechtsmerkmal. Die Brust liegt auf der Faszie des M. pectoralis major und besteht hauptsächlich aus Fettgewebe mit eingelagerten Drüsenkörpern. Analog den Aufzweigungen des Drüsenkörpers kann man die Brust in Lappen und Läppchen unterteilen. Senkrecht zur Brustwand ziehen Bindegewebszüge, die sog. Cooper-Ligamente.
In den Milchbläschen (Alveolen) wird das Sekret, d. h. die Muttermilch gebildet. Mehrere Alveolen teilen sich einen Ausführungsgang (Ductus lactiferi), der sich kurz vor seiner Mündung an der Brustwarze in den Sinus lactiferus erweitert, wo das Sekret gespeichert wird. Die Brustwarze (Mamille) wird vom Warzenvorhof (Areola mammae) umgeben und besitzt die Fähigkeit, mithilfe darunterliegender Muskulatur bei Stimulation zu erigieren. Nur so ist das Stillen überhaupt möglich.

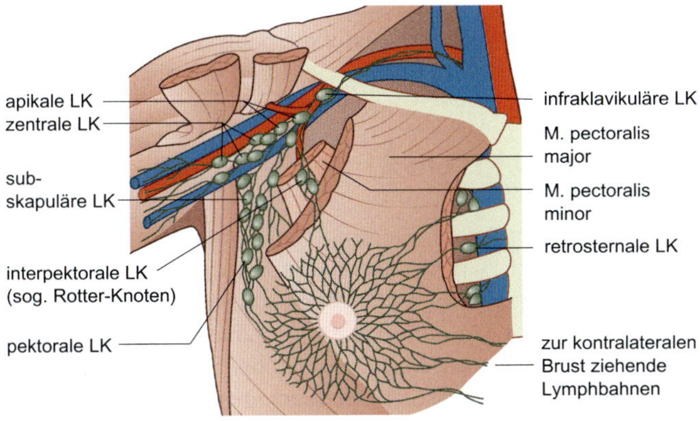

Abb. 2.8 Lymphabflusswege der Mamma: Die LK werden in Level I–III eingeteilt. [L234]

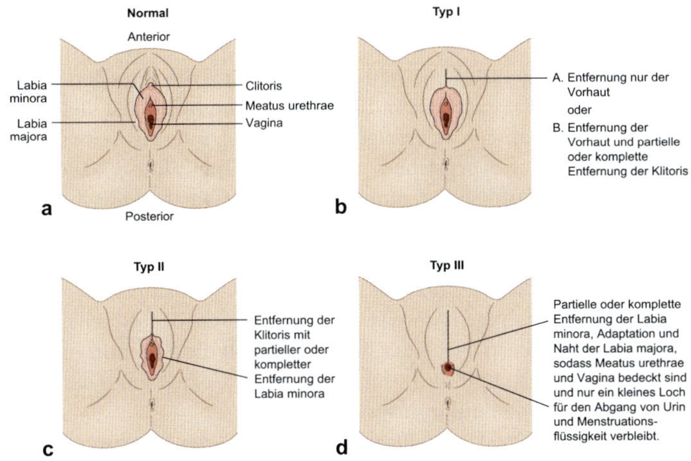

Abb. 2.9 Formen der weiblichen Genitalverstümmelung [L231]

Bei nicht schwangeren Frauen ist der Drüsenkörper nur spärlich entwickelt. Wachstum und Differenzierung ist östrogen- und progesteronabhängig (sowohl in der Pubertät und Schwangerschaft als auch während des monatlichen Zyklus). Die Milchsekretion wird durch das hypophysäre Prolaktin erst gegen Ende der Schwangerschaft induziert. Durch den taktilen Reiz des Saugens wird Oxytocin ausgeschüttet, das den Milchtransport zur Mamille steigert.
Die **arterielle Blutversorgung** erfolgt über die A. thoracica interna, die A. axillaris und die Interkostalarterien aus der Aorta. Der venöse Abfluss erfolgt im Wesentlichen entlang den Arterien.
Im Zusammenhang mit dem Mammakarzinom ist das **Lymphabflusssystem** von besonderer Bedeutung. 70–80 % der Lymphen werden über die axillären Lymphknoten entlang der V. axillaris und V. subclavia abgeleitet. Andere Abflusswege bestehen über die retrosternalen Lymphknoten entlang der V. thoracica interna und zur gegenüberliegenden Axilla. Chirurgisch teilt man die axillären Lymphknoten in Level ein (→ Abb. 2.8):

- **Level I:** Lymphknoten lateral des M. pectoralis minor
- **Level II:** Lymphknoten hinter dem M. pectoralis minor
- **Level III:** Lymphknoten medial des M. pectoralis minor

Formvarianten und Anlagestörungen der Brust

Form und Größe der weiblichen Brust sind sehr individuell. Reine Formvarianten (Makromastie, Mammaasymmetrie, Rüsselbrust etc.) können bei psychischer Beeinträchtigung und orthopädischen Problemen (bei Makromastie) chirurgisch behoben werden. Anlagestörungen der Brust sind selten und können entweder zum Zeitpunkt der Geburt oder erst in Pubertät oder Schwangerschaft in Erscheinung treten. Sie sollten chirurgisch korrigiert werden.

Weibliche Genitalverstümmelung

Durch die zunehmende Globalisierung und weltweite Fluchtbewegungen aufgrund von Kriegen und der Klimaerwärmung kommen gynäkologisch und pädiatrisch tätige Ärzt*innen zunehmend mit dem Themengebiet der **FGM (Female Genital Mutilation),** der weiblichen Genitalverstümmelung, in Kontakt. Weltweit wird diese Form der Gewalt in 30 Ländern in Afrika, im mittleren Osten und in Asien praktiziert. Die WHO gibt an, dass mehr als 200 Millionen heute lebende Mädchen und Frauen genital verstümmelt wurden. FGM ist definiert als jede Verletzung des weiblichen Genitale ohne medizinischen Hintergrund, insbesondere die teilweise oder komplette Entfernung des äußeren Genitale.

Die WHO hat vier Typen der weiblichen Genitalverstümmelung definiert (→ Abb. 2.9):

- Typ 1: partielle oder komplette Entfernung der Glans clitoridis mit oder ohne Entfernung des Preputium clitoridis
- Typ 2: partielle oder komplette Entfernung der Glans clitoridis und der Labia minora mit oder ohne Entfernung der Labia majora
- Typ 3: „Infibulation" beschreibt die Verengung des Introitus vaginae durch eine Naht mit oder ohne Entfernung der Klitoris und/oder der Labia minora und majora
- Typ 4: alle anderen verletzenden Eingriffe im Bereich des weiblichen Genitales ohne medizinische Indikation, hierzu zählen z. B. die Kauterisierung oder Inzision

Zusammenfassung

- Der Beckenboden ist für den festen Verschluss des weiblichen Beckens verantwortlich.
- Die Döderlein-Flora ist verantwortlich für den sauren pH der Vagina; dies vermindert das Risiko von Infektionen.
- Bei der geschlechtsreifen Frau ist die Transformationszone auf der Portio sichtbar.
- Der Uterus ist in etwa 90 % der Fälle anteflektiert und antevertiert.
- Die inneren Geschlechtsorgane werden durch einen komplexen Halteapparat fixiert.
- Fehlbildungen der Genitalorgane treten häufig gemeinsam mit Fehlbildungen des Harntrakts auf.
- Hymenalatresie ist die häufigste Fehlbildung: Typische Symptome sind zyklisch wiederkehrende Bauchschmerzen bei primärer Amenorrhö.
- Der Lymphabfluss der Brust erfolgt größtenteils über die axillären, aber auch über klavikuläre und retrosternale Lymphknoten, teilweise auch zur kontralateralen Seite.

Gynäkologische Anamnese und Untersuchung

Anamnese

Kernpunkt der gynäkologischen Anamnese sind die aktuellen Beschwerden der Patientin. Beim Erstkontakt sind möglichst viele andere Vorerkrankungen zu erfragen: allgemeine, internistische (z. B. chron. Asthma), chirurgische (z. B. Verwachsungsbildung), allergologische (z. B. Medikamentenunverträglichkeit), orthopädische (z. B. Bandscheibenvorfall), psychiatrische (z. B. Depression) und neurologische (z. B. zyklusabhängige Migräne). Auch die Familienanamnese und die Kenntnis der psychosozialen Situation der Patientin können wichtige Hinweise zum Verständnis der aktuellen Symptomatik liefern. Nach der Begrüßung soll die Patientin möglichst frei den Grund ihres Besuchs erläutern. Gezielt muss der Untersucher folgende Punkte ansprechen:

- Angaben zu Ort, Dauer, Stärke und Qualität der Beschwerden
- Gibt es einen zeitlichen Bezug zum Zyklus?
- Werden die Beschwerden durch bestimmte Tätigkeiten gemildert oder verstärkt?
- Termin, Dauer und Stärke der letzten Blutung
- Auffälligkeiten im Rhythmus oder Blutungscharakter, Schmerzen vor oder während der Periode
- Gab es zyklusunabhängige Schmerzen oder Blutungen?
- Welche Art von Verhütung wird benutzt?
- Gibt es Probleme bei der Miktion oder beim Stuhlgang?
- Vorausgegangene Geburten (gestillt?), Aborte, Extrauteringraviditäten, Abtreibungen, Entzündungen im kleinen Becken und gynäkologische OPs
- Kohabitationsbeschwerden (sog. Dyspareunien)
- Fluor vaginalis, Brennen, Jucken, unangenehmer Geruch
- Brustbeschwerden

> Auch der Gynäkologe sollte sich nicht dazu verleiten lassen, allein das nur für sein Fach Relevante zu sehen. Eine orientierende allgemeine Untersuchung gehört immer dazu!

Voraussetzungen der Untersuchung

Die gynäkologische Untersuchung ist für die meisten Frauen eine sehr intime und persönliche Angelegenheit und wird von vielen als unangenehm empfunden. Folgende Punkte sind zu beachten:

- Vor der Untersuchung sollte genügend Zeit für ein vertrauliches Gespräch sein.
- Mit ein paar Sätzen wird der Ablauf der gynäkologischen Untersuchung erklärt.
- Ober- und Unterkörper werden nie gleichzeitig entkleidet.
- Ob ein männlicher Frauenarzt immer mit Zeugen (weibliche Sprechstundenhilfe) untersuchen sollte, wird kontrovers diskutiert.
- Der Arzt sollte die Patientin niemals in einer ihr unangenehmen oder peinlichen Lage warten lassen!
- Selbstverständlich sollte eine ruhige, freundliche Atmosphäre im Untersuchungsraum herrschen.
- Es sollte eine kleine abgetrennte Nische zum Entkleiden reserviert werden.
- Da die Patientin sich fast vollständig entkleiden wird, sollte die Temperatur im Untersuchungsraum entsprechend angepasst werden.
- Blase und Darm sollten vor der Untersuchung entleert werden!

Lagerung: Die gynäkologische Untersuchung wird in Steinschnittlage durchgeführt. Es gibt verschiedene Typen von Untersuchungsstühlen und Beinhaltevorrichtungen, die diese Lagerung mit unterschiedlichem Komfort (individuelle Anpassung motorgetrieben oder per Hand) ermöglichen. Damit die Bauchdecke möglichst entspannt ist, sollte der Oberkörper leicht erhöht sein.

Der gynäkologische Untersuchungsgang

Schon während der Anamnese kann der Untersucher auf äußere Besonderheiten der Haut und des Behaarungstyps achten. Idealerweise erfolgen Inspektion und Palpation des Abdomens und der Nierenlager bzw. eine orientierende allgemeine Untersuchung auf einer normalen Untersuchungsliege. Hat die Patientin die korrekte Lage auf dem gynäkologischen Untersuchungsstuhl eingenommen, folgen Inspektion und Palpation des Genitales. Zuerst werden die äußeren Genitalien inspiziert. Zur Betrachtung der Urethralmündung und Scheidenöffnung muss der Untersucher die kleinen Schamlippen mit zwei Fingern spreizen. In dieser Situation soll die Patientin nun pressen:

- Tritt die vordere bzw. hintere Vaginalwand vor (Hinweis auf eine Zystozele bzw. Rektozele) oder treten vielleicht sogar Teile des Uterus hervor?
- Bestehen Hautveränderungen, z. B. Herpes-genitalis-Bläschen?
- Geht Urin ab (Stressinkontinenz)?

Mithilfe eines **Spekulums** werden Vagina und Portio (→ Kap. 2) inspiziert (→ Abb. 3.1 und → Abb. 3.2). Das Spekulum muss (in der passenden Größe, am besten angewärmt und mit Gleitmittel behandelt) sehr vorsichtig eingeführt werden, da die Portio leicht verletzbar ist. Selbsthalte-Spekula lassen dem Untersucher beide Hände frei, z. B. für die Benutzung eines Kolposkops.

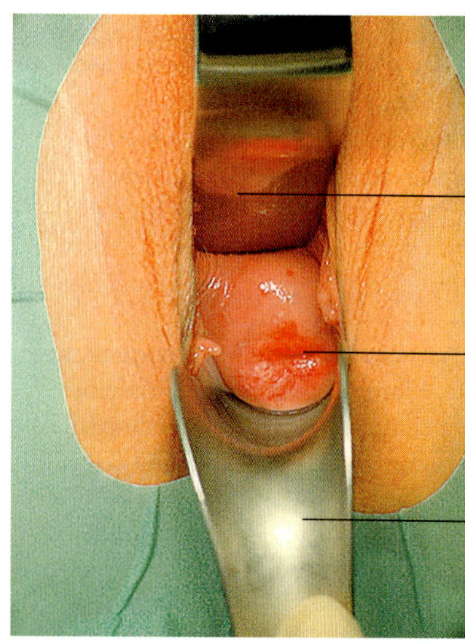

Abb. 3.1 Spekulumuntersuchung der Portio [M438]

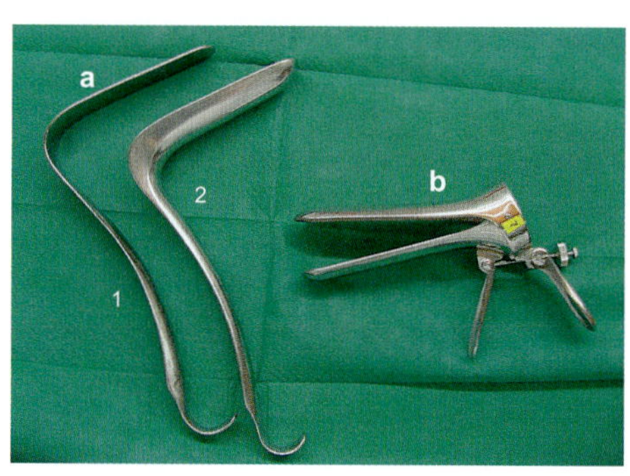

Abb. 3.2 Gynäkologische Instrumente: a = Spekula (1 = vorderes, 2 = hinteres Spekulum), b = Selbsthalte-Spekulum [M438]

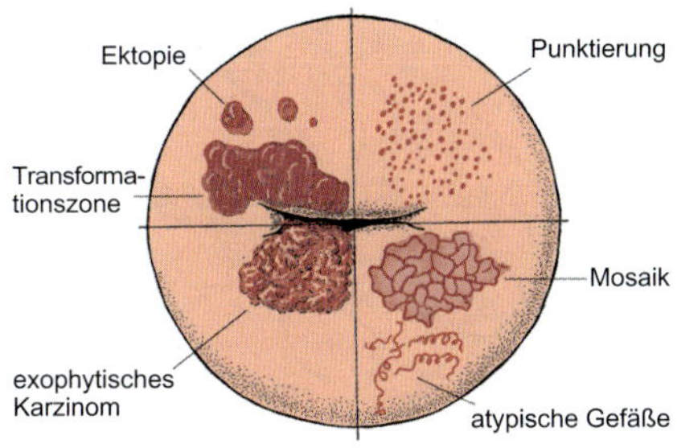

Abb. 3.3 Kolposkopische Befunde an der Portio (→ Kap. 2 und → Kap. 20) [L234]

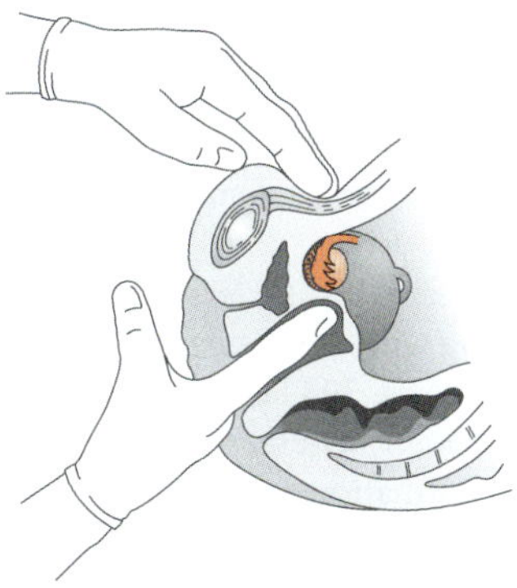

Abb. 3.4 Bimanuelle Tastuntersuchung [L157]

Das **Kolposkop** (Vulvoskop) ist im Prinzip eine Lupe mit Lichtquelle, mit deren Hilfe man die Portio, Vaginalwand und Vulva genauer untersuchen kann (→ Abb. 3.3). Unter Sicht können zytologische Abstriche von Portio bzw. Zervix oder Sekret zur Erregerbestimmung (bei Verdacht auf eine entzündliche Erkrankung) gewonnen werden. Danach können, je nach Fragestellung, verschiedene weitere Tests folgen: Essigsäuretest, Iodprobe oder Collins-Test (→ Kap. 4).
Nun folgt die **bimanuelle Palpation** der inneren Geschlechtsorgane (→ Abb. 3.4): Der behandschuhte, mit Gleitgel befeuchtete Zeigefinger (bei ausreichend großer Vagina zusätzlich auch Mittelfinger) wird mit leichtem Druck gegen den Damm eingeführt (der vordere Teil des Scheidengewölbes ist sehr empfindlich!). Die andere Hand liegt knapp oberhalb der Symphyse auf dem Bauch und drückt die Bauchwand sanft gegen den palpierenden Finger. Beurteilt werden Länge und Beweglichkeit der Vagina sowie Form und Beschaffenheit der Portio und ob an ihr ein Elevations- oder Verschiebeschmerz auslösbar ist. Des Weiteren werden Größe, Form, Lage und eventuelle Schmerzhaftigkeit des Uterus und der Adnexe beurteilt.
Die **rektale Tastuntersuchung** dient zum einen bei enger Hymenalöffnung oder fehlender Vagina als Ersatz für die vaginale bimanuelle Tastuntersuchung, zum anderen zur Beurteilung der Hinterwand von Uterus und Vagina. Im Rahmen der Krebsvorsorgeuntersuchung wird sie zur Früherkennung von Rektaltumoren eingesetzt.
Nur durch die **bidigitale rektovaginale Untersuchung** können die unteren Haltebänder des Uterus einwandfrei beurteilt werden (beim Zervixkarzinom von Bedeutung, → Kap. 21). Bei dieser Untersuchung werden der Zeigefinger in die Vagina und der Mittelfinger in das Rektum eingeführt.
Die **Vaginalsonografie** dient der genaueren Beurteilung der Lage und Größe der inneren Geschlechtsorgane und der Blase. Es können die zyklischen Veränderungen von Endometrium und Ovarien verfolgt werden. Außerdem ist die Beurteilung des Verlaufs einer Frühschwangerschaft und der Zervixlänge während der Schwangerschaft möglich. Neubildungen an Uterus und Adnexen (z. B. Myome, Polypen, zystische und solide Adnextumoren, Extrauteringravidität) können besser differenziert werden. Auch der Douglas-Raum lässt sich so leicht inspizieren.
Im zweiten Trimenon werden mittels **Abdominalsonografie** die kindliche Entwicklung, die Plazenta- und die Fruchtwasseruntersuchung überwacht.

Zusammenfassung

- Anamnese
- Inspektion und Palpation der Bauchdecke
- Inspektion des äußeren Genitales
- Spekulumuntersuchung (Inspektion der Scheidenwand und Portio)
- Bimanuelle Tastuntersuchung
- Andere Untersuchungen je nach Fragestellung

→ 4 Untersuchungen und Operationen

Im Folgenden soll ein kurzer Überblick über die gängigsten gynäkologischen Untersuchungen sowie über kleinere, teilweise ambulant durchführbare Eingriffe gegeben werden.

Essigsäureprobe

Eine 3- bis 5-prozentige Essigsäurelösung lässt eiweißhaltigen Schleim ausfällen. Die Lösung wird auf die gesamte Portiooberfläche bzw. Vulva getupft. Nach ca. 30 s lassen sich Gefäßatypien, Epitheldefekte oder Leukoplakien sicherer beurteilen. Besonderes Augenmerk ist auf die Transformationszone zu legen: Atypisches Epithel verfärbt sich weiß (→ Kap. 20).

Schiller-Iod-Probe

Der fragliche Bereich wird mit Lugol-Iodlösung betupft. Eine Braunfärbung tritt auf, wo normales Plattenepithel mit Glykogeneinlagerung vorhanden ist. Ungefärbte Bezirke können ein Hinweis auf Epitheldefekte (Erosionen) oder maligne oder prämaligne Prozesse sein. Vor dem Betupfen muss eine Iodallergie ausgeschlossen werden!

Collins-Test

1-prozentige Toluidinblaulösung wird aufgetragen und nach 2 min mit 2-prozentiger Essigsäurelösung abgewaschen. Dysplastische Bezirke färben sich – im Gegensatz zu normalem Plattenepithel – blau. Der Test wird zur Diagnostik von Vulva- und Vaginalveränderungen angewendet (→ Kap. 19).

Zytologische Untersuchungen

Hauptsächlich im Rahmen der sog. Krebsvorsorgeuntersuchung wird die Tumorzytologie an Zellmaterial durchgeführt, das bei der kolposkopischen Untersuchung von der Portio und – getrennt davon – aus dem Zervikalkanal gewonnen wurde. Die Präparate müssen sofort auf einem Objektträger fixiert werden. Zur Interpretation der Befunde dient die Einteilung nach Papanicolaou (PAP; → Kap. 20).

Histologische Untersuchungen

Bei verdächtigen Befunden jeglicher Art sollte zum Ausschluss einer malignen Erkrankung immer eine histologische Untersuchung erfolgen. Das suspekte Areal wird biopsiert und in Formalin fixiert. Die Probe wird in ein histologisches Labor eingeschickt.

Fluor- und Erregerdiagnostik

Fluor, d. h. vermehrter Ausfluss, ist ein Leitsymptom infektiöser Erkrankungen (→ Kap. 16, → Kap. 17, → Kap. 18). Abzugrenzen sind physiologische, individuell unterschiedliche bzw. zyklusabhängige Sekretion. Oft fühlen sich Frauen dadurch gestört.
Man unterscheidet je nach Entstehungsort vaginalen von zervikalem Fluor. Bei der Spekulumuntersuchung lassen sich diese Typen leicht differenzieren.
Zuerst wird der **Scheiden-pH** bestimmt. Eine Alkalisierung (pH > 4,5) zeigt eine Störung der physiologischen Döderlein-Flora (→ Abb. 4.1) an. Möglicherweise liegt dem eine Besiedelung mit pathogenen Keimen zugrunde.
Die **KOH-Probe (Amintest)** ist richtungweisend: Eine Fluorprobe wird auf einen Objektträger gestrichen und mit 1–2 Tropfen 10-prozentiger Kalilauge beträufelt. Entsteht ein fischähnlicher Geruch, ist dies ein Hinweis auf eine bakterielle Vaginose (→ Kap. 16).
Beim **Nativpräparat** (→ Abb. 4.1) wird das entnommene Sekret (mit 1–2 Tropfen 0,9-prozentigem NaCl) auf einen Objektträger gebracht und unter dem Mikroskop betrachtet. So kann man z. B. einen Trichomonadenbefall (→ Kap. 16) diagnostizieren. Fixiert man das Präparat und färbt es mit Methylenblau, lassen sich weitere Erkenntnisse über den Zustand der Döderlein-Flora und evtl. Keimbefall (intrazelluläre Gonokokken oder Clue cells; → Kap. 16) gewinnen.

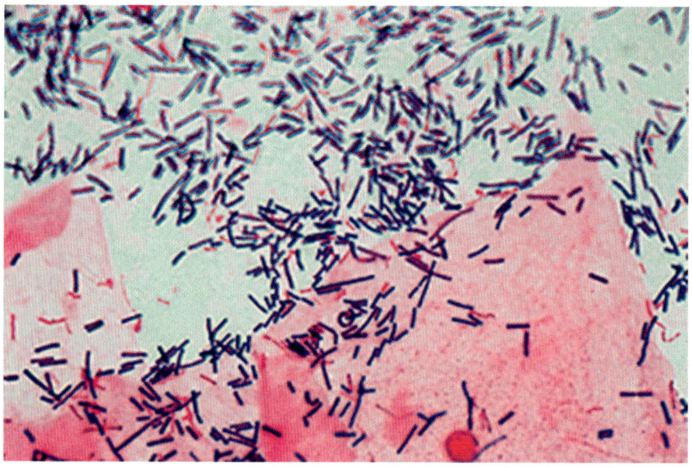

Abb. 4.1 Normale Döderlein-Flora im Nativpräparat (Mit freundlicher Genehmigung von Prof. Dr. med. E. Petersen, Freiburg [M441])

Bei entsprechendem Verdacht sollte Sekret zur weiteren **mikrobiellen Diagnostik** (Kultur, Gram-Färbung, PCR) gewonnen und in entsprechende Labors weitergeleitet werden.

Zyklusdiagnostik und Hormondiagnostik

Zur Bestimmung der verschiedenen Zyklusphasen (→ Kap. 7) stehen folgende Methoden zur Verfugung:
In der **Anamnese** lassen sich erste Hinweise sammeln. Man kann vom Datum des ersten Tages der letzten Menstruation Rückschlüsse auf die derzeitige Zyklusphase ziehen. Durch **transvaginale Sonografie** lassen sich im Ovar die verschiedenen Stadien der Follikelreifung darstellen. Nach der Ovulation findet sich freie Flüssigkeit im Douglas-Raum. Mit steigendem Östrogenspiegel zeigt sich eine Dreiteilung des Endometriums („Triple Line"). Präovulatorisch sollte die Dicke mehr als 8 mm betragen. Nach der Ovulation flacht das Endometrium wieder ab. Über 5 mm hoch aufgebautes Endometrium ist postmenopausal karzinomverdächtig (→ Kap. 24).
Im Serum lassen sich durch **biochemische Verfahren** der Östrogen-, LH- und Progesteronspiegel (u. a.) messen. Hormonelle Funktionstests erlauben es, das Zusammenspiel der einzelnen Hormone zu beurteilen.
Über Bestimmung des **Zervixfaktors** kann der Untersucher die Hormonwirkung auf das Zervikalsekret zur Diagnostik nutzen (→ Abb. 4.2). In der Follikelphase nehmen Menge und Spinnbarkeit des Sekrets zu (Östrogenwirkung), die Viskosität hingegen ab. Streicht man das Material auf einen Objektträger, zeigt sich nach dem Trocknen das sog. Farnkrautphänomen. Nach der Ovulation ist dieses Phänomen nicht mehr vorhanden (Gestageneffekt).
Durch die **Basaltemperaturmessung** (→ Kap. 13) lässt sich die Sekretionsphase (Lutealphase) gut erfassen. 24–48 h postovulatorisch

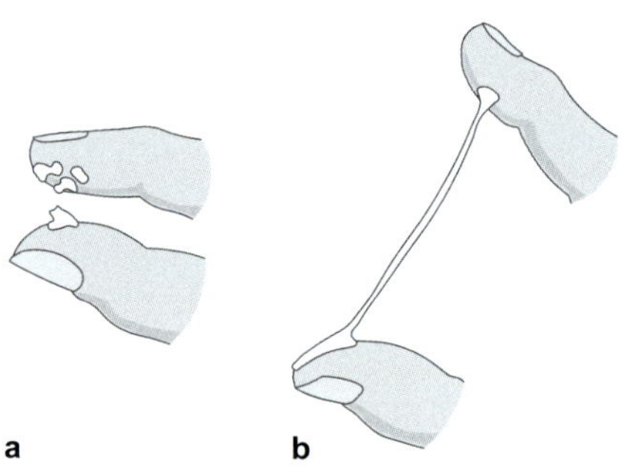

Abb. 4.2 Beurteilung der Spinnbarkeit des Zervikalschleims: a) Zähes Zervikalsekret in der Lutealphase, b) Gut spinnbarer Schleim präovulatorisch in der Follikelphase [L157]

steigt die Körpertemperatur (Progesteroneinfluss) um ca. 0,5 °C an und bleibt bis zur Menstruation erhöht. Die Methode ist für das Zyklusmonitoring zu Hause geeignet und eher ungenau, da das Phänomen nicht bei jeder Frau gleich ausgeprägt ist. Bei der **Vaginalzytologie** werden Zellen des Vaginalepithels gewonnen und unter dem Mikroskop unter dem Aspekt der zyklusgerechten Hormoneinwirkung betrachtet. Die Methode ist jedoch relativ ungenau und kaum mehr in Verwendung.

Endoskopische Untersuchungen

Bei Kindern und Virginae bietet die **Vaginoskopie** (Endoskop, eingeführt in die Vagina) die Möglichkeit zur Beurteilung der Portio und Vagina. Kleine Fremdkörper können entfernt und Abstriche und Proben entnommen werden. Bei der **Hysteroskopie** wird unter Lokalanästhesie das Cavum uteri einschließlich der Tubenostien und der Zervix beurteilt. Hauptindikationen sind Sterilität, Myome, uterine Blutungen, Polypen und okkulte intrauterine Pessare. Die **Laparoskopie** bietet die Möglichkeit, mikroinvasiv intraabdominelle diagnostische und therapeutische Eingriffe durchzuführen. Das Endoskop wird durch die Bauchdecke (hintere Nabelgrube) eingeführt. Indikationen sind die Sterilitätsdiagnostik (Tubenverschluss?), unklare Unterbauchbeschwerden, Verdacht auf Endometriose oder Fehlbildungen. Therapeutisch wird die Laparoskopie bei Tubenverschluss, Endometriose, Ovarialzysten, Verklebungen und sehr häufig zur Sterilisation durch Eileiterunterbindung eingesetzt.

Fraktionierte Kürettage (Abrasio)

Meist unter Vollnarkose und OP-Bedingungen werden in zwei Fraktionen zunächst die Zervixschleimhaut und – nach Dilatation der Zervix – die Uterusschleimhaut entfernt. Das gewonnene Material wird in getrennten Gefäßen zur histopathologischen Untersuchung versandt. So lässt sich die Ausbreitung eines Karzinoms auf Zervix oder Cavum uteri bzw. beide Regionen beurteilen.
Die Abrasio (→ Kap. 24) hat diagnostische und therapeutische **Indikationen:** So wird sie bei Blutungsstörungen, Postmenopausenblutung (→ Kap. 24), Polypen, Verdacht auf Malignome, nach einem Abort zur Enfernung von verbliebenen Plazentagewebe und zum Schwangerschaftsabbruch (→ Kap. 45) eingesetzt.

Konisation

Bei der Konisation wird ein kegelförmiger Gewebeausschnitt der Zervix entfernt, der die gesamte Transformationszone umfassen sollte (→ Abb. 4.3): Vor der Menopause liegt diese auf der Portio (flacher Konus), postmenopausal innerhalb der Zervix (steiler Konus).

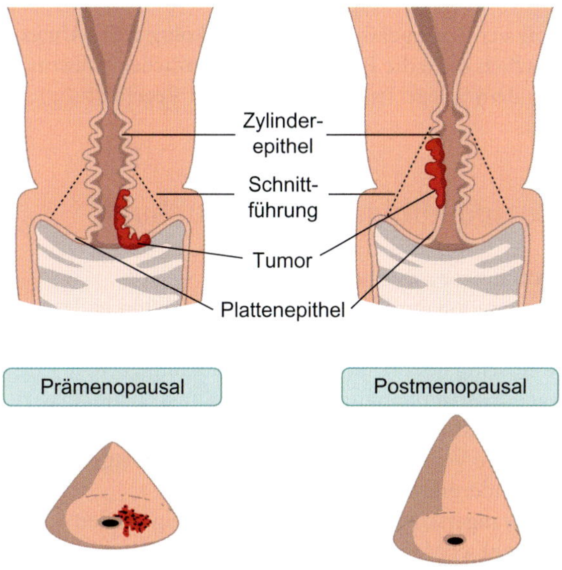

Abb. 4.3 Konisation: Entfernung eines flachen bzw. steilen Konus [L138]

Indikationen Bestimmte zervikale Veränderungen (zervikale intraepitheliale Neoplasie, CIN) und Zervixkarzinom (→ Kap. 20 und → Kap. 21).

Hysterektomie

Die vaginale Hysterektomie ist für den gesamten Organismus viel weniger belastend als die abdominale Operation. Dadurch leiden die Patientinnen weniger unter postoperativen Schmerzen und können schneller mobilisiert werden (Thromboserisiko und Darmatoniehäufigkeit sinken).
Indikationen Der abdominale Zugang wird hauptsächlich dann gewählt, wenn gleichzeitig die Adnexe entfernt werden sollen bzw. wenn sehr große Myome oder Adnextumoren vorliegen. Bei Karzinomen wird immer der abdominale Zugang benutzt. Aus Platzgründen erfolgt meist ein Längsschnitt, der über den Nabel hinaus verlängert werden kann und der auch die Entfernung von Lymphknoten (Lymphonodektomie) ermöglicht.

Zusammenfassung

- Essigsäureprobe, Schiller-Iod-Probe und Collins-Test dienen der Identifizierung von Epitheldefekten und -atypien im Bereich von Vulva, Vagina und Portio.
- Bei vermehrtem Fluor vaginalis kann man den Verdacht auf eine Infektion durch Scheiden-pH-Messung, KOH-Probe und ein Nativ-Präparat erhärten.
- Die Bestimmung der unterschiedlichen Zyklusphasen ist v.a. bei unerfülltem Kinderwunsch essenziell.
- Zu den kleineren gynäkologischen Operationen, die oft ambulant durchgeführt werden, zählen Vaginoskopie, Hysteroskopie, fraktionierte Abrasio und die Konisation.

Mammadiagnostik

Die Beurteilung der Brust gehört zu jeder gynäkologischen Untersuchung. Zusätzlich kann die Patientin zur monatlichen Selbstuntersuchung vor dem Spiegel (nach Abklingen der Regelblutung) angeleitet werden.

Anamnese und klinische Untersuchung

Die **gezielte Anamnese** sollte beinhalten:
- Art und Lokalisation der Symptomatik: Knotenbildung, Druckgefühl, Schmerzen, Mamillensekretion, Brennen, Auftreten der Veränderung einseitig oder beidseitig, Zyklusabhängigkeit
- Zurückliegende Brustoperationen, -entzündungen, auffällige diagnostische Ergebnisse (z. B. suspekter Mikrokalk?)
- Neu aufgetretene Veränderungen der Haut, der Brustgröße und/oder -form, Veränderungen in der Axilla?
- Zahl der Schwangerschaften und Dauer der Stillperioden
- Familienanamnese: Mammakarzinom bei Verwandten 1., 2. und 3. Grades
- Allgemeine Symptome: Abgeschlagenheit, Fieber, Gelenksbeschwerden?

> Zur Basisuntersuchung gehören Inspektion und Palpation der Mamma selbst, der Lymphabflusswege und der Mamillen sowie der Versuch der Sekretexprimierung.

Sowohl **Inspektion** als auch **Palpation** sollten im Stehen, in Rückenlage und mit nach vorn gebeugtem Oberkörper erfolgen (→ Abb. 5.1). Hautveränderungen können besser erkannt werden, wenn die Brust passiv bewegt wird (durch Heben und Senken der Arme und Aufstützen in der Hüfte). Zur besseren Orientierung sollte die Brust systematisch von außen nach innen untersucht werden. Anschließend wird die retromamilläre Region nochmals gesondert untersucht.
Im Rahmen der gesetzlichen Früherkennungsuntersuchungen sollte jeder Frau über 30 Jahren die klinische Untersuchung jährlich angeboten werden.
Mögliche Befunde sind u. a.:
- Asymmetrie (Form, Größe, Mamille)
- Akzessorisches Mammagewebe oder akzessorische Mamillen
- Mamillenveränderungen, z. B. Schlupfwarzen
- Mamillensekretion (nach Provokation?)
- Hautsymptome: Einziehungen, Entzündungszeichen, Narben, Ekzeme, Lymphödem (= Orangenhaut)
- Knoten oder Fixierung der Mamma auf dem M. pectoralis, allgemeine oder umschriebene klein- oder grobknotige Veränderungen (z. B. „Schrotkugelbrust" bei ausgeprägter Mastopathie)
- Druckschmerzhaftigkeit
- Jackson-Phänomen über palpablen Knoten: Bei Kompression wölbt sich das Gewebe normalerweise vor. Ist das Bindegewebe durch einen Tumor infiltriert, kann es sich nicht ausdehnen – es entsteht eine Einziehung („Jackson-Phänomen positiv").

Zur Palpation der Brust gehört immer auch das Abtasten der Lymphknotenstationen in der Axilla und Fossa supraclavicularis. Die Patientin sollte zu regelmäßigen Selbstuntersuchungen (→ Abb. 5.1) ermutigt werden. Am besten werden diese kurz nach der Menstruation durchgeführt.

Apparative Diagnostik

Zur Abklärung auffälliger Befunde stehen verschiedene Methoden zur Verfügung:

Mammografie und Mammasonografie

Die **Mammografie** (→ Abb. 5.2) ist heute die wichtigste und aussagekräftigste Untersuchungsmethode. Unter optimalen Bedingungen liegt das Auflösungsvermögen der radiologischen Untersuchung bei 2–3 mm. Eine hohe Sensitivität (~83 %) und Spezifität

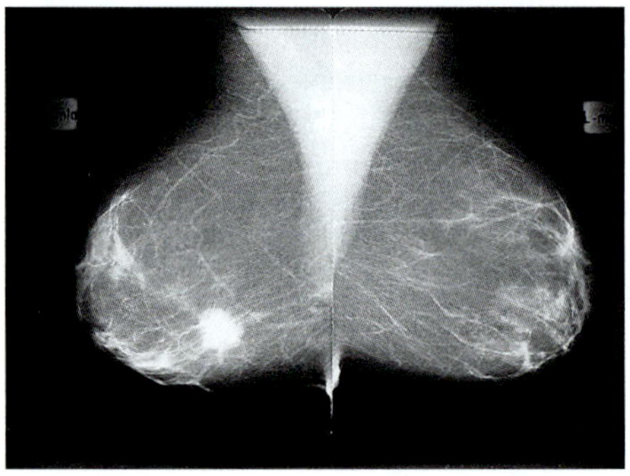

Abb. 5.2 Mammografie beidseits (mediolateral): In der rechten Brust befindet sich ein Mammakarzinom. [M438]

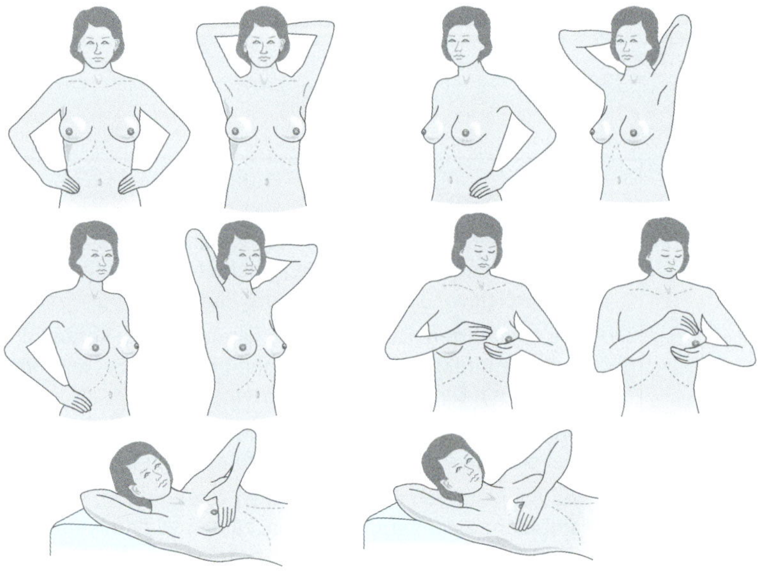

Abb. 5.1 Körperhaltung der Frau bei Inspektion und Selbstuntersuchung [L190]

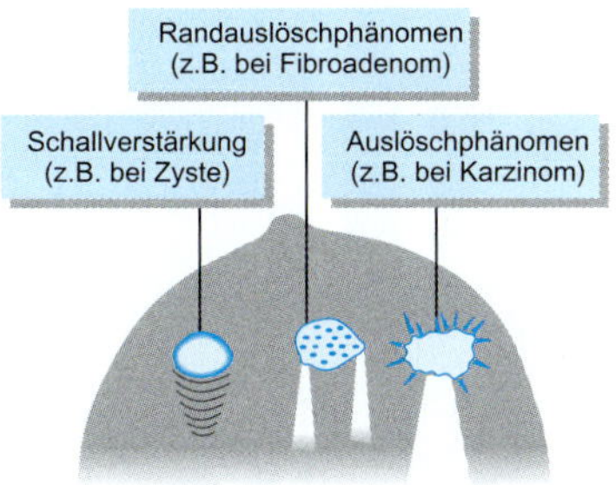

Abb. 5.3 Differenzialdiagnostische Kriterien im Ultraschall [L157]

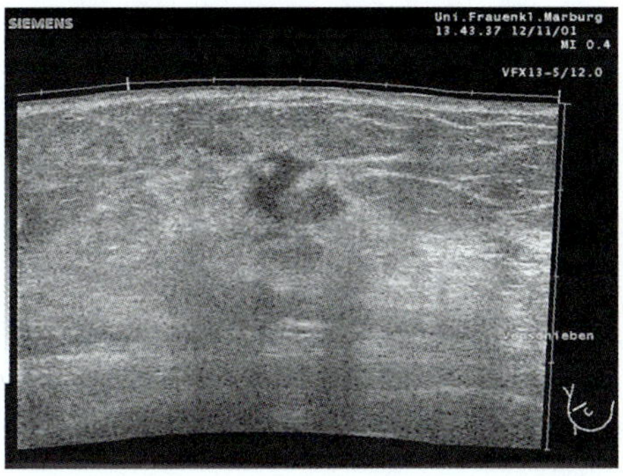

Abb. 5.4 Mammakarzinom im Ultraschall [T192]

(> 97 %) zeichnen das Verfahren aus. Außerdem können hier auch Mikroverkalkungen (typisch für duktale Carcinomata in situ) dargestellt werden. Bei dichtem Gewebe (Frauen jünger als 30 Jahre), Narben, Brustimplantaten und unter Hormoneinnahme ist ihre Aussagekraft allerdings eingeschränkt.

> **Günstigster Termin für eine Mammografie**
> Dieser liegt nach Abklingen der Periode bis zum 10. Zyklustag. Prämenstruell ist die Brust durch Wassereinlagerung weniger strahlendurchlässig und stärker schmerzempfindlich.

Ganz neu existiert mit der „**Tomosynthese**" ein Diagnostikverfahren, um eine Art 3D-Mammografie durchzuführen. In Studien zeigt sich bereits eine um 30 % gesteigerte Detektionsrate früher Mammakarzinome. Es ist zu erwarten, dass die Tomosynthese die Mammografie in den nächsten Jahren als Screening-Instrument ablösen wird.
Die **Mammasonografie** kann risikolos auch in kürzeren Abständen oder in der Schwangerschaft durchgeführt werden. In den Händen eines erfahrenen Untersuchers kann sie z. B. bei der jungen Brust der Mammografie sogar überlegen sein. In der Regel ergänzen sich beide Untersuchungen: Sonografisch lassen sich Zysten sehr gut von soliden Veränderungen abgrenzen (→ Abb. 5.3 und → Abb. 5.4), Präkanzerosen und Mikroverkalkungen lassen sich jedoch nicht darstellen!
Auf Basis eines Bundestagsbeschlusses von 2002 ist das Angebot regelmäßiger Mammografien (alle 2 Jahre) für Frauen zwischen 50 und 69 Jahren zur **Krebsfrüherkennung** gesetzlich vorgeschrieben. Die Untersuchungen sind in eine qualitätsgesicherte Diagnosekette eingebettet, welche die Ergebnisqualität steigert.

Andere bildgebende Verfahren

Bei der **Galaktografie** wird mithilfe eines Kontrastmittels via Mamille das Drüsengangsystem dargestellt.
Die **Pneumozystografie** dient der Beurteilung von Zysten, die zur besseren Darstellung möglicher intrazystischer Strukturen mit Luft gefüllt und geröntgt werden.

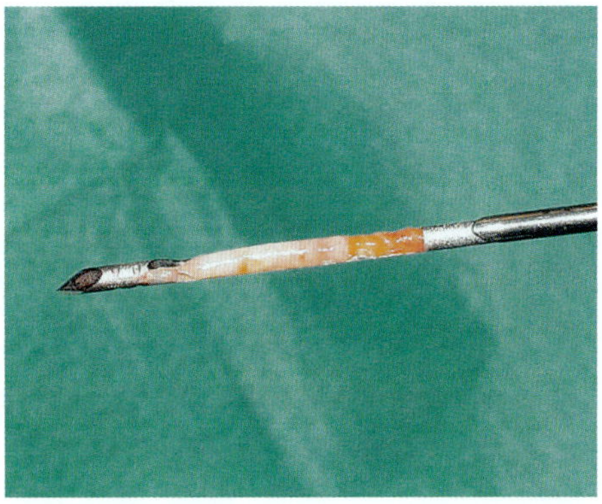

Abb. 5.5 Stanzbiopsie: Der entnommene Zylinder (hier noch in der Nadel) wird histologisch untersucht. [M438]

In einigen Fällen wird auch eine **Kernspintomografie (MRT)** mit Kontrastmittelgabe durchgeführt. Bei fehlender Anreicherung kann ein Karzinom mit hoher Wahrscheinlichkeit ausgeschlossen werden. Die Sensitivität ist hoch (< 90 %), die Spezifität aber relativ niedrig (≈ 50 %). Das Verfahren ist rund 10-mal teurer als eine Mammografie.

Zytologische und histologische Untersuchungen

Zur Abklärung der Dignität einer Veränderung kann Zysteninhalt, Mamillensekret oder durch **Feinnadelpunktion (FNP)** gewonnenes Zellmaterial aus einem Knoten zytologisch untersucht werden. Hier besteht die Problematik, dass das Material nicht unbedingt repräsentativ für die gesamte Veränderung ist.

> Ein negativer FNP-Befund schließt einen malignen Prozess nicht aus!

Meist gelingt eine sicherere Aussage durch eine histologische Untersuchung. Hierfür werden vitale Zellen im Verband benötigt. Diese werden durch **Stanzbiopsie** (→ Abb. 5.5) gewonnen. Um sicherzustellen, dass man den fraglichen Herd auch trifft, wird der Eingriff (meist mit Lokalanästhesie) unter sonografischer, mammografischer oder kernspintomografischer Kontrolle durchgeführt. Neuartige computergestützte Navigationssysteme sollen die Probenentnahme noch gezielter ermöglichen.
Die **Exzisionsbiopsie** sollte grundsätzlich dann durchgeführt werden, wenn noch diagnostische Unklarheit besteht. Es handelt sich auch um einen therapeutischen Eingriff, der unter onkologischen (Entfernung in toto im Gesunden mit Sicherheitsmantel u. a.) und kosmetischen Gesichtspunkten durchzuführen ist.

Zusammenfassung

- Das Mammakarzinom ist das häufigste Karzinom der Frau. Eine sorgfältige Untersuchung (Inspektion und Palpation) trägt sehr zur Früherkennung bei. Zusätzlich sollte die Frau zur regelmäßigen Selbstuntersuchung angeleitet werden.
- Die Mammografie ist heute die aussagekräftigste apparative Untersuchungsmethode.
- Zytologische und histologische Untersuchungen helfen, die Dignität eines Prozesses zu klären.

Spezieller Teil – Gynäkologie

BASICS

Geschlechtsspezifische Funktion

Entzündliche Erkrankungen

Tumoren und tumorartige Erkrankungen

Mamma

Spezielle Themen

→ 6 Hormonelle Steuerung

Hormone sind chemische Botenstoffe. Sie werden in endokrinen Organen produziert und ins Blut abgegeben. Ihre Wirkung hängt einerseits von der Konzentration der zirkulierenden Botenstoffe, andererseits von der Rezeptordichte an den verschiedenen Zielgeweben ab.

Hormone des Ovars: gonadale Steroidhormone

Grundgerüst der Steroide bildet das Cholesterol.

Wirkung der Sexualsteroide

Die stark lipophilen Sexualsteroide (→ Tab. 6.1) werden im Blut reversibel an das SHBG (sexualhormonbindendes Globulin) gebunden und zu ihren Zielorganen transportiert. Nach Bindung an den intrazellulären Rezeptor induzieren sie direkt im Zellkern die Synthese spezifischer Proteine. Sie besitzen ein großes Wirkspektrum an vielen Organen.

Wirkung der Östrogene

- **Vagina:** Glykogeneinlagerung und vermehrte Proliferation der Epithelzellen: Dies bietet der Döderlein-Flora Nahrung!
- **Zervix:** Zunahme von Menge und Spinnbarkeit des Sekrets, Weitstellung des Zervikalkanals: Dadurch können Spermien leicht aszendieren.
- **Uterus:** Endometriumproliferation, Zunahme der Myometriumkontraktilität und Oxytocin-Empfindlichkeit: Vorbereitung auf die Einnistung der Eizelle
- **Tuben:** Sekretionssteigerung, Motilitätssteigerung: erleichterter Eizelltransport
- **Darm:** Motilitätssteigerung
- **Lunge:** Zunahme des Lungenvolumens und der Vitalkapazität
- **Knochen:** Stimulation der Osteoblasten (Knochenaufbau)
- **Haut und Bindegewebe:** vermehrte Bildung von Kollagen, Mucopolysacchariden und elastischen Fasern
- **ZNS:** stimmungsaufhellend, leicht libidofördernd
- **Anabole Wirkung:** mitose- und proliferationsfördernd
- **Gefäßsystem:** vasodilatatorisch, Aktivierung des Renin-Angiotensin-Aldosteron-Systems, Gefäßpermeabilität ↑: insgesamt aber antihypertensiv
- **Blutgerinnung:** Steigerung der gerinnungsfördernden und gerinnungshemmenden Aktivität: vermehrter „Umsatz" mit erhöhtem Risiko zur pathologischen Entartung!
- **Fettstoffwechsel:** VLDL ↑, LDL ↓, HDL ↑, TGL ↑, HDL/LDL ↑ (insgesamt günstiger Effekt)

Wirkung der Gestagene

- **Vagina:** Massenabschilferung der Epithelzellen
- **Zervix:** Engstellung des Kanals, Viskositätszunahme des Schleims: Spermien können nicht mehr passieren.
- **Uterus:** „Ruhigstellung" durch Stabilisierung der Membranpotenziale und Abnahme der Kontraktilität; sekretorische Umwandlung des Endometriums: Erleichterung der Einnistung und des „Anwachsens" der Eizelle
- **Eileiter:** Abnahme der Sekretion und Motilität: Keine weiteren Eizellen können passieren.
- **Mamma:** Entwicklung und Ausreifung des Milchgangsystems
- **Blase, Darm und Harnleiter:** Abnahme der Motilität („Ruhigstellung")
- **ZNS:** thermogenetisch, sedativ
- **Peripher:** antiöstrogen (mitosehemmend, bildungshemmend auf Östrogenrezeptor) und östrogensynergistisch
- **Fettstoffwechsel:** HDL ↓, TGL ↓, LDL ↑
- **Stoffwechsel allgemein:** katabol

Wirkung der Androgene

- **Allgemein:** anabol und mitogen (Muskulatur, Knochen, Stoffwechsel etc.)
- **Niere:** Natrium- und Wasserretention
- Induzierung der Achsel- und Schambehaarung, Labienwachstum
- Libido!

Hypothalamische und hypophysäre Hormone

FSH und LH

FSH und LH wirken auf das Ovar (→ Kap. 7). Ihre Sekretion aus dem HVL wird durch das hypothalamische Hormon GnRH (Gonadotropin-Releasing-Hormon) kontrolliert. Die Steuerung der pulsatilen GnRH-Sekretion ist sehr komplex (→ Abb. 6.1). Verschiedene Neurotransmitter wirken inhibitorisch (Dopamin, Acetylcholin, Opioide), andere exzitatorisch (Noradrenalin). Östrogene und Progesterone wirken über eine Rückkopplungshemmung inhibierend auf Hypothalamus und Hypophyse. Östrogene wirken jedoch auch fördernd auf die LH-Sekretion (Induzierung des LH-Peaks, → Kap. 7).

- GnRH, FSH und LH werden pulsatil sezerniert, in der Follikelphase alle 90 min, in der Lutealphase alle 200 min (→ Kap. 7).
- Die pulsatile Sekretion ist essenziell für die reibungslose Regulation der ovariellen Funktion!

Weitere Hormone

- **Prolaktin:** Dieses Peptidhormon wird im HVL gebildet, während der Schwangerschaft auch in der Plazenta und Dezidua. Es fördert die Entwicklung und Differenzierung der Brustdrüse und induziert die Laktation. In sehr hohen Konzentrationen senkt es den GnRH-Spiegel und so die Sekretion von FSH und LH. Dies führt zu Störungen des ovulatorischen Zyklus. Östrogene, Stillen, Stress und Schlaf führen zu erhöhten Prolaktinspiegeln.
- **Prolaktininhibierender Faktor (PIF):** Er wird im Hypothalamus gebildet und ist wahrscheinlich identisch mit Dopamin. Der Dopaminantagonist Metoclopramid und Östrogene führen über eine Senkung des PIF zu erhöhten Prolaktinwerten.
- **Oxytocin** wird im Ncl. paraventricularis des Hypothalamus gebildet und über den Hypophysenhinterlappen (HHL) sezerniert. Es wirkt kontraktil auf glatte Muskulatur

Tab. 6.1 Sexualsteroide

	Formen	Bildungsorte	Abbau
Östrogene C-18-Steroide	17β-Östradiol: biologisch aktivste Form; es kann zu Östron und Östriol metabolisiert werden, die biologisch weniger wirksam sind	Follikel, Fettgewebe, Leber, NNR, Plazenta	Metabolisierung in der Leber, Ausscheidung über die Nieren
Androgene C-19-Steroide	Testosteron, Androstendion, Dehydroepiandrosteron (DHEA)	Follikel, NNR, Fettgewebe, Plazenta, Gelbkörper	Metabolisierung in der Leber, Ausscheidung über die Nieren, Aromatisierung zu Östrogen möglich (im Fettgewebe)
Gestagene C-21-Steroide	Progesteron, 17α-OH-Progesteron	Gelbkörper, Plazenta, NNR	Ausscheidung über die Nieren

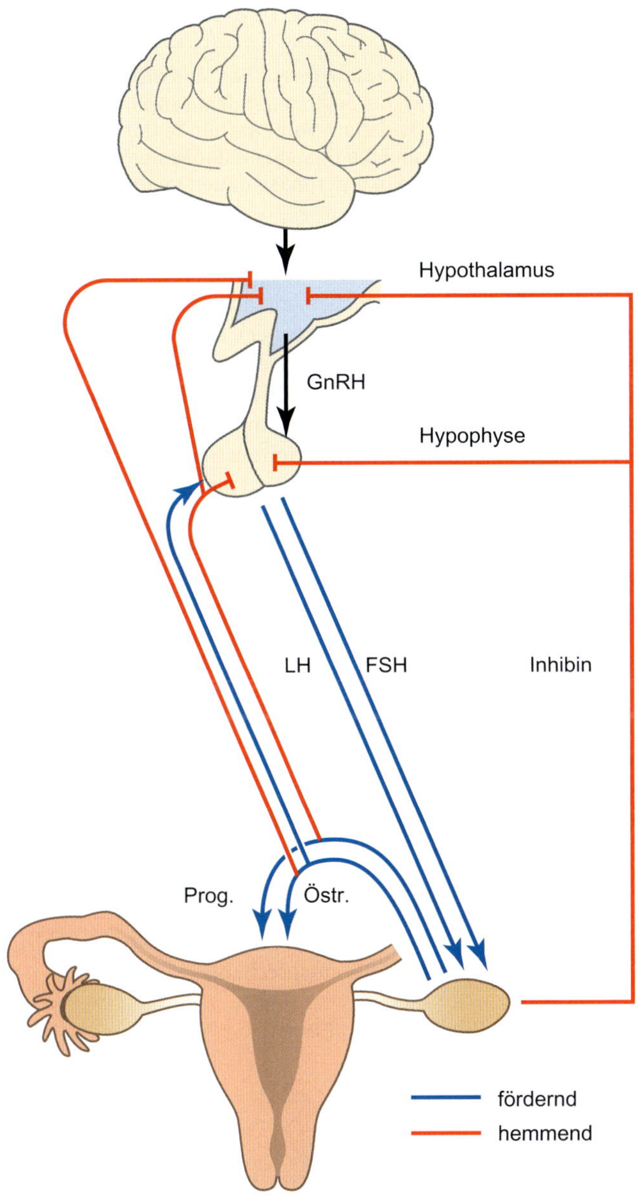

Abb. 6.1 Hormonregulation zwischen Ovar, Hypophyse und Hypothalamus [L234]

(v. a. Myometrium und Milchgangsystem). Es wird v. a. bei Mamillenstimulation (Saugen des Kindes) und beim Orgasmus ausgeschüttet. Neuere Forschungsergebnisse deuten darauf hin, dass Oxytocin die hormonelle Grundlage für Paarbindungen ist.

Anwendungsformen/ Pharmakologie

Östradiol und Östradiolester werden zur systemischen Therapie eingesetzt. Östriol hat in der üblichen Dosierung keine Wirkung auf das Endometrium, wohl aber auf Urethra, Blase, Vaginalepithel, Haut und Gefäßwände und wird deshalb bevorzugt zur lokalen Therapie eingesetzt. Konjugierte equine Östrogene werden aus dem Harn trächtiger Stuten gewonnen. Sie werden wegen ihrer längeren biologischen Halbwertszeit als Depotsubstanzen eingesetzt. Wegen ihres tierischen Ursprungs können sie allerdings Allergien auslösen.

Unter „Xenoöstrogenen" versteht man eine Reihe natürlich vorkommender Substanzen und Chemikalien, die auch an den Östrogenrezeptor binden und eine östrogenartige Wirkung auslösen. Die wichtigsten Phytoöstrogene für den Menschen sind die Isoflavonoide, die hauptsächlich in Bohnen (v. a. Soja) enthalten sind. Viele Weichmacher, Konservierungsmittel und Insektizide entfalten ebenfalls östrogenartige Wirkungen. Die sog. Milzpeptide (werden aus Kälbermilz hergestellt) erhöhen den Östrogenspiegel und werden v. a. bei klimakterischen Beschwerden eingesetzt.

Das synthetische Äthinylöstradiol hat überragende Bedeutung. Durch seine veränderte Pharmakokinetik im Vergleich zu natürlichen Östrogenen bietet es vielerlei Vorteile in der Anwendung (v. a. in Verhütungsmitteln).

Selektive Östradiolrezeptor-Modulatoren (SERM; früher fälschlich „Antiöstrogene" genannt) beeinflussen je nach Substanz (Clomifen, Tamoxifen, Raloxifen, Toremifen) den Östrogenrezeptor in unterschiedlicher Weise.

Sie zeigen verschieden ausgeprägte antiöstrogene und östrogenartige Partialwirkungen. Clomifen stimuliert die Hypothalamus-Hypophysen-Achse und wird fast nur in der Sterilitätsbehandlung eingesetzt (→ Kap. 15). Tamoxifen hingegen kommt bevorzugt in der Onkologie bei östrogenrezeptorpositiven Mammatumoren zur Anwendung. Dementsprechend sind die Antigestagene auch eher als selektive Progesteronrezeptor-Modulatoren (SPRM) zu beurteilen. Einzige in Deutschland zugelassene Substanz dieser Gruppe ist Mifepriston (Mifegyne®). Es kann zum Schwangerschaftsabbruch oder zur Vorbereitung auf eine Geburtseinleitung bei Fruchttod eingesetzt werden.

Zusammenfassung

- Die weiblichen Sexualhormone entstammen drei Ebenen, die sich gegenseitig beeinflussen:
  - Ovar: Östradiol, Progesteron, Androgene (Steroidhormone)
  - Hypophyse: FSH, LH, Prolaktin
  - Hypothalamus: GnRH, PIF, Oxytocin

Der Menstruationszyklus

Bei der geschlechtsreifen Frau entwickelt sich unter dem zyklischen Einfluss verschiedener Hormone aus dem Pool der pränatal angelegten Eizellen monatlich ein befruchtungsfähiges Ei (Follikelreifung). Der Körper und speziell das Endometrium werden für eine mögliche Schwangerschaft vorbereitet. Tritt diese nicht ein, beginnt der Zyklus von neuem. Durch die fast ubiquitäre Wirkung der Sexualhormone wirkt sich das Zyklusgeschehen auf den gesamten Körper und die Psyche der Frau aus.

Ein normaler Zyklus dauert 28 ± 3 Tage, seine Schwankungen sind durch die Dauer der Follikelphase bedingt.

Ovarieller Zyklus

Als „ovarieller Zyklus" werden die Vorgänge der Follikelreifung im Ovar bezeichnet. Der ovarielle Zyklus besteht aus Follikelphase und Lutealphase, deren Übergang durch den Eisprung gekennzeichnet ist.

Follikelphase

Die erste Zyklushälfte beginnt mit dem ersten Tag der Menstruation. Vorherrschende Hormone sind die Östrogene. Die Dauer der Follikelphase ist variabel.

Bei der Geburt sind ca. 500.000 Primordialfollikel angelegt, zu Beginn der Pubertät sind es nur noch ungefähr 50.000. Die Oozyte liegt in der Ovarrinde, eingebettet in folgende Zellschichten (von außen nach innen):

- **Thekazellen** (Theca externa und Theca interna): besitzen ausschließlich LH-Rezeptoren und produzieren vorwiegend Androgene.
- **Granulosazellen:** besitzen hauptsächlich FSH-Rezeptoren. FSH führt hier zur Induktion des Enzyms Aromatase, durch das die Androgene aus den Thekazellen in Östrogene umgewandelt werden.

Die „Dreizelltheorie"

Die „Zweizelltheorie", die davon ausgeht, dass nur Theka- und Granulosazellen miteinander interagieren, ist ein stark vereinfachtes Modell. Bei der „Dreizelltheorie" beeinflussen „dritte" Zellen die Follikelreifung durch ihre Sekretionsprodukte. Dies können z. B. Lymphozyten, Makrophagen oder Mastzellen sein. Von Bedeutung ist, dass auf diesem Weg andere Systeme (z. B. das Immunsystem) auf die ovarielle Regulation Einfluss nehmen können (= psychohumorale Kopplung).

Follikelreifung und Ovulation

Östrogene sind stark mitogen wirksam und führen zur Reifung einer Gruppe von Follikeln (sog. Follikelkohorte). Im Laufe des Reifungsprozesses lassen sich nach Größe und relativem Granulosazellgehalt verschiedene Stadien unterscheiden: Primordialfollikel, Primärfollikel, Sekundärfollikel und Tertiärfollikel (→ Abb. 7.1). Aus allen Tertiärfollikeln wird der dominante (größte) Follikel selektiert und entwickelt sich zum sprungreifen Graaf-Follikel (→ Abb. 7.2). Alle anderen gehen zugrunde.
Mit zunehmender Follikelgröße nimmt auch die Östrogenproduktion stark zu. Dies stellt den Reiz zur stark vermehrten Ausschüttung von LH dar (sog. LH-Peak), der die Ovulation auslöst: LH aktiviert verschiedene Proteasen, welche die Wand des Follikels andauen, bis dieser ausläuft. Der steigende Östrogenspiegel beeinflusst auch die übrigen Geschlechtsorgane und bereitet so den Körper auf eine mögliche Schwangerschaft vor (→ Kap. 6).
Außerdem wird eine psychohumorale Steuerung der Ovulation angenommen: In der Wand des sprungreifen Follikels finden sich glatte Muskelzellen, die sich durch Oxytocin-Stimulation beim Orgasmus kontrahieren und so vorzeitig die Ovulation auslösen können.

Lutealphase (Gelbkörperphase)

Die zweite Phase des Menstruationszyklus beginnt mit dem Zeitpunkt der Ovulation. Vorherrschende Hormone sind die Gestagene (Progesteron). Die Gelbkörperphase dauert genau 14 Tage.

Die nach dem Eisprung im Ovar verbleibenden Zellen entwickeln sich zum Corpus luteum (Gelbkörper), einer temporären hormonproduzierenden Drüse. Gefäße sprossen neu ein. Hauptsekretionsprodukte sind Progesteron und Östradiol. Sinkt die LH-Konzentration im Serum, verblüht das Corpus luteum. Tritt eine Schwangerschaft ein, erhält das nun vom Trophoblasten produzierte HCG (humanes Choriongonadotropin) den Gelbkörper am Leben. Progesteron bereitet den Körper auf die Implantation der befruchteten Eizelle vor (→ Kap. 6).

Endometrialer (menstrueller) Zyklus

Auf endometrialer Ebene wird zwischen Menstruation, Proliferationsphase und Sekretionsphase unterschieden (→ Abb. 7.3), wobei die beiden letzten in etwa der Follikelphase bzw. der Lutealphase des ovariellen Zyklus entsprechen.

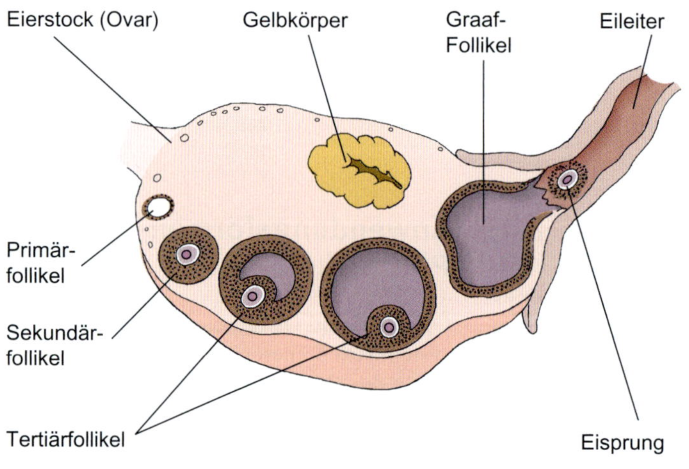

Abb. 7.1 Follikelreifung im Ovar [L190]

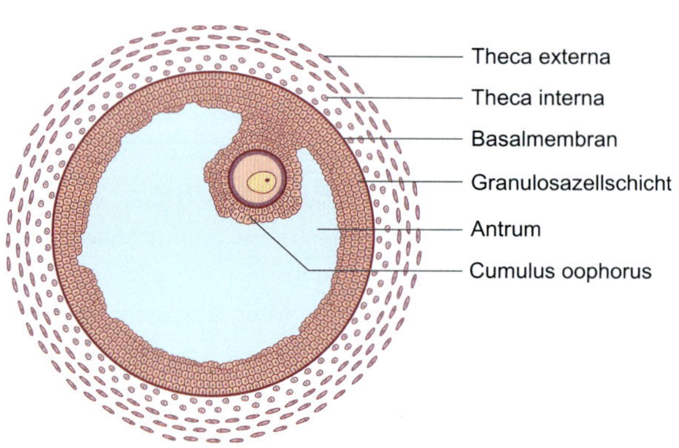

Abb. 7.2 Schematische Darstellung eines Graaf-Follikels [L234]

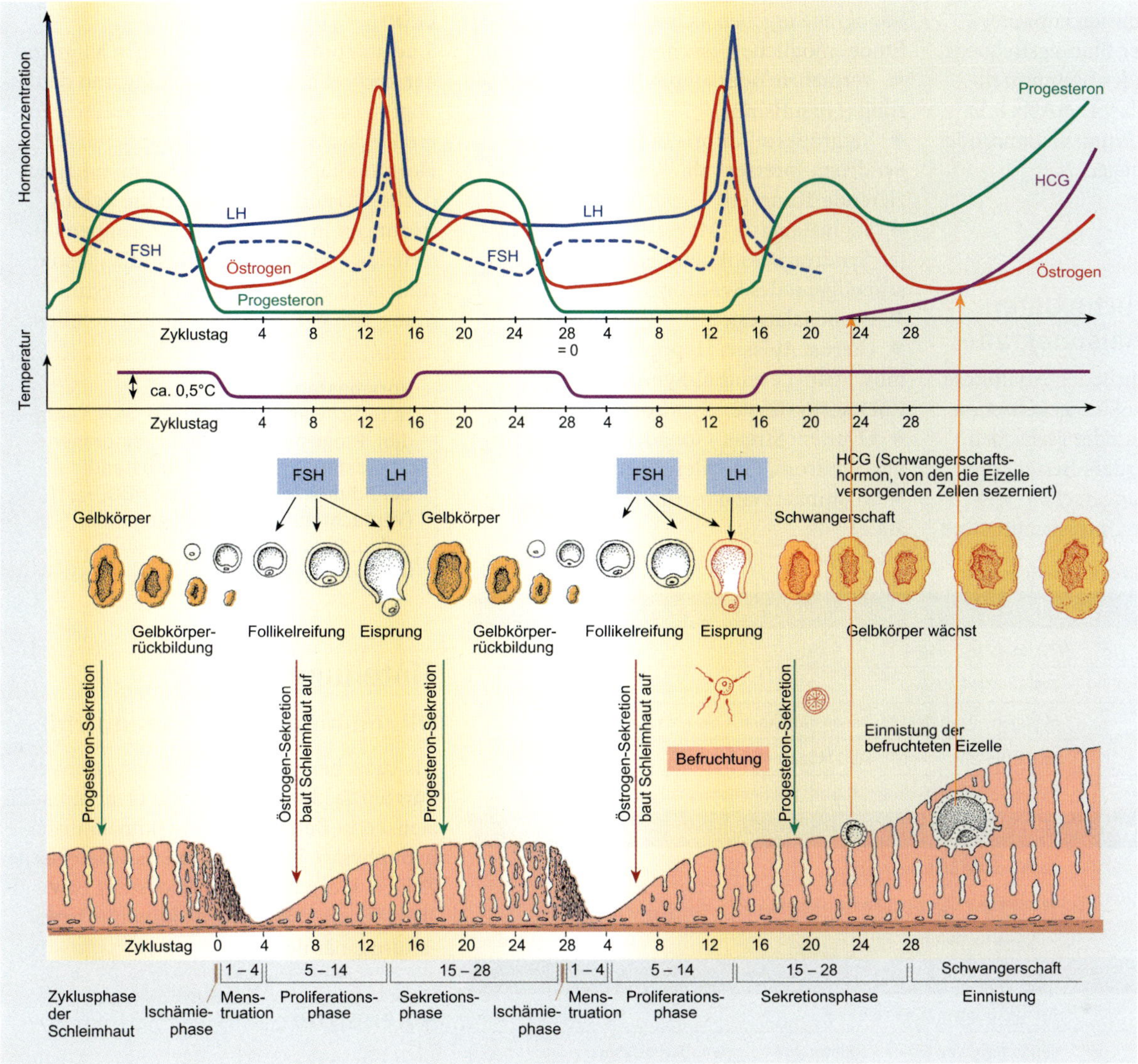

Abb. 7.3 Menstruationszyklus: Verlauf der Hormonkonzentrationen, Follikelreifung und Endometriumsveränderungen [L190]

Die Menstruation

Das Endometrium verändert sich zyklisch unter dem Einfluss der Sexualhormone. Als Menstruation (→ Tab. 7.1) wird das Abbluten (Desquamation) der Schleimhaut bei nicht eingetretener Schwangerschaft bezeichnet. Mit der Menarche (erste Regelblutung) wird das junge Mädchen zur reproduktionsfähigen „Frau“. Die reproduktive Lebensphase endet mit der Menopause (letzte Regelblutung).
Die normale Menstruation ist eine Progesteron-Entzugsblutung nach dem Untergang des Corpus luteum. Lytische Enzyme werden aktiviert, Gefäßspasmen der Spiralarterien führen zu lokaler Ischämie. Die obere Schicht des Endometriums (Funktionalis, → Kap. 2) wird abgestoßen. Hierbei spielen Prostaglandine eine wichtige Rolle. Fibrinolytische Faktoren machen das Menstrualblut ungerinnbar.

Tab. 7.1 Daten zur Menstruation

Dauer	3–7 Tage
Blutverlust	60–120 ml
Frequenz	28 ± 3 Tage

Die Intimpflege muss während der Regelblutung nicht intensiviert werden. Die Art der Hygiene (Binden, Tampons) kann je nach Vorlieben von der Frau selbst bestimmt werden.
Die uterinen Kontraktionen sind in den ersten 24–48 h am stärksten. Manche Frauen fühlen nur ein leichtes Spannungsgefühl, wohingegen andere unter starken Krämpfen leiden (Dysmenorrhö).
Durch hormonelle Ovulationshemmer können der Zyklus stabilisiert, die Blutungsstärke und Schmerzhaftigkeit reduziert oder die Regelblutung verschoben werden.

Zusammenfassung

- Der erste Tag der Menstruation ist der erste Tag des Zyklus.
- Der Zyklus ist biphasisch: Follikelphase und Lutealphase. Er dauert normalerweise 28 ± 3 Tage.
- Die Follikelphase steht unter Östrogeneinfluss, die Lutealphase unter Gestageneinfluss.
- FSH steuert die Follikelreifung, der LH-Peak induziert den Eisprung.
- Die Menstruation dauert 3–7 Tage, der Blutverlust beträgt 60–120 ml.

→ 8 Zyklusanomalien

Zyklusanomalien machen sich entweder durch Veränderungen der Blutungsfrequenz, der Blutungsstärke oder des Blutungszeitpunkts bemerkbar (→ Tab. 8.1, → Abb. 8.1). Sie sind ein Ausdruck hormoneller und/oder anatomischer Veränderungen.

Diagnostik

Anamnese, körperliche Untersuchung und Vaginalsonografie

Im Rahmen einer ausführlichen Anamnese sollte Hinweisen auf familiäre genetische Störungen, Essstörungen oder seelischen Stress nachgegangen werden. Besteht die Möglichkeit einer Schwangerschaft? Bei Anamnese, körperlicher Untersuchung und Sonografie ergeben sich evtl. folgende Befunde (mögliche Ursachen in Klammern):

- Vermehrte oder atypische Genitalbehaarung (Hirsutismus)
- Vergrößerte Klitoris (adrenogenitales Syndrom, Intersexualität, androgenproduzierende Tumoren)
- Vaginalaplasie (Mayer-Rokitansky-Küster-Syndrom, testikuläre Feminisierung, adrenogenitales Syndrom)
- Hymenalatresie
- Uterus: Aplasie, Hypoplasie (Hirsutismus, Stein-Leventhal-Syndrom, Mayer-Rokitansky-Küster-Syndrom)
- Ovarien: Streak-Gonaden (Ullrich-Turner-Syndrom, Gonadendysgenesie), PFO
- Mammae: Galaktorrhö (Hyperprolaktinämie)

Tab. 8.1 Kleines Begriffslexikon der Zyklusanomalien

Blutungsfrequenz	
Polymenorrhö	Zyklus < 21–25 Tage
Oligomenorrhö	Zyklus > 31–33 Tage
primäre Amenorrhö	Menarche nach dem 16. Lebensjahr noch nicht eingetreten
sekundäre Amenorrhö	letzte Blutung vor mehr als 3 Monaten
physiologische Amenorrhö	in der Schwangerschaft, Stillzeit, postmenopausal, vor der Menarche
Blutungsstärke und -dauer	
Hypomenorrhö	verminderte Blutungsstärke
Hypermenorrhö	verstärkte Blutung mit Koagelabgang
Menorrhagie	verlängerte Blutung
Zeitpunkt	
Metrorrhagie	dysfunktionelle Zusatzblutung
Menometrorrhagie	verlängerte und verstärke Blutung ohne erkennbaren Zyklus
Spotting	Schmierblutungen
Dysmenorrhö	Schmerzen vor und während der Blutung, häufig mit Übelkeit, Brechreiz und Kopfschmerzen

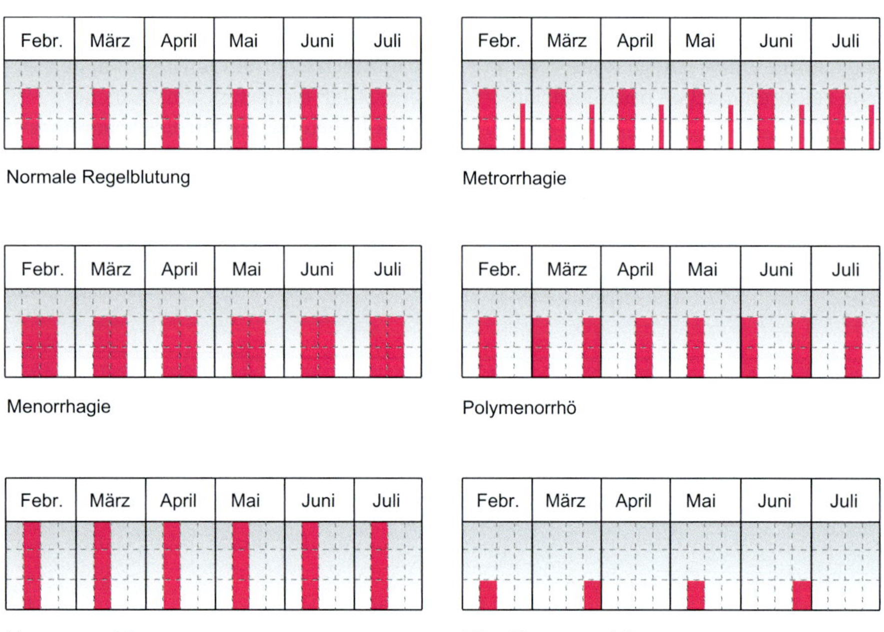

Abb. 8.1 Zyklusanomalien im Kaltenbach-Schema [L157]

Labor

Sind anatomische Fehlbildungen aufgrund der körperlichen Untersuchung und der Sonografie ausgeschlossen, folgt bei schwereren Zyklusstörungen die orientierende Hormondiagnostik. Nach hormondiagnostischen Kriterien lassen sich die Zyklusstörungen in verschiedenen Gruppen unterteilen (→ Kap. 9). Zur Basisdiagnostik zählt auch ein Blutbild mit Hb-Bestimmung, um ggf. eine Anämie festzustellen.

Hormonstatus
HCG (Schwangerschaft!), LH, FSH, Östradiol, Progesteron, Prolaktin, Androgene (Testosteron, DHEA-S, Androstendion). Bei Adipositas zusätzlich: SHBG, T_4, fT_4 (Verdacht auf Hyperandrogenämie, → Kap. 9)

Einteilung

Oligomenorrhö/Polymenorrhö

Als Ursachen eines verlängerten oder verkürzten Zyklus kommen v. a. Ovarialinsuffizienzen in Betracht, also hypothalamisch-hypophysäre Dysfunktion (anovulatorische Zyklen, Corpus-luteum-Persistenz bzw. -Insuffizienz), Hyperprolaktinämie bzw. -androgenämie.

Amenorrhö

Bleibt die Menstruationsblutung aus, sollte zuallererst geprüft werden, ob eine Schwangerschaft vorliegt, auch dann, wenn die Patientin dies als unwahrscheinlich angibt. Amenorrhöen sind meist durch hormonelle Störungen (Ovarialinsuffizienzen) ausgelöst. Seltener sind die uterinen Amenorrhöen (WHO IV):

- Anlagestörungen und Fehlbildungen der Vagina und/oder des Uterus können Ursache einer primären Amenorrhö sein. Ein Beispiel ist das Mayer-Rokitansky-Küster-Syndrom (rudimentärer Uterus und Vaginalaplasie).
- Als „Asherman-Syndrom" bezeichnet man eine Amenorrhö nach forcierter Abrasio (zur Fehlgeburtsbehandlung) infolge Verlusts des Endometriums.

Störungen der Blutungsdauer

Menorrhagien treten gehäuft bei anatomischen Veränderungen wie z. B. Myomen (→ Kap. 22) oder Endometriose (→ Kap. 23) auf. Eine vaginale Ultraschalluntersuchung sowie die Hysteroskopie geben genauere Anhaltspunkte.

Eine **Brachymenorrhö,** also verminderte Blutungsdauer, tritt oftmals unter hormoneller Kontrazeption auf und muss nicht behandelt werden.

Störungen der Blutungsstärke

Hypermenorrhöen mit Koagelabgang können in Zusammenhang mit Myomen und Polypen, hormonellen Störungen (Östrogenüberschuss mit Hyperproliferation des Endometriums), Gerinnungsstörungen oder einem Endometriumkarzinom auftreten. Durch den relativ großen Blutverlust entwickeln sich sekundäre Anämien. Durch eine Hormontherapie (gestagenbetonte Kombinationstherapie) kann evtl. der gestörte Haushalt wieder normalisiert werden. Gelingt dies nicht, wird eine therapeutische Amenorrhö induziert, indem man ein Langzykluseinnahmeschema (z. B. drei Pillenpackungen ohne Pause) oder GnRH-Analoga verabreicht. Zum Ausschluss eines Endometriumkarzinoms wird eine Hysteroskopie mit anschließender fraktionierter Abrasio durchgeführt. Gelingt es trotz allem nicht, die Hypermenorrhöen einzudämmen, bleibt als Ultima Ratio die Hysterektomie.
Hypomenorrhöen werden im Klimakterium, bei Verlust von Endometrium (nach wiederholter Abrasio) oder unter Ovulationshemmern beobachtet. In der Regel ist keine Therapie notwendig.

Störungen des Blutungszeitpunkts

Als **„Metrorrhagien"** werden Zwischenblutungen bezeichnet. Sie können dysfunktionell durch Follikelpersistenz (Ovarialinsuffizienz, → Kap. 9) oder organisch verursacht sein. Mögliche organische Ursachen sind gestörte Frühgravidität, submuköses Myom, Endometritis, IUP und Endometrium- bzw. Zervixkarzinome. Zur Abklärung dient die fraktionierte Abrasio mit Hysteroskopie.
Schmierblutungen haben je nach dem Zeitpunkt ihres Auftretens im Zyklus verschiedene Ursachen (→ Tab. 8.2).

Tab. 8.2 Ursachen für Schmierblutungen

	Ursache	Therapie
Prämenstruelles Spotting	Gelbkörperinsuffizienz	zyklische Gestagengabe
Postmenstruelles Spotting	Gelbkörperpersistenz, anatomische Ursachen (Myome, Endometriose, Tumoren)	zyklische Gestagene bzw. ursächliche Therapie (meist OP)
Mittzyklisches Spotting	relativer Östrogenmangel	Östrogensubstitution in der Zyklusmitte

Dysmenorrhö und prämenstruelles Syndrom

Bis zu zwei Drittel aller Frauen haben Beschwerden während oder vor der Menstruation. Bei knapp 10 % dieser Frauen ist eine Behandlung nötig. Neben mehr oder minder starken Unterbauchkrämpfen bestehen oft auch vegetative Symptome wie Übelkeit, Kollapsneigung, Erbrechen, Kopfschmerzen und allgemeines Krankheitsgefühl. Die Beschwerden treten fast ausschließlich bei ovulatorischen Zyklen auf. Man unterscheidet:

- Funktionelle Dysmenorrhö durch gesteigerte Prostaglandin-$F_2\alpha$-Synthese im Endometrium
- Endokrine Dysmenorrhö aufgrund erniedrigter periovulatorischer Östrogenspiegel und niedriger Östrogen-/Gestagenspiegel in der Lutealphase
- Endometrioide Dysmenorrhö auf dem Boden einer Endometriose (Häufung zwischen dem 30. und 40. Lj.)
- Organische Dysmenorrhö durch intramurale Myome, entzündungsbedingte Adhäsionen, Zervixveränderungen oder Uterusfehlbildungen

Organische Defekte müssen behoben werden. Bei allen anderen Formen helfen oftmals schon entspannende Maßnahmen, heißer Tee, Wärmflasche, Bewegung oder Bettruhe. Reicht dies nicht aus, können Prostaglandinsynthesehemmer oder Ovulationshemmer eingesetzt werden.
Als **„prämenstruelles Syndrom"** werden periodische, in der zweiten Zyklushälfte auftretende Beschwerden bezeichnet, die mit dem Eintreten der Blutung abklingen. Die eigentliche **Ätiologie** ist noch nicht geklärt, Hypothese ist eine hormonelle Dysbalance in der zweiten Zyklushälfte. **Klinik:** Zu möglichen Symptomen zählen Kopfschmerzen, Obstipation, Müdigkeit, Ödeme, Unterbauch- oder Rückenschmerzen, Spannungsgefühle oder Schmerzen in den Brüsten (Mastodynie), Angstzustände, Nervosität, depressive Verstimmungen oder Aggressivität. **Therapie:** Je nach Symptomatik gibt es verschiedene Strategien: zyklische Hormonsubstitution bzw. Ovulationshemmer, Prolaktinhemmer (bei Hyperprolaktinämie oder Mastodynie), diuretische Maßnahmen (bei ausgeprägter Ödembildung) und zusätzlich Vitamin-B_6-Präparate, die einen positiven Effekt ausüben, dessen genauer Wirkmechanismus noch nicht geklärt ist. Beim prämenstruell-dysphorischen Syndrom helfen auch Serotonin-Wiederaufnahmehemmer.

Zusammenfassung

- Zyklusanomalien sind Veränderungen der Blutungsstärke, -frequenz oder des Zeitpunkts bzw. Beschwerden vor oder während der Menstruation.
- Man unterscheidet hormonelle und organische Ursachen.
- Viele Zyklusanomalien können durch eine Hormonsubstitution (Ovulationshemmer) stabilisiert werden.

→ 9 Ovarialinsuffizienz

Von einer Ovarialinsuffizienz spricht man, wenn die normale endokrine Funktion des Ovars gestört ist. Nach hormonanalytischen Kriterien (→ Kap. 8) können die Ovarialinsuffizienzen in verschiedene Gruppen eingeteilt werden. Die WHO hat eine Klassifikation entwickelt, die sich aber weniger an der Praxis orientiert (→ Tab. 9.1).
Je nach Ausprägungsgrad können sich die Ovarialinsuffizienzen in verschiedener Weise auf den Zyklus auswirken (leichte Unregelmäßigkeiten bis Amenorrhö).

> Hypogonadismus: FSH/LH ↓
> Hypergonadismus: FSH/LH ↑

Hypogonadotrope Ovarialinsuffizienz (WHO I/II und VII)

Gemeinsam ist dieser Gruppe von Krankheitsbildern die verminderte oder asynchronisierte Sekretion von FSH und LH aufgrund funktioneller oder anatomischer Einschränkungen des Hypothalamus oder der Hypophyse.

Ätiologie und Pathogenese

Es gibt eine Reihe möglicher Ursachen einer hypogonadotropen Störung – klinisch bedeutsam sind vorwiegend die letzten vier der im Folgenden genannten:

- Kallmann-Syndrom: genetisch bedingter frühzeitiger Untergang der GnRH produzierenden Zellen. Diagnostisch wegweisend ist der fehlende Geruchssinn (durch Bulbus-olfactorius-Aplasie).
- Schädel-Hirn-Trauma
- Entzündungen (z. B. Lues, Tbc, Autoimmun-Hypophysitis)
- Tumoren (z. B. Kraniopharyngeom)
- Sheehan-Syndrom: ischämische Nekrose des Hypophysenvorderlappens aufgrund starker postpartaler Blutverluste
- Pubertas tarda (→ Kap. 1)
- Seelischer Stress
- Leistungssport
- Essstörungen

Viele dieser Ursachen können unterschiedlich stark ausgeprägte hypogonadotrope Zustände auslösen und so zu verschiedenen Anomalien der Blutungsfrequenz und -stärke führen.
Ein **anovulatorischer Zyklus** entsteht durch ausbleibende oder insuffiziente LH-Sekretion (LH-Peak). Der Follikel schrumpft wieder, die Östrogenproduktion geht zurück. Dies kann zu einer Östrogen-Entzugsblutung führen. Klinisch zeigen sich Oligo- oder Polymenorrhöen. Persistiert der Follikel im Ovar **(Follikelpersistenz oder Corpus-luteum-Insuffizienz),** bleibt die Regelblutung zunächst aus. Das hyperplastische, glandulär-zystisch veränderte Endometrium kann nach einiger Zeit spontan abbluten (starker Blutverlust!). Bei ungenügender LH-Sekretion in der zweiten Zyklushälfte ist die Lutealphase verkürzt **(Lutealphaseninsuffizienz).**

Diagnostik

- **Gestagentest:** Normalerweise kommt es nach einer Gestagenbehandlung über 10–12 Tage zu einer Abbruchsblutung. Grundlage hierfür ist ein zumindest teilweise durch endogene Östrogene stimuliertes funktionelles Endometrium. Unterbleibt die Blutung, liegt entweder kein funktionelles Endometrium vor (uterine Amenorrhö) oder es wurde keines aufgebaut (Östrogenmangel).
- **Östrogen-/Gestagentest:** Durch zyklische Applikation (Zweiphasenpräparat) von Östrogenen und Gestagenen wird das Endometrium stimuliert. Bleibt nach Beendigung des Tests die Entzugsblutung aus, besteht eine uterine Amenorrhö. Ist der Test jedoch positiv, liegen hypophysäre oder hypothalamische Ursachen vor.
- **GnRH-Test:** Um zwischen hypothalamischen und hypophysären Störungen zu differenzieren, appliziert man einen GnRH-Bolus und misst anschließend den reaktiven FSH-Anstieg (normal ~ 2- bis 3-fach). Bei normalen FSH-Werten ist die Hypophyse intakt.
- **Clomifentest:** Er ist nur bei positivem Gestagentest sinnvoll. Clomifen (wird vom 5.–9. Zyklustag verabreicht) stimuliert die GnRH-Sekretion im Hypothalamus. Der Test ist positiv, wenn es danach zu einer Ovulation kommt bzw. LH und Östradiol ansteigen.
- **Basaltemperaturkurve** (→ Kap. 4 und → Kap. 13)
- **Vaginalzytologie** (→ Kap. 4)
- **CT/MRT:** zum Ausschluss eines komprimierenden Tumors

Therapie

Bei Patientinnen ohne Kinderwunsch

Bei länger bestehender Störung mit Amenorrhö besteht die Behandlung zur Vermeidung einer Osteoporose in Hormonsubstitution und/oder Therapie der Grundstörung z. B. Anorexia nervosa sowie Stressabbau. Bei leichten Zyklusstörungen kann der Versuch einer Phytotherapie gemacht werden.

Bei Patientinnen mit Kinderwunsch

- Entzündungen oder Tumoren werden ursächlich behandelt.
- Hypothalamische Ovarialinsuffizienz mit negativem Clomifentest: GnRH-Pumpe
- Hypothalamische Ovarialinsuffizienz mit positivem Clomifentest: Stimulationstherapie mit Clomifen
- Hypophysär verursachte Ovarialinsuffizienz: Gonatropinsubstitution

Hypergonadotrope Amenorrhö (WHO III)

Die oberen Steuerungszentren der Fortpflanzung sind in diesen Fällen intakt. Das Ovar selbst ist jedoch nicht in der Lage, auf die verstärkte Stimulation der Hypophyse zu reagieren.

Ätiologie

Man kennt **primäre Formen,** bei denen fehlende oder rudimentäre Ovarien nicht reagieren und damit die volle Geschlechts-

Tab. 9.1 WHO-Klassifikation der Amenorrhö (modifiziert): Manche Krankheitsbilder können sich klinisch auch durch andere Zyklusanomalien äußern (Polymenorrhö, Spottings u. a.). Die Einteilung entspricht auch nicht der klinischen Relevanz: Häufige Krankheitsbilder sind in einer Gruppe zusammengefasst (II), wohingegen seltenere Ursachen gleich in zwei Gruppen unterteilt werden (V und VI).

WHO-Gruppe	Hormonanalytisches Bild	Ursachen
I	hypogonadotrop, normoprolaktinämisch	funktionelle hypothalamisch-hypophysäre Insuffizienz
II	meist normogonadotrop, normoprolaktinämisch	gestörtes Zusammenspiel von Gonadotropinen und anderen Faktoren (z. B. PCO/PFO; Follikelpersistenz)
III	hypergonadotrop	Ovarialinsuffizienz (z. B. Gonadendysgenesie)
IV	normogonadotrop	uterine Pathologie (z. B. Fehlbildungen, Asherman-Syndrom)
V	Hyperprolaktinämie	Prolaktinom
VI	Hyperprolaktinämie	psychisch, medikamentös u. a.
VII	hypogonadotrop	Hypothalamus-/Hypophyseninsuffizienz durch Tumorkomprimierung

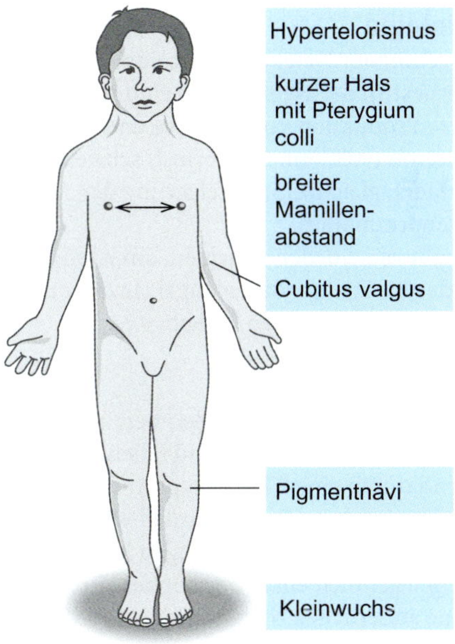

Abb. 9.1 Habitus bei Ullrich-Turner-Syndrom bei einer 17-jährigen Patientin (nach Lauritzen, 1987): kaum bzw. gar keine Entwicklung der sekundären weiblichen Merkmale [L157]

entwicklung gestört ist. Häufigste Ursache sind die X-Chromosomen betreffende genetische Störungen (z. B. Ullrich-Turner-Syndrom (→ Abb. 9.1), Swyer-Syndrom), die zu einer Gonadendysgenesie (→ Kap. 1) führen. Auch Anlage- und Reifungsstörungen des Ovars fallen unter diese Gruppe.
Bei der **sekundären ovariellen Amenorrhö** besteht zunächst eine unauffällige Entwicklung und Funktion der Ovarien. Als häufige exogene Ursachen sind Schäden durch Bestrahlung oder Chemotherapie bzw. die beidseitige Ovarektomie in Betracht zu ziehen. Als exogene Ursachen sind das Climacterium praecox und hormonaktive Tumoren häufig.

Diagnostik

FSH und LH sind erhöht, während Östradiol- und Progesteronspiegel erniedrigt sind. Die Anamnese gibt Hinweise. Bei primären Formen ist der Habitus typisch (→ Abb. 9.1). Sonografie, Chromosomenanalysen und evtl. eine Ovarbiopsie geben definitive Sicherheit.

Hyperprolaktinämie (WHO V und VI)

Prolaktin führt zu einer Störung der GnRH-Sekretion und damit zur Beeinträchtigung der Hypothalamus-Hypophysen-Ovar-Achse. Je nach Höhe des Prolaktinspiegels zeigen sich die verschiedensten Zyklusanomalien.

> Ab einem Prolaktinspiegel von 50 ng/ml entsteht immer eine Amenorrhö.

Ursachen der Prolaktinämie können unter anderem sein:

- Hormonproduzierende Tumoren der Hypophyse (Prolaktinom)
- Stress
- Hypothyreose
- Erhöhte Östrogen- oder Gestagendosen
- Medikamente (Opiate, α-Methyldopa, Metoclopramid, Reserpin, H_2-Blocker, TRH u. a.)
- Chronische Nieren- oder Leberinsuffizienz
- Stillen

Die erhöhten Prolaktinwerte können neben Zyklusanomalien zu Galaktorrhö, Androgenisierung oder dem als PMS (prämenstruelles Syndrom, → Kap. 8) bekannten Symptomkomplex führen.

Diagnostik

- **Metoclopramid-Test:** weist latente Hyperprolaktinämie nach.
- **Schilddrüsenfunktionstest:** TSH basal, fT_4, fT_3, evtl. TRH-Test
- **Galaktografie** und **zytologische Untersuchung** des Sekrets: bei einseitiger Galaktorrhö
- Eventuell **Knochendichtemessung** (wegen Osteoporoserisiko)
- **MRT** zur Tumordiagnostik

Therapie

Bei Prolaktinomen werden zur Primärtherapie Dopaminagonisten (Bromocriptin, Lisurid) eingesetzt, ggf. erfolgt eine Tumoroperation. Bei funktioneller Hyperprolaktinämie können eine Umstellung der Medikationen und eine Hormonsubstitution zur Zyklusstabilisierung erfolgen.

Hyperandrogenämie (WHO II)

Ätiologie

Androgene werden im Ovar, in der NNR und im Fettgewebe gebildet. Dementsprechend sind mögliche Ursachen einer Hyperandrogenämie:

- Adrenogenitales Syndrom (AGS): „Late-onset"-Typ, heterozygote Trägerin, die wenig oder gar keine der üblichen AGS-Symptome zeigt und daher nicht schon in der Kindheit diagnostiziert wurde (selten!)
- NNR-Überfunktion (Cushing-Syndrom)
- NNR-, Ovar- oder Hypophysentumor
- Paraneoplastisch
- Verminderte Sekretion des SHBG (sexualhormonbindendes Globulin)-Transportproteins in der Leber, dadurch mehr freie Androgene (Ursachen: Hypothyreose, Hyperinsulinämie, Adipositas, Medikamente)
- Hyperinsulinämie, Hypothyreose
- Erhöhte LH-Sekretion (stimuliert Androgensynthese im Ovar)
- Adipositas (vermehrte Produktion von Androgenen im Fettgewebe, SHBG ↓), meist mit Insulinresistenz
- Psychosomatisch

Polyzystisches Ovarialsyndrom (PCOS), Stein-Leventhal-Syndrom

Das polyzystische Ovarialsyndrom ist die häufigste Endokrinopathie der Frau. Die Inzidenz liegt bei 4–12 % der Frauen im gebärfähigen Alter.

Klinik

Zu den Hauptsymptomen des PCOS zählen:

- Hirsutismus (pathologische Zunahme der „männlichen" Behaarung, z. B. Bartwuchs)
- Virilisierung („Vermännlichung" mit Alopezie, ggf. Akne, tieferer Stimme, Klitorishypertrophie, Muskelzunahme)
- Unregelmäßige, lange Zyklen
- Primäre Sterilität
- Adipositas
- Insulinresistenz oder Typ-II-Diabetes, hohes Risiko eines Gestationsdiabetes
- Erhöhtes Risiko für die Entwicklung einer Depression
- Erhöhtes Risiko für ein Endometriumkarzinom (aufgrund vermehrt anovulatorischer Zyklen und Adipositas)

Ein Arzt wird häufig erstmalig aufgrund eines unerfüllten Kinderwunsches aufgesucht.

Diagnostik

Die Diagnose wird anhand der **Rotterdam-Kriterien (2004)** gestellt:

1. Ovarielle Dysfunktion (irreguläre, verlängerte Zyklen)
2. Laborchemischer Hyperandrogenismus
3. Polyzystische Ovarien im Ultraschall (→ Abb. 9.2)

Sind 2 der 3 Kriterien erfüllt, ist die Diagnose PCOS bestätigt. Im Fall von irregulären Zyklen und laborchemisch nachgewiesenem Hyperandrogenismus wird ein Ultraschall explizit nicht mehr zur Diagnosestellung benötigt, zumal dieser nur beim sehr erfahrenen Untersucher aussagekräftig ist.

Das in Studien ebenfalls zur Diagnosestellung herangezogene Anti-Müller-Hormon (AMH) wird derzeit noch nicht als diagnostisches Instrument empfohlen.

Therapie

Wichtigster Ansatz sollte eine Lifestyle-Änderung mit dem Ziel des Erreichens eines Normalgewichtes sowie der damit einhergehenden kardiovaskulären Risikoreduktion sein.

Bei **Frauen ohne Kinderwunsch** steht die Symptomkontrolle, insbesondere des Hyperandrogenismus, im Vordergrund. Kombinierte hormonelle Kontrazeptiva (mit Östrogen- und Gestagenkomponente) sind hier Therapie der Wahl. Bei gleichzeitiger Adipositas kann off-label eine Kombination mit Metformin begonnen werden. Antiandrogene sind keine First-line-Therapie, aber möglich, z. B. bei ausgeprägter Alopezie. Cave: Immer für suffiziente Kontrazeption sorgen.

Bei **Frauen mit Kinderwunsch** gibt es verschiedene Therapieansätze.

First-line-Therapie ist der Versuch der Ovulationsinduktion (Auslösen des Eisprungs) mittels Letrozol (Aromataseinhibitor). Ebenso kann der Eisprung mittels Clomifen (selektiver Östrogenrezeptormodulator, SERM) ausgelöst werden.

In beiden Fällen droht ein Überstimulationssyndrom (→ Kap. 15), sodass die Therapie in einem spezialisierten Kinderwunschzentrum erfolgen sollte.

Second-line kommt eine Therapie mit Gonadotropinen infrage, ggf. in Kombination mit Metformin. Bei weiterem Ausbleiben einer Schwangerschaft sollte der Patientin eine In-vitro-Fertilisation (IVF) empfohlen werden.

Adrenogenitales Syndrom (AGS)

Man unterscheidet ein klassisches AGS (ab Geburt) von einem Late-onset-AGS (erste Symptome präpubertär, milder Verlauf).

Ätiologie

Angeborener Defekt der Steroidhormonsynthese in der Nebennierenrinde. Verminderte Produktion von Cortisol und ggf. Aldosteron (AGS mit Salzverlust, schwerer Verlauf), gleichzeitige Steigerung der Androgenproduktion.

Es gibt verschiedene Formen, am häufigsten ist der 21-Hydroxylasemangel (Inzidenz 1 : 15.000 Neugeborenen, → Abb. 9.3).

Klinik

Betroffene Mädchen erleiden bereits präpartal eine Virilisierung und fallen entsprechend durch eine Klitorishypertrophie auf. Die Klitoris kann im Extremfall wie ein Penis aussehen. Betroffene Jungen haben, bis auf gelegentlich ein hypertrophes Skrotum, keine äußerlichen Symptome.

Beim unbehandelten AGS mit Salzverlust kommt es innerhalb der ersten Lebenswochen zur schweren Azidose mit Erbrechen und Gewichtsverlust (sog. Salzverlustkrise).

Der Test auf 21-Hydroxylasemangel ist Bestandteil des Neugeborenenscreenings.

Diagnostik

Bei V. a. AGS sollte der ACTH-Test sowie zur weiteren Diagnosesicherung eine molekulargenetische Untersuchung durchgeführt werden.

Therapie

Die Therapie umfasst die lebenslange Substitution der entsprechenden Hormone inkl. beispielsweise einer Steigerung der Cortisondosis in Stresssituationen (z. B. Operationen, Geburt). Rechtzeitig und adäquat therapiert haben die PatientInnen eine normale Lebenserwartung.

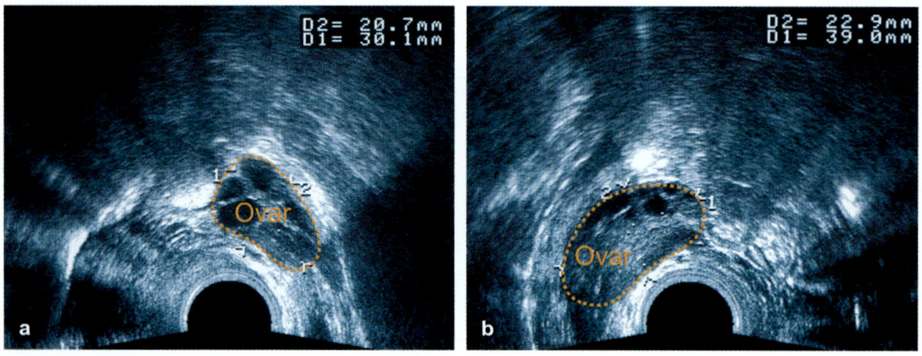

Abb. 9.2 Für den Anfänger ist es schwer, vaginalsonografisch ein PFO (a) von einem normalen Ovar mit präovulatorischen Follikeln (Graaf-Follikel, b) zu unterscheiden. Unterscheidungskriterium ist die Größe und die Menge der Follikel in Relation zur Ovargröße. Die „normalen" Follikel verschwinden postovulatorisch! [T192]

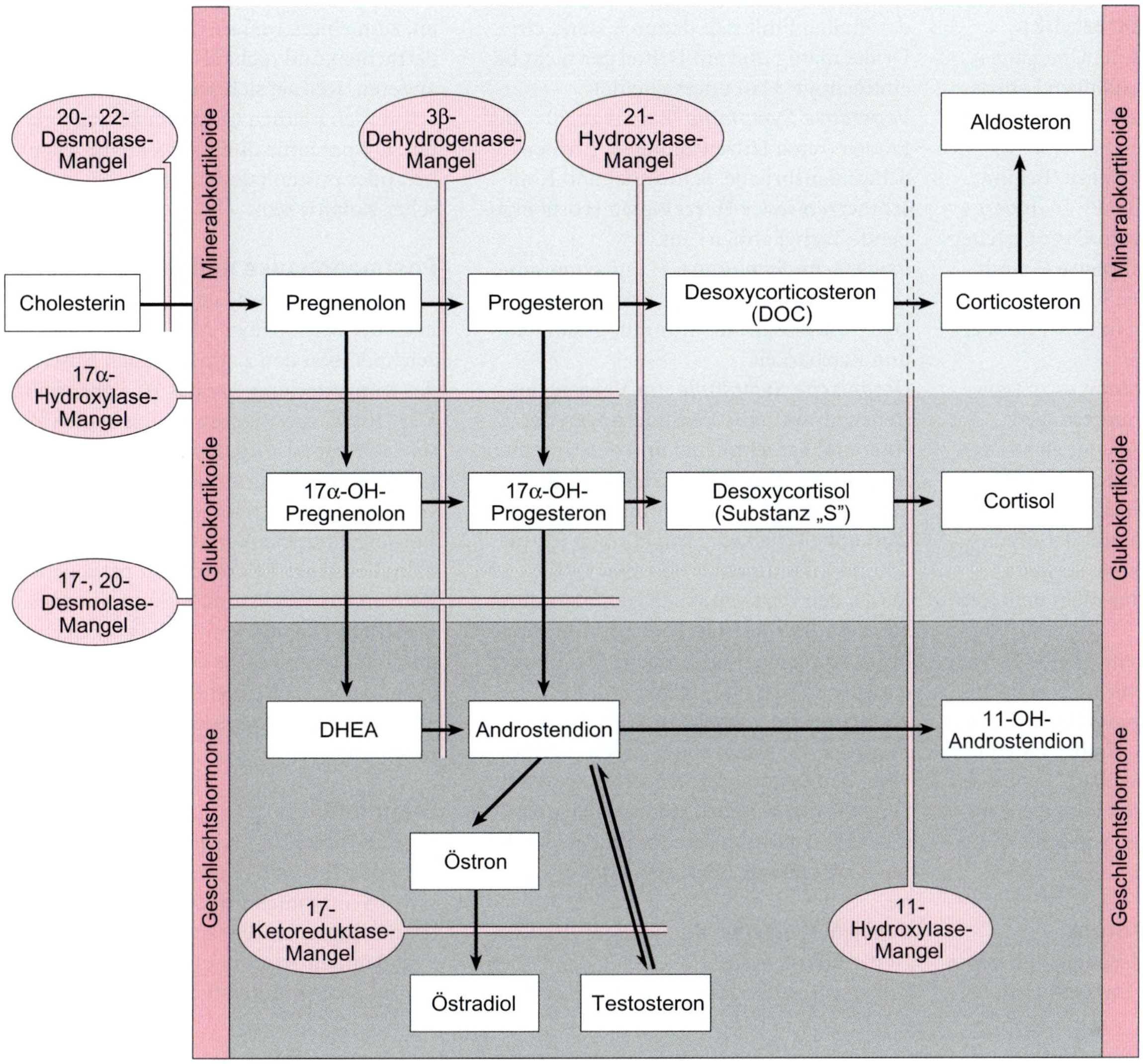

Abb. 9.3 Hauptsyntheseweg der Steroidhormone und die häufigsten Enzymdefekte bei AGS: 21-Hydroxylase-Mangel, 3β-Dehydrogenase-Mangel und 11-Hydroxylase-Mangel [L217]

Zusammenfassung

- Eine Ovarialinsuffizienz ist ein Zustand, bei dem die Ovarien nicht (mehr) normal funktionieren. Als Ursache kommen anatomische oder funktionelle Einschränkungen der Hypothalmus-Hypophysen-Ovar-Achse in Betracht.
- Hypogonadotrope Störungen (FSH, LH ↓) entstehen durch Fehlfunktion des Hypothalamus oder der Hypophyse.
- Hypergonadotrope Störungen (FSH, LH ↑) entstehen durch Schäden am Ovar.
- Hyperprolaktinämie stört die Funktion der Hypothalamus-Hypophysen-Ovar-Achse und kann zu Galaktorrhö führen. Prolaktinerhöhungen sind relativ häufig, Prolaktinome eher selten.
- Das PCOS ist die häufigste Endokrinopathie der Frau, es wird mittels der Rotterdam-Kriterien diagnostiziert. Das Therapiekonzept ist multimodal.
- Das AGS ist ein seltener, aber gefährlicher Defekt der Steroidhormonsynthese und verläuft unbehandelt tödlich.

Einteilung und Charakteristika

Als „Klimakterium" wird die Übergangsphase vom fortpflanzungsfähigen Lebensalter bis zum vollständigen Erlöschen der Ovarialfunktion bezeichnet (→ Abb. 10.1). Diese Phase dauert 10–20 Jahre (Beginn zwischen dem 45. und 55. Lj.). In diesen Zeitraum fällt die letzte vom Ovar gesteuerte Regelblutung, die **Menopause** (Durchschnittsalter 52 Jahre). Die Menopause unterteilt das Klimakterium in eine Prä-, Peri- und eine Postmenopause.

In der Perimenopause kommt es zu typischen Hormonspiegelveränderungen (→ Tab. 10.1). Erste Zeichen der abnehmenden Ovarialfunktion sind die in der **Prämenopause** gehäuft auftretenden unregelmäßigen Zyklen. Zum Zeitpunkt der Menopause ist die Ovarialfunktion so weit erloschen, dass kein Zyklus mehr generiert werden kann.

In der **Postmenopause** reifen keine Follikel mehr heran; da Androgene auch weiterhin fast unvermindert im Ovar gebildet werden, kann es zu einem Androgenüberschuss mit Maskulinisierung („Damenbart") kommen. Als **Climacterium praecox** wird das Erlöschen der Ovarialfunktion vor dem 43. Lebensjahr bezeichnet.

Das Menopausensyndrom

Die hormonellen Veränderungen führen zu typischen Beschwerden. Etwa ein Drittel der Frauen fühlt sich dadurch stark, ein Drittel mäßig und ein Drittel gar nicht beeinträchtigt. Man unterscheidet:

Vegetative Symptome Bei bis zu 90 % der Frauen treten Hitzewallungen, Erröten, Schweißausbrüche, Schwindel und Kopfschmerzen sowie Herzklopfen (vorübergehende Tachykardien) auf.

Psychische Symptome Hauptsymptome sind Schlaflosigkeit, depressive Stimmungslage, Antriebsarmut, Stimmungslabilität und Reizbarkeit.

Organische Symptome Im Vordergrund stehen atrophische Veränderungen der Haut und Schleimhäute und des Unterhautfettgewebes. Davon betroffen sind auch die Urogenitalorgane. Es kommt zur Scheidentrockenheit, Juckreiz, Infektionen (da pH ↑) und Inkontinenzproblemen (→ Kap. 29). Durch den relativen Androgenüberschuss kann ein Bart wachsen, Scham- und Kopfhaare dünnen aus (androgene Symptome entwickeln sich oft erst im Senium).

Metabolische Symptome Der Östrogenmangel wirkt sich negativ auf das kardiovaskuläre System, den Knochen- und den Fettstoffwechsel aus. Dadurch steigt das Risiko für Arteriosklerose (besonders KHK) und Osteoporose überproportional stark an.

Sexuelle Probleme Ein häufiges Problem ist der Libidoverlust. Die wenigsten Patientinnen sprechen diesen Punkt von sich aus an, zum einen, weil sie dies als „natürlich" betrachten und nicht als „krankhaft", zum anderen, weil sie sich schämen. Weitere Beschwerden können Orgasmusschwierigkeiten, Dyspareunie durch Scheidentrockenheit oder postkoitale Blutungen bei atrophischer Kolpitis sein.

Postmenopause und Senium

Die Postmenopause beginnt 12 Monate nach der Menopause. Als „Senium" bezeichnet man den Zeitraum nach Abschluss des Klimakteriums um das 70. Lebensjahr. Der Übergang zwischen diesen beiden Phasen ist fließend. Organische Symptome wie Osteoporose, Arteriosklerose und Altersinvolution der Genitalorgane treten in den Vordergrund. Die Veränderungen des Vaginalmilieus (pH ↑) erleichtern pathogenen Keimen das Wachstum. Es kommt vermehrt zur Colpitis senilis, die aber leicht durch östrogenhaltige Vaginalzäpfchen zu behandeln ist. Der Lichen sclerosus (→ Kap. 19) ist eine typische Erkrankung dieser Altersgruppe.

Diagnostik

Eine ausführliche Anamnese ist der Grundstein der Therapie (Koinzidenz von typischen Symptomen und Alter). Hormonuntersuchungen im Blut sind primär nicht obligat, können aber vor einer geplanten Hormonsubstitutionstherapie durchgeführt

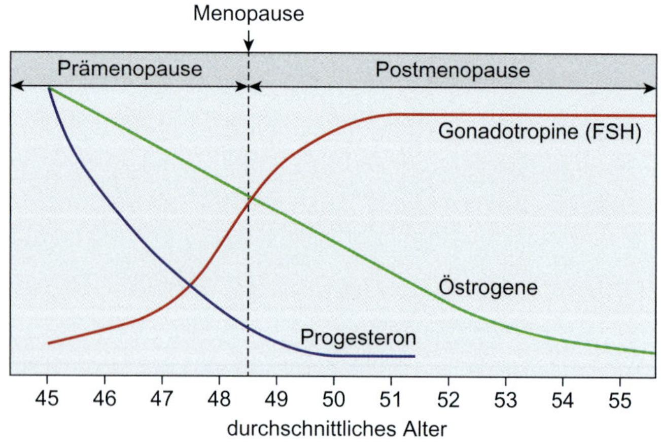

Abb. 10.1 Veränderungen des Hormonhaushalts im Klimakterium [L231]

Tab. 10.1 Hormonersatztherapie in den verschiedenen Phasen der Perimenopause. Die Dauer der einzelnen Phasen ist sehr variabel.

Phase	Kennzeichen	Hormonelle Therapie
A	FSH normal, Östradiol ↑; Mehrlingsschwangerschaftsrisiko ↑, Abnahme der Fertilität	kurzfristig Östrogene bei Spiegelschwankungen, Gestagene mildern die Symptome der Östrogenspitzen
B	FSH ↑, Östradiol ↑ ↑; verstärktes Myomwachstum, Hypermenorrhöen	Gestagensubstitution in der 2. Zyklushälfte
C/D	FSH und LH ↑, Östradiol stark schwankend; Zyklusdauer schwankend, zunehmend anovulatorisch	Kombinationspräparat mit niedrig dosierten Östrogenen, später evtl. Anhebung der Östrogendosis
E	FSH und LH ↑ ↑, Östradiol erniedrigt, intermittierend erhöht	–

werden. Bestimmt werden Östradiol, Östron, FSH, LH und Androgene. Blutungen in der Postmenopause und im Senium sollten zum Ausschluss eines Tumors immer histologisch abgeklärt werden (fraktionierte Abrasio).
Die durchschnittliche Dauer der perimenopausalen Beschwerden liegt bei 2 Jahren, einige Frauen sind aber bis weit in die Postmenopause betroffen.

Therapie

Symptome des Menopausensyndroms sind von Frau zu Frau unterschiedlich. Deshalb muss jede Therapie individuell auf die Bedürfnisse der Patientin zugeschnitten sein. Bei vegetativen oder psychischen Symptomen kann ein erster Therapieversuch mit Homöopathie und/oder Phytotherapeutika sinnvoll sein. Die Traubensilberkerze (= Cimicifuga racemosa) ist die bekannteste und am meisten eingesetzte Heilpflanze. Daneben werden Präparate mit Mönchspfeffer (Agnus castus) und Yamswurzel (Dioscorea villosa), Isoflavone, Salbei- und Sojaextrakte eingesetzt. Prä- und perimenopausal lohnt sich ein Versuch mit Milzpeptiden, die allerdings ihre Wirkung nach einigen Jahren verlieren. Sollte dies nicht ausreichen, können in interdisziplinärer Zusammenarbeit auch β-Blocker und/oder α-adrenerge Agonisten (Verapamil, Clonidin) bei vegetativer bzw. Psychopharmaka bei psychischer Symptomatik zum Einsatz kommen.
Zu den allgemeinen Empfehlungen gehören, Alkohol, Kaffee und scharfe Gewürze zu meiden, regelmäßige körperliche Aktivität anzustreben und eine Vitamin-E-Substitution (800 IE/d). Zusätzlich helfen Entspannungsverfahren und Akupunktur.
Es sollte auch immer an eine ausreichende Osteoporoseprophylaxe gedacht werden, die durch solche Medikationen nicht gegeben ist. Die Patientin sollte umfassend aufgeklärt und angeleitet werden, ihr eigenes Risiko zu senken, indem sie ausreichend Kalzium und Vitamin D aufnimmt, sich bewegt und Noxen (Nikotin und Alkohol) vermeidet.

Hormonelle Substitutionstherapie

Eine Hormonsubstitution mit Östrogenen und/oder Gestagenen bedarf immer einer individuellen Risikoabschätzung. Sie sollte symptomorientiert und phasengemäß eingesetzt werden (→ Tab. 10.1). Die Wirksamkeit und Notwendigkeit der Therapie müssen regelmäßig überprüft werden. Die Wirksamkeit der Hormontherapie ist mit Besserungsraten von 70–80 % sehr hoch. Aufgrund der teilweise gravierenden Nebenwirkungen (doppelt so hohes Risiko für Thrombosen und Thromboembolien, Blutungen) sind systemische Hormone nur indiziert:

- Bei beeinträchtigter Arbeitsfähigkeit der Patientin
- Wenn Operationen empfohlen oder bereits durchgeführt wurden (z. B. Abrasio bei Hypermenorrhö)
- Wenn bereits mehrfach Ärzte anderer Disziplinen konsultiert wurden (z. B. Kardiologe wegen Herzklopfen)

Östrogenhaltige Salben können lokal bei atrophischen Veränderungen der Genitalien eingesetzt werden.
Anwendung: Die Hormone können oral, transdermal (Pflaster, Gel) über die Körper- oder Vaginalhaut oder parenteral verabreicht werden. Intramuskuläre Depots führen zu starken Konzentrationsschwankungen im Serum und sollten nur in Sonderfällen eingesetzt werden. Grundsätzlich ist eine transdermale Applikation am Sinnvollsten, weil durch die Umgehung der 1. Leberpassage die Leber weniger belastet wird und niedrigere Hormondosen verwendet werden können. Soll jedoch der Lipidstoffwechsel positiv beeinflusst werden, ist die orale Gabe vorzuziehen (kontraindiziert bei Leberfunktionsstörungen!). Bei Libidoverlust sind Androgenzusätze sinnvoll.

Kontraindikationen für Hormonersatztherapie
Thrombembolie, Z. n. Schwangerschaftshepatose, nicht ausgeheilte Hepatitis, Enzymopathien, Hirngefäßerkrankungen, Porphyrien, schwere Hypertonie, Sichelzellanämie.
Relative Kontraindikationen
Schwerer Diabetes mellitus, Migräne, Epilepsie, Myome, kardiale oder nephrogene Ödeme, Tbc, Mastopathie, Endometritis, Z. n. Korpus- oder Mammakarzinom.

Keines der Präparate zur Hormonersatztherapie ist zur Kontrazeption zugelassen. Jedoch ist bei einigen Präparaten eine solche Wirkung durchaus bekannt.

Hormonsubstitution und gynäkologische Malignome

Kurzfristige Therapien (1–2 Jahre) erhöhen das Brustkrebsrisiko nicht. Längerfristige Therapien scheinen auch bei Frauen bis kurz nach der Menopause (~ 50 Jahre) unbedenklich zu sein. Lediglich mehrjährige Einnahme nach der Menopause führt zu einer leichten Erhöhung des Brustkrebsrisikos. Reine Östrogengabe erhöht das Risiko für das Endometriumkarzinom (Hyperplasie ohne sekretorische Transformation), bei Kombination mit Gestagenen tritt jedoch eine Verminderung des Risikos auf. Das Risiko eines Ovarialkarzinoms wird nicht erhöht, vermutlich sogar gesenkt.

Zusammenfassung

- Als Klimakterium wird die Zeitspanne im Leben einer Frau bezeichnet, in der die Ovarialfunktion langsam erlischt. Die Östrogenspiegel sinken, FSH steigt an.
- Das Klimakterium wird durch die Menopause (letzte Regelblutung) in drei Phasen unterteilt: Prä-, Peri- und Postmenopause.
- Das Durchschnittsalter bei Eintritt der Menopause liegt bei 52 Jahren, das Klimakterium dauert etwa 10–20 Jahre (Beginn zwischen dem 45. und 55. Lj.).
- Als „Senium" wird die Zeit nach dem Klimakterium bezeichnet. Sie ist durch Östrogenmangelsymptome gekennzeichnet.

Erogene Zonen

Als „erogene Zonen" werden Bereiche der Körperoberfläche bezeichnet, die bei Reizung zur sexuellen Erregung führen. Lokalisation und Stimulierbarkeit sind individuell verschieden und oft auch situationsabhängig. Außerdem kann ihre Sensibilität durch Erfahrung konditioniert werden. Zu den erogenen Zonen zählen meist Genital- und Analregion, die Brust (insbesondere die Brustwarzen), Gesäß, Oberschenkelinnenseite, der Hals, die Nackenregion und das Gesicht (Lippen, Zunge, Ohren).

Klitoris, G-Punkt und weibliche Ejakulation

Als zentrales „Lustorgan" der Frau gilt die Klitoris. Der G-Punkt und die weibliche Ejakulation wurden erstmals im indischen Kamasutra beschrieben (3. Jahrhundert). Geprägt wurde der Begriff aber erst durch den deutschen Gynäkologen Ernst Gräfenberg (1950), nach dem der G-Punkt auch benannt wurde (Gräfenberg-Punkt). Erst 1980 bzw. 1998 wurden weitere Arbeiten über die genaue Beschaffenheit der Klitoris und des G-Punkts veröffentlicht.

Die Klitoris ist insgesamt viel größer als angenommen. Sie besitzt die Form eines Schmetterlings. Der äußere Teil der Klitoris ist der Kopf, der Körper umhüllt die Harnröhre von hinten auf drei Seiten, und die Flügel breiten sich von ihm abgehend bis zu 9 cm um die Vagina herum fast bis zum Damm aus. Die Klitoris ist mit zwei Schwellkörpern verbunden, die rechts und links neben der Vagina, also zwischen Vagina und Klitorisflügeln, liegen. Diese Schwellkörper reichen bis in die Schamlippen und umschließen die Vaginalöffnung. Der G-Punkt liegt etwa 5 cm vom Introitus entfernt an der oberen Vaginalwand. Er ist ein kleiner „Knubbel", der bei Stimulation anschwillt und einen Orgasmus auslösen kann. Es ist wahrscheinlich, dass er entwicklungsgeschichtlich der Prostata des Mannes entspricht. Nach aktuellen Untersuchungen wird ihm weniger Bedeutung beigemessen. Manche Frauen ejakulieren beim Orgasmus aus den Skene-Drüsen, die rechts und links der Harnröhre liegen, ein Sekret, das chemisch dem männlichen Ejakulat ähnelt.

Der sexuelle Reaktionszyklus

Nach Masters und Johnson (1984) wird der sexuelle Reaktionszyklus bei Mann und Frau in vier Phasen untergliedert. In jeder Phase gibt es typische genitale und extragenitale Veränderungen, die individuell geprägt sind (→ Abb. 11.1).

- **Erregungsphase:** Anschwellen der großen und kleinen Schamlippen, die Lubrikation der Scheide sorgt für Gleitfähigkeit, Anschwellen und Erektion der Klitoris, Verlängerung und Weitung der Scheide in den oberen zwei Dritteln, Verengung im unteren Drittel, Steigerung der Puls- und Atemfrequenz, Blutdruckanstieg, Erektion der Mamillen, „Sex-flush" der Haut, der Uterus hebt sich, sodass die Zervix in einer Linie mit der Vagina liegt.
- **Plateauphase:** Anschwellen des unteren Scheidendrittels, vermehrte Beckenbodenspannung, Hautrötung
- **Orgasmusphase:** unwillkürliche, rhythmische Kontraktionen des Beckenbodens und der Vagina (orgiastische Manschette im unteren Vaginaldrittel), evtl. auch des Uterus; die Zervix „taucht" dabei in das hintere Scheidengewölbe ein.
- **Entspannungs- und Rückbildungsphase:** Schwellung und Erektion der Mamillen, der Klitoris und der Labien geht zurück; der Uterus kehrt in seine Ausgangslage zurück, vermehrte Schweißproduktion, Entspannung der gesamten Muskulatur, Puls, Atmung und Blutdruck gehen auf das Anfangsniveau zurück.

Häufigkeit von Orgasmen beim Geschlechtsverkehr (GV), Frauen < 40 Jahre:

5–10 %	nie
20–25 %	1–3 von 10 GV
20–30 %	4–7 von 10 GV
40–50 %	immer

Sexualität in den Lebensphasen

In der Kindheit (0 bis ca. 10 Jahre)

Heute weiß man, dass Kinder vom Augenblick ihrer Geburt an, vermutlich schon vorher, zu sexuellen Empfindungen fähig sind. Im Heranwachsen lernt das Kind v.a. am Beispiel der Eltern die typischen Verhaltensweisen von Mann und Frau und macht erste Erfahrungen mit seinem Körper. Diese sog. Spiel-Onanie ist harmlos, ebenso wie die oft praktizierten Doktorspiele, solange kein zu großes Altersgefälle zwischen den Kindern besteht und keiner zum Mitmachen gezwungen wird.

Im Jugendalter

Mit dem Beginn der Pubertät beginnt sich der Körper langsam zu verändern. Erste Erfahrungen mit der Sexualität, meist in Form von Onanie, werden gemacht. Durch den relativ frühen Pubertätsbeginn und die liberale gesamtgesellschaftliche Haltung haben heute etwa 50 % der 16- bis 17-Jährigen schon Geschlechtsverkehr. Bei den 14-Jährigen sind es immerhin 8 % der Jungen bzw. 11 % der Mädchen. Problematisch ist, wenn sich eine Art „sexueller Leistungsdruck" entwickelt. Verantwortungsbewusste Aufklärung in der Kindheit und ein natürliches, ungezwungenes Verhältnis zum eigenen Körper bereiten Jugendliche auf die ersten sexuellen Erfahrungen vor. Der Begriff „serielle Monogamie" steht für mehr oder weniger kurze, jedoch monogame Partnerschaf-

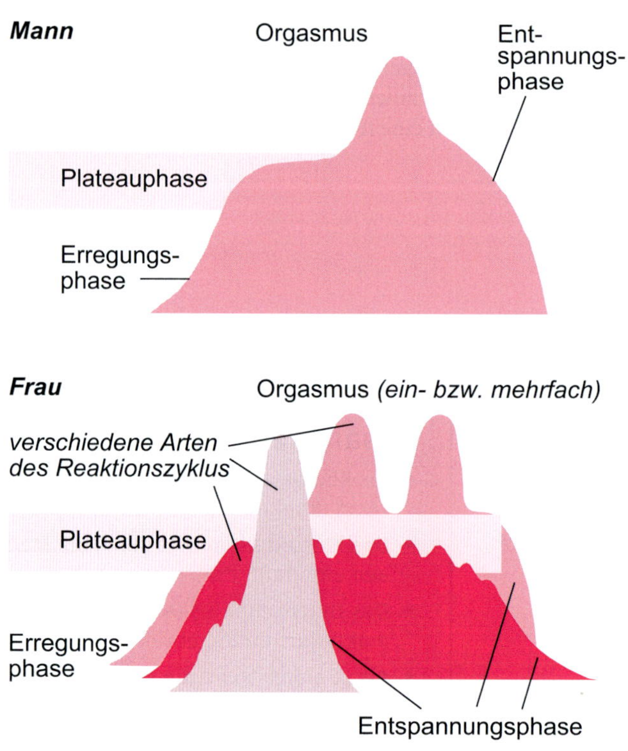

Abb. 11.1 Phasen des sexuellen Reaktionszyklus nach Masters u. Johnson: Anders als beim Mann ist der Ablauf bei der Frau sehr variabel. Sie ist zu mehrfachen Orgasmen fähig. [A300]

ten, wie sie heute in dieser Lebensphase häufig sind. Vorübergehende homoerotische Phasen sind häufig und im Sinne eines „Ausprobierens" zu sehen. Allerdings konnten manche später homosexuell ausgerichtete Menschen rückblickend schon in diesem Lebensabschnitt ihre „Andersartigkeit" zumindest unterbewusst erfühlen.
Bevorzugtes Verhütungsmittel ist das Kondom, das in einer festen Partnerschaft von der Pille abgelöst werden kann. Außerdem sollten Jugendliche über die „Pille danach" und die damit verbundenen Möglichkeiten aufgeklärt werden (→ Kap. 12).

Im Alter

In einer Gesellschaft, in der Jugendlichkeit und Schönheit hoch bewertet werden, wird oft verkannt, dass sexuelle Gefühle nicht unbedingt eine Frage des Alters sind. Eine US-Studie ergab, dass ¾ aller über 65 Jahre alten Männer und 50 % der über 75-Jährigen noch immer Lust auf Sex haben. 50 % der verheirateten 65-jährigen Frauen sind noch sexuell aktiv. Manche Autoren beschreiben bei Frauen (im Gegensatz zu Männern) im Alter sogar ein Ansteigen der sexuellen Bedürfnisse (dies würde sich durch den relativen Androgenüberschuss in der Postmenopause, der die Libido fördert, erklären lassen). Bei Mann und Frau verändert sich im Alter der Ablauf der sexuellen Erregung: Orgasmen werden seltener erreicht und die Vorbereitungsphase verlängert sich.
Problematisch ist jedoch, dass außerhalb einer festen Partnerschaft oftmals keine Möglichkeiten bestehen, sexuelle Wünsche auszuleben. Der Verlust der körperlichen Attraktivität, Krankheiten und die Menopause verunsichern Patientinnen oft. Veränderungen durch den Hormonmangel, wie Juckreiz, atrophische Veränderungen und Empfindlichkeit im Bereich der Genitalien, können mit Östrogensalben behandelt werden. Isolierter Dyspareunie durch verminderte Lubrikation kann auch mit Gleitgel begegnet werden.
Ärzte sollten ihre Patientinnen ermutigen, über Probleme in diesem Bereich zu sprechen. Sexualität ist in jedem Alter natürlich, was zumindest durch Interesse im Rahmen der Anamneseerhebung vermittelt werden kann.

In der Schwangerschaft

Bei Erstgebärenden nimmt die Libido in den ersten paar Monaten meist rapide ab. Dies mag wohl mit der Auseinandersetzung mit der neuen Situation des Körpers zusammenhängen. Im zweiten Trimenon jedoch nimmt die sexuelle Appetenz bei fast allen Frauen wieder zu.
Aus medizinischer Sicht besteht außer bei Fehlgeburtsrisiken kein Einwand gegen den Sexualakt. Sinnvoll ist eine sorgfältige Genitalhygiene bei beiden Partnern, insbesondere bei der Frau selbst, da Keime aus der Analregion verschleppt werden können. Während oder nach dem Geschlechtsverkehr können Schmierblutungen auftreten. Sie werden durch kleine Verletzungen der Portioschleimhaut verursacht, die in der Schwangerschaft besonders gut durchblutet und aufgelockert ist. Dies ist harmlos, solange die Schmierblutungen nicht über Stunden anhalten, sich verstärken oder Uteruskontraktionen auftreten.

Nach der Geburt

Im Wochenbett sind die Wundflächen innerhalb des Uterus, der Scheide und am Damm noch nicht verheilt. Dies verursacht Schmerzen und ein erhöhtes Infektionsrisiko beim Koitus, weshalb normalerweise in dieser Zeit (4–6 Wochen post partum) Abstinenz empfohlen wird. Sollten die Partner trotzdem Geschlechtsverkehr wünschen, darf neben sorgfältiger Hygiene nicht auf ein Kondom verzichtet werden.
Auch in den ersten Monaten nach dem Wochenbett wünschen sich sehr wenige „Jungmütter" sexuelle Kontakte. Sie sind psychisch und körperlich extrem belastet durch ihre neue Rolle als Mutter. Der Arzt sollte seine Patientinnen ermutigen, mit ihrem Partner über ihre erhöhten Zärtlichkeits- und Ruhebedürfnisse zu sprechen. Wird der Geschlechtsverkehr wiederaufgenommen, ist unbedingt auf eine ausreichende Verhütung zu achten! Entgegen der landläufigen Meinung bietet das Stillen meist keinen ausreichenden Schutz. Bei Erregung und Orgasmus ist es völlig normal, wenn Milch aus den Brüsten abfließt.

Psychosexuelle Störungen

- **Dyspareunie:** schmerzhafter vaginaler Koitus. Ursachen können atrophische Veränderungen im Alter, Endometriose, Adhäsionen nach Entzündungen oder psychosomatische Ursachen wie Partnerschaftskonflikte sein.
- **Vaginismus:** spastische Kontraktionen der Beckenbodenmuskulatur, die einen Koitus unmöglich machen; meist ein psychogener Abwehrmechanismus, der behutsam (Psychotherapie) abgebaut werden sollte.
- **Nymphomanie:** exzessiver Sexualtrieb mit Befriedigungssucht
- **Anorgasmie:** Ausbleiben des Orgasmus bei normaler Libido
- **Alibidinie:** fehlende sexuelle Appetenz

Die meisten dieser Störungen sind psychogener Natur, jedoch können auch organische Ursachen, wie Hyper- oder Hypotonie, Medikamente (z. B. Antihypertensiva, Sedativa, Pille) zu Anorgasmie oder Alibidinie führen.

Zusammenfassung

- Die Reizung erogener Zonen führt zu sexueller Erregung. Lokalisation und Stimulierbarkeit sind interindividuell unterschiedlich.
- Die Klitoris ist das zentrale „Lustorgan" der Frau. Der G-Punkt liegt 5 cm vom Introitus an der Scheidenvorderwand.
- Masters und Johnson haben den sexuellen Reaktionszyklus in vier Phasen unterteilt: Erregungs-, Plateau-, Orgasmus- und Entspannungsphase.
- Psychosexuelle Störungen sind meist psychogener Natur.

→ 12 Schwangerschaftsverhütung: hormonelle, mechanische

Es gibt viele Methoden, eine Schwangerschaft zu verhindern. Unterscheiden lassen sich reversible und irreversible Möglichkeiten der Verhütung. Die reversiblen können je nach Wirkweise in mechanische, chemische, hormonelle und natürliche Methoden unterteilt werden, wobei diese kombinierbar sind. Eine ideale Verhütungsmethode wäre 100-prozentig sicher, schnell wirksam, ohne Nebenwirkungen, einfach zu handhaben, reversibel und ohne Einfluss auf die Sexualität. Da es eine solche bisher nicht gibt, werden bei der Entscheidung, welche zum Einsatz kommt, verschiedene Faktoren berücksichtigt. Dazu gehören Pearl-Index (→ Kap. 13), Alter, Lebensrhythmus, Begleiterkrankungen, Kosten und nicht zuletzt individuelle Präferenzen.

Hormonelle Kontrazeption

Die Geschlechtshormone führen über eine zentrale Rückkopplungshemmung zu verminderter Ausschüttung hypophysärer Hormone. Dadurch wird der die Ovulation auslösende LH-Peak (→ Kap. 7) verhindert und damit das Ovar „stillgelegt". Gestagene verdicken den Zervixschleim, setzen die Tubenmotilität herab und verändern die endometriale Schleimhaut (und verschlechtern damit die Nidationsbedingungen). Östrogene als alleinige Verhütung sind obsolet, da ohne Gestagene, welche die Entzugsblutung einleiten, der proliferative Effekt auf das Endometrium zu stark ausgeprägt wäre (Karzinomrisiko!). Gestagene hingegen können auch allein eingesetzt werden.

Ovulationshemmer

Ovulationshemmer bestehen aus einer Östrogen- und einer Gestagenkomponente. Die eigentliche empfängnisverhütende Wirkung wird durch das Gestagen gewährleistet, die simultan oder sequentiell gegebenen Östrogene (Kombinations- bzw. Sequenzpräparate) dienen der Stabilisierung des Zyklus und erhöhen die Anzahl der Östrogen- und vermutlich auch Progesteronrezeptoren (was wiederum dazu führt, dass die Dosis der Gestagene gesenkt werden kann).

Formen

„(Antibaby-)Pille"

Als Östrogenkomponente wird in allen Präparaten das synthetische Ethinylöstradiol (→ Kap. 6; 0,02–0,05 mg pro Tablette) verwendet. Pillen mit weniger als 0,035 mg Östrogen werden als „Mikropillen" bezeichnet. Als Gestagenkomponente steht eine Vielzahl von Derivaten zur Verfügung, die je nach Potenz dosiert werden (0,07–2 mg).

Man unterscheidet folgende Dosiskombinationen (→ Abb. 12.1):

- **Kombinationspräparate:**
  - Monophasische Präparate = Einphasenpräparate: konstante Östrogen/Gestagen-Dosierung
  - Stufenpräparate: Östrogenmenge konstant, variable Gestagendosis (in 2 oder 3 Stufen).
- **Sequenzpräparate** (Zweiphasenpräparate): erste Phase nur Östrogen, später Gestagen und Östrogen kombiniert.

Die Pillen sind in Packungen mit 21, 22 oder 28 Tabletten erhältlich. An die 21 bzw. 22 täglich eingenommenen Tabletten schließen 7 bzw. 6 pillenfreie Tage an, danach wird mit einer neuen Packung begonnen. Die 28-Tabletten-Pillen werden kontinuierlich eingenommen, jedoch enthalten die letzten 7 Pillen keinen Wirkstoff (Plazebo). Diese Art von Präparat soll die Compliance verbessern (z. B. Analphabetinnen). Neu ist die sog. Langzykluseinnahme. Hier wird ein Präparat mit einem modernen Gestagen ohne Einnahmepause kontinuierlich eingenommen. Dabei kommt es zu einer Amenorrhö. Diese Form kann bei menstruationsbedingten Erkrankungen (z. B. zyklusabhängige Migräne, Anämie wegen Hypermenorrhö u. a.) medizinisch indiziert sein, aber auch aus Komfortgründen (z. B. Badeurlaub) gewählt werden.

Andere Applikationsformen

Neben den oralen Ovulationshemmern kommen auch transdermale Systeme zum Einsatz.

Vaginalring Über einen flexiblen, vaginal applizierten Kunststoffring (NuvaRing®) werden Östrogene und Gestagene transepithelial aufgenommen. Es werden insgesamt niedrigere Hormondosen gebraucht, da ein kontinuierlicher Blutspiegel entsteht und nicht so viel Hormone in der ersten Leberpassage „verloren" gehen. Die Frau führt den Ring am 1. Tag der Menstruation wie einen Tampon selbst ein, und nach 3 Wochen wird er zur Einleitung einer Entzugsblutung wieder entfernt. Nach einer Woche Pause wird ein neuer eingelegt. Der Ring verbleibt auch während des Geschlechtsverkehrs, kann aber, wenn er als störend empfunden wird, für bis zu 3 h am Tag entfernt werden, ohne dass die Sicherheit beeinträchtigt wird.

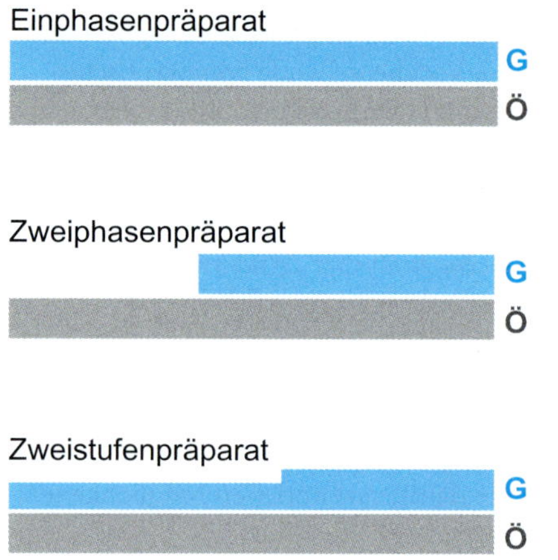

Abb. 12.1 Schema der Hormondosierung bei verschiedenen Ovulationshemmern [L190]

Verhütungspflaster Nach einem ähnlichen Prinzip wirkt ein Pflaster (Evra®), das auf die Haut aufgeklebt wird und jeweils 1 Woche kontinuierlich „Pillenhormone" in das Blut abgibt. Hier werden pro Zyklus 3 Pflaster geklebt. In der vierten, pflasterfreien Woche folgt die Hormonentzugsblutung.

Spritze Die kombinierten Hormone werden intramuskulär gespritzt und wirken einen Monat.

Voraussetzungen für die Anwendung

Im Rahmen einer ausführlichen Anamnese und gynäkologischen Untersuchung muss das persönliche Risiko der Frau abgeklärt werden (→ Tab. 12.1). Es gibt absolute Kontraindikationen; bei relativen Kontraindikationen und wenn andere Verhütungsmethoden nicht infrage kommen, müssen Vor- und Nachteile sorgfältig abgewogen werden.

Grundsätzlich gilt: Es sollten monophasische Präparate mit möglichst geringer Hormondosierung verwendet werden. Liegen zusätzliche Indikationen vor, kann auf eher östrogen- bzw. gestagenbetonte oder antiandrogene Präparate ausgewichen werden (Hirsutismus, Akne etc.).

Auf jeden Fall sollte alle 6 Monate eine **Kontrolluntersuchung** durchgeführt werden. Diese beinhaltet neben Erhebung der

Tab. 12.1 Kontraindikationen der Ovulationshemmer

Absolute Kontraindikationen	Relative Kontraindikationen
vorausgegangene Thromboembolien, Gerinnungsstörungen (APC-Resistenz), periphere Durchblutungsstörungen, Morbus Raynaud, Apoplexie, Hypertonie > 160/100 mmHg, Raucherinnen über 40 Jahre, östrogenabhängige Tumoren (Mammakarzinom, Endometriumkarzinom), nicht abgeklärte genitale Blutungen, Schwangerschaft, Z. n. Schwangerschaftsikterus, Porphyrie, cholestatischer Ikterus, Leberstoffwechselstörungen, Lebertumoren, akute Pankreatitis	Thrombophlebitis, starke Varikose, Frauen über 40 Jahre, Hypercholesterinämie, Hyperlipoproteinämie, Hyperglyzeridämie, ausgeprägte Adipositas, Migräne, Rauchen, Laktation, malignes Melanom, Ulcus ventriculi oder duodeni, Epilepsie, Endometriose, Uterus myomatosus, Colitis ulcerosa, KHK, Arteriosklerose, Zerebralsklerose, Mikroangiopathie, Gerinnungsstörungen, Hypophysenadenom, Chorea, Herz-Kreislauf-Erkrankungen, ungeklärte Zyklusstörungen, Dyspnoe

Nebenwirkungen, Blutdruckkontrolle und gynäkologischer Untersuchung mit Zervixzytologie auch die Untersuchung der Mammae.

Nebenwirkungen

Hormonelle Verhütung kann unerwünschte Wirkungen hervorrufen (→ Tab. 12.2). Meist können die Symptome beim Wechsel auf ein anderes Präparat oder eine andere Darreichungsform vermieden werden. In der Regel überwiegen die positiven – auch therapeutisch nutzbaren – Nebeneffekte wie verminderte Blutungsstärke, vermindertes Auftreten von Ovarialzysten oder Hautverbesserung bei Akne.
Ovulationshemmer beeinflussen die Häufigkeit einer Reihe anderer Erkrankungen:

- **Erhöhte Erkrankungsinzidenz:** thromboembolische Ereignisse (Herzinfarkt, Schlaganfall), Hypertonus, Ulcus ventriculi, Colitis ulcerosa, Cholelithiasis, epileptische Anfälle, benigne Lebertumoren, Zervixkarzinom
- **Erniedrigte Erkrankungsinzidenz:** Ovarial- und Endometriumkarzinome, Endometriose, Adnexitis, Hyper- und Dysmenorrhö, Akne, Hirsutismus, Schilddrüsenerkrankungen, Ulcus duodeni, rheumatoide Arthritis

Hormonpräparate sind sofort abzusetzen bei:
Akuten Migräneanfällen, akuten Sehstörungen, Ikterus, Wachstum von Myomen oder Knoten in der Brust, Schwangerschaft, bevorstehenden Operationen, neu auftretenden oder vermehrten epileptischen Anfällen, Verdacht auf Thromboembolie.

Hinsichtlich der Inzidenz von Mammakarzinomen sind die Studienergebnisse derzeit widersprüchlich und werden kontrovers diskutiert! Es ist anzunehmen, dass das Erkrankungsrisiko zwar nicht zunimmt, wohl aber das Wachstum des Tumors gefördert wird.

Wechselwirkungen mit anderen Medikamenten

Die gleichzeitige Einnahme anderer Medikamente kann zu einem Verlust oder einer Verminderung der kontrazeptiven Wirkung führen (z. B. durch Induktion von Cytochrom P450 CYP3A4):

- Bestimmte Antibiotika und Chemotherapeutika: u. a. Penicilline, Tetracyclin, Cephalosporine, Sulfonamide, Tuberkulostatika, Nitroimidazole
- Antidepressiva: Imipramin
- Antikonvulsiva: u. a. Phenytoin, Phenobarbital, Carbamazepin
- Pilzmittel: Griseofulvin
- Psychopharmaka: u. a. Promethazin, Benzodiazepine, Johanniskrautextrakt
- Dexamethason

Umgekehrt kann die Pille auch die Wirkung bestimmter Medikamente verstärken oder herabsetzen. Dazu gehören u. a. Blutgerinnungshemmer, Diuretika und Antihypertensiva.
Einige Medikamente und Stoffe (u. a. das Antihistaminikum Cimetidin, Erythromycin, Grapefruitsaft) können durch die Verminderung der Hormonmetabolisierung zu vermehrten Nebenwirkungen führen.
In jedem Fall sollte eine ausführliche Medikamentenanamnese durchgeführt und sollten Interferenzen im Einzelfall abgeklärt werden.

Gestagenpräparate

Zur hormonellen Kontrazeption können auch Gestagene allein eingesetzt werden. Das kardiovaskuläre Risiko ist bei diesen Präparaten sehr niedrig, weshalb sie auch bei Frauen mit entsprechenden Risikofaktoren (> 40 Jahre, Migräne, Hypertonie etc.) eingesetzt werden. Da sie die Laktation nicht beeinflussen, sind sie auch für stillende Mütter geeignet. Die häufigsten unerwünschten Wirkungen sind Zyklusunregelmäßigkeiten, Gewichtszunahme, Libidoverlust, Kopfschmerzen, Stimmungsschwankungen, Akne und Seborrhö.

Minipille

Die Minipille enthält niedrig dosierte Gestagene, die kontinuierlich eingenommen werden. Die Wirkung beruht hauptsächlich auf Veränderungen des Zervikalschleims, was die Spermienaszension erschwert. Nur in 40–50 % kommt es auch zu einer Hemmung der Ovulation. Schmier- und Zwischenblutungen treten häufig auf.

Die Minipille muss unbedingt täglich zur gleichen Tageszeit eingenommen werden – drei Viertel der ungewollten Schwangerschaften beruhen auf Einnahmefehlern!

Depotgestagene

Ihre Wirkung entspricht der Minipille. Sie können in 2- oder 3-monatigen Abständen intramuskulär („Dreimonatsspritze“) injiziert bzw. alle 3 Jahre als 3–4 cm langes und 2 mm dünnes Stäbchen (Implanon®) unter Lokalanästhesie subkutan eingesetzt werden. Die Entfernung ist oftmals mit Schwierigkeiten verbunden. Bei der i. m. Applikation können die Hormone akkumulieren, sodass die Fertilität nach Absetzen des Medikaments verzögert eintritt. In der Praxis setzen sich die Depotgestagene wegen ihrer einfachen Anwendung und geringen Nebenwirkungsrate zunehmend durch.

Hormonspirale

Die kontinuierlich Gestagen abgebende Hormonspirale („intrauterines System“ = IUS) ist eine Weiterentwicklung der klassischen Kupferspirale und verbindet deren Vorteile mit denen der Minipille oder Dreimonatsspritze (Intrauterinpessar, s.u.).

Postkoitalpille

Die Postkoitalpille (auch „Pille danach“) ist nicht im eigentlichen Sinn eine Verhütungsmethode und sollte nur in Notfällen eingesetzt werden. Sie verschiebt bei Einnahme in der ersten Zyklushälfte die Ovulation um einige Tage nach hinten. Die Sicherheit liegt bei bis zu 98 %. Das Präparat besteht aus Östrogen und Gestagen bzw. einem reinen Gestagen und wird je nach Präparat innerhalb von 48–120 h nach ungeschütztem Verkehr oral eingenommen – je früher, desto höher ist die Sicherheit.

Tab. 12.2 Hormonspezifische Nebenwirkungen der Östrogene und Gestagene

Östrogene	Gestagene
Brustvergrößerung, Spannungsgefühle, Mastopathien; Gewichtszunahme (Wassereinlagerungen); Kopfschmerzen; Thrombosen; Übelkeit; vaginaler Fluor; Wachstumsförderung hormonabhängiger Myome/Malignome	Akne (bei modernen Gestagenen nicht mehr); Gewichtszunahme; Libidoverlust; Stimmungsschwankungen, Müdigkeit; Hirsutismus (bei modernen Gestagenen nicht mehr); trockene Scheide; Zwischenblutungen

Mechanische und chemische Verhütung

Bei den mechanischen Methoden benutzt man Hilfsmittel, die entweder in der Scheide oder auf dem Penis platziert werden und dadurch einmalig verhindern, dass die Spermien ihren Weg zu den Eizellen finden. Lokal-chemische (Spermizide) und mechanische Verhütungsmethoden können gut miteinander kombiniert werden. Dadurch verbessert sich der Pearl-Index (→ Kap. 13) erheblich. Im weiteren Sinn werden auch die über einen längeren Zeitraum wirkenden Intrauterinpessare dazugezählt.

Kondom/Femidom®

Schon seit 1200 v. Chr. wird das Kondom als Infektionsschutz und Verhütungsmittel benutzt. Früher bestand es meist aus natürlichen Materialien wie Schafsdärmen o. Ä., später aus Gummi und heute meist aus Latex. Die meisten „Pannen“ entstehen durch falsche Handhabung. Beschädigungen durch scharfe Fingernägel, Hitze oder ölhaltige Gleitmittel müssen vermieden werden. Das Kondom für die Frau (Femidom®) wird in die Vagina eingeführt und kleidet die Scheide von innen aus. Über die Zuverlässigkeit dieser Methode liegen noch keine ausreichenden Daten vor.

> Nur Kondome schützen über die Verhütung hinaus vor sexuell übertragbaren Krankheiten (= STD, z. B. Hepatitis, HIV)!

Spermizide

Durch diese chemischen Hilfsmittel werden die Spermien immobilisiert oder abgetötet bzw. ihre Penetration in den Zervikalkanal wird verhindert. Es werden Cremes, Tabletten, Zäpfchen, Schaum und Gele angeboten. Alle Präparate müssen mindestens 10 min, max. 60 min vor der Ejakulation in die Vagina appliziert werden. Obwohl die Chemikalien geringfügig absorbiert werden, gibt es keine Hinweise auf systemische Nebenwirkungen. Es kann allerdings zu vaginalen Reizungen kommen.
Der **Vaginalschwamm** wird mit Spermiziden getränkt und ähnlich wie ein Tampon in die Scheide eingeführt. Er ist bis zu 24 h wirksam, unabhängig von der Anzahl der Kohabitationen.

Scheidendiaphragma

In erster Linie dient das Diaphragma (Pessar) als Carrier für zusätzlich notwendige Spermizide. Darüber hinaus hat es auch eine direkte Barrierefunktion; der flexible, mit Gummi überzogene Metallring verschließt den Muttermund aber nur unvollständig.
Pessare gibt es in verschiedenen Größen. Sie sollten unbedingt vom Arzt angepasst werden (→ Abb. 12.2), das Einsetzen muss öfter geübt und kontrolliert werden. Der Pearl-Index ist stark von der Erfahrung der Anwenderin abhängig: Bei einem Anwendungszeitraum von weniger als 2 Jahren liegt er bei fast 6, bei über 2 Jahren Anwendung und bei Frauen über 35 Jahre nur noch bei 2,1. Das Einsetzen muss mind. 10 min, max. 2 h vor dem Geschlechtsverkehr erfolgen, das Pessar kann zwischen 6 und 24 h in der Scheide verbleiben.

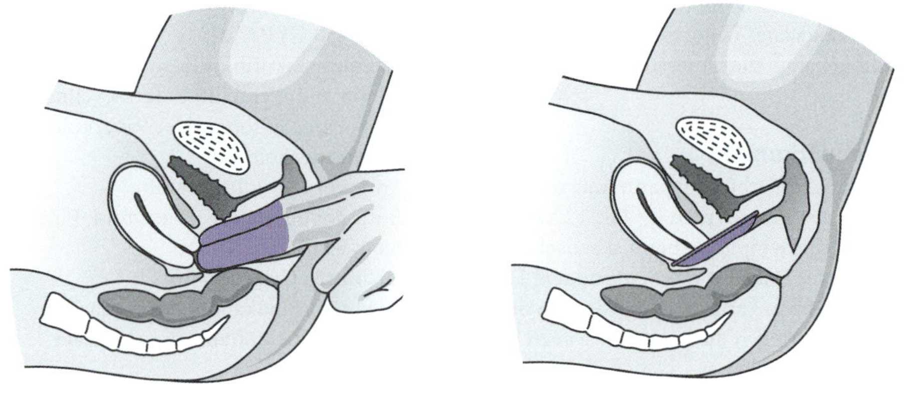

Abb. 12.2 Anpassung und Lage des Diaphragmas [L157]

Portiokappe

Die aus Kunststoff bestehende Portiokappe saugt sich durch Kapillaradhäsion am Muttermund fest und schließt ihn ab. Sie ist in verschiedenen Größen erhältlich und muss der Frau angepasst werden (→ Abb. 12.3). Die Kappe wird nach der Periode eingesetzt und verbleibt bis einige Tage vor der nächsten Menstruation. Erlernt die Frau das Einsetzen und Entfernen nicht selbst, ist sie immer auf den Arzt angewiesen.

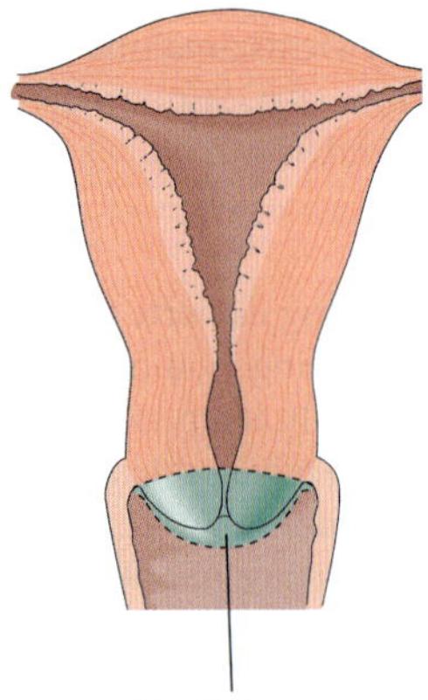

Abb. 12.3 Portiokappe [L190]

Lea Contraceptivum®

Dieses aus Silikon bestehende Verhütungsmittel entspricht einer Kombination aus Portiokappe und Diaphragma und kann mit einem Spermizid kombiniert werden. Das Lea Contraceptivum® umschließt den Muttermund und stützt sich auf der hinteren Scheidenwand ab. Es besitzt ein Ventil, durch das beim Einsetzen Luft austritt. Dadurch wird ein Unterdruck erzeugt, der es in Position hält. Es kann bis zu 48 h liegen bleiben und darf frühestens 8 h nach dem Geschlechtsverkehr entfernt werden. Es wird von der Frau selbst eingeführt, eine Anpassung durch den Arzt ist nicht erforderlich.

Intrauterinpessar (IUP)

Bei modernen IUPs („Spiralen“) handelt es sich um Kunststoffgebilde, die mit einem Kupferdraht umwickelt sind (→ Abb. 12.4) oder Gestagene enthalten, die langsam an die Umgebung abgegeben werden. Sie werden in das Cavum uteri eingelegt.
Der Wirkmechanismus der Kupfer-IUPs ist noch nicht vollständig geklärt. Diskutiert werden mechanische Irritation der Schleimhaut, welche die Nidation verhindert, und/oder Behinderung der Spermienmobilität durch freigegebene Kupferionen. Bei den gestagenhaltigen IUPs (intrauterines System = IUS, z. B, Mirena®, Jaydress®) steht die lokale proliferationshemmende Gestagenwirkung auf das Endometrium (wie bei der Minipille) im Vordergrund. Wegen besserer Verträglichkeit und 5-jähriger Liegedauer wird heute meist diese „Hormonspirale“ verwendet.

Das IUP kann auch bis zu 6 Tage **postkoital** eingesetzt werden und verhindert so die Einnistung der befruchteten Eizelle.

Nebenwirkungen und Komplikationen

Die IUP-Methode ist sehr zuverlässig, aber nicht ohne Nebenwirkungen. Spontanausstoßungen ereignen sich v. a. während der ersten beiden Menstruationen nach der Einlage. Bei einer von 1.000 Trägerinnen kommt es zu einer Perforation in die freie Bauchhöhle. Außerdem kann es zu Blutungsanomalien und erhöhter Infektionsrate kommen. Bei sehr jungen Frauen sollte das IUP wegen der Gefahr aufsteigender Infektionen und anschließender Infertilität nicht angewendet werden. Andere Kontraindikationen sind Kupferallergie, Immunsuppression, rezidivierende Genitalinfektionen, Uterusanomalien und Gerinnungsstörungen.

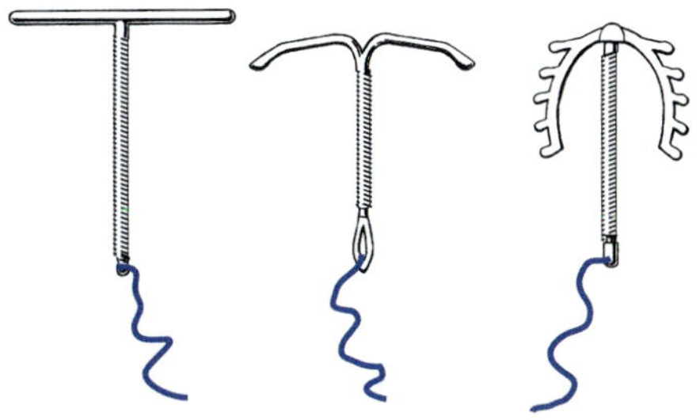

Abb. 12.4 Verschiedene Formen der IUP: Der Faden ragt aus dem Muttermund und dient der Lagekontrolle bzw. der späteren Entfernung der Spirale. [L190]

Zusammenfassung

- Ovulationshemmer: Zur Verhütung werden in aller Regel monophasische, möglichst niedrig dosierte Präparate verwendet. Die transdermale Applikation ist eine Alternative zur oralen Einnahme; sie ist einfach anzuwenden und belastet die Leber weniger. Die wichtigste unerwünschte Wirkung hormoneller Präparate ist das erhöhte Risiko für thromboembolische Ereignisse.
- Die häufigsten Nebenwirkungen von Gestagenpräparaten sind Schmierblutungen. Das kardiovaskuläre Risiko ist bei Gestagenpräparaten im Gegensatz zu Kombinationspräparaten niedrig.
- Die innerhalb von 48 h eingenommene „Pille danach" verhindert die Nidation.
- Um die Sicherheit auf ein annehmbares Maß zu erhöhen, sollten mechanische und chemische Barrieremethoden miteinander kombiniert werden.
- Die Spirale ist eine der zuverlässigsten Verhütungsmethoden, aber aufgrund möglicher Infektionsrisiken bei jüngeren Frauen mit späterem Kinderwunsch nur nach strenger Indikationsstellung empfehlenswert.

Schwangerschaftsverhütung: weitere Methoden

Natürliche Methoden

Unter „natürlichen Verhütungsmethoden" fasst man solche zusammen, die ohne Hilfsmittel mechanischer Art und ohne Hormonsubstitution bzw. Chemikalien auskommen.

Periodische Enthaltsamkeit (Zeitwahlmethode)

Eine Eizelle ist nach dem Eisprung ca. 6–12 h befruchtungsfähig, Spermien überleben im weiblichen Körper etwa 2–3 Tage. Deshalb kann man bei bekanntem Ovulationstermin die unfruchtbaren und damit für den Geschlechtsverkehr „sicheren" Tage bestimmen. Der Zeitraum vom 2. Tag nach der Ovulation bis zum Beginn der Menstruation (13 Tage) ist sicher unfruchtbar. Bei Einbeziehung der ersten Zyklushälfte ist mit einer höheren Unsicherheit der Methode zu rechnen, da die Dauer der ersten Zyklushälfte variabel ist.

> Die fruchtbare Zeit reicht von 3 Tagen vor der Ovulation bis zum 1. Tag danach. In der Praxis stellt die sichere (!) Bestimmung der Ovulation das Hauptproblem dar.

Die verschiedenen Methoden der „Zeitwahl" unterscheiden sich lediglich in der Art, wie sie den Ovulationstermin bestimmen: Alle sind nur bei weitgehend stabilem Zyklus und „disziplinierten" Partnern praktikabel. Stress, ungewohnte körperliche Aktivitäten (z. B. eine durchwachte Nacht), starker Gewichtsverlust (bei einer Diät), aber auch Klimawechsel oder Krankheiten können den Hormonhaushalt verändern und so die Methoden unsicher machen. Die Kombination verschiedener Methoden erhöht die Sicherheit signifikant (z. B. symptothermale Methode = Temperaturmethode, kombiniert mit Billings-Methode).

Methode nach Knaus-Ogino (Kalendermethode)

Ogino (1932) nahm an, dass die Ovulation zwischen dem 16. und 12. Tag vor dem 1. Tag der nächsten Menstruation stattfindet; nach Knaus (1960) liegt sie genau am 15. Tag. Daraus ergeben sich unterschiedliche Grundlagen, die fruchtbare Zeit auf der Basis von mindestens 12 vergangenen Zyklen zu berechnen.

Temperaturmethode

In der zweiten Zyklushälfte ist die Körpertemperatur rund 0,2–0,6 °C höher als im ersten Teil (→ Kap. 4). Durch regelmäßige Messung der Basaltemperatur (nach 6 h

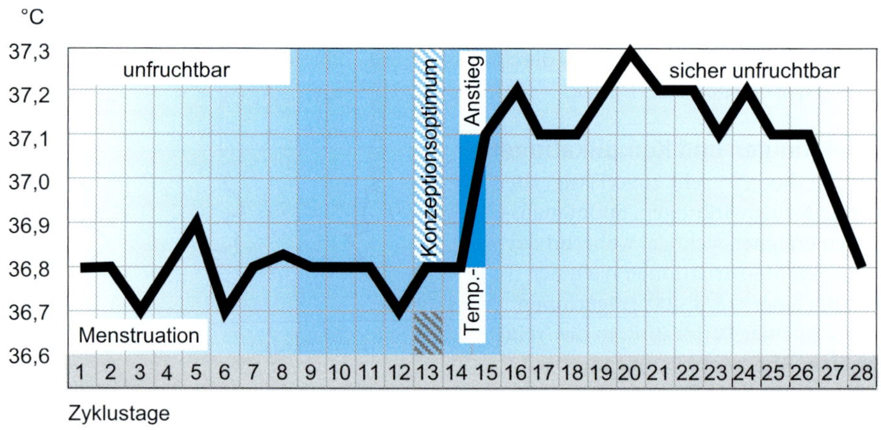

Abb. 13.1 Basaltemperaturkurve [L190]

Ruhe, meist morgens vor dem Aufstehen; → Abb. 13.1) lässt sich der Ovulationstermin auf 1–2 Tage genau bestimmen. Durchschnittlich liegt er 0–2 Tage **vor** dem Temperaturanstieg. Mithilfe eines Tagebuchs (mind. 12 Monate) kann bei regelmäßigem Zyklus der ungefähre Ovulationstermin vorhergesagt werden.

Methode nach Billings

Nach Billings lässt sich der Ovulationstermin durch Untersuchung des Zervikalschleims genauer eingrenzen. Durch die Östrogenwirkung verflüssigt sich dieser ca. 1 Tag **vor** dem Eisprung. Außerdem ist die Spinnbarkeit periovulatorisch erhöht. Abstinenz ist geboten, sobald die Frau diese Veränderungen bei sich beobachtet, und bis zu 4 Tagen danach.

Zykluscomputer

Der erste Tag der Periode sowie die Basaltemperatur werden in den Computer (z. B. Persona®) eingegeben. Daraus errechnet dieser die fruchtbaren und unfruchtbaren Tage. An fraglich fruchtbaren Tagen wird mittels eines Teststreifens der Morgenurin auf Östrogene und Lutealhormone (LH) untersucht.

Coitus interruptus

Der Mann zieht den Penis vor der Ejakulation aus der Vagina der Frau zurück. Diese Methode stellt hohe Anforderungen an die Disziplin des Partners. Außerdem können auch im „Gleittropfen", der bereits vor der Ejakulation abgegeben wird, Spermien enthalten sein.

Sterilisation (definitive Kontrazeption)

Die operative Sterilisation ist eine **irreversible** Methode der Verhütung. Die Indikation wird in vielen Kliniken nach bestimmten Kriterien gestellt, z. B. Alter über 30 und abgeschlossene Familienplanung. Eine ausführliche Aufklärung über alle Risiken und die weitreichenden individuellen Folgen dieses Schrittes ist essenziell, zumal Regressansprüche bei Unterlassung möglich sind. Die Sicherheit liegt bei Mann und Frau bei fast 100 %.

Bei der Frau

Durch die **Tubenligatur** wird der Transport des befruchtungsfähigen Eis zum Uterus verhindert. Der laparoskopische Eingriff wird unter Vollnarkose durchgeführt, kann aber auch im Rahmen eines Kaiserschnitts oder einer anderen Laparotomie erfolgen.

Beim Mann

Bei der **Vasektomie** wird der Ductus deferens unterhalb des Leistenkanals unterbrochen. Auch nach der Vasektomie findet eine Ejakulation statt, da Prostata und Samenblase den größten Teil des Ejakulats produzieren. Sexuelles Empfinden und Erektion werden nicht beeinflusst! Der Eingriff wird meist unter Lokalanästhesie durchgeführt und ist nebenwirkungsarm. Nach der Operation können in den Samenwegen noch Spermiendepots vorhanden sein, sodass bis zum Nachweis der Spermienfreiheit des Ejakulats zusätzlich verhütet werden sollte (ca. 6–12 Wochen nach dem Eingriff).

Bewertung und Auswahl einer Methode

Mit dem **Pearl-Index** kann man die Zuverlässigkeit einer Methode abschätzen (→ Tab. 13.1). Er gibt die Anzahl der Schwangerschaften in 1.200 Frauenzyklen (entspricht 100 Frauenjahren) an, in denen mit dieser Methode verhütet wurde. Allerdings werden dabei die Häufigkeit des Verkehrs, Sexualgewohnheiten, Bildungsniveau, Alter und Erfahrung mit der jeweiligen Methode nicht berücksichtigt. Deshalb gehen in diese Bewertung nicht nur die tatsächliche Versagerquoten, sondern auch Einnahme- bzw. Anwendungsfehler ein. Bei den üblichen Tabellen finden sich daher auch etwas unterschiedliche Werte. Bei falscher Anwendung (z. B. Beschädigung des Kondoms durch Fingernägel, falsches Einlegen des Diaphragmas) kann das Risiko einer ungewollten Schwangerschaft weit über dem Pearl-Index liegen!

Der Pearl-Index allein kann keine Grundlage für die Auswahl einer Methode sein. Bestimmte Methoden sollten jedoch wegen des hohen Risikos der ungewollten Schwangerschaft von vornherein ausgeschlossen werden (Pearl-Index > 5). Es ist jedoch zu beachten, dass bei Kombination zweier Methoden der Index weit unter den Einzelindizes liegen kann (z. B. Kondom und Spermizide). Grundsätzlich gilt Folgendes:

Junge Frauen Besonders für junge Frauen, für die eine möglichst hohe kontrazeptive Sicherheit wichtig ist, ist die hormonelle Verhütung das Mittel der Wahl. Sie ist einfach anzuwenden und hat keinen negativen Einfluss auf die spätere Fertilität. Außerdem können sich diese Präparate positiv auf Akne auswirken, den Zyklus und Dysmenorrhöen regulieren. Außerhalb von festen Partnerschaften sollte die zusätzliche Verwendung von Kondomen empfohlen werden, da nur so auch Infektionen (STD, → Kap. 18) vermieden werden können. Kombipräparate sind wegen der einfacheren und unkomplizierteren Einnahmemodalitäten der Minipille vorzuziehen. Bei Patientinnen unter 14 Jahren ist das Einverständnis eines Erziehungsberechtigten schriftlich vorzulegen. Da sexuelle Kontakte zu unter 14-Jährigen strafbar sind, ist der Arzt verpflichtet, parallel Anzeige zu erstatten bzw. das Jugendamt einzuschalten. Bei 14- bis 16-Jährigen ist das Einverständnis der Eltern nicht mehr unbedingt erforderlich, wenn das Mädchen die notwendige Reife zu besitzen scheint. Im Alter zwischen 16 und 18 Jahren ist eine Einwilligung normalerweise nicht mehr notwendig (Ausnahmen sind z. B. geistig behinderte Patientinnen). Bis zum Alter von 18 Jahren werden Kontrazeptiva von den Krankenkassen übernommen.

Tab. 13.1 Ungefähre Zuverlässigkeit verschiedener Verhütungsmethoden

Methode	Pearl-Index
Sterilisation	0,1
Pille	0,1–1
Verhütungspflaster	0,5–1
IUP	0,9–3
Vaginalring	0,4–0,65
Dreimonatsspritze	0,3–0,14
Minipille mit Levonorgestrel	0,5–3
Minipille mit Desogestrel	0,14–0,4
symptothermale Methode	0,3
Temperaturmethode	0,8–3
Diaphragma + Spermizid	2–6 (nur Diaphragma: bis 20)
Kondom	2–12
Zykluscomputer	5–6
Portiokappe	7
Spermizide	8–36
Billings-Methode	5
Knaus-Ogino	9
Coitus interruptus	4–18
Lea Contraceptivum®	2–3
ungeschützter Verkehr	80–90

Frauen mittleren Alters Für sie sind im Prinzip alle reversiblen Methoden geeignet. Persönliche Vorlieben und Gewohnheiten spielen eine große Rolle (z. B. kommen natürliche Verhütungsmethoden nur infrage, wenn die Bereitschaft zu aufwendiger „Vorarbeit“ gegeben ist). Sollte die „Schicksalsentscheidung“ Schwangerschaft akzeptiert werden, kann eine weniger sichere Methode durchaus sinnvoll sein. Risikofaktoren für hormonelle Kontrazeption sollten auch bei unter 30-Jährigen minimiert werden. In der Stillzeit können Gestagenpräparate (Minipille) oder IUPs verwendet werden.

Frauen über 40 Hormonelle Verhütungsmethoden werden v. a. bei zusätzlichen Symptomen (z. B. sekundäre Anämie bei Hypermenorrhö) eingesetzt. Liegen keine weiteren Erkrankungen vor, kann bei einer Nichtraucherin ein modernes Pillenpräparat bis zu den Wechseljahren verordnet werden – Methoden, die auf alleiniger Gestagengabe beruhen (Minipille und Depotgestagene), sind aber vorzuziehen. Das IUP ist das klassische Verhütungsmittel dieser Altersgruppe, das Eintreten der Menopause kann damit bei sicherer Kontrazeption „in Ruhe“ beobachtet werden. Auch eine Sterilisation kann nach intensiver Abklärung der Familienplanungssituation infrage kommen. Die Sterilisation ist beim Mann bei Weitem unkomplizierter und risikoärmer als bei der Frau.

Zusammenfassung

- Natürliche Verhütungsmethoden erfordern ein hohes Maß an Disziplin.
- Die Sterilisation ist irreversibel. Sie kann sowohl bei der Frau als auch beim Mann durchgeführt werden.
- Der Pearl-Index ist die Grundlage zur Bewertung der Zuverlässigkeit einer Methode.
- Auswahl: Je nach Alter, zukünftigem Kinderwunsch, Vorlieben und Persönlichkeit der Frau sollten entsprechende Verhütungsmethoden empfohlen werden – nur eine gut informierte Patientin kann die für sie optimale Verhütungsmethode wählen!

→ 14 Ungewollte Kinderlosigkeit

Prinzipiell ist bei Fertilitätsproblemen zwischen Sterilität und Infertilität zu unterscheiden. Laut WHO liegt eine Sterilität vor, wenn nach 2 Jahren ungeschützten Verkehrs keine Schwangerschaft eingetreten ist. Als „primär“ wird die Sterilität bezeichnet, wenn noch nie eine Schwangerschaft vorgelegen hat, als „sekundär“, wenn früher bereits eine Schwangerschaft eingetreten war. Als „infertil“ wird eine Frau bezeichnet, die nicht in der Lage ist, eine Schwangerschaft auszutragen.
10–20 % der Paare in den Industrieländern bleiben kinderlos. In Deutschland sind etwa 2 Millionen Paare betroffen (→ Abb. 14.1).

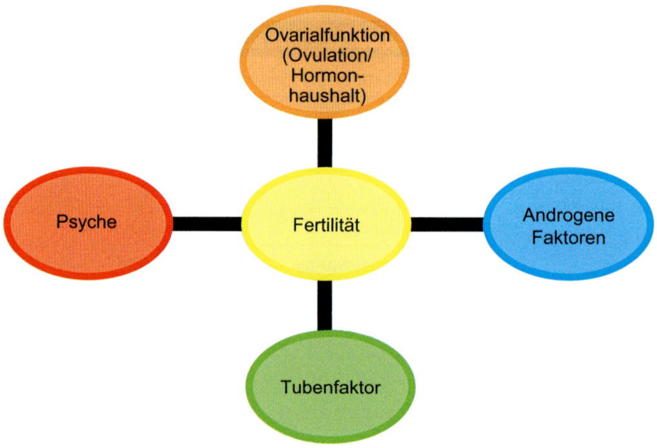

Abb. 14.2 Mehrere Faktoren wirken auf die Fertilität. [M442]

Ursachen der Sterilität

Verteilung der Ursachen
30 % der Störungen liegen bei der Frau, 25 % beim Mann, 40 % der Störungen sind kombiniert (bei Mann und Frau) und 5 % bleiben ungeklärt.

Als Ursachen (→ Abb. 14.2) kommen infrage:
- Ovarielle Insuffizienzen (→ Kap. 9)
- Uterine Störungen: Fehlbildungen, Myome, Polypen etc.
- Endometriose (→ Kap. 23)
- Tubenfaktor: Veränderungen des Tubenepithels oder der Motilität; Tubenverschluss nach Entzündungen
- Zervixfaktor: Ausbleiben der periovulatorischen Schleimveränderungen, Spermaantikörper im Sekret, Zervixstrikturen etc.

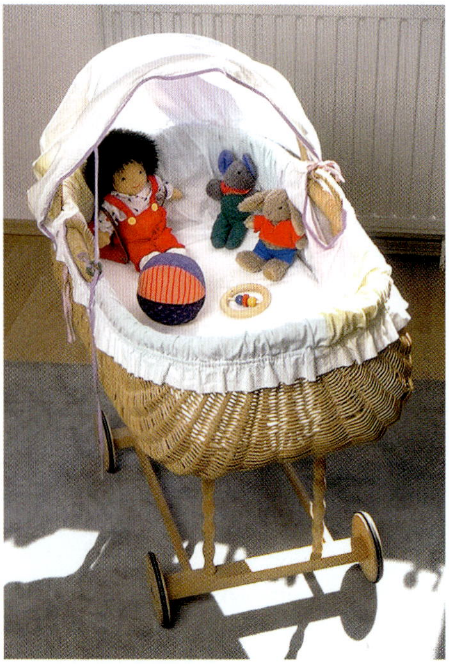

Abb. 14.1 Ungewollte Kinderlosigkeit ist kein Problem, das einmal besprochen und gelöst wird. Die Trauer um das nie gehabte Wunschkind wird sich immer wieder bemerkbar machen. [K183]

- Andrologische Faktoren: anatomische Veränderungen des männlichen Genitales, Oligo- oder Azoospermien, endokrine Störungen, Erektionsstörungen, Kryptorchismus oder Gleithoden, retrograde Ejakulation in die Blase, Z. n. Maldescensus testis, Z. n. Mumps, Urethristis, Prostatitis etc.
- Psychosomatische Faktoren: Stress, „Erfolgsdruck“, Partnerschaftsprobleme
- Allgemeinerkrankungen der Frau oder des Mannes (z. B. Diabetes mellitus, Schilddrüsenfunktionsstörungen, Essstörungen)
- Manchmal lassen sich keine Ursachen finden (idiopathisch).

Diagnostik

Ein Paar, das wegen ungewollter Kinderlosigkeit den Arzt aufsucht, hat oftmals schon eine Zeit intensiver Konzeptionsversuche hinter sich. Meistens ist es schon sehr gut über die Physiologie der Konzeption und das Konzeptionsoptimum informiert. Nicht selten hat es schon mehrfach versucht, Geschlechtsverkehr „nach Plan“ durchzuführen, d. h. am periovulatorischen Konzeptionsoptimum.
In den ersten Gesprächen mit dem Paar sollte neben der ausführlichen Anamnese v. a. die psychische Belastung evaluiert werden. Was bedeutet es für das Paar, kinderlos zu bleiben? Wann sieht es für sich persönlich die Grenze der Behandlung? Wie geht es weiter, wenn die Therapie nicht erfolgreich ist? Wie ist die Einstellung zu Adoption, Pflegekindern oder Kinderlosigkeit? Solche Fragen werden frühzeitig in die Gespräche mit dem betroffenen Paar einbezogen, nicht erst im Fall eines Scheiterns. Die Patienten sollten so früh wie möglich psychologisch bzw. psychosomatisch betreut werden, wenn möglich vom behandelnden Arzt selbst. Als nützlich haben sich auch Selbsthilfegruppen erwiesen.

Da androgene und kombinierte Störungen häufig sind, sollten von Anfang an beide Partner in die Diagnostik einbezogen werden.

Bei der Frau

- **Anamnese und gründliche Untersuchung**
- **Abstrichentnahme** zum Ausschluss von Entzündungen
- **Hormonelle Diagnostik:** Zwischen dem 6. und 9. Zyklustag sollte ein Basisstatus bestimmt werden, dazu gehören Östradiol, LH, FSH, Progesteron, Prolaktin, Testosteron, (DHEA-S, Androstendion), TSH; bei Adipositas zusätzlich SHBG, T_4, fT_4 (Ovarialinsuffizienz, → Kap. 9). Zur Beurteilung der Corpus-luteum-Funktion sollte ca. 7 Tage prämenstruell der Progesteronwert kontrolliert werden.
- **Transvaginale Sonografie:** Gibt es Hinweise auf Myome, Polypen, Endometriose?
- **Zyklusmonitoring:** Basaltemperaturkurve, sequenzielle Hormonanalysen (Östradiol, LH, Progesteron), Ultraschalluntersuchung zur Beurteilung der Follikelgröße, des Endometriums und zur Ovulationskontrolle, Zervixfaktor etc. (→ Kap. 4)
- **Hysterokontrastsonografie** (HKSG): Über einen intrauterinen Katheter wird eine Glukoselösung appliziert, die in die Tuben fließt und diese besser darstellbar macht. Beurteilt werden Wandung und Form des Uterus, das Vorliegen von Myomen oder Polypen sowie Länge, Lumen und Durchgängigkeit der Tuben. Ist das HKSG auffällig, sollte dies im folgenden Zyklus durch Hysteroskopie und Laparoskopie abgeklärt werden. Die früher übliche Hysterosalpingografie ist heute obsolet.
- **Hysteroskopie:** Fehlbildungen, Myome, Polypen und Verwachsungsstränge können diagnostiziert werden.

• **Diagnostische Laparoskopie:** Myome, Endometriose, Fehlbildungen etc. können diagnostiziert werden. Durch die Chromopertubation kann die Durchgängigkeit der Tuben überprüft werden (Farbstoff wird über die Portio injiziert und entleert sich bei durchgängigen Tuben in die freie Bauchhöhle). Mittels einer Salpingoskopie kann man die innere Beschaffenheit der Tuben (Adhäsionen etc.) beurteilen. Der große Vorteil der Laparoskopie ist, dass man zugleich therapeutisch eingreifen kann.

Beim Mann

• **Urologische Untersuchung**
• **Spermiogramm** (→ Tab. 14.1): Das Ejakulat wird nach 4- bis 5-tägiger sexueller Karenz durch Masturbation gewonnen. Beurteilt werden Verflüssigung, Viskosität, pH, Farbe, Geruch und Volumen. Im Nativpräparat wird es auf Erythrozyten, Leukozyten und Keime geprüft. Die Spermien selbst werden auf Beweglichkeit, Morphologie und Anzahl untersucht. Der Anteil toter Spermien kann durch den Eosintest festgestellt werden. Anschließend werden biochemische Parameter, z. B. der Fruktosegehalt und saure Phosphatase, bestimmt, die weitere diagnostische Hinweise liefern.

Spermiogramm-Normwerte (WHO)
- 20–70 Mio. Spermien/ml
- > 50 % morphologisch unauffällig
- Globalmotilität > 50 %
- Vorwärtsbeweglichkeit > 30 %
- pH 6–8

Mithilfe des Spermiogramms können schon sehr differenzierte Aussagen über Erkrankungen der Samenwege oder Hormonstörungen getroffen werden.

Tab. 14.1 Begriffe zur Beurteilung eines Spermiogramms

Oligozoospermie	Spermienkonzentration < 20 Mio./ml
Asthenozoospermie	< 50 % der Spermien motil, Morphologie und Anzahl aber o. B.
Teratozoospermie	> 50 % morphologisch abnormale Spermien
OAT-Syndrom	Oligoasthenoteratozoospermie
Azoospermie	keine Spermien im Ejakulat
Aspermie	kein Sperma
Hämospermie	rötlich braune Farbe durch Blutbeimengung
Pyospermie	gelbliche Farbe durch Eiter

• **Hormonanalysen:** Testosteron, Androstendion, DHEA-S
• **Hodenbiopsie** mit testikulärer Spermienextraktion (TESE): Bei Azoospermie werden direkt aus dem Hoden Spermien gewonnen, um die Spermiogenese zu beurteilen.
• **Mikrochirurgische epididymale Spermienaspiration** (MESA): Gewinnung von Spermienmaterial aus den Nebenhoden bei Azoospermie und Ejakulationsstörungen infolge einer Querschnittslähmung

Die aus MESA und TESE gewonnenen Spermien können auch für die assistierte Reproduktion (IVF und ICSI) verwendet werden.
Zusätzlich können ein Spermiogramm im Urin (Verdacht auf retrograde Ejakulation), eine Sonografie des Hodens, eine Doppler-Untersuchung bei Verdacht auf Varikozele und genetische Untersuchungen nötig werden.

Funktionelle Tests

Kurzrok-Miller-Test Periovulatorischer Zervixschleim bzw. Sperma werden zusammengebracht. Beide Partner müssen wenigstens 3 Tage sexuelle Karenz geübt haben. Beurteilt werden nach 5 und 30 min Anzahl und Motilität der Spermien. Der Test hat nur noch historischen Wert; der SCMPT ist ein aussagekräftigeres Verfahren.
Postkoitaltest (Sims-Huhner-Test) 4–12 h nach dem Geschlechtsverkehr wird der Zervixschleim (aus dem oberen Zervikalkanal) auf das Vorhandensein und die Mobilität von Spermien mikroskopisch untersucht. Der Test wird periovulatorisch nach 3-tägiger Ejakulationskarenz durchgeführt. Er ist positiv bei beweglichen Spermien im Schleim. Der Test fällt negativ aus, wenn eine Penetrationsstörung der Spermien durch den Zervixschleim vorliegt. Der Test ist nur bei unauffälligem Spermiogramm sinnvoll.
SCMPT-Test (Kremer-Test) Der Spermien-Zervix-Mukus-Penetrationstest klärt die Beweglichkeit der Spermien im Zervikalsekret ab. Der periovulatorische Zervikalschleim wird in Kapillaren gesaugt, die auf einer Platte mit Millimeterangaben befestigt werden. Das untere Ende wird in das Spermareservoir getaucht, und nach definierten Zeitabständen werden Beweglichkeit, Dichte und Eindringtiefe der Spermien bestimmt. Der Test kann auch gekreuzt, d. h. mit Donormaterial sicher fertiler Spender, durchgeführt werden.
Nachweis von Spermaantikörpern (ASA) In Sperma und Zervikalschleim.

Zusammenfassung

- Männliche und weibliche Ursachen der Infertilität sind ungefähr gleich verteilt; häufig liegen kombiniert weiblich-männliche Störungen vor.
- Zur Basisdiagnostik gehört bei beiden Partnern neben der Anamnese die Untersuchung.
- Tubenverschlüsse, Hormonimbalancen und Ovulationsstörungen sind häufige Infertilitätsursachen bei der Frau.
- Hauptdiagnostikum beim Mann ist das Spermiogramm.

Therapie der Subfertilität

Beim Mann: Bei Einschränkungen der männlichen Fertilität kommen in erster Linie technisch-assistierte Reproduktionsverfahren infrage (s. u.).
Bei der Frau: Sind die Tuben nicht durchgängig, können sie mit einem Katheter sondiert und eventuell dilatiert werden. Hauptrisiko der Behandlung ist eine mögliche Tubargravidität (3–10 % der Fälle). Perforationen sind selten. Ist der Tubendefekt nicht zu beheben, können technische Verfahren angewendet werden.
Myome (→ Kap. 22), Endometriose (→ Kap. 23) und Polypen (→ Kap. 22) werden wie in den entsprechenden Kapiteln beschrieben behandelt. Therapie der gestörten Ovarfunktionen siehe Ovarialinsuffizienz (→ Kap. 9).
Voraussetzungen für eine Stimulationstherapie (→ Abb. 15.1) sind eine unauffällige Tubenfunktion und gute männliche Parameter. Die Schwangerschaftsrate liegt bei 25 %, die Mehrlingsrate bei 2–30 %; das Abortrisiko beträgt 20–25 %.

Technisch-assistierte Reproduktion

Für die Durchführung technisch-assistierter Reproduktion bestehen strenge rechtliche Grundlagen. Die zuständige Ärztekammer muss ihre Zustimmung erteilen, mindestens drei auf diesem Gebiet ausgebildete Ärzte müssen zusammenarbeiten, eine spezielle Laborausstattung muss vorhanden sein und der gesamte Vorgang muss ausführlich dokumentiert werden. Der Verbleib der Eizellen und Embryonen kann jederzeit behördlich überprüft werden.

Laut Embryonenschutzgesetz sind Manipulationen an der Keimbahn nicht erlaubt. Es dürfen auch nicht mehr als drei Embryonen simultan transferiert bzw. die Embryonen dürfen nicht nach Qualitätskriterien ausgewählt werden. Die Lagerung überzähliger Oozyten oder Embryonen bedarf der persönlichen Einwilligung.

Intrauterine Insemination (IUI)

Das durch Masturbation gewonnene Sperma wird zentrifugiert und der gewonnene Spermienpellet mit einer Nährlösung versetzt. Die motilen Spermien schwimmen in die Nährlösung und nach nochmaliger kurzer Zentrifugation wird das resultierende Pellet resuspendiert und mit einem Katheter direkt in den Uterus eingebracht. Man unterscheidet zwischen homologer Insemination (mit Sperma des Partners) oder heterologer Insemination (mit Spendersperma). Grundsätzlich ist die heterologe Insemination erlaubt, wenn alle Beteiligten eingewilligt haben. Zivilrechtlich kann der behandelnde Arzt jedoch zu Alimentationen verpflichtet werden, falls keine vertraglichen Vereinbarungen getroffen wurden. Der Samenspender muss auf Verlangen bekannt gegeben werden; das so gezeugte Kind ist erbberechtigt.
Indikationen Pathologischer Zervixschleim (negativer Sims-Huhner-Test, → Kap. 14), leichtes OAT-Syndrom, retrograde Ejakulation, Genitalfehlbildungen und Vaginismus. Eine unauffällige Tubenfunktion ist Voraussetzung. Die Erfolgsaussichten sind relativ gering: Es entstehen 5–15 % Schwangerschaften pro Behandlungszyklus.
Komplikationen Selten führen in der Spermasuspension noch vorhandene Prostaglandine zu Krämpfen bis hin zum Kollaps.

In-vitro-Fertilisation (IVF)

Die Ovulation wird nach Stimulation mit Gonatropinen durch einen HCG-Bolus ausgelöst. Meist gelingt es, innerhalb von 10–12 Stimulationstagen ca. 10 Follikel reifen zu lassen. 36 h später folgt die ultraschallgesteuerte transvaginale Punktion der im Douglas-Raum liegenden Ovarien. Aus der den Follikeln entnommenen Flüssigkeit werden die in den Cumulus oophorus verpackten Oozyten „gefischt" und auf ein spezielles laktathaltiges Kulturmedium transferiert. Nach weiteren 3–6 h wird das aufbereitete Sperma hinzugefügt. Vorkerne können nach 16–29 h entdeckt werden. Maximal drei Embryonen dürfen weiterkultiviert werden; im 4- bis 8-Zell-Stadium werden sie in den Uterus retransferiert. Die Corpus-luteum-Phase sollte im Anschluss durch Gestagene unterstützt werden. Bei etwa 20 % der Behandlungen kommt es zu einer Schwangerschaft. Rund ⅙ dieser Schwangerschaften gehen durch Fehlgeburt zugrunde. Werden die Embryonen nach bestimmten prognostisch günstigen Kriterien selektiert, liegen die Chancen – statt bei den etwa 11 % – bei bis zu 60 % pro Embryonentransfer.
Indikationen Tubäre Sterilität, andrologische Sterilität, „idiopathische" Sterilität, Endometriose, immunologische Sterilität (durch Spermaantikörper) oder mehrere erfolglose Inseminationen. Die IVF ist homolog und heterolog (nach Genehmigung durch die Ethikkommission) möglich. Uterusfehlbildungen dürfen nicht vorliegen.
Komplikationen Die Hauptkomplikation dieser Methode ist das Überstimulationssyndrom, Infektionen und Verletzungen aufgrund der Follikelpunktion. Erhöhte Mehrlingsschwangerschaftsraten.

Intrazytoplasmatische Spermieninjektion (ICSI)

Die Gewinnung der Oozyten erfolgt wie bei der IVF. Anschließend werden die Eizellen von den Granulosazellen befreit. Die Spermien werden mit einer Glasnadel komplett in die Eizelle injiziert (→ Abb. 15.2). Um sie fassen zu können, müssen sie durch einen Schlag auf die Geisel oder durch die Zugabe von Polyvinylpyrrolidon immobilisiert werden. Die Chance auf eine Schwangerschaft beträgt 20 %. Neuere Forschungen ergaben jedoch den Hinweis, dass das Fehlbildungsrisiko doppelt so hoch ist wie bei „natürlich" entstandenen Kindern.
Indikationen Hochgradige androgene Sterilität und erfolglose IVF.
Komplikationen Siehe IVF.

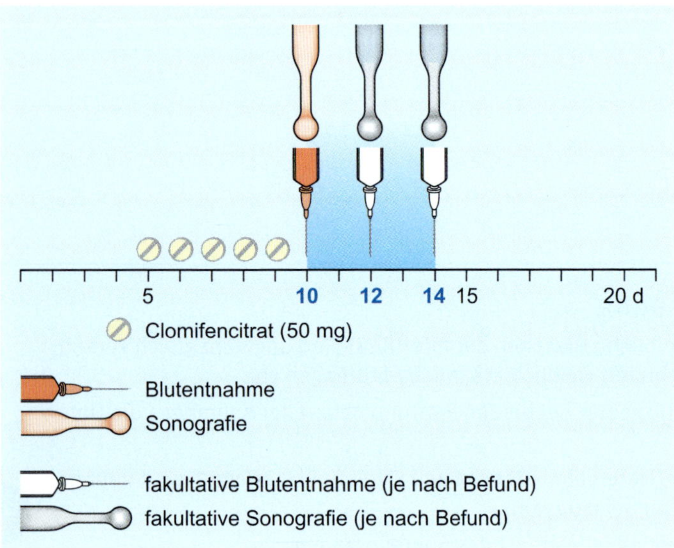

Abb. 15.1 Clomifenstimulationstherapie [L234]

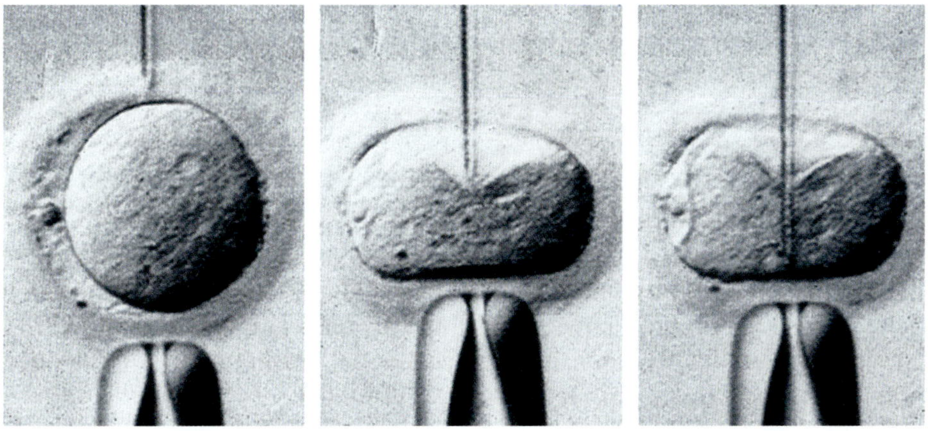

Abb. 15.2 Intrazytoplasmatische Spermieninjektion (ICSI) [T192]

Das ovarielle Überstimulationssyndrom (OHSS)

Das OHSS ist eine potenziell lebensbedrohliche Komplikation reproduktionsmedizinischer Maßnahmen. Es wird hervorgerufen durch das Zusammenwirken mehrerer Gelbkörper nach Stimulationstherapie. Ein besonders hohes Risiko für die Entwicklung eines OHSS haben junge Frauen und Patientinnen, die unter einem PCO-Syndrom (→ Kap. 9) leiden. Extrem hohe Östrogenspiegel erhöhen die Gefäßpermeabilität, wodurch Flüssigkeit in den extravasalen Raum verschoben wird. Als Folge treten Hämokonzentration mit Thrombosegefahr (Gehirninsulte!), Elektrolytverschiebungen, Aszites oder ein Hydrothorax auf, oft begleitet von vegetativen Reaktionen. Außerdem entsteht ein Volumenmangelschock mit akutem Nierenversagen, DIC und infolge multiplen Organversagen.
Das OHSS tritt etwa bei 0,5–2 % aller stimulierten Zyklen auf.
Ursache des OHSS ist durch das zur Ovulationsinduktion verwendete HCG verursacht, und dieses verschlimmert auch den Verlauf (bei Eintreten einer Schwangerschaft).
Zur **Prävention** sollte die HCG-Dosis zur Ovulationsinduktion so niedrig wie möglich gehalten werden. Des Weiteren wirkt eine Unterbrechung des Stimulationszyklus oder der Verzicht auf den Embryotransfer im Entnahmezyklus präventiv.

Klinik

Man unterscheidet eine Early-onset-OHHS (~ 4 Tage nach der Follikelpunktion) und eine Late-onset-OHHS (8–9 Tage danach), die bis zu 3–4 Wochen nach Eintritt der Schwangerschaft persistieren kann. Laut WHO werden drei Schweregrade unterschieden.

- **Grad 1:** zystisch vergrößerte Ovarien < 5 cm Durchmesser, Übelkeit, abdominales Spannungsgefühl/Blähbauch, trockener Mund und Durstgefühl, Östradiolkonzentration im Serum > 3.000 pg/ml
- **Grad 2:** zystisch vergrößerte Ovarien < 10 cm Durchmesser, Übelkeit, Erbrechen, Durchfall im Wechsel mit Diarrhö, ggf. Aszites, Östradiolkonzentration > 5.000 pg/ml, Hämatokrit < 45 %
- **Grad 3:** zystisch vergrößerte Ovarien > 10 cm Durchmesser, Aszites, evtl. Pleura- und/oder Perikarderguss, Übelkeit, Erbrechen, Durchfall, Hämatokrit > 50 %, Thrombozytose, Leukozytose, Transaminasenanstieg durch Leberaffektion um 100 U/l, CRP ↑, Oligurie, evtl. Nierenversagen

> Die größte Gefahr liegt in thromboembolischen Komplikationen.

Diagnostik und Therapie

Die **Diagnosestellung** erfolgt durch die typische Klinik nach einem Embryotransfer (IVF oder ICSI).
Sonografie Sie dient der Beurteilung der Ovargröße, eines Aszites oder von Ergüssen. Tachykardie (Schockzeichen) und ein Perikarderguss können mittels EKG und Herzecho diagnostiziert werden.
Laborchemische Untersuchungen Folgende Parameter sollten täglich bestimmt werden: Blutbild und Hämatokrit, Elektrolyte, Eiweiß, Transaminasen (bei Verdacht auf Leberfunktionsstörungen), Retentionswerte (bei Verdacht auf Nierenfunktionsstörungen), Entzündungsparameter, Östradiol im Serum, CRP.

> Eine vaginale Untersuchung ist kontraindiziert, da dies zur Ruptur der Ovarien führen kann!

Die **Therapie** richtet sich nach dem Schweregrad der Erkrankung.
- **OHSS Grad 1:** Die Kontrolle kann ambulant erfolgen. Neben erhöhter oraler Flüssigkeitszufuhr sollten der Patientin eiweißreiche Kost und Ruhe, kein Sport und Verzicht auf Geschlechtsverkehr empfohlen werden.
- **OHSS Grad 2:** Je nach klinischem Bild und Blutwerten kann die Kontrolle ambulant, jedoch engmaschiger, z. T. täglich, erfolgen (analog der Grad-1-Therapie) oder eine Krankenhauseinweisung nötig sein.
- **OHSS Grad 3:** muss immer stationär behandelt werden.

Wichtigste Maßnahmen der stationären Therapie sind die Eindämmung der Hämokonzentration durch Hämodilution und die Thromboseprophylaxe (Heparin, Strümpfe). Nieren- und Leberfunktion sollten engmaschig überwacht werden, um einem drohenden Organversagen rechtzeitig begegnen zu können. Der Patientin kann evtl. durch Punktion des Aszites oder des Pleuraergusses sowie durch Schmerzmittel und Antiemetika Erleichterung verschafft werden. Als letzte Möglichkeit bei nicht zu beherrschendem OHSS bleibt nur noch der Schwangerschaftsabbruch!

Zusammenfassung

- Bei der intrauterinen Insemination (IUI) werden die Spermien direkt in das Cavum uteri eingebracht.
- Im Rahmen der In-vitro-Fertilisation (IVF) werden Spermien und Oozyten außerhalb des Körpers zusammengebracht; bis zu drei Embryonen dürfen wieder eingesetzt werden.
- Bei der intrazytoplasmatischen Spermieninjektion (ICSI) wird ein Spermium direkt in die Eizelle injiziert.
- Das OHSS ist eine potenziell lebensbedrohliche Komplikation der Stimulationstherapie, die durch Hyperöstrogenismus infolge mehrerer Gelbkörper entsteht.

Entzündungen der Vulva und Vagina

Hauptsymptome einer Entzündung sind Rötung, Schwellung, Schmerz, Juckreiz (Pruritus) und ggf. Fluor.

Vulvitis

Die Vulvitis ist eine Dermatitis im Bereich des äußeren Genitales der Frau.

Ätiologie

Die Ursachen sind vielfältig (→ Tab. 16.1). **Juckreiz** (Pruritus) an der Vulva kann auch als eigenständiges Krankheitsbild ohne Entzündungszeichen auftreten. Mögliche Ursachen sind prinzipiell die gleichen wie bei der Vulvitis. Bei Kindern muss man in erster Linie an Würmer, unspezifische oder allergische Vulvitis und einen Diabetes denken. In der Geschlechtsreife sind Mykosen, Herpesinfektionen und Kontaktekzeme, Dystrophien und STD (→ Kap. 18) am häufigsten. Im Alter stehen atrophische Dystrophien, Diabetes mellitus und Karzinome als Ursache im Vordergrund.

Klinik und Diagnostik

Typisch ist gerötete, juckende, warme Haut. Manche Frauen haben Schmerzen beim Wasserlassen und/oder beim Geschlechtsverkehr. Infektiöse Ursachen stehen meist in Verbindung mit Entzündungen der Vagina oder der inneren Geschlechtsorgane. Deshalb sollten bei Verdacht auf infektiöse Vulvitis immer auch Abstriche aus dem hinteren Scheidengewölbe entnommen werden. Eine genaue Anamnese liefert die entscheidenden Hinweise!

Therapie

Bei der Behandlung gehen allgemeine und spezifische Maßnahmen Hand in Hand: Kamillen- oder Eichenrindensitzbäder und Kühlung führen zu Erleichterung. Hygienische Maßnahmen wie das Tragen kochbarer Baumwollunterwäsche (2-mal täglich wechseln) sind unerlässlich, jedoch sollte auf Seife verzichtet werden, da sie die Haut zusätzlich reizen könnte. Kortisonsalben lindern die Beschwerden sehr schnell. Postmenopausal ist eine lokale Östrogentherapie (Salbe) Erfolg versprechend.
Bei infektiösen Ursachen setzt man entsprechend der Erreger Chemotherapeutika ein. Die Candidose wird lokal behandelt, bei der A-Streptokokkenvulvitis wird Penicillin systemisch eingesetzt, um eine Sepsis zu verhindern. Herpes genitalis wird mit Aciclovir behandelt.

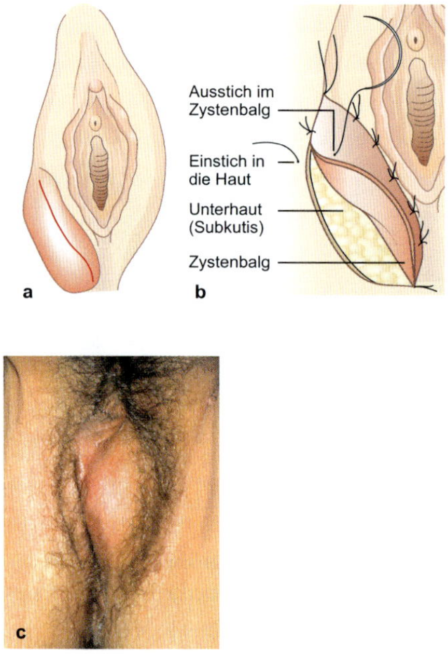

Abb. 16.1 Bartholinitis. a), b) Schema, c) klinisches Bild (Mit freundlicher Genehmigung von Prof. Dr. med. E. Petersen, Freiburg) [a, b: L234; c: M441]

Umschriebene Entzündungsprozesse

Nicht selten treten Haarbalginfektionen (**Follikulitis;** häufigster Erreger *Staphylococcus aureus*) auf. Seltener kommt es zu richtigen Furunkeln, meist nur in Zusammenhang mit einem Diabetes mellitus. Sitzbäder mit Kaliumpermanganat und lokale Desinfektion helfen, größere Furunkel oder Karbunkel müssen chirurgisch versorgt werden.
Entzündungen der Bartholin-Drüse (**Bartholinitis,** → Abb. 16.1) sind relativ häufig. Eine einseitige, schmerzhafte, stark gerötete Schwellung im hinteren Bereich der Schamlippen ist das typische klinische Bild. Im Inneren der Drüse sammelt sich Eiter. Vor der Spontanperforation und zur Vermeidung einer Chronifizierung wird bei einer akuten Bartholinitis marsupialisiert: Der Zystenbalg wird inzisiert und mit der Vulvahaut vernäht, sodass die Öffnung bestehen und die Drüse nach der Abheilung funktionstüchtig bleibt. Der Einsatz von Antibiotika ist meist nicht nötig.

Bakterielle Vaginose, Aminkolpitis

Die bakterielle Vaginose (BV) stellt eine Fehlbesiedelung mit einer Mischflora aus anaeroben und/oder fakultativ anaeroben Keimen und *Gardnerella vaginalis* auf Kosten der physiologischen Flora dar. Das Synonym „Aminkolpitis" ist irreführend, da keine Entzündung vorliegt. Die BV ist die häufigste Vaginalerkrankung der geschlechtsreifen Frau.

Klinik und Diagnostik

Im Vordergrund steht ein fischig riechender (durch Bakterien produzierte Amine), weißlicher Ausfluss (Fluor), im Fall der BV ohne Entzündungszeichen. Typischerweise findet man Werte um pH 5,0 und einen positiven Amintest (→ Kap. 4).
Im Nativpräparat (Methylenblaufärbung) kann man die Bakterienbesiedelung beurteilen: Die physiologischen Döderlein-Stäbchen sind fast vollständig verdrängt. An ihre Stelle treten vermehrt kokkoide Bakterien (*Gardnerella vaginalis*). Als „Clue cells"

Tab. 16.1 Ursachen der Vulvitis

Ursachen	Beispiele
Neoplasien (!)	Carcinoma in situ, Karzinom
Vulvadystrophien	Lichen sclerosus et atrophicus, hyperplastische und gemischte Dystrophie
allergische Reaktionen	Intimsprays, Seife
mechanische Reize	zu enge Höschen, sexuelle Exzesse, Onanie, Selbstsäuberungszwang, Aneinanderreiben der Haut bei Adipositas
chemische Reize	Desinfektionsmittel, Seife
Allgemeinerkrankungen	Diabetes mellitus
dermatologische Erkrankungen	Lichen ruber planus, Psoriasis vulgaris
hormonelle Störungen	Östrogenmangel im Alter, Schwangerschaft, Menstruation
Infektionen	Herpes genitalis, sekundär bei Trichomonaden- oder Soorkolpitis, Candidose, A-Streptokokken (v. a. bei Kindern), HPV (→ Kap. 20)

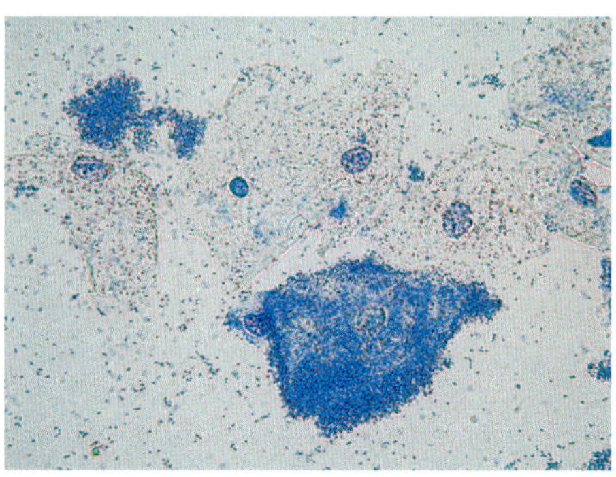

Abb. 16.2 Clue cells bei bakterieller Vaginose: Die Epithelzelle ist mit Bakterien besetzt. (Mit freundlicher Genehmigung von Prof. Dr. med. E. Petersen, Freiburg) [M441]

bezeichnet man mit diesen Bakterien besetzte Epithelzellen (→ Abb. 16.2).

Therapie
Durch den erhöhten pH werden aufsteigende Infektionen begünstigt. Es besteht ein 5-fach erhöhtes Frühgeburtsrisiko. Deshalb sollte – besonders in der Schwangerschaft – konsequent behandelt werden. Antibiotikum der Wahl ist außerhalb der Schwangerschaft Metronidazol, das, ohne die Döderlein-Flora zu beeinträchtigen, ein weites Spektrum der Anaerobier und fakultativen Anaerobier abdeckt. Als Ausweichpräparat steht Amoxicillin zur Verfügung. Bei symptomarmen Frauen ohne Risikofaktoren (Risikofaktoren sind z. B. Schwangerschaft, Wochenbett oder vor OP) können auch nur Präparate zur Ansäuerung des Scheidenmilieus verwendet werden. Dies empfiehlt sich besonders bei Frauen mit multiplen Rezidiven zur Vorbeugung.

Kolpitis

Eine Entzündung der Vagina nennt man Kolpitis. Häufig tritt sie auf dem Boden einer bakteriellen Vaginose auf. Häufige Erreger sind Pilze (→ Abb. 16.3) und Trichomonaden, oft gemeinsam mit einer BV. Des Weiteren kommen A-Streptokokken, Enterokokken und seltener Proteus und Klebsiellen infrage. Eine Sonderform stellt die Colpitis plasmacellularis dar: über Wochen treten brennende Schmerzen und chronischer Fluor auf (→ Tab. 16.2).

Klinik
Hauptsymptome sind Juckreiz (v. a. bei Mykosen) und Fluor vaginalis. Bei der Untersuchung ist die Vagina diffus gerötet, druckschmerzhaft und geschwollen. Bei Mykosen können weißliche Beläge vorkommen. Schmerzen oder Abwehrspannungen während der Palpation des oberen Genitaltrakts weisen auf eine Aszension der Keime hin.

Tab. 16.2 Differenzialdiagnostische Kriterien des vaginalen Fluors

Erreger	Nativpräparat	Fluor/pH
***Gardnerella vaginalis* (BV)**	Döderlein-Flora – Kokken +++ Clue Cells ++	fischiger Geruch, flüssig, gelblich, pH 5–5,5
Trichomonaden	Döderlein-Flora – Kokken +++ Geißeltierchen +++	gelblich, schaumig, cremig, pH > 4,5
Candidose *(Candida albicans)*	Döderlein-Flora + Leukos ++ Sprosszellen, Pseudomyzelien ++	weißlich, krümelig, pH oft normal bei 4–4,4
***E. coli*, Enterobakterien, Staphylokokken, Streptokokken**	Döderlein-Flora + Leukos +++ evtl. Kokken	gelblich bis grünlich (eitrig), pH > 5
Colpitis plasmacellularis	Granulozyten ++++ keine Geiseltierchen	gelb, klebrig, mit Leukozyten, kein Erregernachweis möglich

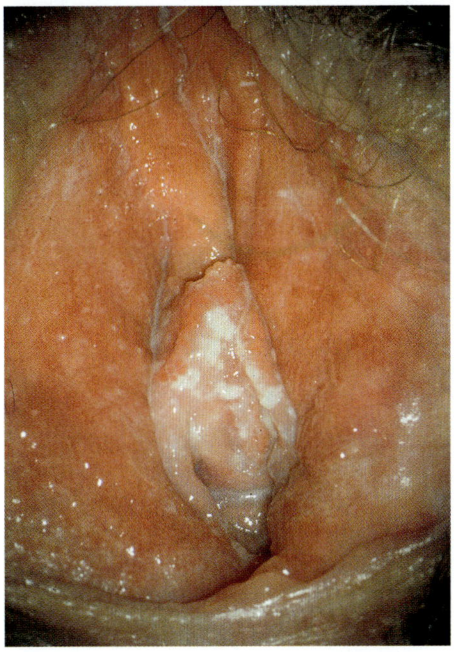

Abb. 16.3 Candida-albicans-Vulvitis: diffuse Rötung und flockiger, weißlicher Flor (Mit freundlicher Genehmigung von Prof. Dr. med. E. Petersen, Freiburg) [M441]

Diagnostik und Therapie
Für ein Nativpräparat und bakteriologische Untersuchungen sollten Abstriche aus dem hinteren Scheidengewölbe entnommen werden. Bestimmte *Staphylococcus-aureus*-Stämme bilden Toxine, die zum toxischen Schocksyndrom führen können.

Candidosen können meist lokal z. B. mit Nystatin behandelt werden. Trichomonaden werden mit einer Einmaldosis von 2 g Metronidazol behandelt (Partner mitbehandeln!). Bei A-Streptokokken ist Penicillin wirksam. Die Colpitis plasmacellularis wird mit Clindamycin behandelt. Unterstützend zur spezifischen Antibiotikatherapie können Ansäuerungspräparate verwendet werden.

Diagnostisches Vorgehen beim Leitsymptom Fluor
- Beurteilung des Ausflusses: Menge, Farbe und Geruch, pH, Amintest (verstärkt fischartigen Geruch bei BV)
- Differenzierung zwischen vaginalem und zervikalem Fluor
- Anfertigung eines Nativpräparats; ggf. Gram-Färbung/Kultur
- Gegebenenfalls Abstrich auf Chlamydien, Gonokokken, Herpes (spezielle Abstrichsets beachten)
- Gegebenenfalls serologische Diagnostik bei Verdacht auf Chlamydien, Herpes, Syphilis oder HIV
- Palpation der inneren Genitalien – Ausschluss aufsteigende Infektion!

Bei erfolgloser Erregerdiagnostik: Diabetes mellitus, Karzinom, Östrogenmangel u. a. ausschließen!

Zusammenfassung
- Eine Vulvitis hat oft nichtinfektiöse Ursachen.
- Die bakterielle Vaginose ist eine häufige, meist asymptomatische Störung; sie erhöht das Risiko für aufsteigende Entzündungen und Frühgeburtlichkeit.
- Häufigste Erreger der Kolpitis sind Pilze und Trichomonaden.
- Das Leitsymptom Fluor bietet erste Anhaltspunkte für die Diagnose.

Entzündungen des inneren Genitales

Die Zervix stellt eine physiologische Barriere gegenüber aszendierenden Infektionen dar. Dazu tragen die anatomische Verengung, das mit Zilien besetzte Epithel (transportiert Erreger nach außen), die Schleimhautimmunität (IgA) und der bakteriostatisch und bakterizid wirkende Schleim bei. Entzündungen des oberen Genitaltrakts kommen daher meist bei Beeinträchtigung dieser Barriere vor (Menstruation, nach Abort, Geburt, Wochenbett, IUP).
Die häufigsten Erreger (→ Kap. 18) sind Chlamydien, Gonokokken, HSV und HPV. Daneben kommen Streptokokken, Staphylokokken, Mykoplasmen, *E. coli* und Mischinfektionen vor.
A-Streptokokken-Infektionen nehmen an Bedeutung zu. Sie sind aufgrund der gefährlichen Komplikationen gefürchtet: Das Toxic-shock-like-Syndrom ist die schwerste Form der Infektion, ausgelöst durch Toxine. Fulminante Verläufe sind nicht selten. Auch bei milder verlaufenden Infektionen kann postinfektiös eine Post-Streptokokken-Glomerulonephritis oder ein akutes rheumatisches Fieber auftreten.

Streptokokken sind die gefürchtetsten Erreger des weiblichen Genitaltrakts!

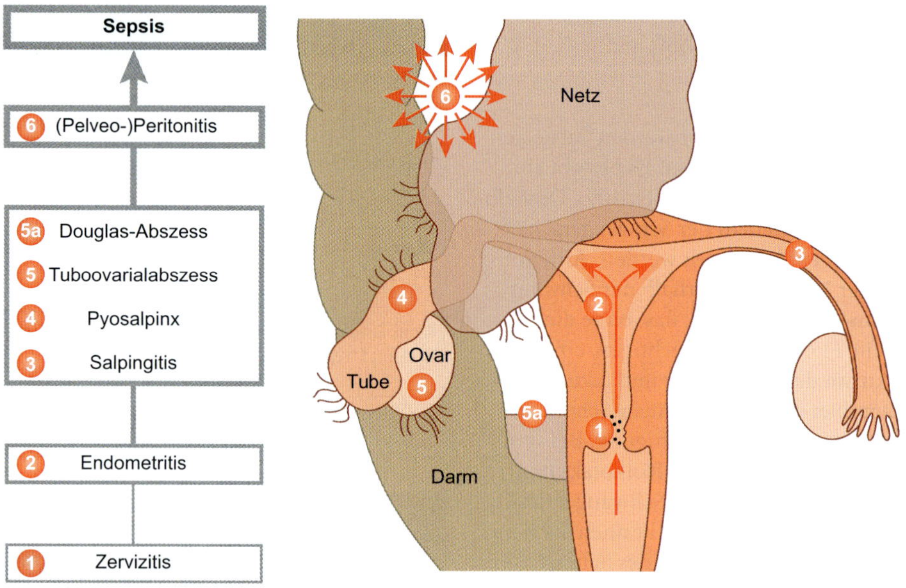

Abb. 17.1 Keimaszension nach Zervizitis [L231]

Zervizitis

Zervizitis ist eine Entzündung der Zervix, häufig vergesellschaftet mit einer bakteriellen Vaginose. Meist findet man sie bei jungen, sexuell aktiven, nicht schwangeren Frauen. Besondere Risikofaktoren sind – neben der BV – häufiger Partnerwechsel und hohe Kohabitationsfrequenz ohne Benutzung von Kondomen.

Klinik und Diagnostik

Leitsymptom ist zervikaler Fluor, der blutig (Chlamydien) oder eitrig (Gonokokken) sein kann, die Zervix ist gerötet. Schmerzen treten normalerweise nicht auf. Eine begleitende Kolpitis kann, muss aber nicht vorliegen. Je nach gesuchtem Erreger muss bei Abstrichentnahme auf spezielle Transportmedien (v. a. bei Verdacht auf Gonokokken) geachtet werden! Bedeutung hat die Zervizitis hauptsächlich als Ausgangspunkt für aufsteigende Infektionen (→ Abb. 17.1).

Therapie

Orale Antibiose bei Zervizitis:
- Gonokokken: nach Antibiogramm
- *Chlamydia trachomatis*: Doxyzyklin 200 mg über 10 Tage
- A-Streptokokken: Penicillin über 10 Tage
- HSV: Aciclovir für 5 Tage
- Andere: Nach Antibiogramm

Pelvic inflammatory disease (PID)

Im Amerikanischen hat sich als Sammelbegriff für alle Infektionen des Uterus und der Adnexe der Begriff „Pelvic inflammatory disease" (PID) durchgesetzt. Er umfasst sowohl leichtere Formen als auch schwere, lebensbedrohliche Adnexitiden mit Pelveoperitonitis.

Endometritis

Die Entzündung der Gebärmutterschleimhaut tritt meist nach Abort oder postpartal auf.

Klinik, Diagnostik und Therapie

Typische Symptome gibt es nicht. Das Spektrum reicht von diffusen Unterbauchbeschwerden über Blutungen, eitrigen Ausfluss bis zu schwerem Krankheitsgefühl. Der Uterus ist bei der Palpation druckschmerzhaft. Im Serum findet man erhöhte Entzündungszeichen (CRP und Leukos, BSG ist im Zusammenhang mit SS immer erhöht, daher wenig aussagekräftig). Häufig bestehen vermehrte uterine Blutung und Fieber. Der Erregernachweis gelingt durch einen Zervikalabstrich. Neben Antibiotika werden Kontraktionsmittel gegeben.

Komplikationen

Bei fortschreitender Krankheit kann sich in der Uterushöhle Eiter sammeln (Pyometra) und eine Endomyometritis bis hin zur lebensbedrohlichen Puerperalsepsis nach Geburt entwickeln. Dies ist aber heute sehr selten geworden.

Sonderformen

Dazu zählen die IUP-Endometritis und die senile Endometritis: Bei Letzterer sammelt sich nach Verklebung der Zervix Flüssigkeit im Cavum uteri, die zur Entzündung führt. Häufig tritt dies in Zusammenhang mit einem Endometriumkarzinom auf, weshalb eine diagnostische Abrasio durchgeführt werden muss.

Adnexitis

Die Entzündung der Tuben, des Ovars und des umgebenden Gewebes entsteht meist durch eine aufsteigende Infektion, wobei

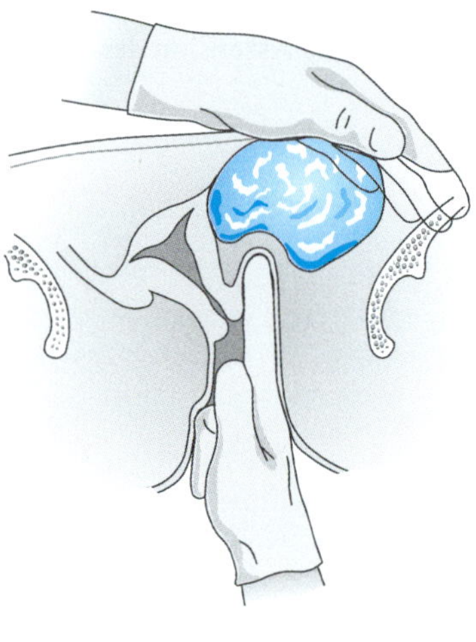

Abb. 17.2 Palpationsbefund bei Tuboovarialabszess [L157]

Tab. 17.1 Wichtige Differenzialdiagnosen der akuten Adnexitis

	Schmerzcharakter	Befund/Diagnostik	Therapie
Akute Adnexitis	ziehend, protrahiert	Fieber, eitriger zervikaler Fluor; druckdolente Adnexe, Portioschiebeschmerz; Entzündungszeichen im Blut; Sono, Laparoskopie	Antibiose
Extrauteringravidität	protrahiert, stechend, bei Ruptur vernichtend	Portioschiebeschmerz, druckdolente Adnexe; HCG positiv! Sono: keine intrauterine SS, evtl. freie Flüssigkeit im Douglas-Raum	Laparoskopie/Laparotomie
Stieldrehung (Ovar/Zyste)	plötzlich einsetzend, oft nach körperlicher Belastung	druckdolente, vergrößerte Adnexe einseitig; Sono	operative Laparoskopie
Zystenruptur	plötzlich einsetzend	Sono	Beobachtung, ggf. Laparoskopie
Akute Appendizitis	rechts; vorher evtl. viszeral; periumbilikale Schmerzen	McBurney; Rosving-Zeichen; rektal-axilläre Temperaturdifferenz > 1 °C; Fieber, Entzündungszeichen im Blut	OP

das Endometrium kaum oder gar nicht involviert ist. Es sind hauptsächlich jüngere Frauen betroffen. Die Infektion breitet sich von innen nach außen aus. In der Tube kann sich Eiter oder seröse Flüssigkeit ansammeln.

Komplikationen
Die Entzündung kann chronifizieren, in mehreren Schüben verlaufen und auf das umgebende Gewebe übergreifen. Folgen können eine Pelveoperitonitis und/oder ein Tuboovarialabszess sein (→ Abb. 17.1 und → Abb. 17.2). Die Schädigung der Tubenschleimhaut kann Kinderlosigkeit bzw. erhöhte Raten an Eileiterschwangerschaften zur Folge haben. Entzündliche Verklebungen unter Beteiligung des Darms (Konglomerattumoren) sind für den gelegentlich vorhandenen Defäkationsschmerz verantwortlich.

Klinik
Symptome der **akuten Adnexitis** (Erreger meist Gonokokken) sind plötzlicher, meist einseitig betonter, bei Bewegung verstärkter Schmerz im Unterbauch und eitriger zervikaler Fluor. Begleiterscheinungen können Fieber, Schwindel, Abgeschlagenheit und Übelkeit sein (DD → Tab. 17.1). Leitsymptom der **chronischen Adnexitis** (Erreger meist Chlamydien) ist der anhaltende Unterbauchschmerz. Bei chronischen Unterbauchbeschwerden ist differenzialdiagnostisch immer auch an Tumoren, Endometriose (→ Kap. 23) oder psychosomatische Erkrankungen zu denken!

Therapie
Neben Bettruhe und Antiphlogistikagabe wird bei Chlamydienbefall eine mindestens 10-tägige (besser 20!) Antibiotikatherapie mit Doxyzyklin durchgeführt. Gonokokken werden über 3–8 Tage nach Antibiogramm behandelt.
Das Wirkspektrum muss die häufigsten Erreger erfassen (Anaerobier, Streptokokken, gramnegative Stäbe, Chlamydien, Gonokokken). Bei schwereren Verläufen oder sehr jungen Patientinnen sollte ein breites Wirkspektrum abgedeckt werden, ggf. durch Kombination mehrerer Antibiotika. Pyosalpinx (Eiter in der Tube), Abszesse, Verwachsungen oder Konglomerattumoren müssen sehr häufig operativ behandelt werden.

Die Behandlung erfolgt meist stationär.

Genitaltuberkulose

Bei der Genitaltuberkulose handelt es sich immer um eine sekundäre Tbc nach hämatogener Streuung. Die Erkrankung ist in Deutschland sehr selten. Laut WHO kommen mehr als 90 % der Erkrankten aus Entwicklungsländern. Dort ist Tbc noch heute Hauptursache der weiblichen Sterilität.

Klinik und Diagnostik
Die Symptome sind uncharakteristisch, wie Blutungsanomalien oder Unterbauchbeschwerden. Bei anamnestischem Verdacht auf Urogenital-Tbc gibt der Tuberkulintest erste Hinweise. Außerdem sollten Morgenurin und Menstrualblut zur Mykobakteriendiagnostik gewonnen werden. Die Kombinatiostherapie erfolgt mit Isoniazid, Rifampicin, Ethambutol und Pyrazinamid.

Zusammenfassung
- Ursache entzündlicher Erkrankungen der oberen Genitalien sind meist aufsteigende Keime auf dem Boden einer Zervizitis, oft Chlamydien, Gonokokken, A-Streptokokken, HSV und HPV.
- Die bakterielle Vaginose begünstigt das Aufsteigen von Keimen.
- Frühzeitige konsequente Therapie vermindert Spätkomplikationen wie Verwachsungen oder Sterilität.
- A-Streptokokken sind aufgrund der Sepsisgefahr gefürchtet.

Sexuell übertragbare Krankheiten (STD)

Unter „STD" (*sexually transmitted disease*) versteht man das Spektrum der durch Geschlechtsverkehr übertragbaren Infektionskrankheiten (→ Kap. 16).

Die vier klassischen Geschlechtskrankheiten sind: Gonorrhö (Tripper), Lues (Syphilis), Lymphogranuloma inguinale und das Ulcus molle.
Sie sind anonym, bei Therapieverweigerung auch namentlich meldepflichtig.

Weitere sexuell übertragbare Krankheiten sind:

- Urogenitale Chlamydieninfektion (→ Kap. 17)
- Herpes genitalis
- Trichomonadenkolpitis/-zervizitis (→ Kap. 16)
- Condylomata acuminata und andere HPV-assoziierte Erkrankungen → Abb. 18.1; HPV → Kap. 20)
- Filzläuse und Milben
- Fakultativ: Candida, bakterielle Vaginose, A-Streptokokkeninfektionen
- Mykoplasmen (→ Kap. 47)
- Molluscum contagiosum (Dellwarzen)

Wichtig ist der sexuelle Übertragungsweg auch bei HIV/AIDS, Hepatitis B (und C) und Zytomegalie (→ Kap. 47).

Beim einmaligen, ungeschützten Verkehr mit einem infizierten Partner besteht 1 % Risiko, sich mit HIV zu infizieren, 30 % Risiko für eine Herpes-genitalis-Infektion und 50 % Risiko für eine Gonorrhö-Infektion.

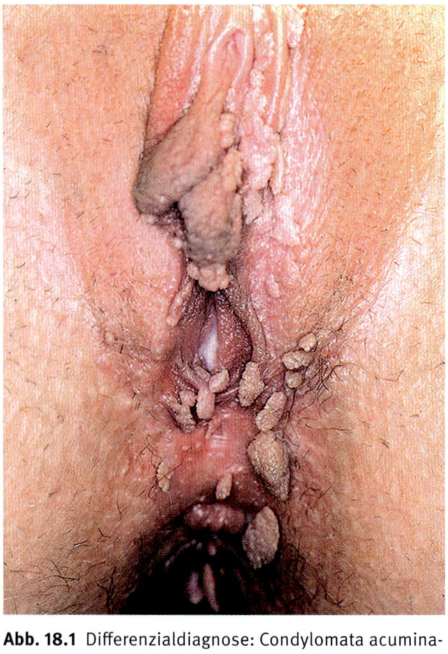

Abb. 18.1 Differenzialdiagnose: Condylomata acuminata, durch HP-Viren ausgelöst [T192]

Gonorrhö (Tripper)

Erreger der Gonorrhö sind *Neisseria gonorrhoeae* (= Gonokokken), gramnegative aerobe Diplokokken. Sie dringen ins Zylinderepithel ein. Das gesunde Plattenepithel der Vagina kann – außer bei postmenopausalen Frauen und Kindern – nicht infiziert werden. Man unterscheidet eine untere (Urethritis, Bartholinitis, Rektumbefall) von einer oberen Gonorrhö (Zervizitis, Endometritis, Adnexitis). Beide Formen können auch gemeinsam auftreten. Viele Infektionen verlaufen symptomarm oder sogar symptomlos. Die Inkubationszeit beträgt 2–4 Tage. Ihr Auftreten ist in den Industrieländern seltener geworden. Bei nicht adäquater Behandlung besteht das Risiko einer Sterilität aufgrund verklebter Tuben nach Adnexitis.

Diagnostik

Der Nachweis gelingt durch die Darstellung der intrazellulär gelegenen Diplokokken im Nativpräparat (Methylenblaufärbung). Bei der Frau sind allerdings nur ca. 50 % der mikroskopischen Befunde positiv. Meist ist die Kultur beweisend.

Therapie

Penicillin (zunehmende Resistenzbildung, daher Antibiogramm verwenden!). Bei unkomplizierten unteren Infektionen erstreckt sich die Therapie beider Geschlechtspartner auf 1–3 Tage, bei oberen Infektionen auf bis zu 10 Tage.

Lues (Syphilis)

Der Erreger der Syphilis ist *Treponema pallidum*. Er benötigt nur kleinste Verletzungen, um ins Gewebe eindringen zu können. Die Inkubationszeit beträgt 3–4 Wochen.

Klinik

Die Lues verläuft typischerweise in drei Stadien.

Lues I Auftreten und Abheilen des Primäraffekts: Der Primäraffekt (→ Abb. 18.2), das schmerzlose Ulcus durum, entsteht an der Eintrittspforte des Erregers, also typischerweise an Vulva, Vagina, Portio oder Anus, aber auch extragenital an Lippen, Brust oder Fingern. Aus ihm entwickelt sich der Primärkomplex, d. h. eine zusätzliche, schmerzlose Schwellung des lokalen Lymphknotens. Der Primärkomplex bildet sich spontan nach 4–6 Wochen zurück.

Lues II Der Erreger breitet sich auf dem Blut- und Lymphweg aus. Dies geschieht unbemerkt oder mit unspezifischen Symptomen wie Kopfschmerzen und Fieber. Danach treten die Hauptsymptome des Stadiums II auf: Polylymphadenopathie, wegdrückbares papulöses Exanthem am Rumpf, Roseola syphilitica, Enantheme an den Schleimhäuten und Condylomata lata (→ Abb. 18.3) an den Genitalien oder am Anus. Typisch ist auch ein Palmoplantarsyphilid. Seltener tritt das sog. Stirnband der Venus (Exanthem an der Stirn-Haar-Grenze) oder die syphilitische Alopezie auf. Die Läsionen heilen mit oder ohne Therapie aus. Es bleiben oft Pigmentveränderungen.

Lues III Diese Phase folgt nach einem oft mehrjährigen (2–5 Jahre) Stadium der Beschwerdefreiheit. Der Erreger hat sich im ganzen Körper ausgebreitet und befällt die Organe. Als Zeichen der chronischen granulomatösen Reaktion bilden sich an der Haut und an den inneren Organen sog. Gummen, knotige Veränderungen, die mit einer starken Gewebedestruktion einhergehen. Eine weitere Manifestation ist die Mesaortitis luetica, mit der Gefahr einer Aneurysmenbildung und Aortenruptur. Greift die Infektion auf das ZNS über (dies wird manchmal als **„Stadium IV"** bezeichnet), können sich eine luetische Meningitis, eine progressive Paralyse (Wesensveränderungen und Intelligenzverlust) und/oder die Tabes dorsalis (Degeneration der Rückenmarkshinterstränge) entwickeln. Bei Schwangeren kann der Fetus ab dem 5. Schwangerschaftsmonat infiziert werden.

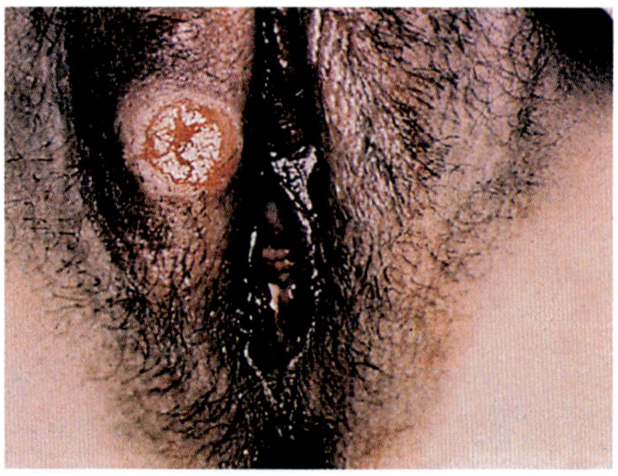

Abb. 18.2 Syphilis Stadium I: Primäraffekt/Ulcus durum an der Vulva [E320]

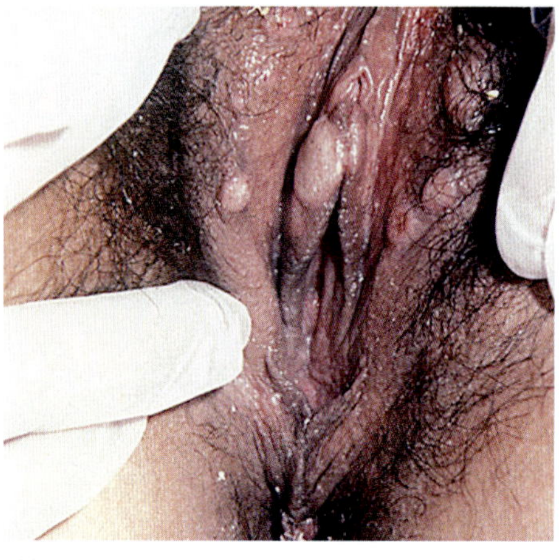

Abb. 18.3 Syphilis Stadium II: Condylomata lata [E493]

Diagnostik und Therapie

Die **Diagnose** wird durch die Syphilis-Serologie gesichert: TPHA-Suchtest und FTA-ABS-Test. Der VDRL-Test dient der Verlaufskontrolle. Nur in den kontagiösen Stadien (I + II) kann der Erreger aus dem Ulkus oder den Hautläsionen entnommen und im Dunkelfeldmikroskop nachgewiesen werden. Die **Therapie** wird über 15 Tage – bei länger zurückliegender Infektion auch 21 Tage – mit Penicillin durchgeführt. Nach der ersten Dosis kann es zu einer anaphylaktischen Reaktion aufgrund des Erregerzerfalls kommen (Jarisch-Herxheimer-Reaktion). Prophylaktisch können Kortikosteroide verabreicht werden.

Urogenitale Chlamydieninfektion

Chlamydia trachomatis **D–K** sind die häufigsten Erreger der Zervizitis, Hauptverursacher aufsteigender Infektionen (PID, → Kap. 17) und Infektionen der Sexualdrüsen des Mannes. In den westlichen Ländern sind sie Hauptursache der Sterilität bei Mann und Frau. Chlamydien vermehren sich ausschließlich intrazellulär, bevorzugt im Zylinderepithel der Zervix und der Urethra. Daher ist beim Abstrich sicherzustellen, dass auch tatsächlich Zellmaterial gewonnen wird. Die Diagnose wird durch PCR gesichert. Zur antibiotischen Therapie stehen Tetrazykline, Doxycyclin und Erythromycin zur Verfügung. Wichtig ist eine ausreichend lange Behandlung über mindestens 10–14 Tage. Wegen der Gefahr der perinatalen Infektion (40 % Einschlusskonjunktivitis, 20 % Pneumonie) ist laut Mutterschaftsrichtlinien ein Zervixabstrich auf Chlamydien vorgeschrieben (→ Kap. 36). *Chlamydia trachomatis* **L1–L3** sind die Erreger des **Lymphogranuloma venereum.** Die in Deutschland sehr seltene Erkrankung ist durch eine massive LK-Schwellung mit anschließender Einschmelzung gekennzeichnet. Therapeutikum der Wahl ist Doxycyclin.

Herpes-simplex-Virus-Infektion (HSV)

Genitale Infektionen durch HSV treten meist durch Typ 2 auf. HSV Typ 1 tritt hauptsächlich im Mundbereich auf, kann aber auch Genitalinfektionen auslösen. Der Erreger persistiert lebenslang in den Ganglien und kann jederzeit rekurrieren. Die Durchseuchung mit Herpesviren ist insgesamt sehr hoch. 3–9 Tage nach Erstinfektion kommt es an Vulva, Introitus, Vagina, Portio und/oder Anus zu der typischen, sehr schmerzhaften Bläschenbildung mit nachfolgender Ulzeration (→ Abb. 18.4). Der Bläscheninhalt ist hochkontagiös. Die regionären Lymphknoten sind geschwollen und allgemeine Symptome wie Fieber, Muskelschmerzen oder Kopfschmerzen können auftreten. Sehr selten kann es bei einer Erstinfektion auch zur Herpes-Enzephalitis kommen. Nach 11–21 Tagen heilen die Bläschen ab. Rekurrierende Infektionen sind leichter und dauern kürzer. Gefährlich ist eine Erstinfektion in der Schwangerschaft, da sich das Virus während der Geburt auf das Kind übertragen kann (STORCHL-Infektionen, → Kap. 47). Die Therapie mit Aciclovir mildert den Verlauf, trifft aber nicht die in den Ganglien ruhenden Viren.

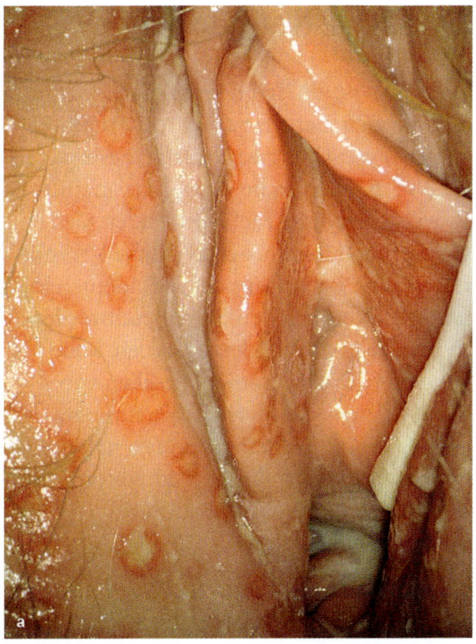

Abb. 18.4 Herpesinfektion: schmerzhafte, teilweise ulzerierte Bläschen (Mit freundlicher Genehmigung von Prof. Dr. med. E. Petersen, Freiburg) [M441]

Differenzialdiagnose infektiöser, ulzeröser Läsionen

- Ulcus durum (harter, schmerzloser Schanker) bei Syphilis
- Ulcus molle (weicher, schmerzhafter Schanker)
- Herpes genitalis
- Lymphogranuloma venereum oder inguinale (sehr selten in Deutschland)

Zusammenfassung

- Die Verwendung von Kondomen ist der einzige sichere Schutz gegen STD.
- Gonokokken und v. a. Chlamydien gehören zu den häufigsten Erregern der Zervizitis und Adnexitis.
- Chlamydieninfektionen sind in den westlichen Ländern Hauptursache für Sterilität bei Frau und Mann.
- Lues verläuft typischerweise in drei Stadien, atypische Verläufe kommen aber vor!

Gutartige Neubildungen

Die Vulva ist ein Teil der äußeren Haut und damit möglicher Manifestationsort einer Vielzahl von Hauterkrankungen. Hierzu gehören z. B. allergische Kontaktdermatitis, Psoriasis, maligne Melanome oder Nävi. Gelegentlich finden sich zystische Veränderungen wie Retentions- oder Endometriosezysten. Verursachen diese Beschwerden, sollten sie in toto entfernt werden. Solide, gutartige Tumoren sind abgesehen von Kondylomen (Condylomata acuminata, → Kap. 20) sehr selten. Es finden sich u. a. Hidradenome, Papillome und Fibrome. Sie werden bei Beschwerden entfernt.

Vulvadystrophien

> Leitsymptome sind Juckreiz, Brennen und Schmerzen.

Man unterscheidet atrophische Dystrophien (Lichen sclerosus), hypertrophische Dystrophien (mit oder ohne Atypien) und gemischte Dystrophien (mit oder ohne Atypien).

> Die Vulvadystrophien selbst sind keine Präkanzerosen, erhöhen jedoch das Risiko, an einem Vulvakarzinom zu erkranken.

Lichen sclerosus Er ist gekennzeichnet durch degenerative Veränderungen der Dermis und Bindegewebsschwund, vermutlich ausgelöst durch Östrogenmangel. Meist sind postmenopausale Frauen betroffen. Bei der Untersuchung fallen symmetrische weißliche Verfärbungen der dünnen, oftmals rissigen Haut auf. In vielen Fällen ist die Perianalregion mit betroffen. Im fortgeschrittenen Stadium bilden sich die kleinen Labien zurück.

Hypertrophische Dystrophien Sie treten ebenfalls gehäuft bei postmenopausalen Frauen auf. Die Haut der Vulva ist verdickt und verhornt, oftmals rissig oder ödematös geschwollen. Die Hornschollen können als Leukoplakie imponieren. Gemischte Dystrophien imponieren sowohl als atrophische als auch als hyperplastische Hautveränderungen. Zellatypien sind häufiger als bei den anderen beiden Formen.

Diagnostik und Therapie

Die Diagnose sollte durch mehrere Biopsien (an verschiedenen Stellen) gesichert werden, um eine Vulvadyplasie (mit Zellatypien) bzw. ein Karzinom auszuschließen. Die Therapie erfolgt mit lokalen Kortikosteroiden und ggf. östrogenhaltigen Salben. Fettcremes verbessern das allgemeine Hautbild, eine Besserung ist aber erst nach mehreren Wochen zu erwarten.

Präkanzerosen der Vulva und Vagina (Dysplasien)

Zu den Präkanzerosen der Vulva zählt man die **vulvären intraepithelialen Neoplasien (VIN,** → Abb. 19.1) und den **Morbus Paget** bzw. hypertrophische Dystrophien mit Zellatypien. Die **vaginale intraepitheliale Neoplasie (VAIN)** ist sehr selten. Aus einer Präkanzerose kann ein invasives Karzinom entstehen, manche bleiben jedoch stabil oder bilden sich spontan zurück.
Die Inzidenz steigt mit zunehmendem Alter stetig. Man weiß mittlerweile, dass 85 % aller höhergradigen VIN-Läsionen (HSIL) und 40 % aller Vulvakarzinome HPV-assoziiert sind. Risikotypen sind HPV 16, 18 und 33.

Klassifikation

Die Klassifikation der VIN wurde von der WHO im Jahr 2014 verändert. Aktuell werden von verschiedenen Autoren beide Klassifikationen parallel verwendet, was oft verwirren kann (→ Tab. 19.1)
Zusätzlich unterscheidet man noch zwischen der usual VIN (u-VIN), also der HPV-assoziierten, häufigen Veränderung (> 90 %) und der differenzierten VIN (d-VIN), die v.a. bei älteren Frauen vorkommt und nicht HPV-assoziiert ist (< 10 % der VIN). Die Patientinnen mit einer d-Vin haben häufig eine chronische Vulvadystrophie oder einen Lichen sclerosus in der Anamnese.
Einen Sonderfall stellt der **Morbus Paget** der Vulva dar. Er wird von der WHO als obligate Präkanzerose klassifiziert. In 80 % der Fälle handelt es sich um eine primäre Vulvaneoplasie, in 20 % ist der Morbus Paget jedoch Symptom eines an anderer Stelle liegenden Karzinoms (sekundärer Morbus Paget), z. B. der Harnblase, der Cervix uteri oder des Rektums. Ein solcher lokoregionärer Primärtumor sollte bei einem Morbus Paget der Vulva immer ausgeschlossen werden.

Klinik und Diagnostik

Die VAIN sind in aller Regel asymptomatisch, die VIN sind gelegentlich gekennzeichnet durch unspezifische Symptome wie Juckreiz, Brennen oder Schmerzen. Bei der Inspektion der Vulva zeigen sich dann diffuse, oft multizentrisch gelegene Hautveränderungen mit variabler Farbe (rötlich, schwarz oder weißlich, → Abb. 19.1). In allen suspekten Arealen sollten zum Ausschluss eines invasiven Wachstums und zur Sicherung der Diagnose multiple Biopsien entnommen werden.

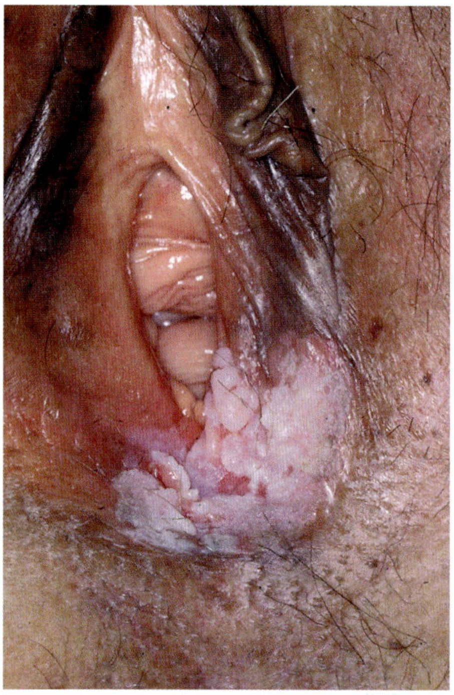

Abb. 19.1 Suspektes Areal am Introitus: Die Biopsie ergab eine VIN III. [M448]

Therapie

Asymptomatische LSIL können zunächst beobachtet werden, sofern eine ausreichende Compliance der Patientin vorliegt. Für symptomatische LSIL und alle HSIL gilt: Kleinere Läsionen sollten excidiert oder per Laser vaporisiert werden. Hierbei gibt es keine eindeutigen Angaben zum notwendigen Sicherheitsabstand. Wichtig scheint nur, dass die Läsion komplett entfernt wird. Bei größeren Herden oder Multifokalität kann in Ausnahmefällen auch eine Skinning Vulvektomie (großflächige Hautentfernung der Vulva) notwendig werden. Medikamentös kann in zweiter Linie ein Versuch der Off-label-Therapie mit Imiquimod (Virustatikum) gemacht werden. Rezidive sind auch nach adäquater Therapie sehr häufig (bis 30 %).

Bösartige Neubildungen

Vulvakarzinom

Das Vulvakarzinom ist ein Tumor des höheren Lebensalters und tritt meist als Plattenepithelkarzinom (95 % der Fälle) auf. 40 % der Vulvakarzinome sind HPV-assoziiert. Risikotypen sind Typ 16, 18 und 33. Auch Rauchen oder eine Immunsuppression erhöhen das Erkrankungsrisiko. Gesichert wird die Diagnose durch die Biopsie. Ausbreitungswege (→ Tab. 19.2):

Tab. 19.1 Klassifikation der VIN

WHO 2003	WHO 2014	Histologisches Bild
VIN I	*low-grade squamous intraepithelial lesion* (LSIL)	kondylomatöse Läsion oder leichte Dysplasie
VIN II	*high-grade squamous intraepithelial lesion* (HSIL)	mäßiggradige Dysplasie
VIN III		schwere Dysplasie oder Carcinoma in Situ

Tab. 19.2 TNM- und FIGO-Klassifikation der malignen Vulvatumoren

FIGO		TNM
0	Carcinoma in situ, VIN III	**Tis**
Ia	Tumor < 2cm, Invasionstiefe < 1 mm	**T1a**
Ib	Makroskopischer Tumor > 2 cm oder Stromainvasion > 1 mm	**T1b**
II	Tumor infiltriert unteres Drittel der Vagina oder der Urethra und/oder den Anus	**T2**
IVa	Übergreifen auf oberes Drittel der Urethra/Vagina/Blasen-/Rektumschleimhaut oder Fixation am Knochen	**T3**
IVb	Fernmetastasen (inkl. pelviner LK-Metastasen)	**jedes T, M1**

- **Direkte Ausbreitung:** auf die angrenzenden Strukturen wie Vagina, Urethra, Anus, Blase oder Rektum
- **Lymphogene Metastasierung:** ipsi- und kontralateral zu den tiefen und oberflächlichen inguinalen, femoralen und selten zu den pelvinen LK. Eine lymphogene Ausbreitung kann bereits ab einer Infiltrationstiefe von > 1 mm erfolgen.
- **Hämatogene Metastasierung:** sehr selten in Leber, Lunge oder Knochen

Klinik

Das Vulvakarzinom bietet ein sehr heterogenes Bild mit hyperplastischen Hautveränderungen, warzenartigen Knoten, rötlichen, weißlichen oder schwarzen Erhabenheiten, Ulzera oder sehr selten auch gar keinen sichtbaren Hautveränderungen.

Unspezifische Symptome wie Juckreiz, Dysurie, Schmerzen oder Blutungen führen die Patientin zum Arzt. Bis zu 50 % der Vulvakarzinome verlaufen jedoch asymptomatisch!

Therapie

Wesentlich sind die stadienabhängige Behandlung sowie die Berücksichtigung des Gesamtzustands der oft multimorbiden Patientinnen. Primäre Option sollte, wenn möglich, die Excision (*wide local excision*, WLE) mit einem Sicherheitsabstand von mindestens 3 mm sein. Bei größeren Tumoren kann auch eine teilweise oder komplette Vulvektomie mit inguinaler Lymphonodektomie notwendig sein. Diese wird dann in der „Drei-Schnitt-Technik" durchgeführt, d. h., Vulva und Lymphknoten werden über zwei Zugangswege entfernt. Dies führt zu weniger Komplikationen. Ab einer Infiltrationstiefe von 1 mm sollten die inguinofemoralen Lmyphknoten entfernt werden.

Das Sentinel-Verfahren birgt möglicherweise ein erhöhtes Rezidivrisiko, ist aber deutlich komplikationsärmer und sollte bei frühem Tumorstadium mit der Patientin besprochen werden.
In fortgeschrittenen Stadien (ab T3) sollte die primäre oder neoadjuvante Radiochemotherapie oder Strahlentherapie bevorzugt werden, um die Funktion der Nachbarorgane (Kontinenz!) möglichst zu erhalten.

Prognose

Das Vulvakarzinom zählt zu den Genitalkarzinomen mit der schlechtesten Prognose. Die wichtigsten prognostischen Kriterien sind der Lymphknotenbefall und die Größe des Primärtumors sowie die Invasionstiefe. Metastasen sind bei 30 % der Patientinnen nachzuweisen. Insgesamt liegt die 5-JÜR bei 70 %, wobei sie bei N0 auf 80–90 % ansteigt und bei Lymphknotenbefall auf 50 % absinken kann.

Vaginalkarzinom

Das primäre Vaginalkarzinom ist sehr selten. In 90 % der Fälle lassen sich Plattenepithelkarzinome identifizieren, meist am hinteren oberen Scheidendrittel lokalisiert. Im Kindesalter tritt gelegentlich das sog. **Traubensarkom** (Sarcoma botryoides) auf, das sich klinisch meist durch vaginale Blutungen äußert. Aufgrund des schnellen Wachstums führt es fast immer zum Tod.

Ätiologie

Etwa 60 % der Vaginalkarzinome gehen von angrenzenden Organen aus (sekundäres Vaginalkarzinom), meist als ein sich kontinuierlich ausbreitendes Karzinom von Vulva, Zervix, Blase oder Rektum. Bei lymphogener oder hämatogener Absiedelung können die Primärtumoren im Endometrium, Choriongewebe, Ovar oder in der Niere liegen. Eine Biopsie kann die Herkunft meist klären. Primäre Vaginalkarzinome stehen mit HPV-16 Infektionen in Verbindung.

Klinik und Diagnostik

Das Vaginalkarzinom ist ein Tumor der älteren Frau (60–79 Jahre). Ausnahme ist das Adenokarzinom mit einem Altersgipfel bei 17–32 Jahren. Erste Anzeichen können nicht entzündliche vaginale Blutungen, Kontaktblutungen, Ulzera oder Leukoplakien sein. Wegweisend sind die Kolposkopie mit Essigsäuretest sowie die Toluidinblau-Probe, der zytodiagnostische Vaginalabstrich bzw. die gezielte Biopsie (→ Kap. 4).

Therapie und Prognose

Kleinere Karzinome werden operiert – bei Befall der oberen zwei Drittel analog dem Zervixkarzinom (mit größerer Vaginalmanschette), bei Befall des distalen Drittels Kolpektomie mit Entfernung der Parakolpien und der entsprechenden Lymphknoten. In fortgeschritteneren Stadien wird meist eine Strahlentherapie durchgeführt. Falls möglich, sollte bei einem sekundären Karzinom eine Primärtumortherapie eingeleitet werden.
Die Prognose ist leider sehr schlecht, da die Karzinome oftmals erst in fortgeschrittenen Stadien entdeckt werden. Die 5-JÜR wird mit 40 % angegeben.

Zusammenfassung

- Vulvadystrophien können atrophisch, hypertrophisch oder gemischtförmig sein.
- Dysplasien: VIN, VAIN und Morbus Paget sind Präkanzerosen.
- Das Vulvakarzinom ist ein Tumor der älteren Frau und zeigt nur unspezifische Symptome wie Juckreiz, Brennen oder Dysurie.
- Das Vaginalkarzinom ist sehr selten. Das Traubensarkom ist eine Sonderform des Vaginalkarzinoms. Es tritt sporadisch bei jungen Mädchen auf und führt zu vaginalen Blutungen (präpubertär). Die Prognose ist sehr schlecht.

Zervikale intraepitheliale Neoplasie (CIN)

Die zervikale intraepitheliale Neoplasie ist eine prämaligne Veränderung der Zervix. Sie entsteht vorwiegend an der Transformationszone und ist charakterisiert durch bestimmte histologische und zytologische Veränderungen. Der Zusammenhang mit einer HPV-Infektion (s. u.) ist mittlerweile gesichert.
Die intraepitheliale Neoplasie kann sich spontan zurückbilden oder sich weiter bis zum invasiven Karzinom entwickeln. Die Klassifikation nach CIN I–III wurde von der WHO 2014 in eine Unterscheidung in *low grade squamous intraepithelial laesion* (LSIL) und *high grade squamous intraepithelial laesion* (HSIL) modifiziert. Aktuell werden in Deutschland beide Klassifikationen simultan verwendet. (→ Tab. 20.1). Risikofaktoren sind dieselben wie für die Entstehung des Zervixkarzinoms (→ Kap. 21). In den letzten Jahren hat sich das Verhältnis invasive zu präinvasiven Veränderungen stark zugunsten Letzterer verschoben. Dies wird auf die verbesserten Screeningmethoden zurückgeführt.

Tab. 20.1 Nomenklatur und Verlauf der Zervixdysplasien

Koeffizient Progression/ Remission	UICC 2010	WHO 2014	Histologische Beschreibung
0,3	CIN I	LSIL	leichte Dysplasie
0,8	CIN II	HSIL	mäßige Dysplasie
7,0	CIN III	HSIL	schwere Dysplasie (erhaltene Epithelschichtung) oder Carcinoma in situ

Diagnostik

> Die drei Säulen der Diagnostik sind Kolposkopie, Zytologie und Histologie.

Kolposkopie

Abnorme kolposkopische Befunde (→ Abb. 20.1) sind z. B. abnorme Transformationszone, Mosaik, Punktierungen oder Leukoplakie, Erosion, irreguläre Gefäßzeichnung, Ulzerationen (→ Kap. 3). Andere Befunde wie Kondylome, Polypen und entzündliche Veränderungen sind abzugrenzen.
In manchen Fällen ist die Beurteilbarkeit durch eine intrazervikale Lage der Transformationszone oder schwere Entzündungen eingeschränkt.
Durch den Essigsäuretest wird die kolposkopische Beurteilung vereinfacht. Mit der Schiller-Iod-Probe (→ Kap. 4) können Erosionen und dysplastische Bezirke erkannt werden. Ausfluss weist auf eine Entzündung hin (→ Kap. 16). Mittels der HPV-Typisierung können Risikopatientinnen genauer identifiziert werden.

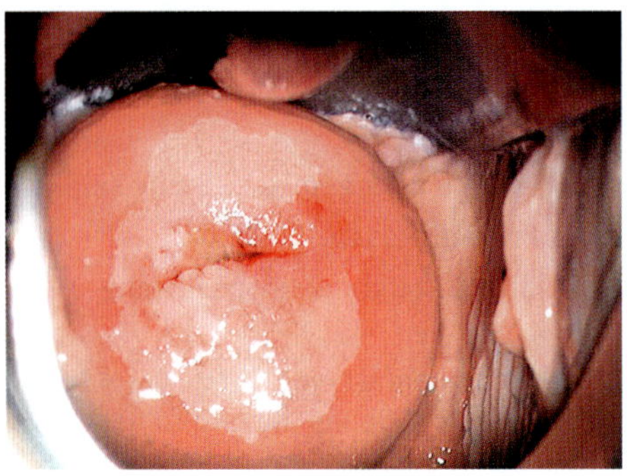

Abb. 20.1 Ausgeprägtes Mosaik an der Zervix [E320]

Zytologie

Die **Zervixzytologie nach Papanicolaou (PAP)** dient als Screeningmethode (einmal jährlich ab 20. bis 35 Lj.) zur Früherkennung dysplastischer Veränderungen und des Zervixkarzinoms. Mit einem Watteträger oder einer kleinen Bürste werden Zellen der Transformationszone abgenommen (idealerweise unter kolposkopischer Sicht – eine Fraktion aus dem Zervikalkanal und eine Fraktion von der Portiooberfläche), fixiert und nach Papanicolaou gefärbt.
Seit 2020 wurde in Deutschland die Vorsorgerichtlinie für das Zervixkarzinom grundlegend geändert. So wurde ab dem 35. Lj. ein dreijähriges Intervall für die Zytologie festgelegt, immer in Kombination mit einem HPV-Test (→ Kap 20.2). Die jährliche Untersuchung inkl. Palpation der Mammae, des inneren Genitales und Inspektion von Vulva, Vagina und Portio bleibt jedoch.
Bei auffälligem Befund im Screening (HPV positiv oder > PAP I) erfolgen engmaschige Verlaufskontrollen und ggf. eine Abklärungskolposkopie in einer spezialisierten Sprechstunde zur weiteren Diferenzierung.

> Der PAP-Abstrich sollte immer vor allen anderen Manipulationen an der Zervix abgenommen werden!

Beurteilt werden:
- Kernveränderungen (z. B. Chromatinveränderungen, erhöhte Mitosezahl)
- Plasmaveränderungen (z. B. Vakuolisierung)
- Kern-Plasma-Relation (eine Verschiebung zugunsten des Kerns ist malignitätsverdächtig)
- Bei der geschlechtsreifen Frau sollten nur Superfizialzellen im Abstrich enthalten sein.

Die Einteilung der zytologischen Befunde kann nach Papanicolaou (→ Tab. 20.2) oder im deutschsprachigen Raum nach der Münchner Nomenklatur III durchgeführt werden. Beide Systeme entsprechen einander weitgehend.

Histologie

Die Histologie aus der PE der Abklärungskolposkopie dient der Diagnosesicherung (LSIL oder HSIL) und der weiteren Therapieplanung.

> Besteht der starke klinische Verdacht auf ein invasives Karzinom (→ Kap. 21), sollte eine Biopsie der Konisation vorgezogen werden, um eine möglichst geringe lokale Gewebereaktion hervorzurufen. Dies senkt die Komplikationsrate für den möglichen Folgeeingriff.

Zum diagnostischen Vorgehen und zur **Therapie** siehe auch → Abb. 20.2.

Humane Papillomaviren (HPV)

Genitale HPV-Infektionen gehören zu den am häufigsten sexuell übertragenen Infektionen (→ Kap. 18). Die Viren infizieren nur Haut- und Schleimhautzellen, eine Virämie findet nicht statt. Von den über 70 Ver-

Tab. 20.2 Einteilung der zytologischen Befunde nach der Münchner Nomenklatur III (2014)

Gruppe (PAP)	Befund/Bedeutung
0	Zellabstrich unbrauchbar, Wiederholung in 3–6 Monaten
I	normales Zellbild
II	entzündliche, degenerative oder metaplastische Veränderungen, Hyper- und Parakeratosen → evtl. Lokaltherapie!
III	unklarer Befund: schwere entzündliche oder degenerative Veränderungen bzw. auffällige Drüsenzellen, die eine sichere Beurteilung nicht zulassen
IIID	leichte bis mäßige Dysplasie (CIN I + II)
IVa	schwere Dysplasie oder Carcinoma in situ (CIN II–III)
IVb	wie IVa, aber invasives Karzinom nicht auszuschließen (CIN III)
V	invasives Karzinom

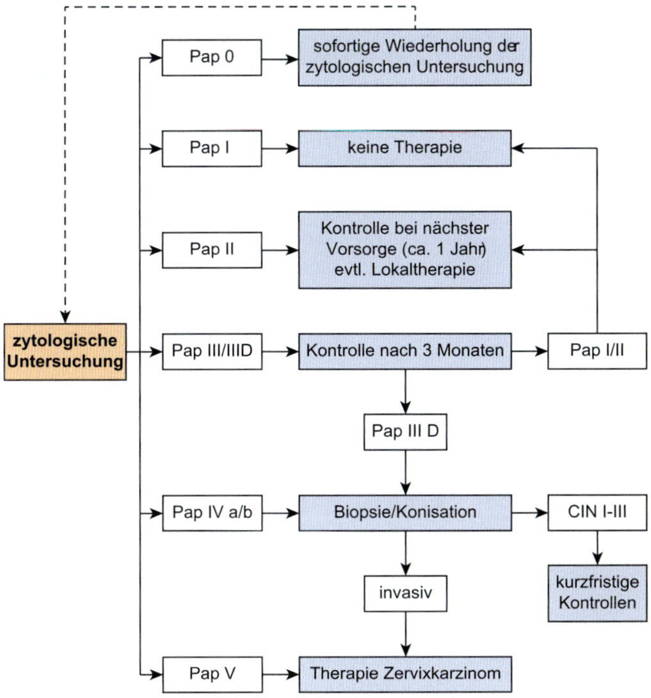

Abb. 20.2 Vorgehen und Therapie: Wurden bei der Konisation eine präinvasive Veränderung entfernt (CIN I–III), eine Multizentrizität ausgeschlossen und die Ränder als veränderungsfrei beurteilt, kann die Konisation zugleich die definitive Therapie darstellen. [L231]

tretern, die als **kutane Typen** und **Mukosatypen** Haut oder Schleimhäute befallen und dort Warzen erzeugen, wurden im Genitalbereich bisher mehr als 40 Subtypen identifiziert. An Vulva, Vagina und Portio sowie im Perianalbereich verursachen sie **Condylomata acuminata** (HPV 6/11, Feigwarzen, → Kap. 18, → Abb. 18.1). HP-Viren verursachen außerdem die verschiedensten Arten von Warzen am ganzen Körper.
Als Beispiele sind Condylomata plana (Bowenoide Papulose, HPV 16, 18, 31, 33), Condylomata gigantea (Buschke-Löwenstein-Tumoren, HPV 6/11) und die Verruca vulgaris (gewöhnliche Hautwarze, HPV 1, 2, 3, 4) zu nennen.
Inzwischen sind Papillomaviren als Hauptursache (> 99 % der CIN/Karzinome) der Entstehung von Dysplasien und Karzinomen im Bereich der Zervix bekannt. Die Typen 16 und 18 (aber auch 31, 33, 45 u. a.) werden als **„High-Risk-Subtypen"** bezeichnet, eine Entartung ist relativ wahrscheinlich. Bei **Low-Risk-HPV-Subtypinfektion** und leichten dysplastischen Veränderungen gibt es bis zu 70 % spontane Remissionen.
Bei Beeinträchtigung der T-Zell-Funktion wachsen Warzen häufiger und schneller, das Entartungsrisiko ist größer.
Impfung: Die STIKO (Ständige Impfkommission des Robert Koch Instituts) empfiehlt eine generelle Impfung für alle Mädchen und Jungen im Alter zwischen 9 und 14 Jahren. Nach Möglichkeit sollte die Impfung (2 Dosen) vor dem ersten Geschlechtsverkehr abgeschlossen sein. Bis zum 18. Geburtstag kann eine Grundimmunisierung abgeschlossen werden. Die aktuellen weltweiten Daten sprechen für einen lebenslangen Impfschutz durch die vollständige Grundimmunisierung. Die Impfung schützt nur gegen einen Teil der HPV-Viren, sodass die Früherkennungsuntersuchungen trotzdem wahrgenommen werden sollten! Derzeit gibt es drei Impfstoffe: Cervarix® (gegen HPV 16 und 18), Gardasil® (gegen HPV 6, 11, 16 und 18) und Gardasil® 9 (gegen HPV 6, 11, 16, 18, 31, 33, 45, 52 und 58). Die von Gardasil® 9 abgedeckten Hochrisikotypen sind zusammen für 90 % der Dysplasien verantwortlich. Außerdem gibt es eine Reihe von Kreuzimmunitäten mit nicht im Impfstoff enthaltenen HPV-Typen.

Beeinträchtigung der T-Zell-Funktion bei:
HIV-Infektion, Z. n. Organtransplantation, immunsuppressiver Chemotherapie, Hormontherapie, Schwangerschaft, Rauchen, Koinfektionen.

Therapie

Je nach Größe, Ausbreitung und Lokalisation der Warzen und Vorliegen einer Schwangerschaft kommen verschiedene Methoden zum Einsatz. Möglich sind Lasertherapie, Elektrokoagulation, chemische Mittel, ggf. chirurgische Abtragung. Der Partner sollte untersucht und ggf. mitbehandelt werden!

Sonstige gutartige Veränderungen der Zervix

An der Portio geht das Plattenepithel der Vagina in das Zylinderepithel des Uterus (**Transformationszone**) über. Bei der geschlechtsreifen Frau liegt diese Zone auf der Portiooberfläche. Zylinderepithel außerhalb der Zervix wird als **„Ektopie"** bezeichnet und ist meist physiologisch. Sehr große Ektopien können leichte Beschwerden wie Ausfluss und Kontaktblutungen verursachen. Überwächst das Plattenepithel einen Teil der Drüsen, kann ein **Ovulum Nabothi,** eine Zyste, entstehen. Dies ist eine harmlose Veränderung, die nur selten der Therapie bedarf.
Durch lokale Hyperplasie des endozervikalen Zylinderepithels entsteht ein **Polyp.** Er verursacht selten Beschwerden und wird meist bei einer Routineuntersuchung entdeckt. Polypen entarten selten (< 0,5 %), sicherheitshalber werden sie zur histologischen Untersuchung abgetragen. In der Schwangerschaft sollten Polypen nicht entfernt werden, da dies ein erhöhtes Abort- und Infektionsrisiko birgt.
Zervixmyome sind gutartige, von der glatten Muskulatur ausgehende Tumoren. Sie können durch ihre Größe Beschwerden verursachen und werden dann chirurgisch entfernt.

Zusammenfassung

- CIN: präinvasive Veränderungen der Zervix, die durch histologische und zytologische Veränderungen gekennzeichnet sind. Sie sind gewöhnlich asymptomatisch und werden meist bei Screeninguntersuchungen diagnostiziert. Ein Zusammenhang mit einer HPV-Infektion ist gesichert. Spontane Remissionen sind häufig – beobachtendes Vorgehen ist teilweise möglich.
- HPV, Condylomata acuminata: Genitale HPV-Infektionen gehören zu den am häufigsten übertragenen STD. Unterschieden werden High-Risk- und Low-Risk-Typen. Erhöhtes Risiko für Zervixkarzinome.
- Gutartige Zervixveränderungen: v. a. Ektopie, Polypen, Myome.
- Seit 2006 gibt es in Deutschland einen Impfstoff gegen HPV. Seit 2018 wird die Impfung auch für Jungen empfohlen.

→ 21 Das Zervixkarzinom

Das Zervixkarzinom ist weltweit der zweithäufigste maligne Tumor der Frau (nach dem Mammakarzinom). In Deutschland erkranken pro Jahr 13–15/100.000 Frauen. Die beiden Altersgipfel liegen zwischen 35 und 54 Jahren und ab 65 Jahren.
Es tritt meist an der Transformationszone (→ Kap. 2) auf. In der Regel geht der Tumor aus einer zervikalen intraepithelialen Neoplasie hervor. In 90 % der Fälle handelt es sich um ein Plattenepithelkarzinom.
Beim Zervixkarzinom unterscheidet man:

- Zervikale intraepitheliale Neoplasie (CIN, → Kap. 20)
- Frühformen, mit geringer Stromainvasion < 3 mm
- Mikrokarzinome mit einer Tiefenausdehnung von max. 5 mm (Ausdehnung in der Länge und Breite max. 7 mm)
- Invasive Karzinome

Tab. 21.1 Stadienbezogene Therapie

FIGO	Erläuterung	Therapie
Ia1	Karzinomfrühformen und Mikrokarzinom	einfache Hysterektomie; bei Kinderwunsch ggf. nur Konisation (→ Abb. 21.2) und Kürettage; bei Einbruch in das Lymph- oder Blutsystem: Hysterektomie und Lymphknotenentfernung
Ia2–IIb	Uterus überschritten, Parametrien und/oder obere ⅔ der Vagina befallen, aber nicht die Beckenwand	Wertheim-Meigs-Operation (→ Abb. 21.3) und simultane Radiochemotherapie sind gleichwertige Optionen bei unterschiedlichem Rezidiv- und Nebenwirkungsprofil.
III und IV	Beckenwand und/oder unteres ⅓ der Vagina befallen; Infiltration der Blase oder des Rektums; Metastasen	primäre Radiochemotherapie, symptomatische Therapie, in Stadium IV ggf. Exenteration

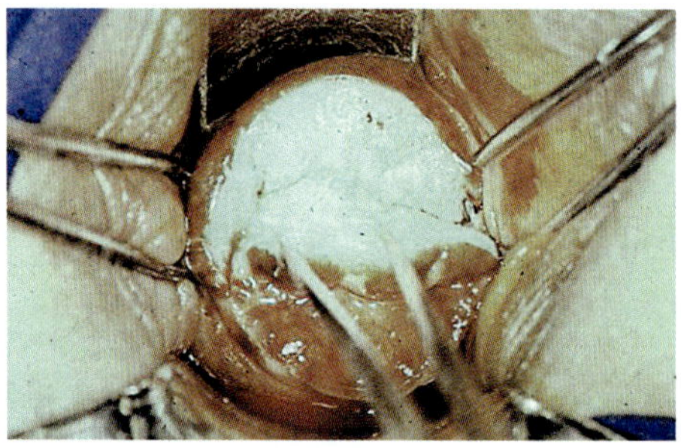

Abb. 21.2 Operationssitus bei der Konisation; der Konus wird gerade entfernt. [M448]

Risikofaktoren

Häufiger, früher Geschlechtsverkehr mit häufig wechselnden Partnern erhöht das individuelle Risiko, da Papillomaviren (→ Kap. 20) eine wichtige Rolle in der Entstehung spielen. Andere Faktoren sind Rauchen, Virusinfektionen, schlechter Immunstatus (HIV), hohe Parität, Langzeiteinnahme von oralen Kontrazeptiva und ethnische Einflüsse. Das Zervixkarzinom ist überzufällig häufig mit anderen Tumoren, wie z. B. Kaposi-Sarkom, Analkarzinom oder Hodgkin-Lymphom, assoziiert.

Klinik

Das Zervixkarzinom ist wie die CIN meist ein Zufallsbefund bei einer Screeninguntersuchung, da es i. d. R. zunächst keine Symptome verursacht. Erst in sehr fortgeschrittenen Stadien treten irreguläre Blutungen, Kontaktblutungen beim Geschlechtsverkehr und fleischwasserfarbener Ausfluss auf. Außerdem können Schmerzen beim Gehen, beim Geschlechtsverkehr oder Fistelungen zum Darm oder zur Blase auftreten, ferner Lymphödeme, Urinstau, Urämie oder Thrombosen (→ Abb. 21.1). Solche fortgeschrittenen Tumoren sind heute ausgesprochen selten, da durch regelmäßige Vorsorgeuntersuchungen die meisten Karzinome früh entdeckt werden.

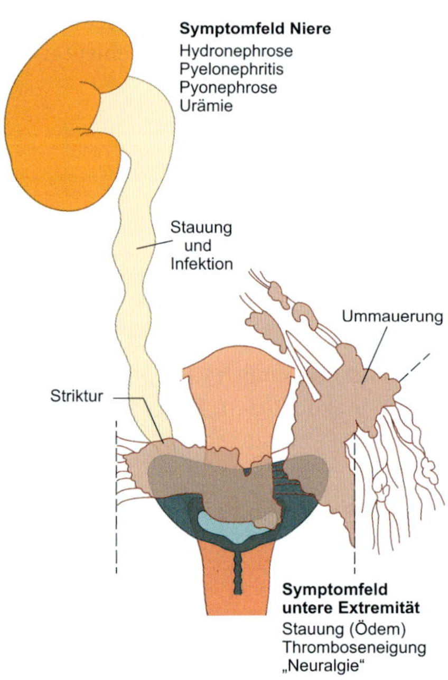

Abb. 21.1 Komplikationen des fortgeschrittenen Zervixkarzinoms. [L231]

Diagnostik und Stadieneinteilung

Die Diagnose wird wie bei der CIN durch Kolposkopie, Zytologie und Histologie gestellt (→ Kap. 20). Es wird nach klinischem Befund und Zytologie nach FIGO (→ Tab. 21.1) und histologisch nach TNM eingeteilt (→ Tab. 21.2). Präoperativ sollten folgende Untersuchungen durchgeführt werden:

- Bimanuelle rektovaginale Tastuntersuchung zur Beurteilung der Parametrien
- Sonografie zur Beurteilung der Abgrenzbarkeit zu Blase und Rektum
- Röntgen-Thorax und Labor
- Ausschluss eines Nierenstaus (Sono)
- Bei Verdacht auf fortgeschrittene Tumorstadien: Zytoskopie, Rektoskopie und Ureterografie
- Bei endozervikalem Prozess: Kürettage des Uterus
- MRT zur Beurteilung der Nachbarorgane und eventueller Infiltration
- Sonografie der Skalenusregion, um evtl. Lymphknotenmetastasen zu entdecken.

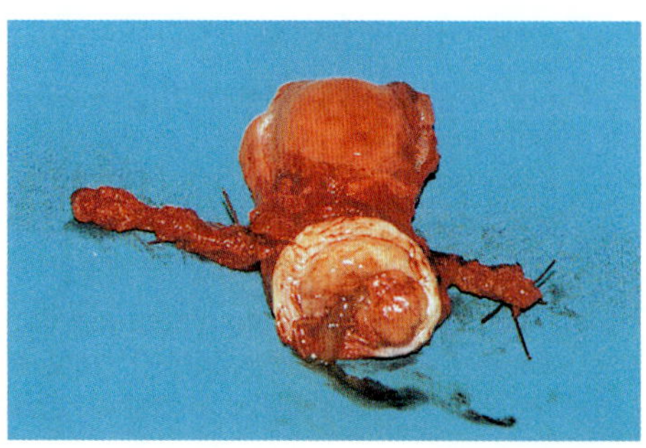

Abb. 21.3 Operationspräparat bei der OP nach Wertheim-Meigs: Uterus, Scheidenmanschette, Parametrien, parakolpisches Gewebe. Zusätzlich werden die pelvinen Lymphknoten und postmenopausal die Ovarien entfernt. [E320]

Metastasierung

Invasive Karzinome breiten sich meist per continuitatem in Scheide, Blase, Rektum oder Parametrien aus. Lymphogene Metastasierung, hauptsächlich in Lymphknoten entlang der A. iliaca externa und paraaortal, ist häufiger als hämatogene Metastasierung (→ Abb. 21.4).

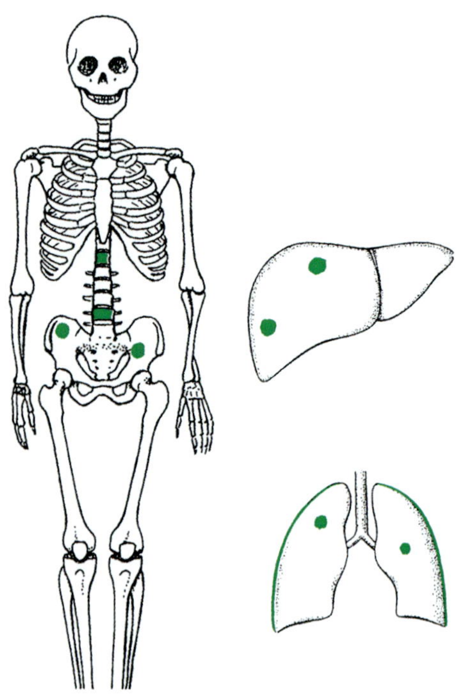

Abb. 21.4 Metastasierung beim Zervixkarzinom [L190]

Tab. 21.2 Stadieneinteilung des Zervixkarzinoms

TNM		FIGO	UICC (Union Internationale contre le Cancer)	
Tis		0	0	Carcinoma in situ
1		I	I	Tumor auf die Zervix begrenzt
	1a	IA	IA	Mikroinvasive Läsion bis 7 mm in die Breite und 3 mm (1a1) bzw. 5 mm (1a2) in die Tiefe
	1b	IA	IB	Makroinvasive Läsion bis maximal 4 cm (1b1) oder mehr als 4 cm (1b2)
2		II	II	Tumor infiltriert obere ⅔ der Vagina und/oder Parametrien, aber **nicht** die Beckenwand
	2a	IIA	IIA	Infiltration obere ⅔ der Vagina, aber nicht der Parametrien
	2b	IIB	IIB	Infiltration der Parametrien
3		III	III	Infiltration unteres Drittel der Vagina und/oder der Beckenwand und/oder Hydronephrose durch Harnleiterstenose
	3a	IIIA	IIIA (wenn N1 → IIIB)	Infiltration des unteren Vaginadrittels, aber nicht der Beckenwand
	3b	IIIB	IVA	Infiltration der Beckenwand und/oder Hydronephrose
4		IVA		Infiltration von Blase und/oder Rektum oder Ausbreitung über das kleine Becken hinaus
Alle T, M1		IVB	IVB	Fernmetastasen
N1				Regionale Lymphknotenmetastasen (pelvine, parazervikale, parametriane, sakrale oder präsakrale LK, **nicht** paraaortale LK)

Therapie

Die Behandlung richtet sich nach dem Stadium des Karzinoms (→ Tab. 21.1).
Die operative Therapie eines Zervixkarzinoms ohne Ausbreitung bis zur Beckenwand (bis FIGO Stadium IIb) ist die bereits 1898 von Ernst Wertheim eingeführte und später von Joe Meigs weiterentwickelte, radikale Hysterektomie inkl. Resektion einer Scheidenmanschette, der Parametrien und des die Scheide umgebenden, parakolpischen Gewebes bis zur Fossa obturatoria. Des Weiteren werden die Lymphknoten entlang der A. iliaca interna und externa reseziert.
Intraoperativ sollte ein Schnellschnitt erfolgen, sind unter den Lymphknoten Metastasen, werden im selben Eingriff noch die Lymphknoten entlang der Aorta bis zum Abgang der A. renalis reseziert.
Bei postmenopausaler Patientin oder bei Vorliegen eines Adenokarzinoms werden die Adnexe beidseits mitentfernt.

Eine adjuvante Radiotherapie senkt das Lokalrezidivrisiko, aber erhöht nicht die Überlebenswahrscheinlichkeit. Liegen Risikofaktoren vor (positive Lymphknoten, Tumorgröße 4 cm, tiefe Stromainvasion, R1-Resektion, ausgedehnte parametrane Infiltration, inadäquate Lymphadenektomie, ausgedehnte Lymphangiosis/Hämangiosis), sollte eine adjuvante Radio(chemo-)therapie mit Cisplatin erfolgen.

Ziel ist immer die komplette Entfernung des Tumors. Daher ist die Operation bei klinischem Verdacht auf Beckenwandbefall (Lymphödem, Nierenstau, Beinschmerzen) bzw. bei in der Bildgebung diagnostiziertem Beckenwandbefall kontraindiziert!

Prävention und Früherkennung

Durch die Vermeidung von HPV-Infektionen kann eine primäre Prävention erfolgen. Dies ist zum Teil durch die konsequente Benutzung von Kondomen möglich und durch die Impfung (→ Kap. 20).
Die sekundäre Prävention erfolgt durch regelmäßige (jährliche) zytologische Portioabstriche (Transformationszone!) im Alter von 20–35 Jahren. Ab dem 35. Geburtstag wird seit 2020 in Deutschland alle drei Jahre ein zytologischer Abstrich in Kombination mit einem HPV-Test durchgeführt. Die Vorsorgerichtlinie wurde dahingehend geändert.

Prognose

Sowohl das Rezidivrisiko als auch die Prognose sind abhängig von Tumorgröße, Differenzierungsgrad, Einbruch in das Lymph- oder Blutsystem und Alter der Patientin.
→ Tab. 21.3 zeigt aktuelle Werte der 5-Jahres-Überlebensrate.

Tab. 21.3 Prognose des Zervixkarzinoms

FIGO-Stadium	Mittlere 5-JÜR
I	95 %
II	75 %
III	58 %
IV	21 %

Zusammenfassung

- Beim Zervixkarzinom werden Frühformen, Mikrokarzinome und invasive Karzinome unterschieden.
- Humane Papillomaviren (HPV) sind für die Entstehung mitverantwortlich.
- Das Zervixkarzinom wird meist im Rahmen der jährlichen bzw. ab 35 alle drei Jahre durchgeführten gynäkologischen Vorsorge entdeckt, da es erst spät Symptome verursacht.
- Therapieoptionen sind: Operation nach Wertheim-Meigs und, in fortgeschritteneren Stadien, Radiochemotherapie.

Uterusmyome, -polypen und Endometriumhyperplasie

Uterusmyome

Myome sind gutartige Tumoren der glatten Muskulatur. Sie sind die häufigsten Unterbauchtumoren vor der Menopause und meist symptomarm. Sie können einzeln oder multipel auftreten. Hinsichtlich der Größe gibt es enorme Unterschiede: Manche Myome sind und bleiben senfkorngroß, andere wachsen, bis sie das gesamte kleine Becken ausfüllen. Etwa 20 % aller Frauen über 30 Jahre sind betroffen. Sarkomatöse Entartungen sind selten (< 0,5 %). Histologisch kann man drei Typen unterscheiden:

- **Leiomyome:** bestehen fast nur aus Muskelzellen – mit Abstand häufigste Form
- **Fibromyome:** mit quantitativ vorherrschenden Bindegewebszellen – sehr selten
- **Adenomyome:** mit Endometriosezellen

Lokalisation und Klinik

Je nach Lokalisation ergeben sich unterschiedliche Differenzialdiagnosen und Symptome.

Wichtige Differenzialdiagnosen
Endometriose, Tumoren von Zervix, Rektum, Blase, Endometrium oder Ovar, Schwangerschaft, Uterusfehlbildungen, Zysten, Korpuspolyp

Bei der FIGO-Klassifikation werden Myome je nach Lokalisation aufsteigend von innen nach außen nummeriert (→ Abb. 22.1).

Einen Uterus mit multiplen Myomen nennt man **„Uterus myomatosus"**.
Hauptsymptome sind Blutungsstörungen in Form von Hypermenorrhö, prä- und postmenstruellen Spottings, mit evtl. sekundärer Anämie. Heftige Dysmenorrhöen können die betroffenen Frauen stark beeinträchtigen.
Alle Myome verursachen ab einer bestimmten Größe Beschwerden durch Druck oder Kompression benachbarter Strukturen wie Darm, Blase (Entleerungsstörungen), Ureter (besonders bei der intraligamentären Form), Zirkulationsstörungen oder Ischialgien. Die sehr seltenen subserösen und In-statu-nascendi-Myome können nach einer Stieldrehung infarzieren. Die Stieldrehung beim subserösen Myom kann Ursache eines akuten Abdomens sein. Perimenopausal kann die relative Östrogendominanz zu einem Wachstum der Myome führen. Postmenopausal verkleinern sich viele Myome oder bilden sich sogar vollständig zurück.

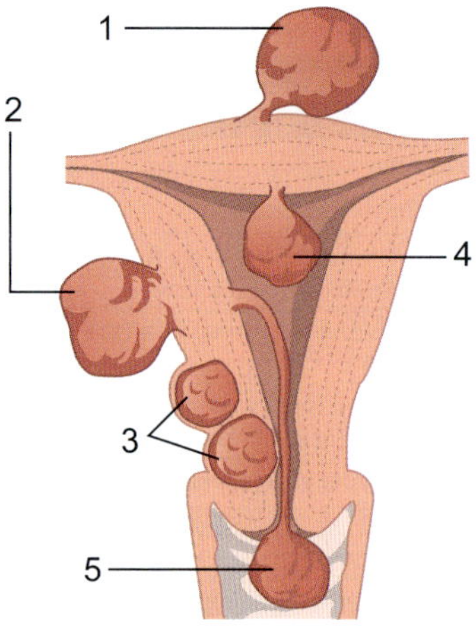

Abb. 22.1 Lokalisation der Myome: 1) FIGO 7; 2) FIGO 6; 3) oben: FIGO 5, 3) unten: FIGO 4; 4) FIGO 1; 5) FIGO 0 [L190]

Diagnostik und Therapie

Im Rahmen der palpatorischen Untersuchung ergeben sich erste Hinweise auf Vergrößerung bzw. Knoten des Uterus. Wichtigstes Instrument zur Beurteilung von Größe, Ausdehnung und Wachstumsverhalten ist die transvaginale Sonografie (→ Abb. 22.2).
Lassen sich klinisch und sonografisch Adnextumoren nicht sicher abgrenzen, dient eine MRT-Untersuchung bzw. eine Laparoskopie oder Hysteroskopie der genaueren Beurteilung. Bei größeren Myomen sollte die Funktion der umliegenden Organe und Strukturen (z. B. Blase, Darm) genau beobachtet bzw. getestet werden, um Einschränkungen frühzeitig zu erkennen. Prinzipiell gibt es zwei Therapieoptionen:
Konservative Therapie Mit zyklischer Gestagensubstitution bzw. Depotgestagen, gestagenbetonten Ovulationshemmern oder GnRH-Agonisten (senken den Östrogenspiegel) verkleinert die Myome um bis zu 70 %. Die Wirkung beschränkt sich jedoch meist auf die Zeit der Hormoneinnahme. Bei Frauen über 40 kann durch Hormongabe und bei Wunsch zur Organerhaltung häufig die Zeit bis zum Klimakterium überbrückt und so eine Operation vermieden werden. GnRH-Agonisten führen zu starken Wechseljahrsbeschwerden (→ Kap. 10), dies führte bisher häufig zum Abbruch der Theraie. Seit 2022 ist ein neues Medikament (Ryeqo) zugelassen, welches einen GnRH-Agonisten in Kombination mit einer niedrig dosierten Add-Back-Therapie mit Gestagen und Östrogen enthält. Durch diese Kombination treten kaum Wechseljahrsbeschwerden auf und die Compliance ist deutlich gesteigert.

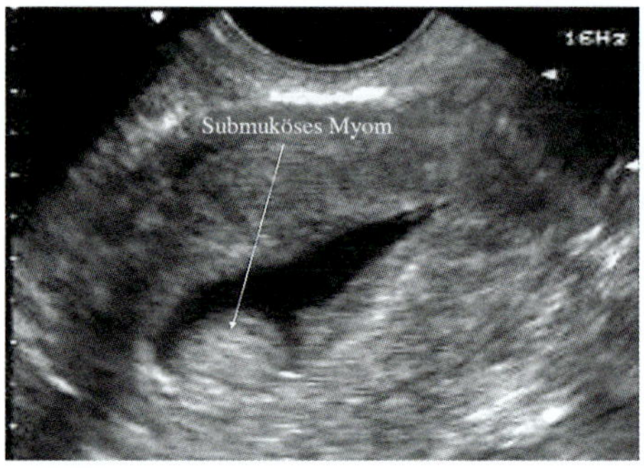

Abb. 22.2 Typisches submuköses Myom: echoarm mit Schallschatten (Vaginalsonografie). [G244]

Operation Myomenukleation (evtl. nach präoperativer Hormontherapie zur Verkleinerung der Myome) bei Kinderwunsch oder Hysterektomie (bei multiplen, großen Myomen) bei abgeschlossener Familienplanung. Bei Blutungsstörungen sollte zum Karzinomausschluss vor der Operation eine Abrasio durchgeführt werden.
Einen neuartigen Ansatz in der Myomtherapie stellt die „hochintensive fokussierte Ultraschall"-Behandlung (**MR-HIFU**) dar, bei der die Myome mittels MRT-gesteuerter, gebündelter Ultraschallwellen verödet werden. Auch die **Myomembolisation** mittels interventioneller Radiologie kann eine operative Therapie in bestimmten Fällen ersetzen.

Indikationen zur Operation

- Starke Blutungsanomalien (mit Anämie) und/oder heftige Dysmenorrhö
- Zusätzlicher Descensus uteri mit Inkontinenz
- Funktionseinschränkung der Nachbarorgane oder -strukturen, Infertilität oder gehäufte Aborte
- Nekrotische, zentrale Einweichung des Myoms oder akutes Abdomen bei Stieldrehung eines subserösen Myoms (→ Abb. 22.3)
- Unklare Abgrenzung zu Karzinomen: schnelles Wachstum (Sarkom?), unklare Organzugehörigkeit (Ovarialtumor?) oder Myomwachstum in der Menopause

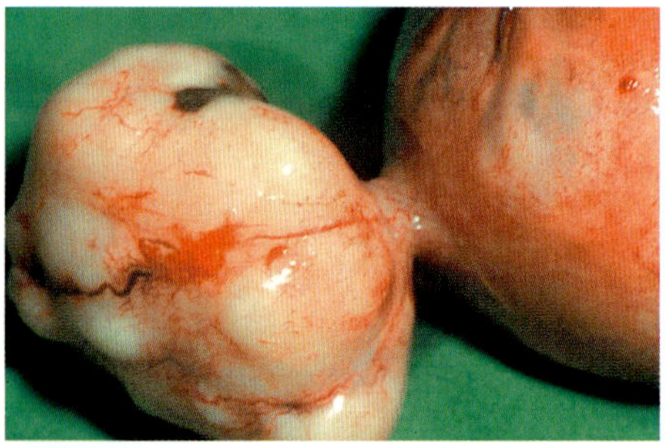
Abb. 22.3 OP-Präparat: gestieltes subseröses Myom (FIGO 7) [M436]

Tab. 22.1 Hyperplasietypen: Entartungsrisiko und Therapie

Typ	Regression	Persistenz	Entartung	Therapie
Einfache (zystische) Hyperplasie	80 %	19 %	1%	abwartendes Beobachten, Quelle der erhöhten Östrogenzufuhr beseitigen, östrogenproduzierende Tumore ausschließen
Komplexe (adenomatöse) Hyperplasie	80 %	17 %	3 %	hochdosierte Gestagentherapie über 3 Monate, wenn in Kontrollabrasio noch vorhanden peri- und postmenopausal Hysterektomie, bei jüngeren Patientinnen wiederholte Gestagentherapie
Zystische Hyperplasie mit Atypien	69 %	23 %	8 %	Peri- und postmenopausal wird die Hysterektomie empfohlen, bei jüngeren Patientinnen mit Kinderwunsch und guter Compliance Gestagentherapie (s. o.), Kontrolle nach 3 Monaten.
Adenomatöse Hyperplasie mit Atypien	57 %	13 %	30 %	

Sehr viele Myomträgerinnen mit mäßigen Beschwerden wünschen heute ein abwartendes Vorgehen. Hier sind regelmäßige Kontrollen (alle 3–6 Monate) durch Palpation und Ultraschall ausreichend. Ovulationshemmer können das Wachstum von Myomen fördern oder bremsen. Normalerweise kommt es in der Postmenopause mit Wegfall der Östrogenstimulation zur Verkleinerung der Myome.

Myome und Schwangerschaft

Myome können zum einen das Eintreten einer Schwangerschaft verhindern, zum anderen bergen sie bei eingetretener Schwangerschaft gelegentlich Risiken für das Ungeborene und die Mutter (klinische Symptomatik bei ca. 1 % aller Schwangeren). Tief sitzende Myome können ein Geburtshindernis darstellen. Post partum erhöhen sie das Risiko für Uterusatonie. Große Myome sollten vor einer geplanten Schwangerschaft entfernt werden. Bei bereits eingetretener Schwangerschaft wird meist abwartend vorgegangen und ggf. der Geburtsmodus angepasst.

Uteruspolypen und Endometriumhyperplasie

Leitsymptome sind Blutungsunregelmäßigkeiten oder postmenopausale Blutungen. Wichtigste Differenzialdiagnose ist das Endometriumkarzinom (→ Kap. 24).

Uteruspolypen

Uteruspolypen sind lokale Hyperplasien der Gebärmutterschleimhaut. Sie treten meist perimenopausal bzw. im Klimakterium auf. Die Diagnose wird hysteroskopisch gestellt. Da Polypen auch häufig mit einem Endometriumkarzinom vergesellschaftet sind, ist eine histologische Abklärung der mittels Elektroschlinge entfernten Polypen selbst als auch der zusätzlich abgetragenen Schleimhaut notwendig.

Endometriumhyperplasie

Durch übermäßige, andauernde Stimulation mit Östrogenen kommt es zur Proliferation der Schleimhaut (→ Abb. 22.4). Dies ist z. B. bei Östrogenmonotherapie im Klimakterium oder bei extragenitaler Hormonproduktion durch Tumoren (z. B. bei Follikelpersistenz oder Granulosazelltumoren, → Kap. 26) oder Adipositas möglich. Der Häufigkeitsgipfel liegt in der Postmenarche sowie in der Perimenopause. Histologisch unterscheidet man eine glandulär-zystische Form (Drüsen zystisch erweitert) von einer adenomatösen Form (vermehrte Drüsen), jeweils mit oder ohne Zellatypien. Maligne Entartungen sind möglich (→ Tab. 22.1), Hyperplasien mit Zellatypien werden als Präkanzerosen eingestuft.

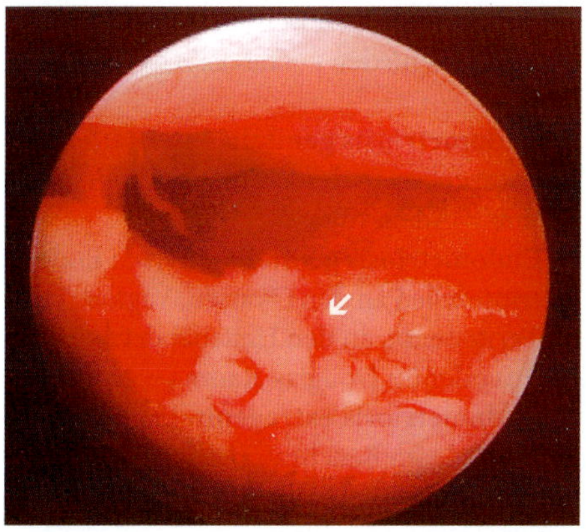

Abb. 22.4 Hysteroskopisches Bild einer Endometriumhyperplasie (an der Uterushinterwand, unten im Bild) [M436]

Zusammenfassung

- Myome werden bei 20 % der über 30-Jährigen gefunden.
- Myome sind im Allgemeinen symptomarm. Mögliche Symptome sind Blutungsstörungen, Dysmenorrhö und Funktionseinschränkungen der umliegenden Strukturen.
- Die Diagnose wird meist vaginalsonografisch gestellt. Ist dies nicht eindeutig möglich, werden bildgebende Verfahren wie Laparoskopie und Hysteroskopie eingesetzt.
- Myome können medikamentös verkleinert werden, bei starken Beschwerden werden sie operativ entfernt.
- Polypen und Endometriumhyperplasien sind karzinomverdächtig und werden deshalb abgetragen und histologisch untersucht.

→ 23 Endometriose

Unter „Endometriose" versteht man heterotope Schleimhautinseln, die histologisch dem Endometrium sehr ähnlich sind. Diese Zellen unterliegen genau wie das normale Endometrium hormonabhängigen, zyklischen Veränderungen (→ Kap. 7). Zirka 2–4 % der geschlechtsreifen Frauen sind betroffen, Sterilitätspatientinnen (15–25 %) und übergewichtige Frauen häufiger.

Ätiologie

Die genauen Ursachen der Endometriose sind nicht bekannt. Verschiedene Mechanismen werden diskutiert:

- Verschleppung von Zellen während der Menstruation (retrograde Menstruation)
- Metaplasie differenzierter Zellen und Umformung zu Endometriumzellen
- Lymphogene oder hämatogene Streuung
- Iatrogene Verschleppung bei Eingriffen (Sectio, Myomenukleation)
- Embryonale Anlagestörung

Einteilung und Lokalisation

Je nach Lokalisation werden folgende Formen unterschieden (→ Tab. 23.1, → Abb. 23.1):

- **Endometriosis genitalis interna:** Endometriosezellen in der Uteruswand oder im Eileiter = Adenomyose
- **Endometriosis genitalis externa:** Endometriosezellen an den Ovarien, Vagina, Vulva, Peritoneum, an den Haltebändern des Uterus oder im Douglas-Raum (→ Abb. 23.3)
- **Endometriosis extragenitalis:** Endometrioseherde im Bauchraum oder (sehr selten) am Nabel, Leistenkanal oder in Gehirn, Lunge, Darm oder Blase

Am häufigsten sind Herde am Lig. sacrouterinum, am Ovar (dann Bildung von sog. Schokoladenzysten, die mit geronnenem Blut [braunes Sekret] gefüllt sind) und im Douglas-Raum.

Tab. 23.1 WHO-Stadieneinteilung der Endometriose

Stadium	Definition
I	• Herde im kleinen Becken < 5 mm • Herde an der Portio < 5 mm • Tuben beidseits frei durchgängig
II	• Herde im kleinen Becken > 5 mm • Herde an der Portio > 5 mm • Blutsee im Douglas-Raum • Herde auf dem Blasendach • Verwachsungen mit Stenose der Tube
III	• Adenomyosis uteri (intramurale Endometrioseherde) • Tubenwinkel-Endometriose • Ovarielle Schokoladenzysten • Herd am Lig. sacrouterinum
IV	• Extragenitale Endometriose

Klinik

Typischerweise treten ein bis zwei Tage vor der Menstruation Beschwerden auf (→ Tab. 23.2): Durch den Abfall des Progesteronspiegels gehen einige Zellen eines Endometrioseherdes zugrunde, meist füllt sich die entstandene Zyste mit Blut. Die Kapselspannung führt zu Schmerzen. Endometriosezysten können auch Anschluss an andere Hohlorgane bekommen und so zu Schmierblutungen (v. a. prämenstruell), Makrohämaturie, blutigen Stühlen oder Hämoptoe führen. Die Endometriose löst auch während der Periode vermehrt Schmerzen aus (Dysmenorrhö). Typisch ist der „Crescendoschmerz": Die Schmerzstärke steigt über einige Tage, erreicht ihren Höhepunkt und nimmt mit dem Einsetzen der Menstruation ab. Bei beidseitigem Befall der Tuben oder der Ovarien kann die Endometriose zur Sterilität führen. Retrozervikal gelegene Herde oder Douglas-Herde verursachen oft Schmerzen beim Geschlechtsverkehr. Die Symptomatik kann jedoch völlig atypisch bis asymptomatisch sein. Man schätzt, dass bis zu 10 % der Frauen im reproduktionsfähigen Alter in den Industrieländern Endometrioseherde aufweisen. Der Schweregrad der Endometriose korreliert nicht zwangsläufig mit der Ausgeprägtheit klinischer Symptome. Natürlicherweise kommt es während der Schwangerschaft, der Stillzeit und in der Postmenopause zur Regression der Herde.

Tab. 23.2 Häufigkeit der Symptome bei Endometriose

Symptom	Häufigkeit
Dysmenorrhöen	50–60 %
Sterilität	30–50 %
zyklische Beckenschmerzen	30–40 %
Dyspareunie (Schmerzen beim Geschlechtsverkehr)	15–20 %
Zyklusunregelmäßigkeiten	5–15 %
Dysurie, Darmkrämpfe, zyklische Hämaturie, zyklische blutige Defäkation, Hypermenorrhö	< 5 %

Diagnostik

Endometrioseherde sind nur selten tastbar. Oftmals fallen aber druckschmerzhafte Veränderungen bei der vaginalen und rektalen Tastuntersuchung auf. In der **Laparoskopie** kann man bläulich schimmernde Knötchen bzw. Schokoladenzysten (eingedicktes Blut innerhalb einer größeren Zyste) gut erkennen (→ Abb. 23.2). Der Eingriff sollte prämenstruell durchgeführt werden, weil zu diesem Zeitpunkt die Endometrioseherde am größten sind.
Differenzialdiagnostisch kommen andere Adnextumoren, Entzündungen, chronische Adnexitis, Rektumkarzinome und chronische Appendizitis infrage.

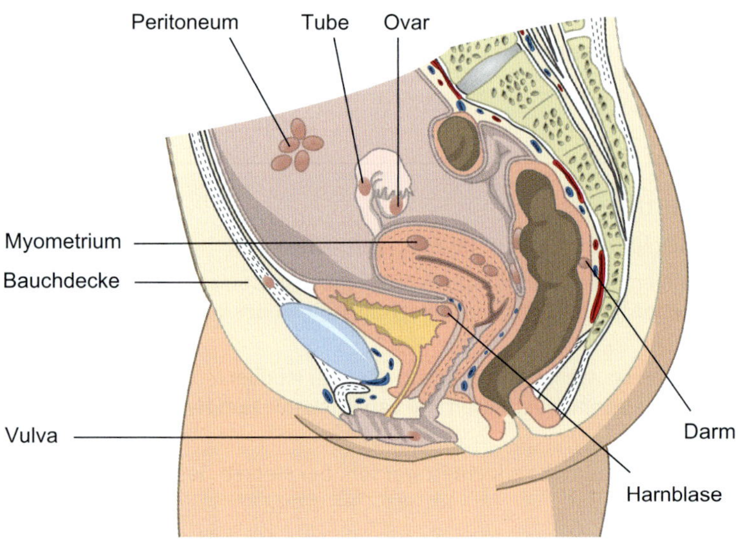

Abb. 23.1 Mögliche Lokalisationen der Endometrioseherde [L138]

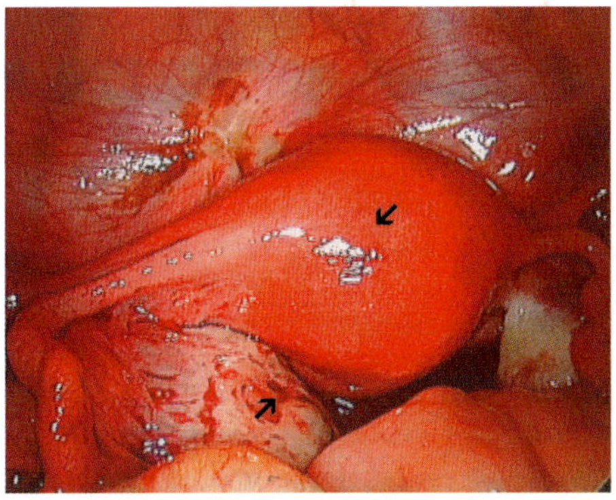

Abb. 23.2 Endometrioseherde an Uterus und Ovar (Laparoskopie) [M436]

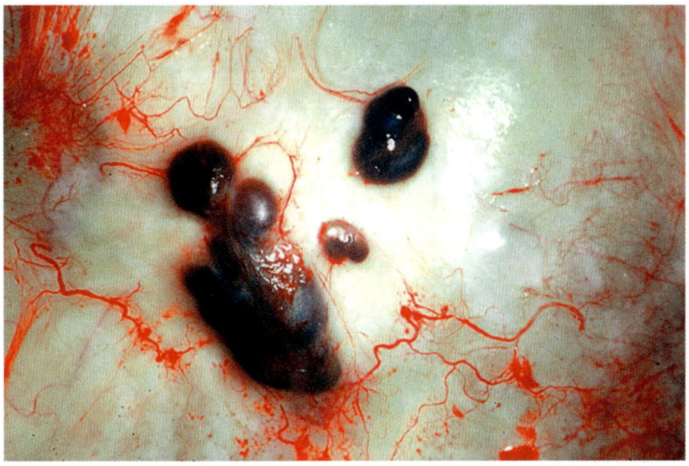

Abb. 23.3 OP-Präparat: fast schwarze Herde, die einer 12 cm großen, entfernten Ovarialzyste aufliegen (der Bildausschnitt entspricht einer Größe von ca. 6 cm) [M436]

Therapie

Die Therapie richtet sich grundsätzlich nach dem Schweregrad der Beschwerden und der Kinderwunschsituation.
Bewährt hat sich eine Kombination aus medikamentöser Therapie und Operation.

Operation

Wird die Diagnose Endometriose laparoskopisch gestellt, werden noch in der gleichen Sitzung möglichst viele Herde entfernt. Erschwert wird die Operation häufig durch vorliegende Adhäsionen (Verwachsungen). Bei ausgedehnten Befunden ist eine Laparotomie, evtl. auch mit Organteilresektion, notwendig.

> Bei der Operation ist darauf zu achten, dass Zysten und Herde (→ Abb. 23.3) nicht aufbrechen und durch Streuung der Endometriosezellen keine neuen Herde entstehen!

Medikamentöse Therapie

Die Proliferation der Endometrioseherde hängt von der Östrogenkonzentration ab. Durch Unterdrückung der Ovarialfunktion wird versucht, die Herde atrophieren zu lassen. Dafür stehen verschiedene Möglichkeiten zur Verfügung:

- Gestagenbetonte Ovulationshemmer bzw. Gestagene bei milder Endometriose
- Gestagenhaltige IUPs (bei Endometriosis uteri interna)
- GnRH-Analoga bei ausgeprägten Befunden: Hemmung der Freisetzung von FSH und LH und damit Senkung der ovariellen Steroidsynthese. Bei starken Nebenwirkungen kann eine sog. Add-back-Substitution helfen: Zusätzlich werden niedrig dosierte Östrogen-Gestagen-Kombinationen verabreicht. Die Wirksamkeit der GnRH-Analoga wird nicht beeinträchtigt. Tritt keine Besserung nach 3–6 Monaten Therapie ein, werden Gestagene verabreicht; anschließend ggf. ein weiterer Zyklus GnRH-Analoga.

Bei moderaten Beschwerden ist oftmals eine Analgesie (NSAR und Spasmolytika) ausreichend.
Ultima Ratio bei therapieresistenter Endometriose ist die Hysterektomie mit Ovarektomie.

Therapie bei Kinderwunsch

Bei Patientinnen mit Kinderwunsch kommt eine Hormontherapie nicht infrage. Nach der schonenden operativen Entfernung möglichst vieler Herde und Lösung der Adhäsionen wird eine Schwangerschaft angestrebt. Bei beeinträchtigter Tubenfunktion wird eine IVF empfohlen (→ Kap. 15). Eine 3-monatige GnRH-Behandlung vor der IVF verbessert die Erfolgsaussichten.

Zusammenfassung

- Endometriose ist eine pathologische Streuung von endometriumähnlichen Zellen.
- Häufige Symptome sind Dysmenorrhöen, Sterilität und zyklusabhängige Beckenschmerzen.
- Durch eine Laparoskopie kann die Diagnose gesichert werden.
- Die Herde und Zysten können operativ entfernt oder durch Unterdrückung der ovariellen Hormonproduktion „ausgehungert" werden.

Endometriumkarzinom und Uterussarkom

Endometriumkarzinom

Das Endometriumkarzinom (→ Abb. 24.1) ist das siebthäufigste Malignom der Frau weltweit. In den westlichen Industrieländern nimmt die Häufigkeit zu. Hauptsächlich sind postmenopausale Frauen mit einem mittleren Erkrankungsalter von 69 Jahren betroffen. Das Risiko steigt mit dem Alter. 15 % aller Patientinnen sind jedoch unter 50 Jahre alt!

Seit der 2022 erschienenen S3-Leitlinie wird von jedem Endometriumkarzinom eine molekulare Subklassifikation am Abradat durchgeführt, um eine bessere prognostische Einschätzung zu erzielen und die Therapie entsprechend individuell anpassen zu können (→ Tab. 24.1). Die historische Einteilung in östrogenabhängige Typ-I- und östrogenunabhängige Typ-II-Karzinome wurde hierdurch abgelöst.

Die Endometriumhyperplasie mit Atypien (→ Kap. 22) ist eine obligate Präkanzerose.

Risikofaktoren

Da das Endometrium einer hormonellen Regulation unterliegt, führt längerfristige übermäßige Östrogenstimulation zur Hyperplasie (→ Kap. 6) und zum Karzinom. Dies tritt v. a. im Rahmen einer östrogenbetonten Hormonsubstitution ohne Gestagenkomponente im Klimakterium, bei metabolischem Syndrom mit Adipositas, hormonproduzierenden Tumoren oder häufigen anovulatorischen Zyklen (Follikelpersistenz) auf. Weitere Risikofaktoren sind:

- Diabetes mellitus
- Infertilität und Nulliparität
- Frühe Menarche, späte Menopause
- Tamoxifentherapie
- Mammakarzinom in der Eigenanamnese
- PCO/PFO-Syndrom (→ Kap. 9)
- HNPCC-Syndrom (autosomal-dominante Erkrankung mit stark erhöhtem [Darm-]Krebsrisiko)

Multiparität, Rauchen, körperliche Belastung, Kontrazeptivaeinnahme und sojareiche Ernährung senken das Risiko.

Klinik

Symptome treten schon früh auf, weshalb die meisten Karzinome bereits im Stadium I diagnostiziert werden.

Im Vordergrund der Symptomatik stehen postmenopausale Blutungen bzw. bei prämenopausalen Frauen Zwischenblutungen. Des Weiteren können eitriger oder blutiger zervikaler Fluor und in fortgeschrittenen Stadien Unterbauchschmerzen und Gewichtsverlust auftreten.

Tab. 24.1 Molekulare Klassifikation des Endometriumkarzinoms

	POLE-mutiert	MMR-D	NSMP	P53 abnormal
Häufigkeit	9 %	28 %	50 %	12 %
Alter	jüngere Frauen	alle Altersgruppen	alle Altersgruppen	alle Altersgruppen
Hereditäre Komponente	selten	10 % d. Fälle HNPCC-Syndrom	selten	BRCA-Mutation möglich
Atypische Endometriumhyperplasie als Präkanzerose	möglich	möglich	möglich	nein
Histologie	häufig endometroid high grade	endometroid oder undifferenziert	endometroid low grade	serös, klarzellig, endometroid high grade
Tumorstadium bei Erstdiagnose	häufig niedrig	hoch oder niedrig	häufig niedrig	hoch, häufig metastasiert
Prognose	sehr gut	gut	gut	schlecht

POLE: DNA-Polymerase-E-Domäne; MMR-D: Mismatch-Repair-defizient; NSMP: No Special Molecular Profile; HNPCC: hereditäres nichtpolypöses kolorektales Karzinom; BRCA: Breast Cancer Antigen

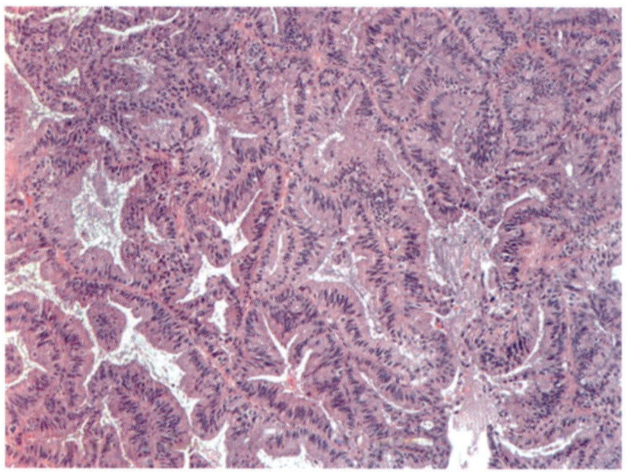

Abb. 24.1 Histologisches Bild eines gut differenzierten Adenokarzinoms des Endometriums [F630]

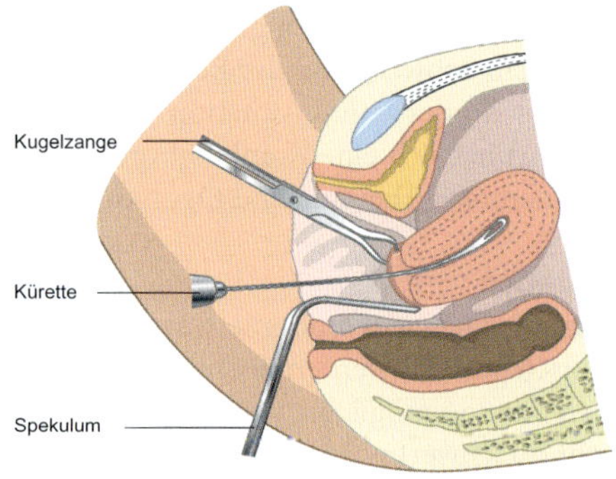

Abb. 24.2 Abrasio [L138]

Differenzialdiagnosen der postmenopausalen Blutung:

- Endometriumkarzinom (30 %)
- Zervixkarzinom (→ Kap. 21)
- Ovarialkarzinom (→ Kap. 26)
- Entzündliche Veränderungen (→ Kap. 17)
- Myome (→ Kap. 22)

Diagnostik

Ein generelles Screening wird nicht empfohlen, auch bei Risikopatientinnen (s. o.) ist ein Nutzen nicht belegt. Zur Abklärung einer postmenopausalen Blutung dient neben der gynäkologischen Untersuchung die Vaginalsonografie. Eine Endometriumdicke von > 5 mm ist ohne Hormonersatztherapie verdächtig. Diagnostische Maßnahme der Wahl ist die **Hysteroskopie** mit anschließender fraktionierter Abrasio (→ Abb. 24.2, → Kap. 4).

Das getrennt gewonnene Material von Zervix und Korpus wird histologisch untersucht, um die Ausbreitung zu beurteilen (→ Abb. 24.3, → Tab. 24.2). Hierbei sollte bereits am Abradat die molekulare Klassifikation erfolgen, um die optimale Therapie festlegen zu können. Weitere ggf. notwendige präoperative Untersuchungen, je nach molekularem Subtyp und vermutetem Tumorstadium, sind: Thorax- und/oder

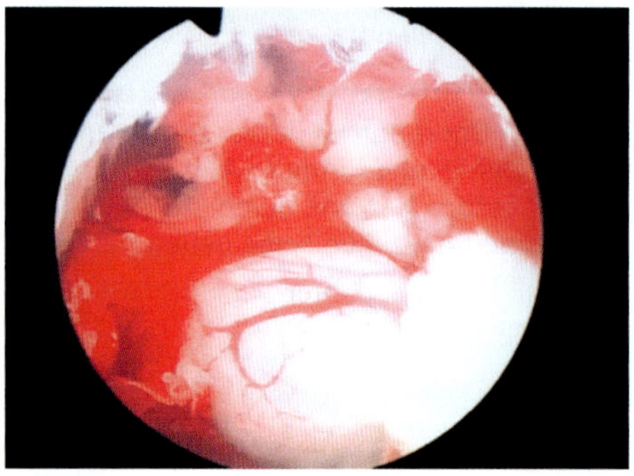

Abb. 24.3 Hysteroskopisches Bild eines Endometriumkarzinoms [M436]

Tab. 24.2 Stadieneinteilung des Endometriumkarzinoms [F797-03]

FIGO-Stadium		
I	Ia	Tumor auf Endometrium oder innere Hälfte des Myometriums begrenzt
	Ib	Tumor infiltriert äußere Hälfte des Myometriums, bleibt aber auf Corpus uteri begrenzt
II		Infiltration der Cervix uteri
III	IIIa	Befall der Serosa und/oder der Adnexe
	IIIb	Befall der Vagina
	IIIc	Befall der pelvinen und/oder paraaortalen Lymphknoten
IV	IVa	Ausbreitung auf die Blasen- oder Rektumschleimhaut
	IVb	Fernmetastasen

Abdomen-CT und/oder MRT des Beckens. Gelegentlich erfolgt eine Rektoskopie und/ oder Zystoskopie.

> Der zytologische Nachweis (PAP-Abstrich) gelingt nur in 30 % der Fälle. Das Endometriumkarzinom tritt bevorzugt in den Tubenecken auf!

Metastasierung

Lymphknotenmetastasen finden sich meist erst bei einer Ausbreitung bis zum äußeren Myometriumdrittel. Häufiger sind Vaginal-, Tuben- und Ovarialmetastasen. Hämatogene Streuung ist ausgesprochen selten und betrifft dann vorwiegend die Lunge.

Therapie

Goldstandard ist die operative Therapie. Zu dieser gehört immer die Hysterektomie mit Adnexektomie beidseits, meist wird der Eingriff minimalinvasiv durchgeführt (laparoskopisch assistierte vaginale Hysterektomie [LAVH] oder total-laparoskopische Hysterektomie [TLH]). Je nach Tumorstadium und molekularer Subklassifikation schließt sich noch eine pelvine und paraaortale Lymphonodektomie, ggf. auch eine Omentektomie an. Idealerweise wird auch diese Operation laparoskopisch durchgeführt. Sofern nicht schon vor dem ersten Eingriff ein fortgeschrittenes Tumorstadium oder ein Hochrisikotyp vermutet wird, bietet sich ein zweizeitiges Vorgehen mit Abwarten der definitiven Histologie an. Adjuvant schließt sich bei hohem Rezidivrisiko bzw. schlechter Prognose eine Bestrahlung oder eine Kombination aus Bestrahlung und Chemotherapie (Radio-Chemotherapie) an.
Ein Sonderfall ist die junge Patientin mit bestehendem Kinderwunsch und guter Prognose (POLE-mutiert). Hier kann nach ausführlicher Risikoaufklärung bei guter Compliance ein konservativer Therapieversuch mit hochdosierten Gestagenen gemacht werden. Nach Abschluss der Familienplanung sollte dann die Hysterektomie erfolgen.

Prognose

Die Überlebensrate ist abhängig von dem molekularen Typ, dem Grading (Differenzierung), der Invasionstiefe ins Myometrium und dem Lymphknotenbefall.
Die 5-JÜR liegen insgesamt bei 72–84 %.

Tab. 24.3 Therapie bei uterinen Sarkomen

Tumortyp	Operation	Adjuvante Therapie
Maligner Müller-Mischtumor	Hysterektomie, Adnexektomie beidseits, Omentektomie, pelvine und paraaortale Lymphonodektomie	Bestrahlung, ggf. mit anschließender Chemotherapie (abhängig von Tumorstadium und Tumortyp)
Leiomyosarkom	Hysterektomie und Adnexektomie beidseits. Ovarien können bei prämenopausalen Patienten u.U. belassen werden. Lymphonodektomie nur bei auffälligen Lymphknoten in der Bildgebung	keine generelle Empfehlung zur Bestrahlung oder Chemotherapie bei sehr schlechten Ansprechraten
Endometriales Stromasarkom	Hysterektomie mit Adnexektomie beidseits, Lymphonodektomie nur bei auffälligen Lymphknoten in der Bildgebung	keine adjuvante Bestrahlung oder Chemotherapieggf. endokrine Therapie nach individueller Risikoabwägung

Uterussarkom

1–3 % der malignen Uterustumoren sind Sarkome.
Sie verursachen keine spezifischen Symptome und werden oft irrtümlich für Myome (→ Kap. 22) gehalten. Erst durch rasche Größenprogredienz oder per intraoperativem Zufallsbefund wird die (Verdachts-) Diagnose Sarkom gestellt.
Man unterscheidet nach der Histologie verschiedene Typen:

- Gemischte Tumoren mit Sarkom- und Karzinomanteilen (= Müller-Mischtumor, Karzinosarkom): häufigste Form, Durchschnittsalter ca. 62 Jahre, hämatogene Metastasen und Lymphknotenbefall häufig und frühzeitig, oft treten Blutungen als erste Symptome auf.
- Leiomyosarkom: bösartiger Tumor des Myometriums, morphologisch ähnlich einem Myom aber mit Blutungen und Nekrosen, meist hämatogene Metastasierung, kaum Lymphknotenmetastasen, selten Blutungen als Symptom
- Stromasarkom des Endometriums: frühzeitig Blutungen, hämatogene und lymphogene Metastasierung

> Ein schnell wachsendes Myom ist immer sarkomverdächtig!

Diagnostik und Therapie

Bedingt durch Ihren Sitz im Myometrium, lassen sich Sarkome häufig nicht durch eine Kürettage diagnostizieren (nur in 50 % der Fälle).
Klinische Zeichen können eine schnelle Vergrößerung des Uterus oder eines Myoms (v. a. postmenopausal) oder postmenopausale Blutungen sein. → Tab. 24.3 zeigt die Therapieempfehlung für die unterschiedlichen Sarkome.

Prognose

Die Prognose ist sehr schlecht: Selbst bei Begrenzung auf den Uterus (Figo I) ist die 5-Jahres-Überlebensrate nur 53 %. Ein entsprechendes Endometriumkarzinom hat eine 5-Jahres-Überlebensrate von 85 %.

Zusammenfassung

Endometriumkarzinom

- Symptome treten früh auf: Leitsymptom sind Blutungsunregelmäßigkeiten bzw. die Postmenopausenblutung.
- Die Diagnose wird durch Hysteroskopie und fraktionierte Kürettage gestellt oder ausgeschlossen.
- Therapie der Wahl ist die Operation, evtl. mit adjuvanter Bestrahlung und/oder Chemotherapie.

Uterussarkom

- Seltener maligner Uterustumor mit sehr schlechter Prognose, DD Myom.

→ 25 Tumoren der Ovarien

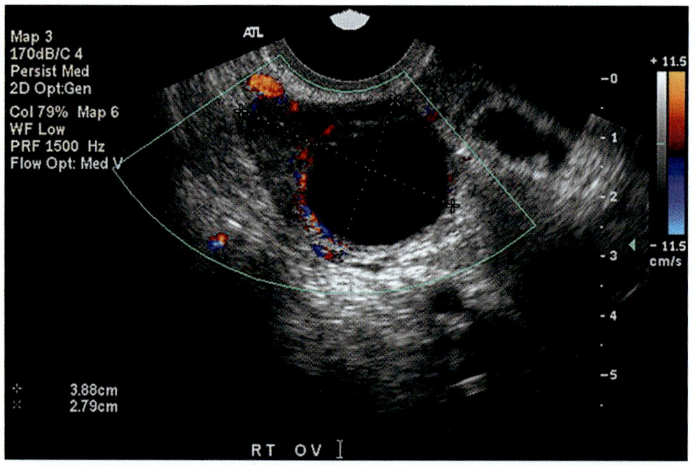

Abb. 25.1 28-jährige Patientin: typische Follikelzyste ca. 2 cm groß, dünne, glatte Wand ohne Unregelmäßigkeiten. Ein peripherer Blutfluss ist nicht ungewöhnlich. Bei der sonografischen Kontrolle nach 2 Monaten hatte sich die Zyste zurückgebildet. [G245]

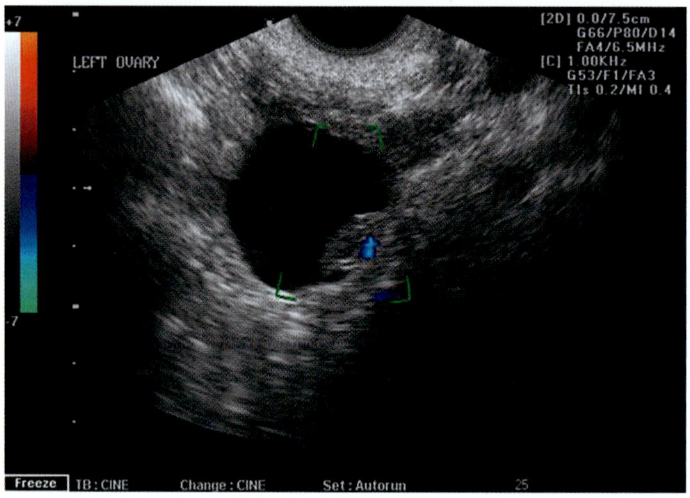

Abb. 25.2 Postmenopausale Patientin (li. Ovar): zystische Struktur mit wandständigen soliden Anteilen, die einen Blutfluss aufweisen. Der Befund ist suspekt. Hier ergab die pathologische Untersuchung ein seröses Zystadenom im Stadium I. [G245]

Neubildungen der Ovarien sind relativ häufig. Man unterscheidet:

- Funktionelle Zysten
- Echte Neoplasien
- Ovarvergrößerungen anderer Genese

Etwa 20 % aller Ovarialtumoren sind maligne. Bei vielen primär benignen Prozessen besteht ein erhöhtes Entartungsrisiko (s. u.).

Diagnostik

Neben der Erkennung eines Ovarialtumors sind v. a. die Unterscheidung von funktionellen Zysten und echten Neoplasien sowie deren Dignitätsbeurteilung von Bedeutung.

Anamnese und Klinik

Wird ein Ovarialtumor festgestellt, dient zur ersten Einschätzung des Prozesses v. a. das Alter der Patientin:

- Im Kindes- und Jugendalter und in der Postmenopause gilt jeder Tumor als abnorm und bedarf der sofortigen Abklärung. Einzige Ausnahme stellen Follikel- und Luteinzysten bei Neugeborenen dar.
- Bei der geschlechtsreifen Frau haben Zysten eine große Bedeutung. Zwischen 25 und 45 Jahren sind gutartige Prozesse etwa 10-mal häufiger als bösartige.

Risikofaktoren für ein Ovarialkarzinom sind Kinderlosigkeit, hoher sozialer Status und weiße Hautfarbe. Das Risiko wird durch viele Geburten und langjährige Einnahme von Ovulationshemmern gesenkt. Sowohl gutartige als auch bösartige Prozesse sind häufig symptomarm. Akute abdominale Schmerzen können durch eine Ruptur oder Stieldrehung eines Tumors (meist Zysten) hervorgerufen werden. Meist werden Symptome aber erst ausgelöst, wenn der Prozess so gewachsen ist, dass er andere Strukturen in ihrer Funktion beeinträchtigt. Als Spätsymptome maligner Tumoren können Aszites, B-Symptomatik (Fieber, Nachtschweiß, Gewichtsverlust) und Darmpassagestörungen auftreten. Hormonproduzierende Tumoren (v. a. Stromatumoren, → Kap. 26) induzieren Zyklusunregelmäßigkeiten, Sterilität, Virilisierung, Endometriumhyperplasie sowie bei Kindern Pubertas praecox (durch Hyperöstrogenismus oder Hyperandrogenismus).

Klinische Untersuchung

Einen Tumor im kleinen Becken beschreibt man nach:

- Lokalisation und Begrenzung
- Beweglichkeit (in Bezug auf andere Strukturen)
- Konsistenz (weich, prall, derb)
- Schmerzhaftigkeit (dolent, nicht druckdolent)

Durch die Kombination der abdominellen sowie der bimanuellen vaginalen und rektalen Tastuntersuchung kann man sich über Vorhandensein und Beschaffenheit des Tumors orientieren.
Der typische Tastbefund eines Ovarialkarzinoms ist ein derber, nicht mobiler, unregelmäßig begrenzter, meist schmerzfreier Tumor im Adnexbereich. Oft kann man derbe Auflagen auf dem Douglas-Perineum (Peritonealkarzinose) ertasten.

Transvaginale Sonografie (→ Abb. 25.1 und → Abb. 25.2)

Bei der geschlechtsreifen Frau beträgt die Ovarialgröße im Durchschnitt 2 × 3 × 1,5 cm. Die Ovarien sind etwas echoreicher als der Uterus. Die zyklusabhängigen Veränderungen (Follikelreifung) lassen sich leicht darstellen: Ein Graaf-Follikel kann bis zu 2 cm groß werden (→ Abb. 25.1)! In der Postmenopause sind die Ovarien schlechter darstellbar, da sie echoärmer und kleiner sind. Ovarialzysten lassen sich im Ultraschall als echoleere, scharf begrenzte Strukturen recht gut von soliden Tumoren abgrenzen. Eine Abschätzung der Dignität eines Prozesses (→ Tab. 25.1, → Abb. 25.2) ist oftmals schwierig.

Große Tumoren können unter Umständen bei der vaginalen Sonografie schlecht beurteilt werden, weshalb bei Verdacht zusätzlich eine abdominelle Sonografie durchgeführt werden sollte.

Diagnostische Laparoskopie

Die Indikation zur diagnostischen Laparoskopie wird nach folgenden Kriterien gestellt:

- Ovarialtumor bei Kindern und in der Menopause
- Größenzunahme einer Zyste oder Persistenz einer Zyste > 5 Monate
- Beschwerden (Stieldrehung, Ruptur)
- Klinischer oder sonografischer (solide Struktur) Verdacht auf eine echte Neoplasie (→ Abb. 25.2; → Kap. 26)

Differenzialdiagnosen

Auch eine Vielzahl anderer Erkrankungen kann eine Raumforderung im kleinen Becken verursachen:

- Entzündungen:
  - Abszesse, ausgehend von einer Appendizitis oder Divertikulitis
  - Hydro-Saktosalpinx (Flüssigkeitsansammlung in der Tube nach Entzündungen)
  - Tuboovarialabszess

Tab. 25.1 Sonografische Dignitätskriterien (nach Sohn 2001) [G560]

	Benigne	Maligne
Größe	‹ 5 cm	› 5 cm
Binnenstruktur	homogen	inhomogen
Kontur	glatt	unscharf
Echogenität	echoleer	solide
Septen	schmaler als 3 mm	breiter als 3 mm
Wandbeschaffenheit	glatt	papilläre Auflagerungen
Aufbau	rein zystisch	zystisch-solide
Freie Flüssigkeit im Douglas-Raum	nein	ja

- Extrauteringravidität (HCG erhöht)
- Endometriose
- Myome (gestielt und intraligamentär)
- Andere Tumoren der Tuben, des Rektums oder Sigmas oder der Blase

Zysten

Zysten stellen mit 65 % der Ovarialtumoren die häufigste Ursache dar.

- Physiologische Zysten: Follikel (→ Abb. 25.1), Corpus luteum (bis 3 cm groß, zyklusabhängig)
- Retentionszysten: weisen kein eigenständiges Wachstum auf; ihre Größe bleibt oft über Jahre konstant.
- Endometriosezysten (→ Kap. 23)
- Funktionelle Zysten, die unter dem Einfluss von Hormonen entstehen:
  - Follikelzysten: nach ausbleibendem „Springen" eines Graaf-Follikels. Diese Zysten erreichen eine Größe von bis zu 8 cm. Manche produzieren Östrogene. Dies kann zu einer glandulär-zystischen Endometriumhyperplasie (→ Kap. 22) führen. Follikelzysten treten gehäuft zu Beginn der Geschlechtsreife und in der Perimenopause auf, da zu diesem Zeitpunkt oft hormonelle Dysbalancen vorliegen.
  - Thekaluteinzysten: nicht gesprungener Graaf-Follikel, der nachträglich luteinisiert und Gestagene sezerniert. Die Zysten können bis zu 30 cm groß werden. Prädisponierend wirken erhöhte HCG-Werte, wie bei Mehrlingsgravidität, Blasenmole oder Überstimulationssyndrom.
  - Corpus-luteum-Zyste: Flüssigkeitsansammlung im Corpus luteum (menstruationis oder graviditatis) mit einer Größe von bis zu 8 cm
  - Polyfollikuläres Ovar (PFO, → Kap. 9)
- Zystische Neoplasien (→ Kap. 26)

Therapie

Wird klinisch und/oder sonografisch eine funktionelle Zyste vermutet, ist eine abwartende Haltung mit 4-wöchigen Kontrollen indiziert. Nach max. 5 Monaten sollten sich funktionelle Zysten zu 90 % zurückbilden. Eine zusätzliche Hormontherapie (Ovulationshemmer zur „Ruhigstellung" der Ovarien) scheint kaum Vorteile zu bringen. Unbedingt muss die Patientin bei Vorliegen einer Zyste von mehr als 5 cm über das erhöhte Risiko einer Ovarialtorsion aufgeklärt werden. Typische Symptome sind starke einseitige Unterbauchschmerzen (venöser Rückstau im Ovar), die nach einigen Stunden plötzlich aufhören (sog. symptomfreies Intervall), um dann umso heftiger wiederzukehren (beginnende Nekrose). Ausgelöst wird eine Torsion klassischerweise durch körperliche Aktivität (Sport) oder Geschlechtsverkehr, auf beides sollte mit einer größeren Ovarialzyste verzichtet werden.

Zusammenfassung

- 80 % aller Raumforderungen im Ovar sind gutartig.
- Die Diagnose wird mittels Anamnese, Palpation und vaginaler Sonografie eingegrenzt.
- Bei Kindern und nach der Menopause sind alle Ovarialtumoren verdächtig.
- Funktionelle Zysten bilden sich meist innerhalb von 5 Monaten spontan zurück.
- Bei auffälligen oder verdächtigen Befunden wird eine diagnostische Laparoskopie durchgeführt.

Echte Neoplasien der Ovarien

Zum Aufbau des Ovars siehe → Kap. 2 und → Kap. 7.

Klassifikation

Von den unterschiedlichen Zellpopulationen leiten sich die verschiedenen histologischen Tumortypen des Ovars ab (→ Abb. 26.1). Die WHO unterscheidet 9 Hauptgruppen, die wichtigsten sind:

- Epitheliale Tumoren (60–70 %)
- Keimzelltumoren (~ 20 %)
- Keimstrang-Stroma-Tumoren (~ 8 %)

Weitere Typen sind: Metastasen anderer Tumoren (~ 10 %), Teratome (~ 15 %), Lipoidzelltumoren, Gonadoblastome, nicht-spezifische Weichteiltumoren (Fibrome, Sarkome), nicht-klassifizierbare Tumoren und tumorähnliche Erkrankungen (PFO, Schwangerschaft).

Die vom Ovar ausgehenden Tumoren werden in gut- und bösartige Formen sowie „Zwischenstufen", also Tumoren mit niedrigmaligner Potenz (LMP = *low malignant potential*) oder Borderline-Tumoren eingeteilt.

> Häufigster maligner Ovarialtumor ist das seröse Karzinom (50 %).
> Die zweithäufigsten malignen Tumoren sind Metastasen.

Epitheliale Ovarialtumoren

Gutartige Formen werden als **„Kystome"** bzw. Zystadenome bezeichnet. Am häufigsten sind seröse und muzinöse Formen (→ Tab. 26.1). Das Pseudomyxoma peritonei stellt eine Sonderform dar. Es geht mit einer ausgeprägten intraabdominalen Schleimbildung einher und hat eine schlechtere Prognose.

Tab. 26.1 Entartungsrisiko der primär benignen epithelialen Ovarialtumoren

Tumoren	Entartungsrate
seröses Kystom	20 %
muzinöses Kystom	5–10 %
Brenner-Tumor	1–2 %
endometroides Kystom	1–2 %

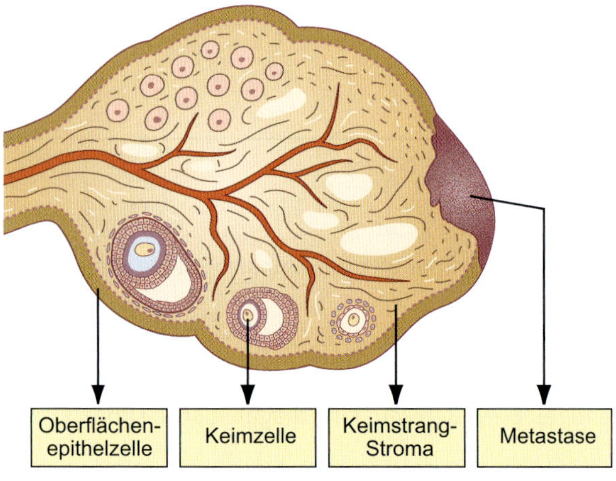

Abb. 26.1 Histogenese der echten Neubildungen des Ovars [L234]

Ovarialkarzinome Das Ovarialkarzinom (OK) ist das zweithäufigste Genitalmalignom der Frau. Die Frühstadien sind symptomlos, daher werden mehr als 70 % der Karzinome erst in Stadium III und IV diagnostiziert. Risikofaktoren sind: Lebensalter, Infertilität, Nulliparität, Hormonsubstitution perimenopausal, Z. n. Mammakarzinom. Protektiv wirken mehrere Schwangerschaften und die langjährige Einnahme von Ovulationshemmern. 90 % treten sporadisch auf. Genetische Formen haben meist Mutationen des BRCA-1- und BRCA-2-Gens. Man unterscheidet folgende histologische Typen:

- **Seröse OK:** Das seröse OK ist das häufigste ovarielle Karzinom, das früh intraabdominal und lymphogen metastasiert.
- **Muzinöse OK**
- **Endometroide OK:** In ≈ 25 % der Fälle findet sich gleichzeitig ein Endometriumkarzinom mit ähnlichem histologischem Erscheinungsbild.
- **Klarzelliges OK**
- **Transitionalzelliges OK**
- **Undifferenziertes OK**
- **Extraovarielles OK:** Bei diesem Karzinom handelt es sich um eine maligne Transformation der peritonealen Deckzellen des Ovars. Meist findet sich eine ausgedehnte peritoneale Dissemination bei nur geringer Beteiligung der Ovarien.

Keimzelltumoren

Keimzelltumoren leiten sich aus embryonalen Vorläuferzellen ab.

Über 90 % sind gutartige, zystische Teratome. Diese enthalten Elemente aus allen drei Keimblättern ohne embryonale Gewebeanteile. Sie können Talgzysten, Haare, Zähne sowie andere Gewebetypen enthalten.

Andere Formen enthalten nur Zellen eines Keimblatts (z. B. Karzinoid, mit gastrointestinalem oder respiratorischem Epithel, als Struma ovarii, die ausschließlich aus Schilddrüsengewebe besteht [Thyreotoxikose möglich]).

Die malignen Keimzelltumoren sind extrem selten und fast ausschließlich auf das Kindes- und Jugendalter begrenzt. Hierzu zählen das Dysgerminom, das maligne Teratom, der endodermale Sinustumor (Dottersacktumor) und das Chorionkarzinom. Allen gemeinsam ist eine frühe Metastasierung (lymphogen und hämatogen), vor allem in Leber und Lunge.

Stromatumoren

Ursprungsgewebe der Stromatumoren sind einerseits Zölomepithelstränge (Sertoli- und Leydig-Zellen), andererseits das endokrin aktive Ovarialstroma (Granulosa- und Thekazellen). Etwa 30 % der Stromatumoren verhalten sich maligne.

> Mehr als 50 % der Stromatumoren bilden Hormone!

Erstes Symptom sind meist durch die begleitende Endometriumhyperplasie (→ Kap. 22) verursachte Blutungsstörungen. Da die Hyperplasie in ein Endometriumkarzinom übergehen kann, sollte bei jeder Patientin mit östrogenproduzierendem Stromatumor auch eine fraktionierte Abrasio erfolgen.

Granulosazelltumoren sind die häufigsten östrogenproduzierenden Geschwülste.

Thekazelltumoren (Thekom) und Ovarialfibrome sind ausnahmslos gutartig. Fibrome können mit einem Aszites einhergehen und zusätzlich einen Hydrothorax (Meigs-Syndrom) verursachen.

Als Androblastome werden die meist gutartigen Tumoren der Zölomepithelstränge bezeichnet. Je nach vorherrschendem Zelltyp werden Sertoli-Zell-Tumoren (produzieren hauptsächlich Östrogene), Sertoli-Leydig-Zell-Tumoren (v. a. Androgensekretion) und Leydig-Zell-Tumoren (v. a. Androgensekretion) unterschieden.

Borderline-Tumoren (LMP)

10–15 % der malignen Ovarialtumoren werden zu den LMP-Tumoren (*low malignant potential*) gezählt.

> Kriterien des LMP sind Gewebe- und Zellatypien, aber kein invasives, destruierendes Wachstum.

Im Gegensatz zu den Carcinomata in situ werden die Borderline-Tumoren als eigenständige Gruppe betrachtet und nicht als Präkanzerose. Der Übergang zum invasiven

Wachstum ist nicht zwingend. Histologisch finden sich unter den Borderline-Tumoren v. a. seröse und muzinöse epitheliale Formen, aber auch hellzellige, endometroide und Brenner-Tumoren. Insgesamt ist die Prognose sehr gut (10-JÜR: 70–90 %). Bei serösen Borderline-Tumoren finden sich in 20 % der Fälle ausgedehnte peritoneale Infiltrate.

Metastasen anderer Tumoren

10–15 % der malignen Tumoren des Ovars sind Metastasen. Meist treten sie beidseitig auf. Der Primärtumor ist häufig ein Endometriumkarzinom (30 %), ein Mammakarzinom (15–20 %) oder ein gastrointestinales Karzinom. Beim Krukenberg-Tumor ist das Stroma mit Siegelringzellen durchsetzt. In 90 % der Fälle liegt als Primärtumor ein Magenkarzinom vor, seltener Tumoren von Rektum, Kolon, Appendix, Mamma, Zervix, Gallenblase, Pankreas, Blase oder Gallengängen.

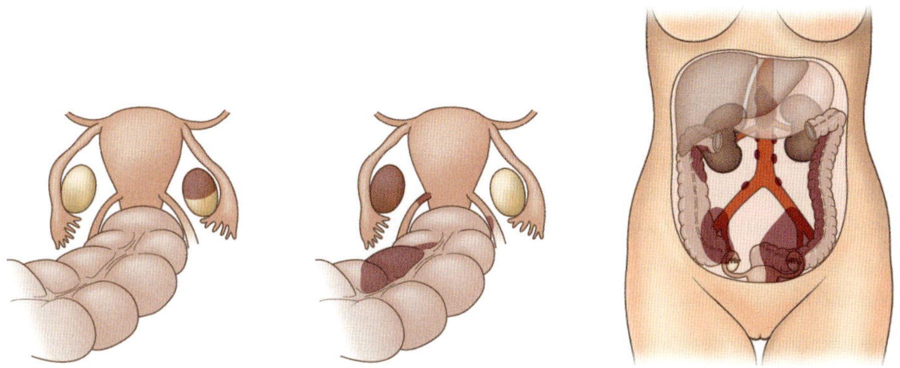

Abb. 26.2 Stadieneinteilung des Ovarialkarzinoms [L234]

Tab. 26.2 Stadieneinteilung und Prognose des Ovarialkarzinoms

FIGO (→ Abb. 26.2)	TNM	Befund	5-JÜR
I	T1	Tumor begrenzt auf Ovarien	80–90 %
II	T2	Ausbreitung im kleinen Becken	60–74 %
III	T3	Tumor breitet sich in der Peritonealhöhle aus und/oder pelvine, paraaortale oder inguinale Lymphknotenmetastasen	25–40 %
IV	M1	Fernmetastasen (außer peritoneale Metastasen)	~ 11 %

Diagnostik und Therapie

Die histologische Abklärung ist bei allen echten Neoplasien des Ovars indiziert. Die Experten diskutieren die Indikationen für laparoskopisches Vorgehen bzw. primäre Laparotomie mit Längsschnitt, die bei Bedarf zur Lymphonodektomie nach oben erweitert werden kann.

Nach **Ausschluss von Malignität** durch Schnellschnittuntersuchung kann bei jungen Frauen versucht werden, den Tumor auszuschälen und dabei das Ovar zu erhalten. Postmenopausal empfiehlt sich die beidseitige Adnektomie. Intraoperativ muss die Eröffnung der Tumoren unbedingt vermieden werden, da auch gutartige Formen (v. a. das muzinöse Kystom) intraperitoneal streuen und schwerwiegende Krankheitsbilder auslösen können. Bei einem malignen Tumor kann durch Verteilung von Tumorzellen iatrogen ein ungünstigeres Tumorstadium verursacht werden.

Ergibt die Schnellschnittuntersuchung einen **malignen Prozess,** ist ein radikales operatives Vorgehen indiziert. Ziel ist die möglichst komplette Entfernung des Tumorgewebes. Die Operation umfasst beidseitige Adnektomie, Hysterektomie, Entfernung der pelvinen und paraaortalen LK, Resektion des Douglas-Peritoneums und aller makroskopisch sichtbaren Tumorreste (am Darm, Anus etc.) und des Netzes; anschließend peritoneale Spülzytologie. Bei muzinösem Tumor sollte aufgrund des Risikos einer simultanen Neoplasie der Appendix vermiformis die Appendektomie erfolgen.

Nach der OP schließt sich beim Ovarialkarzinom bei allen Formen – außer den Borderline-Tumoren und im Stadium Ia/G1 (gut differenziert/auf ein Ovar begrenzt, s. a. → Tab. 26.2) – eine Chemotherapie mit Carboplatin und Paclitaxel an. Bei bösartigen Keimzelltumoren wird prinzipiell genauso vorgegangen. Diese sind darüber hinaus meist strahlensensibel. Dysgerminome sind sehr strahlensensibel, unreife bzw. maligne Teratome dagegen chemosensibel. Die Behandlung in einem onkologischen Zentrum ist gerade bei malignen Ovarialtumoren für die Prognose wesentlich, da die Therapie sehr komplex ist.

Bei fortgeschrittenem Tumorstadium (FIGO III und IV) wird an die Chemotherapie eine sogenannte Erhaltungstherapie angeschlossen. Diese wird (Stand 12/2020) entweder mit einem VEGF-Inhibitor (Bevacizumab) oder einem PARP-Inhibitor (z. B. Olaparib) durchgeführt.

Nachsorge

Die Nachsorge erfolgt zunächst vierteljährlich (1–3 Jahre nach Diagnosestellung), dann halbjährlich (4.–5. Jahr) und schließlich jährlich. Sie umfasst die ausführliche Anamneseerhebung, eine körperliche Untersuchung die bimanuelle vaginale und rektale Tastuntersuchung und einen transvaginalen Ultraschall.

Unter Erhaltungstherapie werden außerdem alle 3 Monate die Tumormarker bestimmt sowie alle 3–6 Monate eine Schnittbildgebung (CT/MRT oder PET-CT) durchgeführt.

Zusammenfassung

- Echte Neoplasien leiten sich vom Epithel-, Stroma- oder Keimzellgewebe des Ovars ab.
- 60–70 % der malignen Ovarialtumoren sind epithelialen Ursprungs, Metastasen sind die zweithäufigsten malignen Prozesse im Ovar.
- Die Diagnose wird histologisch gesichert. Bei gutartigen Prozessen werden nur das betroffene Ovar bzw. der Tumor entfernt. Bei bösartigen Prozessen wird möglichst radikal operiert. Eine chemotherapeutische Nachbehandlung erfolgt stadien- und tumorabhängig.
- Borderline-Tumoren sind niedrigmaligne Prozesse (LMP), die zwar die histologischen Kriterien eines Karzinoms erfüllen, aber nicht invasiv wachsen.

→ 27 Gutartige Erkrankungen der Brust

Entzündungen

Thelitis

Entzündungen der Mamille treten nach Mikroverletzungen beim Stillen oder durch mangelnde Hygiene auf. Eine einfache desinfizierende und/oder pflegende Salbenbehandlung reicht meist aus.

Mastitis

Die Entzündung des Drüsenkörpers ist gekennzeichnet durch eine einseitig gerötete, geschwollene und druckschmerzhafte Brust. Begleiterscheinungen sind oft geschwollene axilläre Lymphknoten und Fieber.

Mastitis puerperalis

Bei einer Mastitis während des Wochenbetts ist in 95 % der Fälle *Staphylococcus aureus* aus dem Mund des Säuglings der Erreger. Er breitet sich entweder über das Milchgangsystem aus (Milchstau ist prädisponierend) oder dringt über Mikroverletzungen in die Haut ein und breitet sich im Parenchym aus.

Therapie Die Brust sollte entleert (Abpumpen), ruhiggestellt (Hochbinden mit engem BH) und gekühlt werden. Führen diese Maßnahmen innerhalb von 24 h zu keiner wesentlichen Besserung oder liegen ausgedehnte Befunde, hohes Fieber oder starke Schmerzen vor, ist der Einsatz geeigneter Antibiotika indiziert (betalactamasefestes Antibiotikum, z. B. Cephalosporin). Vor Beginn der Antibiose sollte aus einem Mamillenabstrich oder ggf. aus der Milch eine Erreger- und Resistenzbestimmung erfolgen. Ziel der Behandlung ist die Verhinderung der Abszessbildung; kann die Einschmelzung jedoch nicht mehr verhindert werden (sonografische Kontrolle), wird sie durch Wärme gefördert. Der reife Abszess wird dann drainiert und mit antiseptischen Lösungen gespült. Das Stillen muss i. d. R. nicht unterbrochen werden.

> Fieber im Wochenbett kann auf eine beginnende Mastitis hinweisen!

Mastitis nonpuerperalis

Diese Form ist seltener und hat zwei Altersgipfel – Frauen unter 30 Jahren sowie Frauen zwischen dem 50. und 60. Lebensjahr. Oft besteht ein weniger schweres Krankheitsbild (mäßiges oder kein Fieber) mit subakuten Verläufen und Rezidiven. Häufig führen eine Hyperprolaktinämie bzw. eine erhöhte Sensibilität der Prolaktinrezeptoren oder eine Mastopathie zu Sekretstau. Die Folge sind granulomatöse Entzündungen (abakterielle Mastitis, in rund einem Drittel der Fälle); ein sekundärer Bakterienbefall ist möglich.

Therapie Bei der bakteriellen Mastitis werden in 40 % der Fälle *Staphylococcus aureus* und in bis zu 10 % der Fälle Anaerobier als Erreger nachgewiesen. Daher muss sich die antibiotische Therapie auch auf diese Keime erstrecken (Cephalosporine). Die weitere Behandlung ist prinzipiell die gleiche wie bei der Mastitis puerperalis, jedoch ist die Prognose hauptsächlich von der Beseitigung der zugrunde liegenden Ursachen (z. B. erhöhter Prolaktinspiegel oder Mastopathie) abhängig. Demzufolge sind Chronifizierungen, Abszessbildung und Spontanperforationen relativ häufig.

> Bei jeder Mastitis nonpuerperalis muss differenzialdiagnostisch ein inflammatorisches Mammakarzinom ausgeschlossen werden!

Mastopathie

Unter einer „Mastopathie“ (Synonym laut WHO: „Mammadysplasie“) versteht man alle Veränderungen proliferierender oder regressiver Art außerhalb der physiologischen Umwandlungsprozesse (Laktation, Alter). Die Mastopathie stellt mit ihrem Auftreten bei 40–50 % aller Frauen die häufigste Brusterkrankung dar. Die genauen Ursachen sind bis heute nicht geklärt. Hormonelle Faktoren (Ungleichgewicht zwischen Östrogenen und Gestagenen mit Östrogendominanz), latente oder manifeste Hyperprolaktinämien und Schilddrüsenfunktionsstörungen werden beobachtet. Histopathologisch unterscheidet man:

- **Grad I:** einfache Mastopathie ohne Epithelproliferation (zystisch-fibröse Form), 70 % der Mastopathien
- **Grad II:** mit Epithelproliferation, aber ohne Zellatypien, ca. 20 %
- **Grad III:** mit atypischen Epithelproliferationen, aber ohne die das Carcinoma in situ definierenden Veränderungen, ca. 10 % (→ Kap. 28)

Klinik

Die Erkrankung tritt nur während der Geschlechtsreife auf. Das klinische Bild ist geprägt von zyklusabhängiger, prämenstrueller schmerzhafter Schwellung beider Brüste bei dominierendem Östrogenspiegel. Je nach Ausprägung können Zysten und Verhärtungen in der Brust getastet werden (meist im oberen äußeren Quadranten – wenn gesamte Brust betroffen ist, oft sog. Schrotkugelbrust). Zum Ausschluss eines Karzinoms sollten im Zweifel eine Sonografie und/oder Mammografie und evtl. eine Biopsie durchgeführt werden.

Therapie

Sie ist symptomatisch, eine echte Ausheilung ist selten. Günstig wirken sich oft zyklusabhängige Gestagensubstitution oder gestagenbetonte Ovulationshemmer aus. Auch der Prolaktinhemmer Bromocriptin kann die Symptome lindern. Bei der Mastopathie Grad III besteht das Risiko (5-fach erhöht) der malignen Entartung. Deshalb sollte speziell diese Form regelmäßig kontrolliert werden.

Mastodynie

Treten beidseitige prämenstruelle Brustschmerzen ohne palpatorische Hinweise auf eine Mastopathie auf, spricht man von einer Mastodynie. Differenzialdiagnostisch sollte man an HWS-Syndrom, Pleuritis und Kardiopathien denken. Der Ausgleich des relativen Gestagenmangels steht wie bei der Mastopathie im Vordergrund, häufig wird bei dieser Indikation gut wirksamen pflanzlichen Präparaten der Vorzug gegeben.

> Brustschmerzen bei Mastopathie oder Mastodynie treten typischerweise immer beidseitig auf. Einseitiger, umschriebener Brustschmerz ist ein Leitsymptom des Mammakarzinoms!

Mamillensekretion

Spontane oder provozierbare Sekretion einer oder beider Mamillen ist immer abklärungsbedürftig. Das Sekret kann milchig, blutig, eitrig oder serös sein. Eine milchige Sekretion wird als „Galaktorrhö“ bezeichnet. Beidseitige Sekretion wird häufig durch einen erhöhten Prolaktinspiegel (→ Kap. 9) ausgelöst. Sonstige Ursachen sind Milchgangspapillome (≈ 50 %), Mastopathien (≈ 30 %) und Karzinome (≈ 10 %). Zur Abklärung sollten eine Sekretzytologie und eine Galaktografie durchgeführt werden. Mit Letzterer lassen sich Karzinome und Milchgangspapillome durch Aussparungen, Gangabbrüche oder Kaliberschwankungen lokalisieren. Je nach Befund sollte ein Karzinom durch Feinnadelpunktion oder Biopsie ausgeschlossen werden.

Gutartige Tumoren und tumorartige Veränderungen

Fibroadenome

Sie sind die häufigsten gutartigen Tumoren der weiblichen Brust und treten vorwiegend zwischen dem 20. und 40. Lebensjahr auf. Meist wird ein gut abgrenzbarer, beweglicher, gummiartiger, derber Knoten getastet, der sich im Gegensatz zur Mastopathie nicht zyklusabhängig verändert. In der Sonografie zeigt sich ein solider, homogener, scharf abgrenzbarer Tumor mit typischem Randauslöschphänomen (→ Kap. 5). In der Mammografie kann man gelegentlich Kalkeinlagerungen erkennen (→ Abb. 27.1). Eine histologische Klärung kann mittels Stanzbiopsie erfolgen. Es besteht eine langsame Wachstumstendenz, Beschwerden treten nur auf, wenn der Tumor nicht mehr ausreichend versorgt wird und nekrotisiert. Maligne Entartung ist ausgesprochen selten!

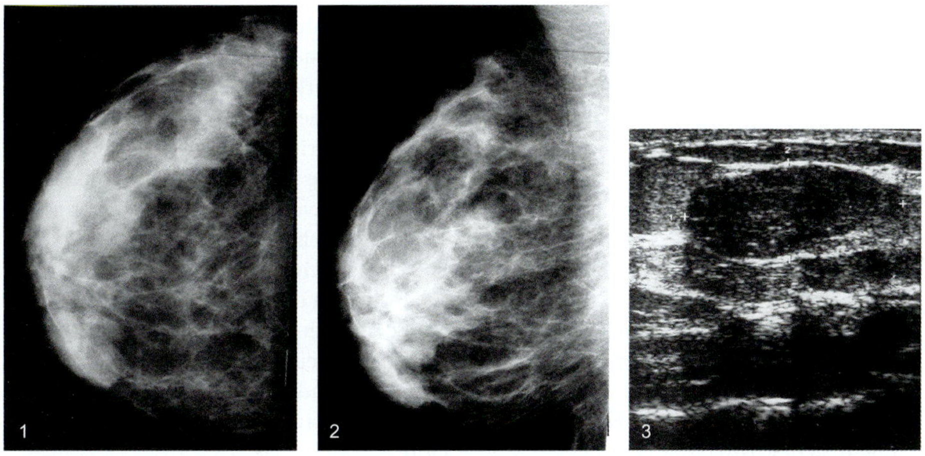

Abb. 27.1 Das Fibroadenom ist mammografisch – (1) kraniokaudal, (2) medilateral – schwierig abzugrenzen. In der Sonografie (3) zeigt sich ein typischer Befund. [M438]

Fettgewebsnekrosen

Diese imponieren palpatorisch als derbe, verschwommene Resistenz. Sie entstehen durch Degeneration des Fettgewebes oft nach Trauma. Der Herd ist entzündlich infiltriert und kann sog. Ölzysten enthalten. Probleme kann die Abgrenzung zum inflammatorischen Karzinom bereiten. Besteht auch nur die geringste Unsicherheit, sollte eine Exzision durchgeführt werden!

Lipome

Diese echten Fettgewebsneubildungen verursachen nur selten Beschwerden. Eventuell kann eine glatt berandete, eher weiche Resistenz getastet werden. Liegt das Lipom sehr oberflächlich, kann sich die (gut verschiebliche) Haut etwas vorwölben. Die Diagnose kann durch Punktion gesichert werden.

Solitäre Zysten

Sie lassen sich ab etwa 1 cm Durchmesser tasten. Sonografisch wird zuerst im gefüllten Zustand die Wand auf Auffälligkeiten untersucht. Bei Beschwerden kann die Zyste unter sonografischer Kontrolle punktiert und vollständig entleert werden. Das Punktat wird zytologisch untersucht. Sind alle Befunde unauffällig, erfolgt in 3-monatigem Abstand die Kontrolle. Bei häufigen Rezidiven und/oder auffälligem sonografischem oder zytologischem Befund sollte auf jeden Fall eine Mammografie durchgeführt werden. Im Zweifel muss die Zyste entfernt und histologisch untersucht werden.

Phylloidestumor (Cystosarcoma phylloides)

Es handelt sich um eine sehr seltene, meist gutartige Geschwulst. Das typische Bild ist ein großer (manchmal monströser) solitärer Tumor mit wechselnder Konsistenz (fest und ödematös-weich), der die darüber liegende Haut spannt und livide erscheinen lassen kann. Ulzerationen sind jedoch selten. Histologisch handelt es sich um einen fibroadenomatösen Tumor. Die Dignidität ist abhängig von der Mitoserate. Die Therapie besteht in der Entfernung des Tumors weit im Gesunden, bei monströsen Formen durch Mastektomie. Rezidive sind häufig.

Zusammenfassung

- Als Mastitis puerperalis wird eine Entzündung der laktierenden Brust bezeichnet.
- Die Mastitis nonpuerperalis muss von einem inflammatorischen Karzinom abgegrenzt werden.
- Mastopathien sind gutartige proliferative Vorgänge, die fast die Hälfte aller Frauen betreffen.
- Maligne Prozesse müssen differenzialdiagnostisch ausgeschlossen werden!

Mammakarzinom

Mammakarzinome sind eine sehr heterogene Tumorgruppe (→ Abb. 28.1), die sich in Verlauf, Prognose und Ansprechen auf die Therapie unterscheiden kann.

Epidemiologie

Das Mammakarzinom ist das häufigste Karzinom der Frau. Besonders betroffen ist die weiße Bevölkerung der Industrienationen. In Deutschland ist mit etwa 47.000 Neuerkrankungen jährlich zu rechnen.
Die wichtigsten Risikofaktoren sind (rR = relatives Risiko):

- Alter: Am häufigsten sind Frauen im 5. und 6. Lebensjahrzehnt betroffen.
- Brustkrebs bei Verwandten 1. Grades (rR: 3–4)
- Adipositas (rR: 1–8)
- Vorangegangenes Mammakarzinom der anderen Brust (rR: > 10)
- Ovarialkarzinom (rR: 3–4)
- Nullipara (rR: 1,5–4)
- Mastopathie Grad III (→ Kap. 27) (rR: 2,5–4)

In einigen Fällen können bestimmte Genmutationen nachgewiesen werden (in 5–10 % im BRCA1- oder BRCA2-Gen).
In Deutschland erkranken jährlich etwa 400 Männer an einem Mammakarzinom. Meist wird es erst in fortgeschrittenem Stadium diagnostiziert, die Therapie gleicht der des Mammakarzinoms der Frau.

Carcinoma in situ (CIS)

> Grundsätzlich unterscheidet man lobuläre (Drüsenepithel) und duktale (Gangepithel) Neoplasien.

Das Carcinoma in situ stellt die Frühform des Mammakarzinoms dar. Es durchbricht die intakte Basallamina nicht.

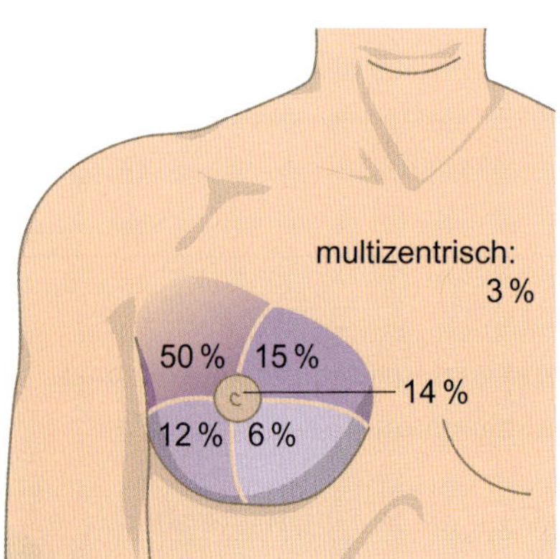

Abb. 28.1 Häufigkeit des Mammakarzinoms in den verschiedenen Brustabschnitten [L138]

- Das **duktale Carcinoma in situ (DCIS)** ist am häufigsten (95 % der CIS). Typisch sind Mikroverkalkungen in den Milchgängen (nekrotisierte Zellen). Bei 10–30 % der Betroffenen tritt es beidseitig und multizentrisch auf. Die Latenzzeit bis zur Entstehung eines invasiven Karzinoms beträgt oft weniger als zehn Jahre.
- Beim **Carcinoma lobulare in situ (LCIS)** treten die Veränderungen häufig multizentrisch (60 %) und in bis zu 30 % der Fälle in beiden Brüsten auf. Mikroverkalkungen finden sich selten. Die Latenzzeit bis zum invasiven Karzinom beträgt ca. 25 Jahre.

Ein Carcinoma in situ führt zu keiner Geschwulstbildung und kann deshalb nicht getastet werden. Wichtigster und oft einziger Hinweis auf ein DCIS sind die in der Mammografie erkennbaren Mikroverkalkungen. Derzeitige Standardtherapie ist die Operation. Ist das CIS nicht zu weit ausgedehnt, wird es im Gesunden entfernt. Handelt es sich jedoch um einen multizentrischen Prozess oder ist die Mamille mit betroffen, bleibt evtl. nur die Entfernung der ganzen Brust (einfache Mastektomie). Wird eine Brusterhaltende Therapie (BET) gewählt, wird die Rezidivrate durch eine Bestrahlung halbiert. Bei hormonrezeptorpositiven Tumoren folgt eine 5-jährige Therapie mit Tamoxifen. Das LCIS wird weniger radikal operiert, auch eine Strahlentherapie ist nicht notwendig. Tamoxifen senkt das Mammakarzinomrisiko.

Invasives Mammakarzinom

Im typischen Fall ist ein druckunempfindlicher, unscharf begrenzter, harter Knoten zu tasten. Bei einer Greisin wird ein Knoten in der Brust so gut wie immer ein Karzinom sein, bei jüngeren Frauen ist jedoch meist eine Zyste oder ein Fibroadenom die Ursache.
Des Weiteren sprechen Einziehungen in der Haut, Nichtverschiebbarkeit der Brust auf dem M. pectoralis, eingezogene Mamille oder Mamillenfurche für ein Karzinom. Bei fortgeschrittenem Wachstum ulzeriert die Haut über dem Tumor oder es kommt zur Hautmetastasierung (zahlreiche kleine Knötchen). Manche Patientinnen klagen auch über serös-blutige Sekretion (→ Kap. 27) oder apfelsinenschalenartige Hautveränderungen („peau d' orange"; infolge Lymphstau).
Bei Weiten am häufigsten (80 %) ist das duktale Mammakarzinom (Mammakarzinom no-special-type, NST), gefolgt vom lobulären Typ (10 %). In bis zu weiteren 10 % treten das tubuläre, medulläre, muzinöse Mammakarzinom oder der **Morbus Paget** auf. Dieser ist durch eine entzündliche Rötung der Mamille und nässende, krustige Beläge gekennzeichnet. Tumorzellen (Paget-Zellen) infiltrieren die Mamille in Form eines DCIS. In der Tiefe finden sich häufig invasive Formen des duktalen Karzinoms.
Eine weitere besondere Wachstumsform stellt das **inflammatorische Karzinom** dar. Es breitet sich entlang den Lymph- und Blutgefäßen diffus im Gewebe aus und führt zu reaktiven Entzündungen, die oft nur schwer von einer nonpuerperalen Mastitis zu unterscheiden sind.
Die meisten Mammakarzinome exprimieren Hormonrezeptoren (Östrogen- und Progesteronrezeptoren). Einen Sonderfall stellt das besonders aggressive Triple-negative Mammakarzinom dar, das weder Hormonrezeptoren noch Her2neu-Rezeptoren exprimiert und somit einer adjuvanten antihormonellen oder Antikörper-Therapie nicht zugänglich ist.
Das Mammakarzinom metastasiert häufig und früh. Erste Station der Ausbreitung sind fast immer die axillären Lymphknoten, anschließend die Knochen (in 70 % der Fälle; meist findet man die osteolytischen Herde in Wirbelsäule, Becken und langen Röhrenknochen). Metastasen in Pleura, Lunge und Leber sind ebenfalls sehr häufig.

Diagnostik (→ Kap. 5) und Therapie

Liegt ein Tastbefund vor, können mittels **Sonografie** Zysten und Fibroadenome mit hoher Sicherheit gegen Karzinome abgegrenzt werden. Mit der **Mammografie** (→ Abb. 28.2) gelingt auch die Darstellung von Mikrokalk (DCIS). **Biopsien** sind bei allen unklaren Befunden angezeigt. So können im Fall eines Karzinoms auch der Hor-

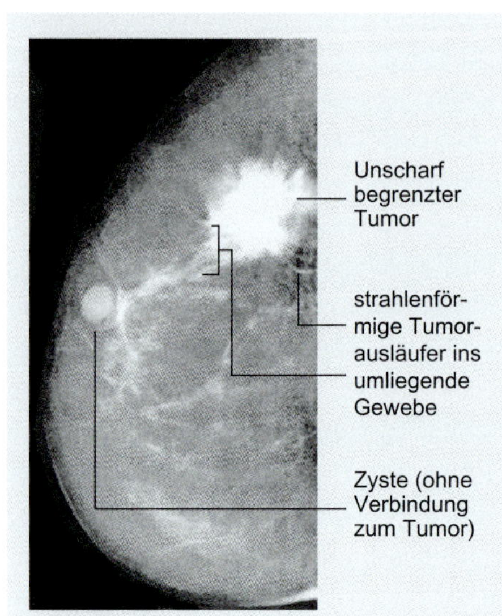

Abb. 28.2 Mammakarzinom in der Mammografie [M436]

Tab. 28.1 TNM-Klassifikation des Mammakarzinoms: das Präfix „p" steht für pathologische Diagnose.

Stadium	Befund
pTis	Carcinoma in situ
pT1	‹ 2 cm
pT2	› 2 cm und ‹ 5 cm
pT3	› 5 cm
pT4	Jede Größe mit Ausdehnung auf Brustwand oder Haut, inflammatorisches Karzinom

monrezeptorstatus, der Differenzierungstyp (Grading) und der histologische Typ (NST, lobuläres, inflammatorisches Karzinom) bestimmt werden. Bei jeder Patientin ergeben Staging (Röntgen Thorax, Lebersonografie, Skelettszintigrafie), Grading, der Rezeptorstatus, Lymphknotenbefall und Metastasenstatus einen individuellen Therapieplan. Laut aktueller Leitlinie von 2019 ist bei V. a. eine mögliche Metastasierung dem CT von Thorax/Abdomen der Vorzug vor Röntgen/Sonografie zu geben. TNM-Klassifikation des Mammakarzinoms siehe → Tab. 28.1. Meist wird zusätzlich die UICC-Klassifikation angegeben.

Operation

Brusterhaltende OP (BET) Das Karzinom (Tumor und umgebendes Carcinoma in situ) muss im Gesunden (bei reinem DCIS Sicherheitsabstand 2 mm, sonst reicht ein tumorfreier Resektionsrand, „no ink on tumor-cells") entfernt werden. Wenn möglich, sollte immer versucht werden, brusterhaltend zu operieren, da der Krankheitsverarbeitungsprozess für die Frau so stark erleichtert werden kann und die Heilungsraten bzw. Überlebenszeiten bei korrekter Indikation von der lokalen Radikalität unbeeinflusst sind. Gegen eine brusterhaltende OP sprechen multizentrische Herde, ein Tumor > 1,5 cm, eine ungünstige Brust-Tumor-Größenrelation, Infiltration von Haut, Mamille oder Brustmuskel (M. pectoralis major), invasives lobuläres Karzinom, Kontraindikationen für Nachbestrahlung, ein inflammatorisches Mammakarzinom oder der Wunsch der Patientin.

> Nach einer brusterhaltenden OP muss die verbleibende Brust immer bestrahlt werden, um das Risiko eines Lokalrezidivs zu senken (ohne Bestrahlung 3- bis 4-fach erhöht).

Mastektomie Am häufigsten wird heute die modifizierte radikale Mastektomie nach Patey praktiziert. Hier werden neben dem gesamten Brustdrüsenkörper die Pektoralisfaszie sowie die axillären Lymphknoten bis an die V. axillaris entfernt. Je nach Situation und Wunsch der Patientin ist anschließend ein Brustaufbau möglich.

Entfernung der Lymphknoten (LK) Sie hat sowohl diagnostische als auch therapeutische Bedeutung. Heute wird standardmäßig die selektive Sentinel-Lymphknoten-Entfernung (SLNE) durchgeführt. Dieser wird präoperativ durch Injektion einer radioaktiven Flüssigkeit und ggf. zusätzlich Blaufarbstoff in die Lymphgänge markiert. Intraoperativ wird er mittels einer Sonde identifiziert, entfernt und zum Schnellschnitt geschickt. Finden sich Tumorzellen im Sentinel-Lymphknoten, werden mindestens 10 Lymphknoten aus Level I und II (→ Kap. 2) entfernt. Wenn der Sentinel-Lymphknoten tumorfrei ist, kann auf die Axilladissektion verzichtet werden.
Die klassische Axilladissektion (mit ihren unangenehmen Nebenwirkungen wie Lymphödeme, sensorische oder motorische Einschränkungen im Arm) wird primär nur noch bei sehr fortgeschrittenem Tumor oder sekundär bei Metastasten im Sentinel- oder nicht detektierbarem Sentinel-Lymphknoten durchgeführt.

Systemische Therapie

An die OP evtl. mit Bestrahlung schließt sich die adjuvante (bei bekannten Fernmetastasen palliative) systemische Therapie an. Dadurch sollen mögliche Mikrometastasen zerstört werden. Je nach Alter, Hormonrezeptorstatus und Lymphknotenbefall erfolgen eine hormonelle Behandlung und/oder eine Polychemotherapie. Antihormonell werden GnRH-Analoga („chemische Kastration"), Antiöstrogene (Tamoxifen) bzw. Aromataseinhibitoren oder Gestagene eingesetzt. Bei Befall mehrerer Lymphknoten oder anderen Risikofaktoren wird besonders bei jüngeren Frauen versucht, die Prognose mittels hochaggressiver Anthrazyklin- und Taxan-basierter Chemotherapie schon vor einer operativen Therapie (sog. neoadjuvante Chemotherapie) zu steigern. Ebenfalls üblich ist die Immuntherapie mit einem spezifischen Antikörper (Trastuzumab) bei Tumoren mit hoher Überexpression von HER2.
In der Forschung zum Mammakarzinom werden jährlich neue Medikamente entwickelt und neue Ansatzpunkte für die adjuvante und palliative systemische Therapie entdeckt. Ebenso wie auch bei anderen Karzinomen nimmt die zielgerichtete Therapie mit Antikörpern einen ständig steigenden Stellenwert ein.

Weiteres Vorgehen

Fernmetastasen können je nach Lokalisation bestrahlt, operiert oder chemotherapeutisch behandelt werden. Aus kosmetischen, aber insbesondere aus psychologischen Gründen kann auf Wunsch der Betroffenen die Brust nach einer Mastektomie mit Silikonimplantaten oder mit Eigengewebe wieder aufgebaut werden.
In den ersten 1–3 Jahren werden alle 3 Monate, danach bis zum 6. Jahr halbjährliche, anschließend jährliche Untersuchungen zur Früherkennung von Rezidiven und/oder Metastasen durchgeführt; daneben lebenslang jährlich eine Mammografie.

Vorsorge

Zur Vorsorge wird Frauen ab 30 Jahren die monatliche Selbstuntersuchung der Brust empfohlen, außerdem werden Frauen zwischen 50 und 69 Jahren alle 2 Jahre zur Mammografie eingeladen (gesetzliches Mammografie-Screening).

Prognose

Die durchschnittliche Lebensdauer unbehandelter Fälle ist 3,5 Jahre (10-JÜR: 5 %). Die Prognose unter Behandlung variiert in Abhängigkeit von Lymphknotenbefall (wichtigster Faktor!), Fernmetastasierung und Differenzierungsgrad des Tumors. Unter Therapie liegt die 5-Jahres-Überlebensrate bei 75 %, die 10-Jahres-Überlebensrate bei 52 %. Die Gesamtüberlebensrate liegt bei etwa 50 %.

Zusammenfassung

- Das Mammakarzinom ist der häufigste Tumor der Frau.
- In einigen Fällen können Genmutationen nachgewiesen werden.
- Das Carcinoma in situ ist die Frühform des invasiven Karzinoms.
- Die epithelialen Neoplasien gehen entweder von Drüsenzellen (lobulär) oder vom Milchgangsepithel (duktal; 95 %) aus.
- Sonderformen des Mammakarzinoms sind der Morbus Paget und das inflammatorische Karzinom.
- Prognose und Therapie sind individuell abhängig von Tumorgröße, Lymphknotenbefall, histologischem Typ, Grading, Metastasen und Hormonrezeptorstatus.

→ 29 Harninkontinenz

Die Kontrolle der Blasenfunktion ist durch ein kompliziertes Zusammenspiel muskulärer und nervaler Faktoren geregelt. Funktioniert dies störungsfrei, spricht man von „Kontinenz". Durch die International Continence Society (ICS) wird jegliche Form von unfreiwilligem Urinabgang als Harninkontinenz definiert. Laut aktuellen Daten leiden etwa 27 % der über 60-jährigen Frauen unter Harninkontinenz. Man unterscheidet verschiedene Inkontinenzformen, gynäkologisch sind v. a. die Belastungs- und die Dranginkontinenz von Bedeutung. Auch Mischformen sind möglich. Eine Differenzierung ist notwendig, da unterschiedliche Therapiekonzepte bestehen.

Anatomie und Physiologie der Blasenfunktion

Die Harnblase ist mit einschichtigem, mehrreihigem Epithel, dem Urothel, ausgekleidet. Urethra und Vagina entstammen entwicklungsgeschichtlich den Müller-Gängen. Sie sind beide mit Östrogenrezeptoren ausgestattet und unterliegen hormonellen Einflüssen. Östrogene wirken hier v. a. proliferativ, weshalb in der Postmenopause das Epithel atrophiert.
Die Blasenwand ist durch einen dreischichtigen, glattmuskulären Aufbau gekennzeichnet (M. detrusor vesicae). Die Blase wird durch den Sphincter internus und den Sphincter externus verschlossen. Wesentlich für deren Funktion ist der Winkel zwischen Blasenboden und hinterer Harnröhre. Die Innervation der Blasenfunktion wird durch ein kompliziertes Zusammenspiel autonomer und somatischer Impulse geregelt (→ Abb. 29.1):

- Der Sympathikus innerviert über den N. hypogastricus (Th10–L2) α-adrenerg die glatte Muskulatur des Blasenhalses, gleichzeitig hemmt er die β-Rezeptoren am Detrusor, d. h. die Blasenkontraktion.
- Der Parasympathikus (S2–4) innerviert über den N. pelvicus cholinerg den Detrusormuskel und den inneren Sphinkter; so sorgt er für die Blasenentleerung.
- Willkürmotorik: Somatisch (aus den Vorderhörnern S2–4) werden die quer gestreiften Muskeln am unteren Urethralabschnitt (Sphincter externus) durch den N. pudendus innerviert.
- Dehnungsrezeptoren in der Blasenwand melden den Füllungszustand der Blase.

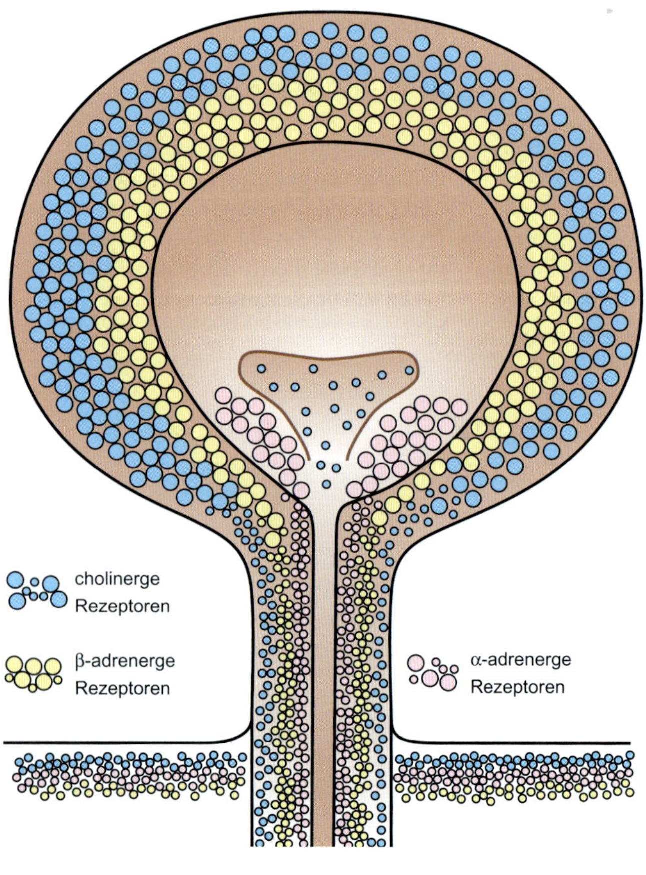

Abb. 29.1 Parasympathische und sympathische Rezeptoren an der Blase [L234]

Diagnostik

Anamnese

Die Anamnese stellt in der Inkontinenzdiagnostik eines der wichtigsten Instrumente dar. Durch gezieltes Fragen kann schnell zwischen den verschiedenen Inkontinenzformen unterschieden werden. Auch Verhaltensweisen, Trinkmenge und -zeitpunkt, Nikotin- bzw. Koffeinkonsum und Nykturie (nächtlicher Urinabgang) sollten abgefragt werden. Wichtig ist auch, den Leidensdruck der Patientin zu eruieren, denn der Therapieerfolg hängt entscheidend von der persönlichen Motivation ab.

Untersuchungen

Gynäkologische Untersuchung Diese sollte mit geteilten Spekula in Steinschnittlage durchgeführt werden. Dabei sollte das innere Genitale in entspanntem Zustand und beim Pressen beurteilt werden. In der bimanuellen Tastuntersuchung wird die Kontraktionsfähigkeit des Beckenbodens untersucht, Senkungszustände (→ Kap. 30) sollten erkannt und dokumentiert werden.
Neurologische Untersuchung Eine orientierende neurologische Untersuchung liefert Hinweise auf eine Innervationsstörung:

- Bulbokavernosusreflex: Bei Berührung der Klitoris kontrahiert normalerweise der Sphincter ani externus. Mit dem Reflex lassen sich die Funktionen des N. pudendus und der Segmente S3–4 überprüfen.
- Analreflex: Beim Bestreichen der perianalen Haut kontrahiert der Sphincter ani externus. Getestet werden so der N. pudendus und die Segmente S3–S5.
- Sind andere vegetative Funktionen (Schwitzen, Defäkation, Sexualität) gestört?

Restharnbestimmung Nach Entleerung der Blase wird sonografisch die Restharnmenge bestimmt. Es gibt keine Standardmenge, ab der Restharn als pathologisch zu definieren ist, 100 ml scheinen aber in den meisten Studien ein Cut-off-Wert für eine klinisch relevante Restharnmenge zu sein.
Harn-Schnelltests Mittels Teststreifen zur Feststellung eines Harnwegsinfekts.

> Eine Urodynamik sollte immer dann präoperativ durchgeführt werden, wenn sich aufgrund des Ergebnisses die operative Therapie ändern könnte.

Uroflow Es wird das entleerte Harnvolumen pro Zeiteinheit bestimmt.
Urethrozystometrie Eine Drucksonde misst die Druckverhältnisse in Ruhe und unter Belastung (Husten, Niesen). Sie liefert Erkenntnisse über die Verschlusskraft der Urethra (bei einer hypotonen Urethra findet sich oft eine Stressinkontinenz). Bei einer Dranginkontinenz treten beim Husten Detrusorkontraktionen auf, bei einer Stressinkontinenz nicht.
Zystoskopie Wird nur bei therapierefraktärer Dranginkontinenz oder komplizierter Belastungsinkontinenz routinemäßig durchgeführt und dient dann dem Aus-

schluss einer interstitiellen Zystitis, eines Tumors oder von Blasensteinen.
Sonografie Als Perineal- oder Introitussonografie (Darstellung von Senkungszuständen, Harnröhrenstrikturen etc.).

Inkontinenzformen

Belastungsinkontinenz

Der Urin geht unwillkürlich bei Erhöhung des intraabdominalen Drucks ab. Man unterscheidet dabei vier Schweregrade:

- **Grad I:** Urinabgang bei schwereren körperlichen Belastungen wie Hüpfen, Springen, Husten, Niesen oder Lachen
- **Grad II:** Urinabgang bei leichten körperlichen Belastungen wie Treppensteigen, Gehen, Hinsetzen, Aufstehen
- **Grad III:** Urinabgang im Stehen
- **Grad IV:** Urinabgang auch im Liegen

> Ursache der Belastungsinkontinenz ist eine eingeschränkte Funktionsfähigkeit des Verschlussapparats (Sphincter urethrae).

Die Funktion des Sphincter urethrae ist durch eine Beckenbodeninsuffizienz beeinträchtigt. Senkungszustände (→ Kap. 30) sind häufig mit einer Belastungsinkontinenz vergesellschaftet.

Therapie

Die Belastungsinkontinenz Grad I–II sollte so lange wie möglich konservativ behandelt werden. Die Therapie begünstigender Faktoren wie chronischer Husten und eine Gewichtsreduktion bei Adipositas, die Reduktion von Nikotin- und Koffeinkonsum sowie die Stärkung des Beckenbodens stehen im Vordergrund. Der Trainingseffekt stellt sich erst nach 3–6 Monaten täglichen Übens ein. Auch eine lokale Östrogenisierung der Scheide bei postmenopausaler Atrophie hat durch die Verbesserung der Durchblutung einen positiven Effekt. Medikamentös kann ein Versuch mit Duloxetin (SNRI) gemacht werden, die Compliance ist aufgrund der Nebenwirkung nicht sehr gut. Tritt keine Besserung ein, kann eine operative Therapie erwogen werden. Bei der Kolposuspension wird die Vagina je nach Technik an definierten Strukturen im kleinen Becken fixiert. Geläufig sind die Techniken nach Burch, nach Hirsch und früher nach Marshall-Marchetti-Krantz. Eine neuere Methode ist die TVT-Plastik (Tension-free Vaginal Tape): Hier wird eine Schlinge um die Urethra geschlungen und diese werden dann leicht (!) eleviert.
Alle operativen Verfahren gehören in die Hand eines erfahrenen Operateurs, da die Rezidivrate sehr hoch ist. Wesentlich für den Erfolg ist die klare präoperative Diagnostik.

Dranginkontinenz

Bei der Dranginkontinenz erfolgt ein Urinabgang in größeren Mengen aufgrund nicht willkürlich kontrollierbarer Kontraktionen des M. detrusor vesicae. Die Dranginkontinenz kann mit oder ohne eine Überaktivität des Detrusors vorliegen. Die Patientinnen klagen über plötzlichen Harndrang, bei dem sie es kaum oder gar nicht mehr rechtzeitig zur Toilette schaffen.
Sensorische Urge-Inkontinenz Senkung der Reizschwelle der Dehnungsrezeptoren der Blase. Die Blase meldet „ich bin sehr voll", obwohl sie es nicht ist. Häufige Ursachen sind **Blasenentzündungen,** Blasensteine, Tumoren der Blasenwand, postmenopausaler Östrogenmangel oder Z. n. Strahlentherapie.
Motorische Urge-Inkontinenz Hyperreflexie des Detrusors. Verantwortlich ist ein Mangel an hemmenden Impulsen (oft psychosomatisch).
Beide Formen können nach Traumen oder Operationen mit Denervierung der Blase und bei neurologischen oder neuromuskulären Erkrankungen (z. B. multiple Sklerose) auftreten.

Therapie

In erster Linie müssen die zugrunde liegenden Ursachen beseitigt werden. Das bedeutet z. B. Therapie der Blasenentzündung oder der Blasensteine, bessere Proliferation der Urethralschleimhaut durch Östrogenvaginalsuppositorien. Motorische Urge-Inkontinenzen können auch medikamentös behandelt werden: Anticholinergika (Parasympatholytika) senken den Blasentonus, mit α-Adrenergika kann der Sphinktertonus gesteigert werden.

Andere Inkontinenzformen

Eine **Inkontinenz bei chronischer Harnretention** tritt auf, wenn trotz starker Blasenfüllung eine Spontanmiktion nicht möglich ist und so die Blase „überläuft". Oft ist der Abfluss mechanisch behindert, z. B. durch Tumoren, Gravidität oder Myome, oder die nervale Steuerung der Blasenentleerung ist gestört (z. B. bei Rückenmarksverletzungen oder nach OPs). Therapeutisch wird der Harn abgeleitet und das Abflusshindernis beseitigt. Bei einer **neurogenen Detrusorüberaktivität mit Harninkontinenz** unterliegt die Miktion nur noch dem spinalen Reflexbogen, nicht mehr der Willkür. Dies tritt z. B. bei hoher Querschnittslähmung ein. Die **extraurethrale Inkontinenz** entsteht durch ungewollten Urinverlust über Fisteln (zur Vagina). Die Patientinnen berichten über kontinuierlichen Harnabgang bei gleichzeitig regelmäßiger normaler oder verminderter Blasenentleerung. Die Fisteln werden in einer Kontrastmitteluntersuchung dargestellt und verödet oder verklebt.

Zusammenfassung

- Harninkontinenz ist ein häufiges Problem in der Postmenopause.
- Bei der Belastungsinkontinenz ist die Funktion des Sphinkters, z. B. durch Senkungsvorgänge im kleinen Becken, eingeschränkt.
- Bei der Dranginkontinenz unterscheidet man eine sensorische und eine motorische Form: Die sensorische Form entsteht durch eine gesenkte Schwelle der Dehnungsrezeptoren der Blase, die motorische Form durch Hyperreflexie des M. detrusor. Häufigste (reversible) Ursache in der Prämenopause ist eine Blasenentzündung.

→ 30 Senkungszustände

Bei einer Insuffizienz des Halteapparats der Beckenorgane und/oder des Beckenbodens kommt es zu einem Tiefertreten (Deszensus) des Uterus und/oder der Vaginalwände. Eine Senkung der Vaginalwand wird je nach Lokalisation als „Zystozele“ (vorn), „Rektozele“ (hinten) oder „Enterozele“ (oben hinten) bezeichnet (→ Abb. 30.1).

Ätiologie

Die Pathogenese der Beckenbodeninsuffizienz ist multifaktoriell. Mögliche Ursachen sind:

- Schwere, viele oder lang dauernde Geburten, evtl. in kurzen Abständen
- Nicht ausreichende Rückbildungsgymnastik im Wochenbett
- Angeborene konstitutionelle Bindegewebeschwäche: Zeichen hierfür können Varikosen, Hämorrhoiden oder ausgeprägte Schwangerschaftsstreifen sein.
- Adipositas
- Chronische intraabdominelle Druckerhöhung, z. B. durch schwere körperliche Arbeit, insbesondere das Heben schwerer Lasten; chronischer Husten, z. B. bei Asthma bronchiale
- Die Menopause: Atrophie der Bindegewebsstrukturen

Diagnostik

Anamnese

Im Allgemeinen berichten Patientinnen über das Gefühl, „als ob etwas nach unten drücken bzw. herausfallen würde“. Gewöhnlich tritt dieses Gefühl verstärkt abends auf, v. a. nach längerem Stehen. Oftmals wird auch über diffuse Unterbauch- oder Rückenschmerzen (durch Zug an den Haltebändern) berichtet. Weitere Symptome können Kohabitationsschmerzen (Dyspareunie) und Neigung zur Kolpitis (durch klaffenden Introitus) sein. Häufig werden auch Symptome des Blasen-/Rektumbereichs beschrieben:

- Pollakisurie, Dysurie, Neigung zur Zystitis durch Restharnbildung oder Stressinkontinenz, besonders bei Zystozele
- Defäkationsprobleme (Obstipation, selten Stuhlinkontinenz)

Im Fall eines totalen Prolapses des Uterus können Schmerzen und Blutungen durch Ulzeration der Portio und Scheidenwand auftreten.

Tab. 30.1 Verschiedene Senkungszustände. Kombinationen sind möglich.

Name	Beschreibung
Zystozele	Senkung der vorderen Vaginalwand und der Blase
Ureterozystozele	wie Zystozele, mit Beteiligung der Harnröhre
Rektozele	Senkung der hinteren Vaginalwand
Enterozele/Douglasozele	Senkung der oberen, hinteren Vaginalwand (Ausstülpung des Douglas-Raums)
Descensus uteri, Grad I	Die Zervix senkt sich bis ins mittlere Vaginaldrittel, tritt aber auch beim Pressen nicht aus dem Introitus heraus.
Descensus uteri, Grad II	Die Zervix senkt sich beim Pressen bis an den Introitus.
Descensus uteri, Grad III (Uterusprolaps)	Totaler Uterusprolaps: Uterus und Zervix befinden sich außerhalb des Introitus.

> Bei einem totalen Prolaps darf nicht ein parallel bestehendes Endometriumkarzinom übersehen werden!

Die Miktion ist oftmals erst wieder nach Reposition des Prolapses möglich (Harnverhalt durch Abklemmen der Urethra); auch eine Zystozele kann zum Abklemmen der Urethra führen („Quetschhahnphänomen“). Verschiedene Senkungsphänomene zeigen → Tab. 30.1 und → Abb. 30.1.

Untersuchung

Im Rahmen der gynäkologischen Untersuchung sind bei fortgeschrittenem Deszensus bereits bei der einfachen Inspektion eine vorgewölbte vordere und/oder hintere Vaginalwand oder eine Zervixsenkung zu beobachten (→ Abb. 30.2). Leichtere Formen und das volle Ausmaß der Störung lassen sich besser

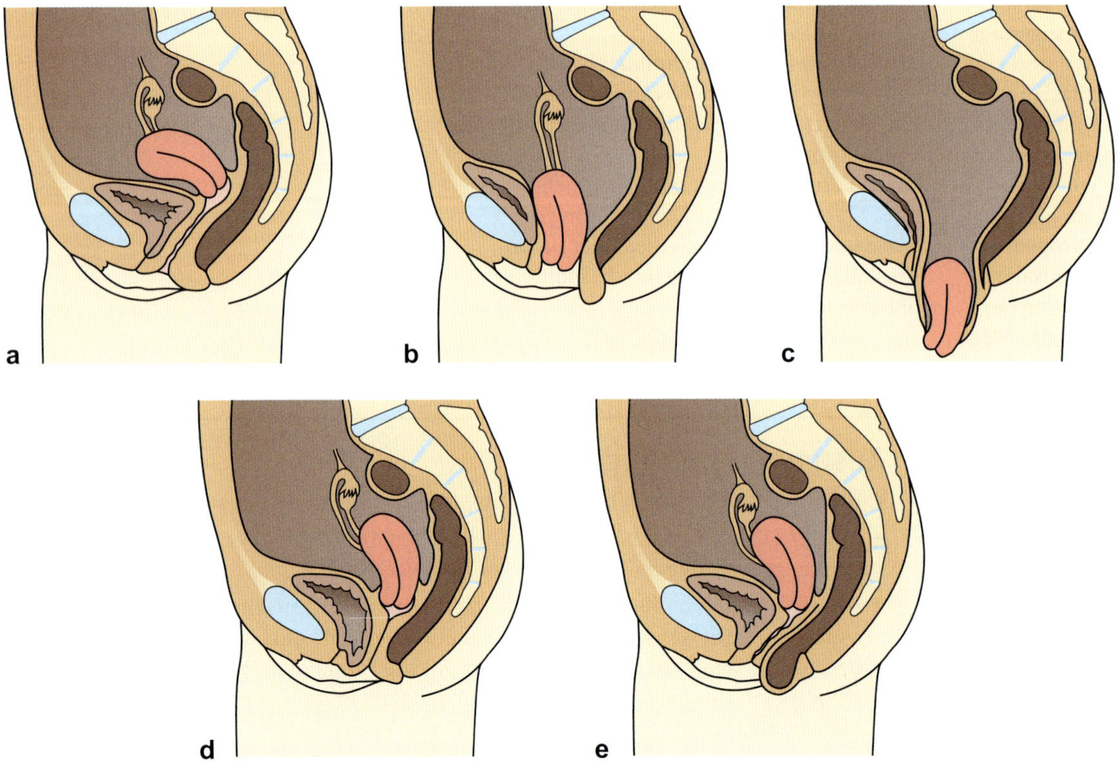

Abb. 30.1 Verschiedene Senkungszustände: a) Normalbefund, b) Descensus-uteri-Zystozele, c) Prolaps uteri, d) Zystozele, e) Rektozele [L234]

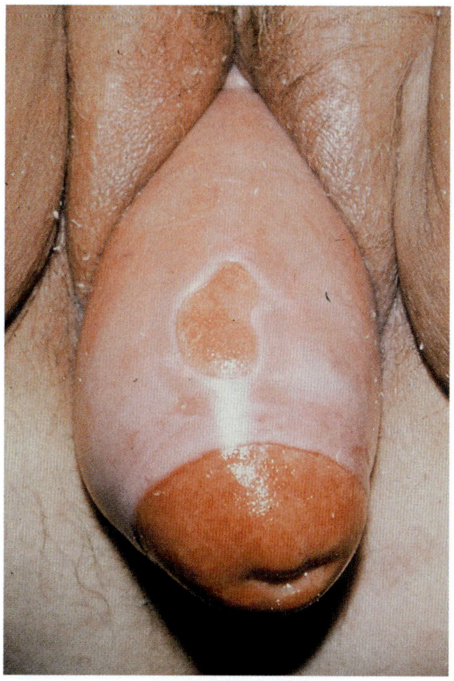

Abb. 30.2 Descensus uteri Grad III (Uterusprolaps): An der vorderen Scheidenwand ist bereits ein Ulkus entstanden. [M436]

beurteilen, wenn man die Patientin wie zum Stuhlgang pressen lässt: Liegt eine Zystozele vor, senkt sich bei liegendem hinterem Spekulum die vordere Vaginalwand, bei der Rektozele genau andersherum. Im Rahmen der bimanuellen Tastuntersuchung lässt man die Patientin wiederum pressen, um das Absinken des Uterus zu erfühlen und zu quantifizieren. Um ungefähr die Kraft der Beckenbodenmuskulatur abzuschätzen, lässt man die Patientin bei liegendem hinterem Spekulum die Scheide „zusammenkneifen"; normalerweise hebt sich dabei das Spekulum.

Die einfache gynäkologische Untersuchung in Ruhe und beim Pressen ist zur Diagnostik eines Senkungszustands und dessen Ausprägung ausreichend.

Untersuchungen, die im Rahmen einer eventuell zusätzlich bestehenden Inkontinenz nötig sind, werden in → Kap. 29 beschrieben.

Therapie

Erstmaßnahmen beinhalten z. B. die Harnentleerung mittels Einmalkatheter bei Harnverhalt und die Behandlung etwaiger Entzündungen.

Konservative Maßnahmen bei leichten Senkungszuständen sind Beckenbodengymnastik und ggf. lokale Östrogengabe zur Verbesserung der Durchblutung und des Tonus des Sphincter urethrae externus. Die **operativen Maßnahmen** sind in aller Regel mit einer Hysterektomie verbunden, da sonst das Rezidivrisiko einer Harninkontinenz sehr hoch ist (60–70 %). Eine gleichzeitige Harninkontinenz muss beim operativen Vorgehen berücksichtigt werden (→ Kap. 29). Klassische Vorgehensweise beim Descensus uteri und/oder vaginae ohne Harninkontinenz ist die vaginale Hysterektomie mit Raffung der Scheidenhaut vorn bzw. hinten (Kolporrhaphia anterior/posterior = „vordere bzw. hintere Plastik").

Vor Senkungsoperationen wird die Blasen- und Urethralfunktion mittels Urodynamik beurteilt, um eine maskierte Stress- bzw. Urge-Inkontinenz aufzudecken.

Bei inoperablen Patientinnen oder wenn ein operativer Eingriff möglichst lange herausgezögert werden soll, können Pessare verwendet werden. Es gibt schalen-, ring- und würfelförmige Pessare (→ Abb. 30.3), die mindestens alle 6 Wochen gewechselt werden müssen, um Druckatrophie und Ulzerationen zu vermeiden. Sie können aber auch von der betroffenen Frau selbst bei Bedarf eingelegt und am Abend wieder entfernt werden.

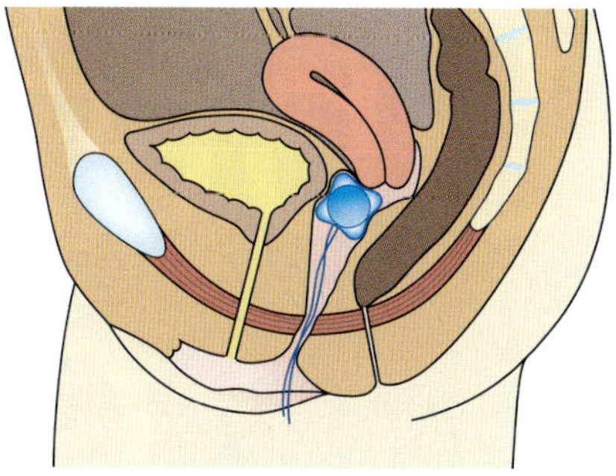

Abb. 30.3 Würfelpessar zur Verbesserung des Blasen-Harnröhren-Winkels [L234]

Uterusprolaps

Beim Uterusprolaps wird operativ prinzipiell genauso vorgegangen, jedoch kann bei sehr ausgeprägten Befunden eine Teilentfernung der Scheide (Kolpektomie) mit anschließender Rekonstruktion nötig sein. Als kleinstmögliche operative Korrektur kommt bei wegen hohen Alters oder anderer Narkoserisiken nur eingeschränkt operablen Patientinnen der Verschluss der Scheide (Kolpokleisis) ohne Hysterektomie infrage. Nach dem Verschluss der Scheide ist kein Geschlechtsverkehr mehr möglich. Eine Kolpokleisis wird nur vorgeschlagen, wenn keine anderen Möglichkeiten in Betracht gezogen werden können.

Zusammenfassung

- Ein Tiefertreten des Uterus nennt man Descensus uteri, eine Senkung der Vaginalwand je nach Lokalisation Zystozele (vorn), Rektozele (hinten) oder Enterozele (oben hinten).
- Ursächlich ist eine Insuffizienz des Halteapparats (Beckenboden).
- Senkungszustände werden am besten vermieden durch ausreichende Rückbildungsgymnastik im Wochenbett und Beckenbodentraining v. a. im Alter.
- Therapeutisches Ziel bei leichteren Senkungszuständen ist die Stärkung des Beckenbodens mit gleichzeitiger Verminderung von Risikofaktoren (Adipositas, chronischer Husten).
- Schwerere Krankheitsbilder müssen operiert werden.

Spezieller Teil – Geburtshilfe

BASICS

Schwangerschaft

Schwangerenbetreuung

Erkrankungen der Schwangeren

Störungen der Schwangerschaft

Geburt und Wochenbett

Entstehung einer Schwangerschaft

Beginn und Dauer

Der genaue Zeitpunkt des Schwangerschaftsbeginns (Gravidität) ist theoretisch sehr einfach, praktisch aber kaum festzulegen. Folgende Begriffe sind abzugrenzen:

Konzeption Unter „Konzeption" versteht man den gesamten Vorgang der Empfängnis. Synonym wird oft der Begriff „Fertilisation" benutzt, der jedoch nur die Befruchtung der Eizelle durch das Spermium beschreibt. Zeitmessungen ab der Befruchtung werden als „post conceptionem (p.c.)" bezeichnet. Synonym wird „Entwicklungsalter" (EW = Entwicklungswochen) verwendet.

Implantation Etwa 6 Tage nach der Befruchtung beginnt die Frucht sich einzunisten. Für den Körper der Frau beginnt die Schwangerschaft.

Beginn der letzten Menstruation (post menstruationem, p. m.) Klinisch wird das Schwangerschaftsalter meist ab diesem Zeitpunkt gemessen, obwohl die Befruchtung etwa 2 Wochen später stattfand.

Erwartete, nicht eingetretene Menstruation Zu diesem Zeitpunkt beginnt für die meisten Frauen subjektiv ihre Schwangerschaft, obwohl die Frucht zu diesem Zeitpunkt schon ungefähr 2 Wochen alt ist.

Die Geburt findet etwa 268 Tage nach der Befruchtung statt (p.c.). Dies entspricht einem Menstruationsalter von etwa 40 Wochen (p.m.; → Abb. 31.1, → Tab. 31.1). Die Schwangerschaft wird in drei Trimenons unterteilt (jeweils 3 Monate). Das Gestationsalter wird in vollendeten Schwangerschaftswochen (SSW) plus Tage angegeben.

Konzeption

Spermienaszension

Nach dem Geschlechtsverkehr wandern die Spermien aus dem hinteren Scheidengewölbe durch die Zervix und den Uterus bis in die Tuben:

In der Vagina herrscht ein saures Milieu (pH 4–5), das Sperma und der Zervixschleim sind alkalisch (pH 6–8). Nur durch diese Pufferung können die Spermien in diesem „feindlichen" Milieu überleben. Trotzdem gelingt es nur wenigen (100.000–300.000 von 3–5 Mio.), das Innere der Zervix zu erreichen. Der zervikale Schleim stellt ein weiteres Hindernis dar. Er „filtert" atypische, nicht so gut schwimmfähige Spermien heraus und liefert Energie für die übrigen. In den Buchten der Zervixschleimhaut können Spermien bis zu 7 Tage überleben. Der Uterus unterstützt durch Uteruskontraktionen die weitere Aszension. Nur etwa 500–800 Spermien gelangen schließlich in die Tuben. Die ovarwärts gerichteten Kontraktionen erleichtern den Spermien das Durchschwimmen. Die Spermatozoen durchlaufen auf ihrem Weg zur Tube verschiedene Reifungsschritte (Kapazitation).

> Die durchschnittliche Geschwindigkeit, mit der sich Spermien im Geschlechtstrakt fortbewegen, beträgt 40 µm/s.

Befruchtung

Die Tube fängt, chemotaktisch gesteuert, die Eizelle (Oozyte) nach der Ovulation auf, indem sie ihren Fimbrientrichter über das Ovar stülpt. Die Oozyte besteht aus einem Zellkern, umgebendem Zellplasma (Ooplasma) und den Eihüllen: Die innere Eihülle wird Zona pellucida, die äußere Eihülle „Corona radiata" (Strahlenkranz) genannt. Nach der Ovulation beendet die Oozyte die erste meiotische Teilung und wird in die Ampulle transportiert. Etwa 200 Spermien konkurrieren hier miteinander. Der Kopf der Spermien ist von einer Proteinhülle umgeben, dem sog. Akrosom, das die Befruchtung verhindert. Fertilisin, ein von der Eizelle produziertes Glykoprotein, löst sie auf (Akrosomreaktion). Die im Spermienkopf enthaltenen Enzyme, Hyaluronidase, Neuramidase und Akrosin, werden freigesetzt. Mehrere Spermien durchdringen die Corona radiata der Oozyte, aber nur einem gelingt es mithilfe des Enzyms Akrosin, die Zona pellucida aufzulösen und in die Eizelle einzudringen. Danach verändert sich die Zona pellucida so, dass weitere Spermien nicht mehr eindringen können (Polyspermieblock). Die Oozyte vollzieht, durch die Spermotozoe aktiviert, die zweite meiotische Teilung. Die Gameten verschmelzen etwa 12 h nach der Ovulation. Die entstandene diploide Zelle wird „Zygote" genannt.

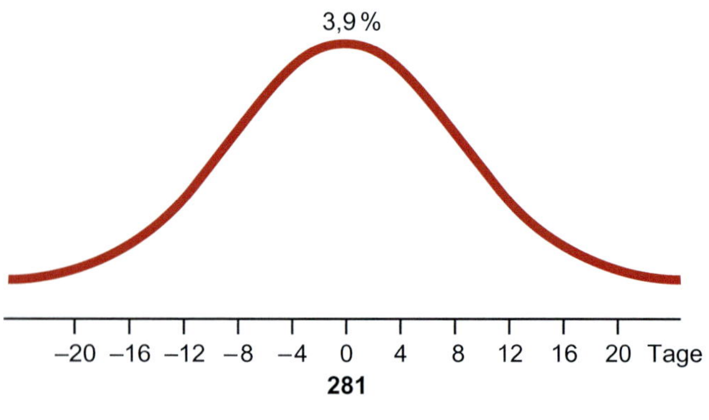

Abb. 31.1 Mittlere Schwangerschaftsdauer p.m.: Die Verteilung entspricht einer Gauß-Kurve, nur 3,9 % der Schwangeren entbinden genau am Termin. [L231]

Tab. 31.1 Terminologie (EW = Entwicklungswoche der Frucht, SSW = Schwangerschaftswoche).

Präembryonalperiode	1.–3. EW: von der Befruchtung bis zur dreiblättrigen Keimscheibe
Embryonalperiode (Embryo)	4.–8. EW: Zeitraum der Organogenese
Fetalperiode (Fetus)	8.–38. EW: Wachstums- und Reifungsvorgänge (bis zur Geburt)
Frucht, Leibesfrucht	Gesamte intrauterine Entwicklungszeit
1. Trimenon	1.–13. SSW
2. Trimenon	14.–26. SSW
3. Trimenon	27.–39. SSW

Frühentwicklung der Frucht bis zur vollendeten Implantation

Präimplantationsstadien

Auf ihrem Weg durch den Eileiter in die Gebärmutter teilt sich die Zygote mitotisch. Dies ist durch eine Furchung erkennbar, weshalb diese Teilungsschritte „Furchungsteilungen" genannt werden. Die Tubenpassage dauert etwa 3 Tage. Die Tochterzellen sind bis zum 8-Zell-Stadium omnipotent. Zum Zeitpunkt des Eintritts in das Uteruslumen ist das 32-Zell-Stadium erreicht. Die Frucht wird nun als „Morula" (Maulbeere) bezeichnet. Durch Flüssigkeitsaufnahme und Zellteilung entwickelt sich die Blastozyste (→ Abb. 31.2): Die äußere Zellschicht entwickelt sich zum Trophoblasten, und an einer Seite entsteht ein Zellhaufen, der Embryoblast. In der freien Blastozyste differenziert sich bereits der Embryoblast in zwei Zellschichten, inneres und äußeres Keimblatt (Entoderm und Ektoderm). Ungefähr 1 Woche nach der Ovulation beginnt die Einnistung der Blastozyste in das Endometrium.

Dezidua

Durch Sekretionsprodukte der Blastozyste gesteuert, entwickelt sich aus dem sekreto-

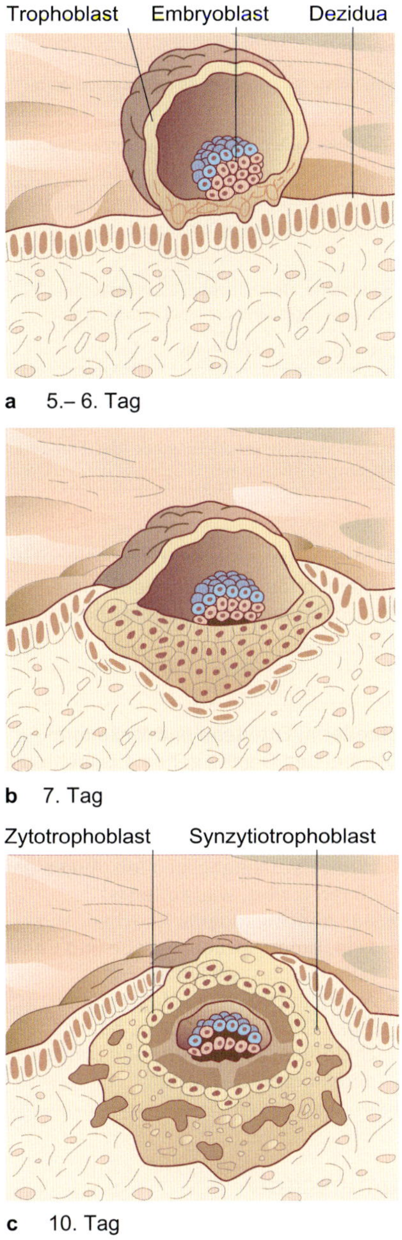

Abb. 31.2 Implantation der Blastozyste: a) Anheftung, b) partielle Einbettung, c) eingenistete Frucht [L234]

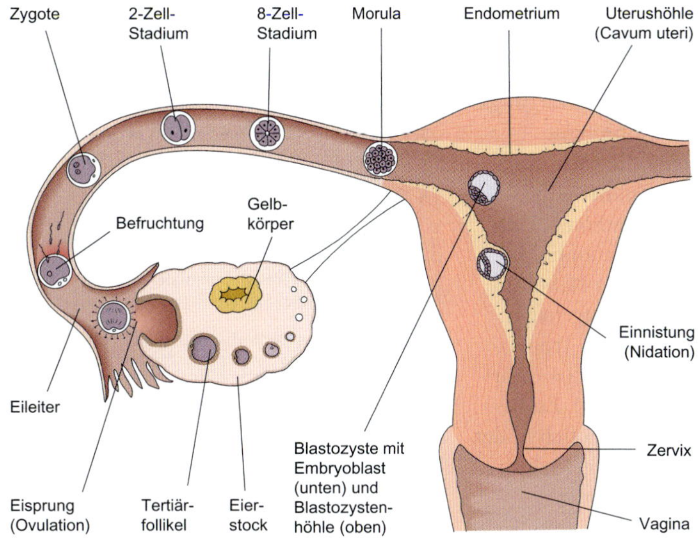

Abb. 31.3 Konzeption und Implantation [L190]

In der avaskulären Phase übernimmt die Dezidua die Ernährung der Blastozyste (histotrope Phase), bis nach Eröffnung der mütterlichen Gefäße durch den Trophoblasten im Rahmen der Plazentaentwicklung eine hämatotrope Ernährung möglich ist.

Nidation (6.–12. Tag p. c.)

Bevorzugt nistet sich die Blastozyste an der oberen hinteren Uteruswand ein (→ Abb. 31.3). Die Zona pellucida löst sich auf, und die Blastozyste „klebt" an der Schleimhaut (Apposition), dabei wird immer der Embryonalpol dem Endometrium zugewandt. Aus dem Trophoblasten entwickeln sich zwei Zellschichten:

- Außen der Synzytiotrophoblast: vielkernige Protoplasmamasse
- Innen der Zytotrophoblast: Zellmembranen erhalten, teilungsaktive Schicht

Der Trophoblast „gräbt" sich immer tiefer in die Dezidua, die Blastozyste sinkt so immer tiefer in die Schleimhaut, bis sie vollständig von dieser bedeckt ist. Im Trophoblasten bilden sich Hohlräume aus, die sog. Lakunen. Der Trophoblast arrodiert mütterliche Gefäße, und das Blut strömt in die Lakunen ein. Ab diesem Zeitpunkt steigen die HCG-Werte im mütterlichen Serum. Die Nidation verletzt die Endometriumschleimhaut. Manche Frauen beobachten eine sog. Nidationsblutung um den 23. Tag p. m., die mit einer Regelblutung verwechselt werden kann.

risch transformierten, hoch aufgebauten Endometrium die Dezidua. Als „Dezidualisierung" wird eine vermehrte Vaskularisierung der Schleimhaut mit Transformation der Zellen zu polygonalen oder runden Zellen bezeichnet. Abgeschlossen wird dieser Vorgang erst etwa 7 Tage nach der Nidation. Die Dezidualisierung ist unabhängig vom Nidationsort, sie findet auch bei einer Extrauteringravidität statt. Man unterscheidet:

- Decidua capsularis: wölbt sich über der Frucht in das Uteruslumen
- Decidua basalis: unterhalb der Frucht
- Decidua parietalis: kleidet das übrige Uteruskavum aus
- Decidua vera: Decidua parietalis und Decidua capsularis verschmelzen zwischen der 14. und 16. SSW.

Zusammenfassung

- Die Spermien gelangen aus dem Scheidengewölbe über Zervix und Uterus in die Tube. Die Oozyte wird nach dem Eisprung von der Tube aufgefangen. In der Ampulle findet die Befruchtung statt.
- In der Präimplantationsphase entwickelt sich die befruchtete Eizelle (Zygote) zur Blastozyste, die sich ca. 10 Tage nach der Befruchtung im Uterus vollständig einnistet.
- Bei der eingenisteten Frucht unterscheidet man Embryoblast und Trophoblast. Aus dem Trophoblasten entwickelt sich die Plazenta.
- Das Schwangerschaftsalter wird ab der Konzeption (p. c.), meist aber ab dem ersten Tag der letzten Regelblutung der Frau angegeben (p. m.).
- Eine Schwangerschaft dauert etwa 268 Tage p. c., 280 Tage p. m. bzw. 40 Wochen p. m.

Entwicklung der Frucht

Präembryonal- und Embryonalentwicklung

Schon während des Implantationsvorgangs bilden sich im Keim drei Hohlräume. Die frühere Blastozystenhöhle entwickelt sich zum Dottersack. Die Keimscheibe trennt diesen von der Amnionhöhle. Dottersack, Keimscheibe und Amnionhöhle sind am Haftstiel (Vorläufer der Nabelschnur) in der Chorionhöhle aufgehängt. Die Chorionhöhle reicht bis zum Trophoblasten, der nun als „Zottenhaut" (= Chorion) bezeichnet wird (→ Abb. 32.1). Zu Beginn der Embryonalphase haben sich in der Keimscheibe drei Schichten differenziert: Ektoderm, Mesoderm und Entoderm. Durch die Faltung der Keimscheibe entsteht das Darmrohr aus einem Teil des Dottersacks. Die Amnionhöhle schlägt sich um den Embryo herum und legt sich an den Haftstiel. Sie bildet nun die Fruchthöhle. Das Darmrohr und der Dottersack sind noch durch den Dottergang verbunden.

Tab. 32.1 Primitiventwicklung des Embryos

1. EW	Präimplantationsstadien: Zygote, Morula, freie Blastozyste
2. EW	Implantation, Entwicklung von Entoderm und Ektoderm, Entstehung der drei Keimhöhlen, primäre Chorionzotten
3. EW	Gastrulation (Bildung des Mesoderms), Neurulation, metamere Gliederung beginnt, Herzanlage, sekundäre und tertiäre Chorionzotten, Größe: 2 mm
4. EW	drei Schlundbögen, 29 Ursegmente, Abfaltung und Längskrümmung des Embryos, Schluss des Neuralrohrs, Armknospen, Augenbläschen und Ohrgruben, Vorniere und Urniere, Lungenknospen, Leberwulst, Größe: 4 mm
5. EW	44 Ursegmente, medialer und lateraler Nasenwulst, Handplatte, Beinknospen, Linsenbläschen, Augenbecher, Ohrbläschen, regelmäßige Herzkontraktionen, wirksamer Kreislauf, Größe: 8 mm
6. EW	knorpelige Wirbelsäule, Fußplatten, Arm dreigliedrig, Ohrhöcker, Größe: 12 mm
7. EW	Bein dreigliedrig, Beginn der Ossifikation, Fingerknospen, Ovarien und Hoden schon zu unterscheiden, Beginn des physiologischen Nabelbruchs, Größe: 18 mm
8. EW	Nase, Augenlider, Ohr erkennbar, Beginn des Gaumenschlusses, Herzseptierung beendet, Körperform und alle Organe angelegt, äußeres Genitale noch indifferent, Größe: 29 mm

Der Dottersack und der Dottergang bilden sich nach und nach zurück.
Die Embryonalentwicklung wird von der Befruchtung bis zur 8. EW (→ Tab. 32.1) nach morphologischen Kriterien in 23 Carnegie-Stadien eingeteilt.

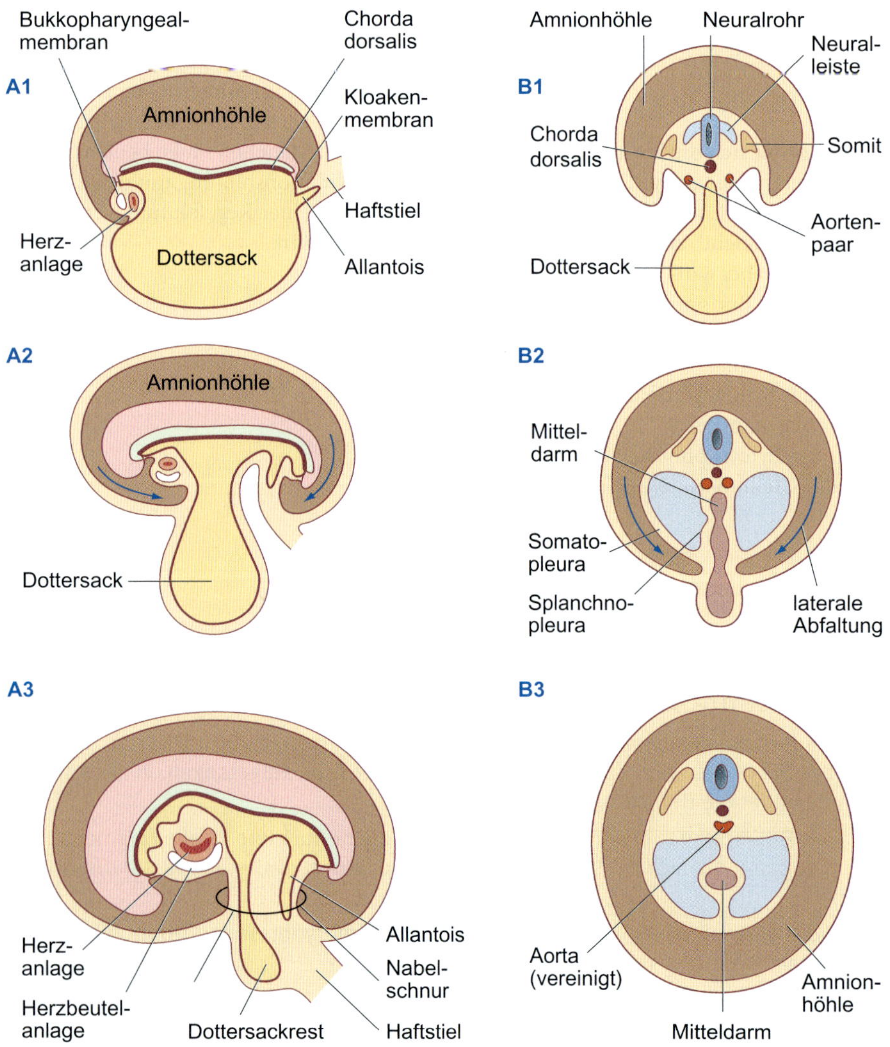

Abb. 32.1 Entwicklung der Frucht: A Längsschnitte, B Transversalschnitte; 1: 24. Entwicklungstag, 2: 26. Entwicklungstag, 3: 28. Entwicklungstag [L234]

Im Keim bilden sich drei Hohlräume: Chorionhöhle, Amnionhöhle und Dottersack.

Ektoderm, Entoderm und Mesoderm
Die meisten Organe gehen aus mehreren Keimblättern hervor, eine grobe Merkhilfe ist aber Folgendes:
- Aus dem Ektoderm: Nervensystem, Haut, Hautanhangsgebilde, Augen und Ohren („alles, was außen ist").
- Aus dem Mesoderm: Knochen, Muskeln, Bindegewebe, Gefäße und Genitalien („alles, was innen ist").
- Aus dem Entoderm: Magen-Darm-Trakt, Leber, Gallenblase, Bauchspeicheldrüse, Schilddrüse und Lunge („innere Körperoberfläche").

Immunschutz

Das Schwangerschaftsprodukt ist genetisch verschieden zur Mutter und müsste vom mütterlichem Immunsystem eigentlich angegriffen werden.
Es wurden mehrere Faktoren bestimmt, die eine solche Reaktion verhindern:
- Immuntoleranz des Uterus
- Trophoblasten haben eine niedrige Antigenität
- Bildung blockierender Antikörper durch die Mutter (eine unzureichende oder fehlende Bildung dieser Antikörper wird als Ursache für habituelle Aborte angesehen)
- Maternales Alpha-2-Glykoprotein, das während der Schwangerschaft in der Leber und in den Leukozyten gebildet wird
- Progesteron stimuliert die Produktion der blockierenden Antikörper und der T-Suppressorzellen
- Vermehrte Glukokortikoidbildung (→ Kap. 33) führt zur Schwächung der mütterlichen Immunantwort

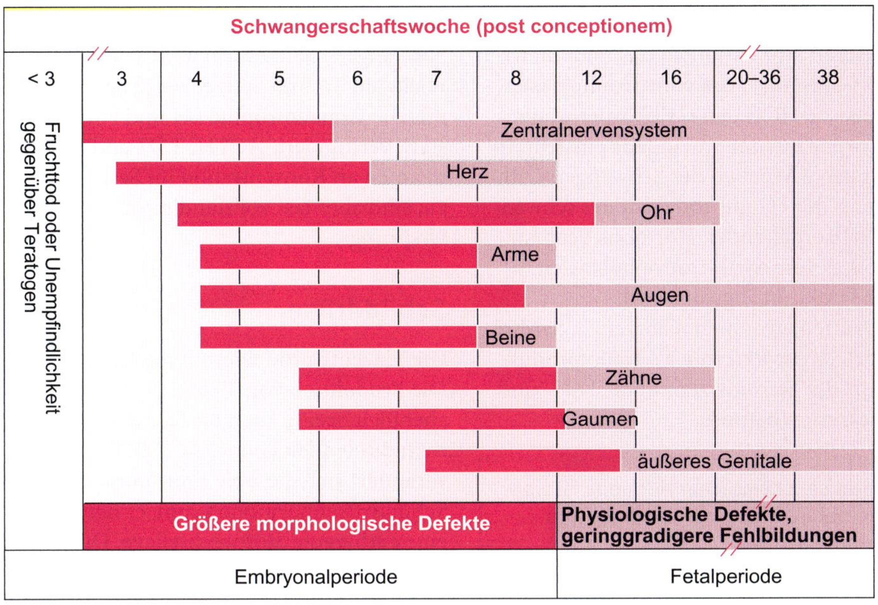

Abb. 32.2 Organogenese und vulnerable Phasen: dunkel = besonders empfindlich, heller = mäßig empfindlich [L190]

Embryopathien

Embryopathien sind pränatale Erkrankungen, die zu schweren Entwicklungsstörungen der Frucht führen können. Mögliche Ursachen sind z. B.:

- Infektionen (v. a. Röteln, → Kap. 47)
- Stoffwechselerkrankungen der Mutter (Diabetes mellitus, Schilddrüsenerkrankungen, → Kap. 48 und → Kap. 52)
- Chronischer Sauerstoffmangel (z. B. durch Anämie)
- Noxen (z. B. Medikamente, Alkohol, Zytostatika, Strahlen, → Kap. 38)

Die Art der Schädigung richtet sich weniger nach der Ursache, sondern eher nach dem Zeitpunkt der Einwirkung (vor der 8. EW) und damit nach dem Entwicklungsstadium, in dem die Schädigung auftrat (→ Abb. 32.2).

Fetalentwicklung (ab 9. EW)

In der Fetalperiode reifen die in der Embryonalperiode angelegten Organsysteme aus. Der Fetus nimmt an Größe zu.
Schädigungen der Frucht in der Fetalperiode führen zu Ausreifungsstörungen und Funktionseinschränkungen. Die Prognose ist variabel und abhängig von Art und Dauer der Störung. Mögliche Ursachen sind:

- Infektionen (→ Kap. 47)
- Blutgruppen- oder Rhesusinkompatibilitäten (→ Kap. 51)
- Mütterliche Stoffwechselerkrankungen (→ Kap. 48, → Kap. 52)
- Medikamente, Noxen (→ Kap. 37, → Kap. 38)

Scheitel-Fersen-Länge
Es gilt als grobe Faustregel:

- In den ersten 5 Monaten: Die Länge entspricht dem Quadrat der Monatszahl: 1–4–9–16–25 in cm.
- In den folgenden 5 Monaten kommen je 5 cm hinzu: 30–35–40–45–50 cm am Ende des jeweiligen Monats.

Zusammenfassung

- Die Embryonalperiode umfasst die Entwicklung der Frucht nach der Implantation bis zum Abschluss der Organogenese (ca. 8. EW).
- Schädigungen in der Embryonalperiode, sog. Embryopathien, führen zu schwerwiegenden Fehlbildungen, die oft letal enden.
- Die Fetalperiode (9. EW bis Geburt) ist durch Wachstum und Reifung gekennzeichnet.
- Jedes Organsystem hat eine sensible Phase, in der es besonders empfindlich auf schädliche Einflüsse reagiert. Schädigungen in dieser Phase, sog. Fetopathien, sind unterschiedlich schwerwiegend, oft schwere ZNS-Schäden.

→ 33 Adaptation des mütterlichen Organismus

Nach der Nidation der Blastozyste beginnt sich der weibliche Körper auf seine bevorstehenden Aufgaben, nämlich die Versorgung und den Schutz der Frucht in der Schwangerschaft, die Geburt und die Stillperiode, vorzubereiten.
Die Schwangerschaft erfordert eine erhöhte Leistung des Gesamtorganismus. Gegen Ende der Schwangerschaft nehmen auch mechanische Belastungen durch die wachsende Frucht zu. Die Kenntnis der normalen Veränderungen (→ Tab. 33.1, → Tab. 33.2) ist die Voraussetzung für ein frühzeitiges Erkennen pathologischer Zustände. Durch fachgerechte Information lernen Schwangere mit den natürlichen Veränderungen ihres Körpers umzugehen (→ Kap. 46).

Endokrinologie

Gelbkörper/Ovarien

Aus den Resten des gesprungenen Follikels entwickelt sich im Ovar der Gelbkörper, der Progesteron produziert. Entsteht keine Schwangerschaft, stirbt dieser ab. Nistet sich jedoch eine Zygote in das Endometrium ein, stimuliert das vom Trophoblasten produzierte HCG den Gelbkörper weiter; das Corpus luteum graviditatis entsteht. In den ersten 8 Wochen der Schwangerschaft ist dieses der Hauptproduzent des schwangerschaftserhaltenden Hormons Progesteron, bis es vom Synzytiotrophoblasten in dieser Funktion abgelöst wird.
Die Ovarien atrophieren ab dem 3. SSM reversibel, da die Plazenta als Hauptproduktionsort der Steroide zentral die FSH- und LH-Sekretion hemmt.

> Der Umsatz sämtlicher Hormone ist während der Schwangerschaft gesteigert (→ Abb. 33.1)

Hypophyse

Die Hypophyse vergrößert sich in der Schwangerschaft um das 2- bis 3-Fache. Hauptprodukt ist das Prolaktin, das die Entwicklung der Brustdrüsen stimuliert. Seine Konzentration steigt während der Schwangerschaft kontinuierlich an und erreicht am Termin Spitzenwerte um 200 ng/ml. Die Gonadotropine LH und FSH sind stark vermindert. ACTH, TSH und STH nehmen an Konzentration im Serum zwar zu, sind aber fast vollständig plazentaren Ursprungs.

Schilddrüse

Die Plazenta produziert thyreotrope Stoffe. Die Produktion von T_3 und T_4 nimmt zu, aber gleichzeitig auch die Sekretion des thyroxinbindenden Globulins (TBG). Dadurch verändert sich die freie Konzentration der Schilddrüsenhormone kaum, es herrscht eine euthyreote Stoffwechsellage. Durch erhöhte Produktion hyperplasiert die Drüse und der Iodbedarf ist gesteigert.

Nebenschilddrüse

Der 2- bis 4-fach gesteigerte Kalziumbedarf der Schwangeren wird durch eine funktionelle Hyperplasie der Nebenschilddrüse mit vermehrter PTH-Bildung gesichert. Um gleichzeitig den Knochenabbau der Schwangeren zu verhindern, wird auch vermehrt Kalzitonin gebildet.

Nebenniere

Auch die Nebennierenrinde zeigt eine funktionelle Hyperplasie durch vermehrte Produktion von Kortisol und Aldosteron (5- bis 6-facher Spiegel). Die freie Testosteronmenge bleibt unverändert, obwohl die absolute Testosteronmenge zunimmt (aber auch die Produktion der Bindungsproteine).

Gewicht und Stoffwechsel

Die durchschnittliche Gewichtszunahme in der Schwangerschaft beträgt, bei großer physiologischer Schwankungsbreite, 9–14 kg. Dies setzt sich zusammen aus:

- Fetus, Plazenta und Fruchtwasser ~ 5 kg
- Vermehrtes Blutvolumen/Wassereinlagerungen ~ 1,5–3 kg
- Fettgewebsvermehrung ~ 3–4 kg
- Uterus und Mammae ~ 2 kg
- Während der Schwangerschaft befindet sich die Mutter in einer anabolen Stoffwechsellage. Die erhöhte Proteinsynthese kommt Mutter und Kind gleichermaßen zugute. Sie dient bei der Mutter in erster Linie der Entwicklung der Mammae und des Myometriums. Die Menge der Serumproteine steigt, durch das erhöhte Plasmavolumen ist sie jedoch relativ vermindert.

Tab. 33.1 Physiologische Veränderungen

Herz-Kreislauf-System; s. a. „SIH" (→ Kap. 50)	Puls ↑ zentraler Venendruck (ZVD) ↑ Herzzeitvolumen ↑ (von ca. 4 l/min auf bis zu 6 l/min) Herzfrequenz ↑ (von 65/min auf ca. 80/min) akzidentielle Herzgeräusche Gesamtkörperwasser ↑ (Zunahme um ca. 7 l, davon 1,5 l Blutplasma) Blutdruck im 1. Trimenon ↓ Blutdruck im 3. Trimenon ↑
Blut (Veränderungen hauptsächlich durch den Verdünnungseffekt); s. a. „Hämatologische Erkrankungen" (→ Kap. 49)	Hämatokrit ↓ Hämoglobin ↓ Leukozyten ↑ Thrombozyten ↓ (bis 10.000/µl) Extravasalvolumen ↑ ↑ (40–50 %) Erythrozyten ↑ (25 %) Koagulabilität ↑ Albuminkonzentration ↓ → Ödemneigung Eiweiß und Gammaglobuline ↓ Transaminasen = Transportproteine ↑ (z. B. Ferritin)
Lunge	Atemfrequenz = Atemzugvolumen ↑ (40 % = leichte Hyperventilation) Lungenperfusion ↑ Sauerstoffbedarf ↑ (20–30 %) Totalkapazität ↓ funktionelle Reservekapazität ↓ inspiratorisches Reservevolumen ↓ später: Kurzatmigkeit durch den Druck der Frucht auf das Zwerchfell (Dyspnoe)
Nieren; s. a. „SIH" (→ Kap. 50)	Durchblutung ↑ glomeruläre Filtrationsrate ↑ physiologische Proteinurie/Glukosurie, Dilatation der Nierenbecken und -kelche
Stoffwechsel s. a. „Diabetes" (→ Kap. 48)	Grundumsatz ↑ (20 %) Glukosetoleranz ↓ Hyperlipidämie, Hyperinsulinämie
Schilddrüse und Hypophyse	Größe ↑, Iodaufnahme ↑

Tab. 33.2 Veränderungen verschiedener Blutwerte in der Schwangerschaft

Erhöht	Vermindert
Globuline (Transportproteine) z. B. Transferrin, Caeruloplasminm SHGB	Albumin im Serum
Lipide und Lipoproteine	GOT und GPT
Gerinnungsfaktoren I, VII, VIII, X	Eisen und Hämoglobin
alkalische Phosphatase (AP; meist plazentaren Ursprungs)	Kreatinin

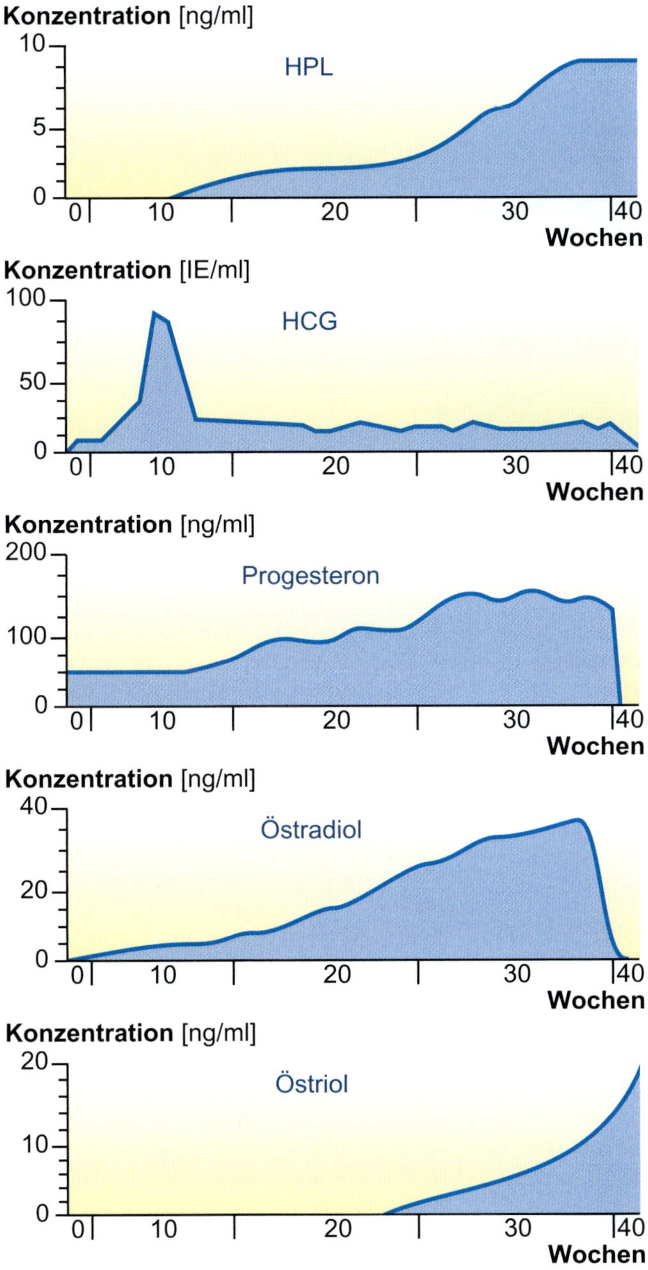

Abb. 33.1 Konzentrationsveränderungen der Hormone im Verlauf der Schwangerschaft [L106]

- Die Plasmakonzentration der Lipide und Lipoproteine nimmt während der Schwangerschaft analog des Energiebedarfs des Feten stark zu. Nimmt die Mutter nicht genügend Kalorien zu sich, werden mütterliche Fettreserven verstoffwechselt.
- Der Eisenbedarf ist durch die gesteigerte Erythropoese erhöht und kann oft aus den körpereigenen Reserven und der Nahrung (trotz gesteigerter Resorption) nicht gedeckt werden. Ohne Eisensubstitution kommt es zu einer Anämie.

Herz-Kreislauf-System, Atmung

Um die gesteigerten zirkulatorischen Aufgaben zu bewältigen, kommt es zu einer Zunahme des Herzzeitvolumens, Reduktion des Gefäßwiederstands und Zunahme des Blutvolumens (→ Tab. 33.1). Durch die Anhebung des Zwerchfells kommt es zu einer Verlagerung der Herzspitze nach lateral (elektrische Herzachse im EKG auch!). Geringradige Perikardergüsse sind nicht pathologisch. Ab dem 2. Trimenon sind auch hypertrophe Veränderungen des Herzens erkennbar. Der 1. Herzton wird zunehmend lauter, oftmals kann ein 3. Herzton auskultiert werden.

Die funktionelle Reservekapazität der Lunge ist durch den Zwerchfellhochstand und das gesteigerte Atemzugvolumen vermindert. So kann der Sauerstoffgehalt des Blutes auch durch einen tiefen Atemzug relativ stark verbessert werden (bei der Geburt wichtig!). Allerdings sind die „Reserven" auch schneller verbraucht. Schon eine kurze Apnoe führt zum Abfall des Blutsauerstoffs. Daher müssen Schwangere bei Einleitung einer Narkose möglichst zügig intubiert werden.

Zusammenfassung

- Die Adaptation des mütterlichen Organismus dient der Anpassung an die Anforderungen der Schwangerschaft und der Stillzeit.
- Wesentlich beteiligt an dieser Umstellung sind Hormone, insbesondere die plazentaren Hormone.
- Der Umsatz sämtlicher Hormone ist während der Schwangerschaft gesteigert.
- Die Gewichtszunahme beträgt etwa 9–14 kg.
- Alle Organsysteme sind betroffen: Hervorzuheben sind Herz, Nieren, Blut und Stoffwechsel.

→ 34 Plazenta, Nabelschnur, Eihäute und Fruchtwasser

Plazenta

Die Plazenta stellt die Verbindung zwischen Mutter und Fetus her. Über sie laufen die Austauschvorgänge, die der Versorgung des Fetus mit Nährstoffen und dem Abtransport von Stoffwechselendprodukten dienen. Gleichzeitig stellt sie eine Barriere dar und produziert Hormone.

Entwicklung und Zottenreifung

Der Trophoblast wächst in die Dezidua (Schleimhaut des Endometriums) ein und eröffnet mütterliche Gefäße. Das Blut strömt durch Hohlräume im Trophoblasten, die Lakunen. Als „Zottenhaut" (Chorion) werden der Trophoblast und das extraembryonale Mesoderm bezeichnet.
Mit wachsender Größe der Frucht wird mehr Austauschfläche benötigt, daher werden Zotten gebildet. In die einfachen Trophoblastenzotten **(primäre Zotten)** wächst extraembryonales Mesoderm ein **(sekundäre Zotten)** und schließlich bilden sich Kapillaren **(tertiäre Zotten).** Auf der Oberfläche der Tertiärzotten werden Mikrovilli ausgebildet, welche die Austauschfläche auf ca. 15 m^2 vergrößern. Der Reifungsprozess der Zotten dauert bis zum Ende der Schwangerschaft an und dient der laufenden Anpassung an die fetalen Bedürfnisse. Die Austauschfläche wird durch Zottenbaumverzweigung vergrößert. Die einzelnen Zotten werden immer dünner und das Stroma nimmt ab, sodass die nun vergrößerten fetalen Zottengefäße wandständig liegen.
Zu Beginn der Schwangerschaft bildet das gesamte Chorion Zotten. Durch die günstigeren Wachstumsbedingungen in der Decidua basalis proliferieren die Zotten an dieser Stelle besonders, während sie sich sonst zurückbilden **(Zottenreduktion).** Die Plazenta entsteht. Nach unvollständiger Zottenreduktion entstehen als sehr seltene Variation mehrere Plazentas.

Aufbau der reifen Plazenta

Man unterscheidet zwei Anteile: Placenta fetalis, den kindlichen Anteil, und Placenta materna, den mütterlichen Anteil. Lediglich die Decidua basalis stammt ursprünglich von der Mutter.

> Die reife Plazenta ist scheibenförmig, oval, mit einem Durchmesser von ca. 20 cm und einer Dicke von ca. 2 cm. Ihr Gewicht beträgt 400–600 g.

Die reife Plazenta (→ Abb. 34.1 und → Abb. 34.2) besteht aus drei Schichten:

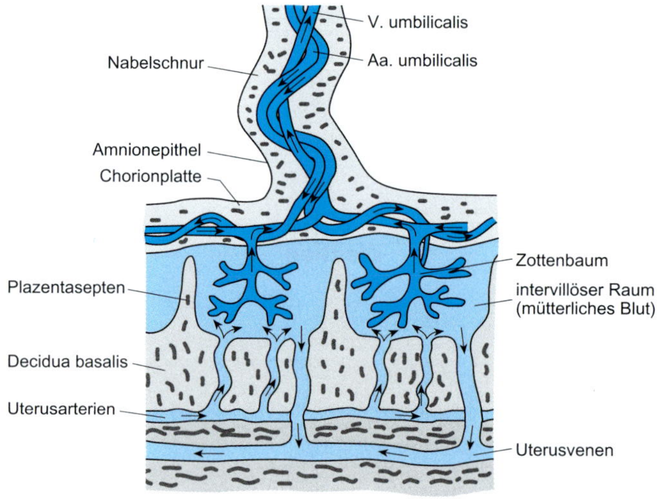

Abb. 34.1 Schema der Plazenta [L141]

- **Chorionplatte:** Amnionepithel, Chorionstroma, Gefäße, Chorionepithel und Zotten
- **Intervillöser Raum:** wird von mütterlichem Blut durchspült, die Zotten ragen in diesen hinein
- **Basalplatte:** Trophoblastenschale mit Septen, welche die mütterliche Seite in Funktionseinheiten unterteilen, Decidua basalis

Austauschvorgänge

Als „maternofetale Diffusionsbarriere" wird die Schranke zwischen mütterlichem und kindlichem Kreislauf bezeichnet. Sie wird gegen Ende der Schwangerschaft immer dünner und flächenmäßig größer. Folgende Austauschmechanismen liegen vor (→ Abb. 34.3):
Passive Stoffbewegung Aufgrund von Konzentrationsunterschieden:

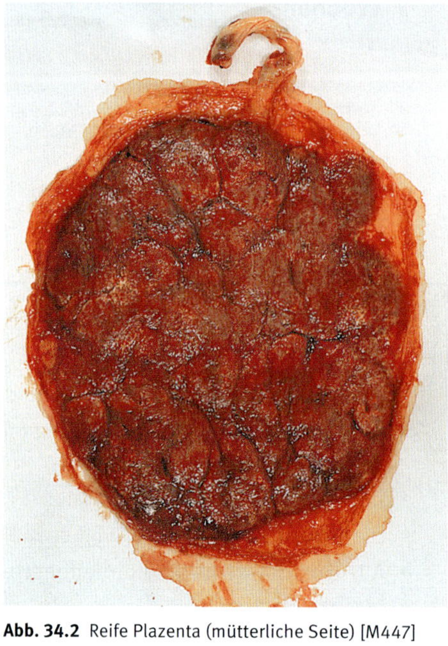

Abb. 34.2 Reife Plazenta (mütterliche Seite) [M447]

- Diffusion: Gase, Wasser, Billirubin, Harnstoff, manche Medikamente und Vitamine
- Erleichterte Diffusion: Glukose, Laktat
- Diapedese (durch Lücken in der Gefäßwand): Erythrozyten, Leukozyten, Viren, Bakterien, Protozoen und Medikamente und evtl. fetale Zellen

Aktiver Stofftransport Der aktive, energieabhängige Stofftransport wird zur Übertragung hochmolekularer Stoffe oder zur Anreicherung gegen ein Konzentrationsgefälle genutzt:
- Pinozytose: IgG, Proteine, Lipide
- Enzymatisch: anorganische Ionen, Fettsäuren, Aminosäuren, Vitamine, Hormone

Die Diffusionsbarriere ist normalerweise für bestimmte Stoffe undurchlässig **(Plazentarschranke),** die Diapedese ist i. d. R. pathologisch.
Der Gasaustausch wird durch die fetale Tachykardie und die Eigenschaften des fetalen Hämoglobins erleichtert: Fetales Hämoglobin hat eine höhere Sauerstoffbindungskapazität und Abgabefähigkeit, die unter hypoxischen Bedingungen noch weiter steigt.

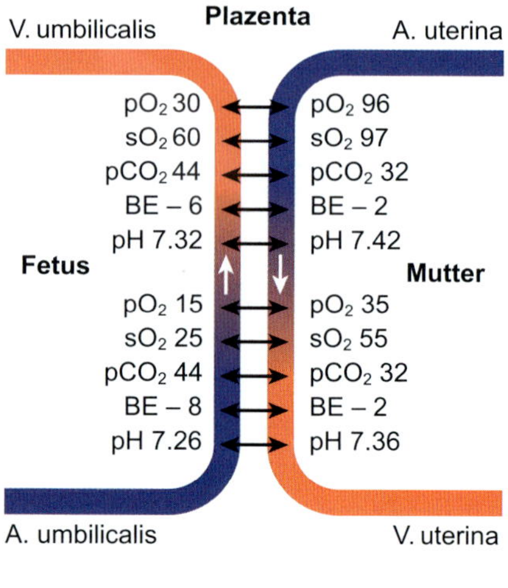

Abb. 34.3 Diaplazentare Wechselwirkungen [L231]

Tab. 34.1 Endokrine Funktion der Plazenta

Hormon	Funktion	Diagnostische Bedeutung
Östrogene (Östradiol und Östriol)	Proliferation, Zervix- und Myometriumreifung Ödematisierung	Östriol: Überwachung der fetoplazentaren Einheit bei Verdacht auf Plazentainsuffizienz
Progesteron	Mammo- und Laktogenese, Wehenhemmung, Schwangerschaftserhaltung	Frühschwangerschaft: Beurteilung des fetalen Zustands
Humanes Choriongonadotropin (HCG)	Stimulation des Corpus luteum graviditatis und der fetalen Gonaden	Schwangerschaftsnachweis
Humanes Chorionsomatomammotropin (HCS) Humanes Plazentalaktogen (HPL)	Proliferation, Mammaentwicklung, Stimulation der mütterlichen Erythropoese und Anabolismus	HPL: Überprüfung der metabolischen Plazentafunktion

Endokrine Funktionen

Als endokrines Organ (→ Tab. 34.1) ist die Plazenta in der Lage, aus fetalen Vorstufen Steroidhormone (Östrogen und Progesteron) zu bilden, sodass ab dem 3. Monat die Eierstöcke „stillgelegt" werden. Grundlage hierfür ist die Rückkoppelungshemmung der endokrinen Achsen der Mutter (s. o. Hypophyse). Ab der 4. Entwicklungswoche bildet die Plazenta HCS (humanes Chorionsomatotropin), das die Wirkungen von Somatotropin und Prolaktin vereinigt und so das Wachstum der Frucht fördert. Die endokrinen Organe des Fetus sind also an der Hormonproduktion beteiligt, was als „fetoplazentare Einheit" bezeichnet wird. In der Frühschwangerschaft werden auch maternale Präkursoren zur Östrogenproduktion verwendet. Das humane Plazentalaktogen (HPL) hat eine große Bedeutung für die Schwangerschaft. Es wird von der Plazenta gebildet und führt zu einer verstärkten Lipolyse mit Freisetzung von Fettsäuren, um den erhöhten Energiebedarf der Mutter zu decken. Die so „eingesparte" Glukose steht dem Fetus zur Verfügung.

Nabelschnur und Eihäute

Die **Nabelschnur** ist ungefähr so lang wie die Frucht, d. h. am Ende der Schwangerschaft ca. 60 cm lang, 1,5 cm dick und spiralig gewunden. Sie verbindet den Fetus mit der Plazenta. In ihr sind drei Gefäße enthalten: zwei Nabelarterien, die sauerstoff- und nährstoffarmes Blut zur Plazenta transportieren, und eine Nabelvene, die sauerstoff- und nährstoffreiches Blut zum Fetus transportiert. Die Blutstillung nach der Nabelschnurdurchtrennung erfolgt durch den intravasalen Druckabfall infolge der Kreislaufumstellung.

Die **Eihäute** (→ Abb. 34.4) umgeben die Fruchthöhle. Diese enthält das Fruchtwasser mit dem Embryo und der Nabelschnur. Man unterscheidet drei Schichten (von außen): Chorion, Intermediärschicht, Amnion. Die Eihäute sind ab der 16. SSW verklebt.

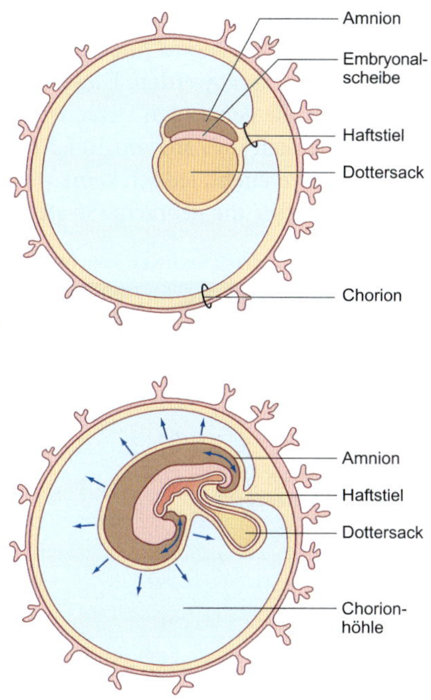

Abb. 34.4 Entwicklung der Eihäute und der Nabelschnur: a) frühes, b) späteres Stadium. Im Lauf der Entwicklung stülpt sich die Amnionhöhle über die Frucht und vergrößert sich. Der Dottersack verkleinert sich parallel. Die Amnionhöhle ist mit Fruchtwasser gefüllt. [L234]

Fruchtwasser

Zu Beginn der Schwangerschaft wird das Fruchtwasser vom Amnionepithel gebildet und wieder resorbiert. Ab der 12. SSW produziert zusätzlich die kindliche Niere Fruchtwasser, später auch die kindliche Lunge. Der Fetus schluckt das Fruchtwasser, resorbiert es im Gastrointestinaltrakt und in der Lunge und scheidet über die Nieren wieder Flüssigkeit aus. Es findet ein ständiger Flüssigkeitsaustausch statt. Gegen Ende der Schwangerschaft wird die komplette Flüssigkeit innerhalb von 3 h ausgetauscht. Die Fruchtwassermenge hängt vom Gestationsalter ab.

Fruchtwassermenge in Abhängigkeit vom Gestationsalter
- 9. SSW: ca. 10 ml
- 36. SSW: ca. 1000 ml
- Bei der Geburt: ca. 800 ml; pH 7,0

Das Fruchtwasser dient dem Transport und Austausch von Stoffen, als Austrocknungs- und als mechanischer Schutz des Fetus. Es enthält Käseschmiereflocken (Vernixflocken), Epidermisschuppen und Haare. Störungen der Produktion oder Resorption führen zu Oligo- oder Polyhydramnion (< 100 ml bzw. > 2.000 ml) (→ Kap. 43). Können die Ursachen nicht beseitigt werden, kann entweder überschüssiges Fruchtwasser abgelassen oder fehlendes zur besseren Diagnostik der Grundstörung substituiert werden. Dies schafft vorübergehend Abhilfe.

Zusammenfassung

- Die Plazenta ist Hauptstoffwechselorgan des Fetus. Sie liefert mütterliche Nährstoffe und Sauerstoff und transportiert kindliche Abbauprodukte ab. Darüber hinaus hat sie wichtige endokrine Funktionen.
- Die Eihäute sind Chorion, Intermediärschicht und Amnion. Sie umschließen die Fruchthöhle mit dem Fruchtwasser und der Frucht.
- Das Fruchtwasser unterliegt ständigen Austauschvorgängen: Der Fetus trinkt es und scheidet anschließend wieder Flüssigkeit über die Nieren aus.
- Die Nabelschnur ist etwa so lang wie die Frucht. Sie enthält drei Gefäße: zwei Arterien mit sauerstoffarmem Blut und eine Vene mit sauerstoffreichem Blut.
- Die Plazenta produziert in Zusammenarbeit mit der Frucht (fetoplazentare Einheit) Östrogene, Gestagene, humanes Plazentalaktogen (HPL) und humanes Choriongonadotropin (HCG).

Statistik und Mutterschutz

Perinatalsterblichkeit

Unter Berücksichtigung der Todesfälle ab der 22. SSW bis zum 7. Lebenstag ermittelt man für Deutschland eine perinatale Mortalität von 5,4 ‰ (2014). Dies ist verglichen mit Entwicklungsländern ein extrem geringer Wert (in Zentralafrika z. B. bis zu 10 %!), doch scheint nun eine Stagnation eingetreten zu sein, die schwierig zu beeinflussen ist. Zwar sind zahlreiche Faktoren bekannt, die Einfluss auf die Perinatalsterblichkeit haben, doch ist es schwierig, diese unter Kontrolle zu bringen. Zu nennen sind:

Frühgeburt Dies ist die häufigste Todesursache. Möglicherweise kann durch ein besseres Verständnis der Wehenregulation hier ein entscheidender Schritt getan werden.

Geringes Geburtsgewicht Entwicklungsdefizite trotz normal verlaufener Schwangerschaft sind ein direkter Indikator für den Gesundheitszustand der Mutter. Oft sind Infektionen die Ursache, aber auch die Ernährung, Rauchverhalten und Alkoholkonsum spielen eine wichtige Rolle.

Fehlbildungen Zwar kann eine Behinderung frühzeitig per Ultraschall festgestellt werden, leider sind jedoch Interventionen mit kurativer Absicht nicht wirklich möglich.

Soziale Faktoren Trotz eines modernen Gesundheitssystems können soziale Diskrepanzen und die damit verbundenen Nachteile nicht geleugnet werden. Es bedarf großer Reformen, um diese Missstände zu beseitigen.

Mehrlingsschwangerschaften Die zu beobachtende Zunahme ist auch auf moderne Verfahren wie In-vitro-Fertilisation und steigendes Alter der Mütter zurückzuführen. Zur Verbesserung des Überlebens kann die Anzahl der Mehrlinge reduziert werden, doch muss dabei der ethische Konflikt berücksichtigt werden.

Müttersterblichkeit

Die Müttersterblichkeitsrate (→ Tab. 35.1; → Abb. 35.1) ist das Kriterium für die Qualität der Geburtshilfe im jeweiligen Land und folglich auch dem Entwicklungsstand angepasst.

In Deutschland sterben heute noch 1,2 ‰ der Schwangeren während der Schwangerschaft bis 42 Tage nach Geburt (2003). (Zum Vergleich: Im Straßenverkehr sterben 0,8 ‰ der Verkehrsteilnehmer.) Die häufigsten Ursachen sind:

- Blutung
- Hypertonie
- Thrombembolie
- Sepsis
- Extrauteringravidität
- Kardiologische Probleme
- Selbstmord

Um die Müttersterblichkeitsrate in Deutschland weiter zu senken, stehen pharmakologische Weiterentwicklungen von Antikonvulsiva, Oxytocin/Bluttransfusionen und Antibiotika zur Verfügung.

Die hohe Müttersterblichkeit in den Entwicklungsländern (Zentralafrika 1.200 : 100.000 Geburten) konnte auch durch Projekte wie „Safe motherhood" nicht zufriedenstellend verbessert werden. Diese Initiative hat die gerade genannten Ursachen der Müttersterblichkeit im Lauf von 10 Jahren zu bekämpfen versucht, jedoch keine wesentliche Verbesserung gebracht. So steht jetzt die Verbesserung der Lebensbedingungen im Vordergrund, um eine gesundheitliche Grundversorgung zu gewährleisten.

> Die weltweite Müttersterblichkeit könnte durch eine bessere Betreuung wesentlich beeinflusst werden (→ Abb. 35.1).

Mutterschutz in Deutschland

In einem Land, das unter Geburtenrückgang leidet, ist die Familie für den Staat ein dringendes Anliegen und die gesetzliche Lage infolgedessen, verglichen mit armen Ländern, günstig. Werdende Mütter haben die Möglichkeit, sich in Beratungsstellen

Tab. 35.1 Müttersterblichkeit nach Regionen [W984]

Region	Müttersterblichkeitsrate (Todesfälle pro 100 000 Lebendgeburten)	Zahl der Todesfälle von Müttern	Müttersterblichkeitsrisiko über die gesamte Lebenszeit, 1 zu
Afrika	500	171.000	40
Amerika	68	11.000	680
Östliches Mittelmeer („Eastern Mediterranean")	170	26.000	180
Europa	17	1.900	3.300
Südostasien	190	68.000	210
Westpazifik	45	12.000	1.200
Welt	210	289.000	190

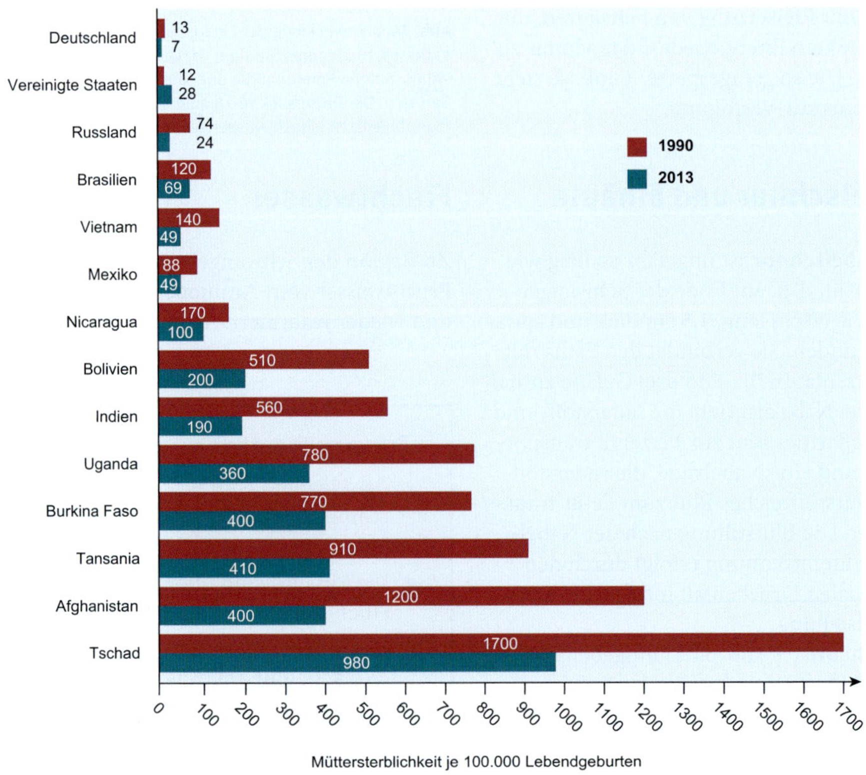

Abb. 35.1 Die Müttersterblichkeit hängt v. a. in den Entwicklungsländern maßgeblich von der Möglichkeit qualifizierter geburtshilflicher Betreuung ab. Fast die Hälfte aller Geburten (weltweit) findet ohne einen geschulten Geburtshelfer statt. (Daten aus dem UNFPA-Weltbevölkerungsbericht 2015) [V492]

über eventuelle Hilfen zu informieren. Die Mutterschutzgesetze regeln das Verhältnis zwischen Mutter und Arbeitgeber.
Sie gelten für:

- Vollzeitbeschäftigte
- Teilzeitbeschäftigte
- Arbeitnehmerinnen in Familienhaushalten
- Heimarbeiterinnen
- Angestellte und Arbeiterinnen im öffentlichen Dienst
- Auszubildende

Für Beamtinnen gelten besondere Regelungen.

Folgende Punkte sind Teil des Mutterschutzes

- **Mutterschaftsgeld** wird im Zeitraum von 6 Wochen vor bis 8 Wochen nach Geburt gezahlt und errechnet sich aus dem durchschnittlichen Nettoeinkommen der vorangegangenen 3 Monate.
- **Kündigungsschutz** genießt die Mutter während der Schwangerschaft sowie bis einschließlich 4 Monate nach der Entbindung.
- **Gestaltung des Arbeitsplatzes:** Kind und Mutter sollen vor etwaigen Gefahren geschützt sein. Ständiges Stehen oder Sitzen ist nicht erlaubt, Pausen müssen gewährleistet werden.
- **Beschäftigungsverbote** betreffen Arbeiten, bei denen schwer, im Schichtbetrieb und mehr als 8,5 h pro Tag gearbeitet wird. Zudem sind Beschäftigungen in ständiger Hocke oder mit Sturzgefährdung verboten. Auch Arbeitsplätze mit erhöhtem Infektionsrisiko (z. B. Notaufnahme in der Klinik, Kinderbetreuungseinrichtungen), chemischen oder physikalischen Noxen dürfen nicht von Schwangeren oder Stillenden besetzt werden.
- **Elterngeld** wird einkommensabhängig (orientiert am letzten Gehalt des Elternzeit Nehmenden) gezahlt. Unabhängig vom letzten Gehalt kann eine Basissumme von 300 €/Monat (Stand 2016) bezogen werden (auch für z. B. Studenten, Hausfrauen).
- **Erziehungsurlaub bzw. Elternzeit** können beide Elternteile bis zum 3. Lebensjahr des Kindes nehmen. Sie genießen während dieser Zeit Kündigungsschutz.

Zusammenfassung

- Die Perinatalsterblichkeit hängt in Europa maßgeblich mit der Anzahl von Frühgeburten zusammen. Sie liegt in Deutschland bei 4 ‰.
- Die Müttersterblichkeit sagt viel über die Qualität der Geburtshilfe aus. Sie liegt in Deutschland bei 1,2 ‰.
- Der Mutterschutz regelt das Verhältnis zwischen dem Arbeitgeber und der Mutter/Schwangeren.

→ 36 Betreuung der Schwangeren

Die ärztliche Betreuung in der Schwangerschaft dient der Überwachung des regelgerechten Ablaufs: Abweichungen vom physiologischen Verlauf können rechtzeitig festgestellt und ggf. therapiert werden. Werden Risiken erkannt, wird die Überwachung der Schwangeren noch intensiviert. Schwangerschaftsassoziierte Neuerkrankungen oder Erkrankungen des Fetus können somit frühzeitig diagnostiziert und behandelt werden. Dies senkt Morbidität und Mortalität erheblich. Die Schwangerenvorsorge beinhaltet auch die Beratung in Bezug auf Lebensstil und pränatale diagnostische Möglichkeiten.

Anamnese und Untersuchung dienen der Abschätzung vorbestehender und zu erwartender Risiken.

Klinische Bezeichnungen für Schwangerschaft und Geburt → Tab. 36.1.

Häufigkeit der Untersuchungen

Die Betreuung der Schwangeren (und Wöchnerin) erfolgt nach den Mutterschaftsrichtlinien, die vom Bundesausschuss der Ärzte und Krankenkassen verfasst wurden (1999). In den Richtlinien ist von „Sollbestimmungen" die Rede („der Arzt soll ..."), im Schadensfall führt die Unterlassung jedoch zur Beweislastumkehr, d. h., der Arzt muss nachweisen, dass die Unterlassung kein Sorgfaltsmangel war. Die Mutterschaftsrichtlinien legen Anzahl und Vorgehen der Vorsorgeuntersuchungen fest. Bei normaler Schwangerschaft sind 10–12 Termine vorgesehen, bei einer Risikoschwangerschaft sind mehr Untersuchungen möglich. Die Kosten werden von der Krankenkasse getragen. Weitere Vorsorgetermine in der unkomplizierten Schwangerschaft richten sich nach den Wünschen der Schwangeren.

Tab. 36.1 Klinische Bezeichnungen für Schwangerschaft und Geburt

Gravidität	
Nulligravida	bisher keine Schwangerschaften
Primigravida/ Erstgravida	erste Schwangerschaft
Plurigravida	2–5 Schwangerschaften zuvor
Multigravida	› 5 Schwangerschaften zuvor
Parität	
Nullipara	Noch keine Geburten
Primipara	Erstgebärende
Pluripara	Mehrgebärende (2–5 Geburten)
Multipara	Mehr als 5 Geburten

Routineuntersuchungen nach den Mutterschaftsrichtlinien
- Bis zur 32. SSW alle 4 Wochen
- Danach bis zum errechneten Termin alle 2 Wochen
- Drei Ultraschalluntersuchungen, → Kap. 41.

Das Vorsorgeschema nach Saling sieht häufigere Termine vor: In den ersten 4 Monaten (bis 16. SSW) alle 4 Wochen, in den folgenden 3 Monaten (bis 28. SSW) alle 3 Wochen, in den folgenden 2 Monaten (bis 36. SSW) alle 2 Wochen. Im letzten Monat jede Woche und ab dem errechneten Termin alle 2 Tage (insgesamt mind. 16 Termine).

Inhalte der Untersuchungen

Die Erstuntersuchung

Die Erstuntersuchung sollte so früh wie möglich stattfinden. Sie dient der Feststellung der Schwangerschaft, der Festlegung des voraussichtlichen Geburtstermins und der Abschätzung evtl. Risikofaktoren; eine ausführliche Familienanamnese (genetische Risiken?), allgemeine Anamnese, Schwangerschaftsanamnese (vorangegangene und jetzige), Arbeits- und Sozialanamnese sind obligat. Die Schwangere wird allgemein internistisch, geburtshilflich (äußerlich und innerlich) und gynäkologisch (Infektionen, Krebsvorsorge, auch Mammae) untersucht. Vorsichtig sollte festgestellt werden, ob die Schwangerschaft akzeptiert oder ggf. ein Abbruch in Betracht gezogen wird.

Bestandteil der Erstuntersuchung ist i. d. R: auch eine ausführliche Lebensstilberatung (→ Kap. 37). Ergeben sich Anhaltspunkte für ein erhöhtes genetisch bedingtes Risiko, erfolgen eine genetische Beratung bzw. die Überweisung an eine entsprechende Beratungsstelle oder einen qualifizierten Kollegen. Weitere Aufgabe des behandelnden Arztes ist die ausführliche Beratung in Bezug auf pränatale Diagnostik, auch bei Niedrigrisikopatientinnen.

Zu **jeder Vorsorgeuntersuchung** gehören:
- Gewichtskontrolle (Zunahme normal 250–400 g/Woche bzw. 1–1,5 kg/Monat)
- Blutdruckmessung (diastolischer Blutdruck ‹ 90 mmHg, → Kap. 50)
- Urinstix (Eiweiß, Zucker, Leukozyten, Blut), Sediment, ggf. bakteriologische Untersuchung
- Kontrolle des Gebärmutterfundusstands und der Kindslage
- Kontrolle der kindlichen Herzaktion

Die vaginale gynäkologische Untersuchung ist laut Mutterschaftsrichtlinien nicht vorgeschrieben, jedoch sehr sinnvoll, um Infekte und Zervixveränderungen rechtzeitig zu entdecken.

Laboruntersuchungen

Im Rahmen der **Erstuntersuchung** werden Hb und Blutgruppe (→ Kap. 51) bestimmt und ein Rhesusantikörpersuchtest durchgeführt.

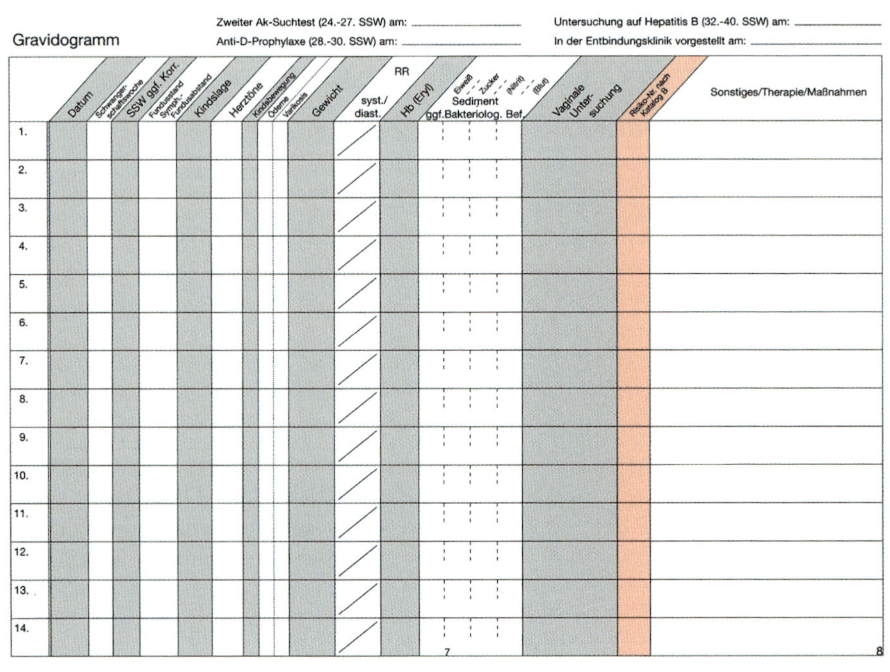

Abb. 36.1 Bei jeder Vorsorgeuntersuchung werden die erhobenen Befunde in den Mutterpass eingetragen. [W257]

Möglichst frühzeitig, am besten auch bei der Erstuntersuchung, sollten **serologische Untersuchungen** auf Lues (TPHA-Suchtest), Röteln (Titerbestimmung), Chlamydien und – nach Einverständnis der Schwangeren – HIV erfolgen. Die Überprüfung der Toxoplasmose-Immunität ist zwar nicht vorgeschrieben, aber sinnvoll (→ Kap. 47); zur Infektionsdiagnostik → Kap. 17.

Spätere Laboruntersuchungen:

- 24.–27. SSW: Wiederholung des Antikörpersuchtests
- Möglichst nahe am Geburtstermin (ab 34. SSW) HBs-Serologie bei allen nicht immunisierten Schwangeren
- Screening auf Gestationsdiabetes (24.–28. SSW) mit einem oGTT
- Kontrolle des Hb-Werts in regelmäßigen Abständen zur frühen Diagnostik einer Anämie

Ultraschalluntersuchungen (→ Kap. 41)

In den Mutterschaftsrichtlinien sind 3 Ultraschalluntersuchungen vorgesehen:

- 8. + 0 bis 11. + 6 SSW
- 18. + 0 bis 21. + 6 SSW
- 28. + 0 bis 31. + 6 SSW

Nur diese übernimmt bei physiologischem Schwangerschaftsverlauf die GKV. Zusatzuntersuchungen müssen vom Gynäkologen begründet oder von der Patientin selbst bezahlt werden.

Mutterpass

Der 1968 eingeführte Mutterpass dient der Dokumentation der Schwangerschaft. Er wird bei der Erstvorstellung ausgestellt und fasst bis zu zwei Schwangerschaften. Alle wichtigen Untersuchungsergebnisse und evtl. Risikofaktoren sind hier dokumentiert (jedoch nicht die Ergebnisse der HIV- und Lues-Diagnostik). Er dient in erster Linie der Kommunikation zwischen dem Frauenarzt, der Geburtsklinik und evtl. dem Notarzt und sollte von der Frau immer mitgeführt werden (→ Abb. 36.1).

Tab. 36.2 Faktoren einer Risikoschwangerschaft

Anamnestische bzw. vorbestehende Risikofaktoren	
Familiäre Belastungen	Fehlbildungen, Hypertonie, psychiatrische oder genetische Erkrankungen, Diabetes mellitus, familiäre Häufung von Geburts- oder Schwangerschaftskomplikationen
Allgemeinerkrankungen der Mutter	Nieren-, Herz-, Kreislauf- oder endokrinologische Erkrankungen, Malignome, Infektionen, psychiatrische Erkrankungen, Allergien, Lungenerkrankungen, Krampfleiden, Colitis ulcerosa, Morbus Crohn, Adipositas, Kleinwuchs, Skelettanomalien, besondere familiäre oder berufliche Belastungen
Uterusanomalien	Myome, Fehlbildungen, Z. n. OP
Parität	mehr als fünf Entbindungen
Frühere Schwangerschaften	Z. n. mehr als zwei Aborten, Abbrüchen Z. n. Totgeburt, Frühgeburt oder geschädigtes Kind Z. n. Geburtskomplikationen, wiederholte Aborte oder Frühgeburten Z. n. Sectio caesarea Z. n. Sterilitätsbehandlung Z. n. Rhesus-Inkompatibilität Z. n. Geburt eines hypertrophen (> 4000 g), hypotrophen (SGA) Kindes oder von Mehrlingen
Rasche Schwangerschaftsfolge	< 1 Jahr
Alter der Mutter	< 18 Jahre, > 35 Jahre
Risiken, die im Schwangerschaftsverlauf entstehen	
Allgemeinerkrankungen	Harnwegsinfekte, Anämie u. a.
Belastungsabhängig	beruflich, sozial, psychisch, familiär
Medikamente/Drogen	Rauchen, Alkohol, Medikamente, Drogen, Koffein
Fruchtwasser	Polyhydramnion, Oligohydramnion
Andere	Mehrlinge, Lageanomalien, Blutungen, drohende Fehl- oder Frühgeburt, Zervixinsuffizienz, Diskrepanz zwischen Uterus- bzw. Kindsgröße und Gestationsalter, Präeklampsie, schwangerschaftsinduzierte Hypertonie, Gestationsdiabetes, Placenta praevia, Blutgruppeninkompatibilität
Geburt	Terminunklarheit, Übertragung, Missverhältnis zwischen Kind und Geburtskanal

Die Risikoschwangerschaft

Finden sich anamnestisch Hinweise oder Untersuchungsbefunde, die auf ein Risiko für Mutter oder Kind deuten, spricht man von einer „Risikoschwangerschaft" (→ Tab. 36.2).

Zusammenfassung

- Schwangerschaftsassoziierte Erkrankungen und fetale Entwicklungsstörungen können rechtzeitig erkannt und ggf. behandelt werden.
- Die Mutterschaftsrichtlinien sehen in der unkomplizierten Schwangerschaft 10–12 Vorsorgetermine und drei Ultraschalluntersuchungen vor.
- Alle wichtigen Befunde werden in den Mutterpass eingetragen, den die Schwangere immer bei sich tragen sollte. Er dient dem behandelnden Kliniker oder Notarzt als Information und der Frau als Gedächtnisstütze.

→ 37 Beratung der Schwangeren

Dem betreuenden Geburtshelfer obliegt die Aufgabe, die Schwangere auf mögliche Risiken in ihrer Lebensführung und ihrem Verhalten aufmerksam zu machen. Dabei ist darauf zu achten, keine unnötigen Ängste zu wecken und dennoch objektiv und sachlich aufzuklären. Zu strikte Verhaltensanweisungen belasten die Schwangere stark. Dies kann zu Abwehrreaktionen mit psychosomatischen Symptomen (→ Kap. 45) oder auch zu „Trotzverhalten“ mit entgegengesetzten Ergebnissen führen. Kann eine bestimmte Art der Lebensführung nicht geändert werden, erarbeiten Arzt und Patientin gemeinsam den bestmöglichen Umgang mit dieser Situation (z. B. Methadonsubstitution bei Drogenabhängigen).
Die Beratung umfasst auch die Aufklärung über physiologische Veränderungen (→ Kap. 33), normale Probleme in der Schwangerschaft (→ Kap. 46) und „Alarmzeichen“, welche die Schwangere sofort zum Arzt führen sollten. Grundsätzlich gibt es sehr wenig, das in der Schwangerschaft „nicht erlaubt“ ist.

Infektionen, Impfungen und Reisen

Normalerweise harmlose Infektionen (→ Kap. 47) gefährden Mutter und Kind in der Schwangerschaft. Die Schwangere sollte auf etwaige Übertragungswege und Möglichkeiten, wie sie sich und ihr Kind schützen kann, hingewiesen werden. Eine Serumtiterbestimmung klärt die Immunitätslage für die jeweilige Infektion.
Die Impfmöglichkeiten in der Schwangerschaft sind sehr eingeschränkt. Idealerweise werden Neu- und Auffrischungsimpfungen schon vor der Konzeption durchgeführt. Lebendimpfstoffe sind generell kontraindiziert (Ausnahme: die Polioschluckimpfung nach Sabin). Impfungen mit Totimpfstoffen und Toxoiden sind – nach Risiko-Nutzen-Abwägung – als unbedenklich einzustufen, wenn eine Exposition zu erwarten ist. Besteht kein Impfschutz und kommt es zu Kontakt mit Masern, Mumps, Röteln, FSME, Hepatitis B, Varizellen oder Tollwut, bleibt nur die passive Immunisierung.
Die beste Reisezeit ist das 2. Trimenon. Reisen in tropische Länder oder Entwicklungsländer bergen jedoch eine erhöhte Infektionsgefahr. Außerdem kann ein Klimawechsel eine große Belastung für eine Schwangere sein. Als Transportmittel sind Flugzeug und Bahn geeignet. Längere Autofahrten sowie Höhenaufenthalte (> 2.500 m) sind zu vermeiden.

Ernährung

Die Schwangere sollte sich möglichst abwechslungsreich, hochwertig und ballaststoffreich ernähren, viel trinken und weitgehend auf schnell resorbierbare Kohlenhydrate (wegen der herabgesetzten Glukosetoleranz) verzichten.

> Nahrungsmittel können auch Infektionen übertragen: Daher sollte auf den Genuss von rohem Fisch, Fleisch und Eiern verzichtet werden (v. a. Gefahr der Toxoplasmose). Infizierte Milchprodukte können Quelle einer Listeriose sein.

Eine vegetarische Ernährung ist bei sorgfältiger Auswahl der Nahrungsmittel (viele Milchprodukte, Eier) möglich, von einer rein veganen Ernährungsform ist jedoch abzuraten.
Der Bedarf an Vitaminen und Mineralstoffen ist gesteigert, aber bei ausgewogener Ernährung (viel Milch: 500 ml/d) ist die Versorgung in aller Regel kein Problem. Lediglich Jod (100 µg/d) und Eisen (25 mg/d, ab 3. Schwangerschaftsmonat) sollten substituiert werden. Folsäuremangel erhöht das Risiko kindlicher Neuralrohrdefekte, eine Substitution (400 µg/d) ist vor dem 28. Tag p. c., am besten präkonzeptionell, sinnvoll, da danach die Neuralrohrentwicklung abgeschlossen ist. Die Einnahme während der Schwangerschaft scheint das Risiko der Frühgeburtlichkeit zu senken.
Der Energiebedarf ist auf 2.000–2.500 kcal/d leicht erhöht, im Wochenbett (v. a. beim Stillen) auf 3.000 kcal/d. Der Gewichtsgewinn (insgesamt etwa 11–16 kg) beginnt erst im 2. Trimenon (250 g/Woche) und steigt im 3. Trimenon auf bis zu 400 g/Woche.

Koffein

Die Datenlage zu Koffeinkonsum in der Schwangerschaft (Kaffee, Cola, Tee, Schokolade) ist widersprüchlich. Bei hohem Konsum sollen fetale Mangelentwicklung und erhöhtes Abortrisiko bzw. Frühgeburtlichkeit vorkommen. Gegen bis zu drei Tassen Kaffee pro Tag ist jedoch nichts einzuwenden.

Medikamente

Fast alle Medikamente können die Plazenta passieren und gehen in die Muttermilch über. Lediglich 3 % der Fehlbildungen sind auf exogene Noxen zurückzuführen. Dennoch ist eine strenge Risiko-Nutzen-Analyse notwendig und die Indikationsstellung sollte sehr streng erfolgen. Vor allem bei chronischen und gravierenden Erkrankungen ist das Risiko bei unbehandelter Krankheit für Mutter und Kind oftmals größer als die Medikamenteneinnahme selbst (Epilepsie, Infektionen u. a.). Bei regelmäßiger Medikamenteneinnahme und Kinderwunsch sollten schon vor der Konzeption die Nebenwirkungen geprüft und ggf. auf ein weniger embryo- bzw. fetotoxisches Präparat umgestellt werden. Gerade in der Frühschwangerschaft, vor Abschluss der Organogenese (bis 8. W p. c.), ist die Frucht besonders gefährdet (→ Kap. 32).
Generell unterscheidet man drei Gefahrengruppen: weitgehend unbedenklich, nur mit strenger Indikation und ungeeignete Medikamente (→ Tab. 37.1). Nur bestimmte Medikamente besitzen eine Zulassung zur Verwendung in der Schwangerschaft.

Schmerztherapie in der Schwangerschaft

Eine adäquate Schmerztherapie ist auch während der Schwangerschaft unabdingbar, sofern es die Situation erfordert (z. B. bei einfachen grippalen Infekten, jedoch auch nach Trauma oder Operation während der Schwangerschaft). Eine schwangere Patientin kann ebenso gut analgetisch therapiert werden wie eine nicht schwangere Frau, sofern man sich an ein paar Grundregeln hält.

Nicht-Opioid-Analgetika

Als Einstiegsmedikament bei leichten und mittelstarken Schmerzen, grippalen Infekten und leichtem Fieber ist am besten **Paracetamol** geeignet. Es wirkt antipyretisch und analgetisch und kann rezeptfrei in der Apotheke erworben werden. Anwendung im 1.-3. Trimenon.

Nicht-steroidale Antirheumatika (NSAR)

Ibuprofen ist im 1. und 2 Trimenon eine gleichwertige Alternative zu Paracetamol. Auch **Diclofenac** kann bis zur 28. Woche, z. B. zur Therapie der rheumatoiden Arthritis verwendet werden. Ab der 28. Woche sollten keine NSAR mehr eingenommen werden, da sie einen vorzeitigen Verschluss des Ductus arteriosus botalli auslösen können. Weiterhin sind nach Anwendung im letzten Trimenon vermehrte Nierenperfusionsstörungen und nekrotisierende Enterokolitiden beim Neugeborenen berichtet worden.
Metamizol sollte in der Schwangerschaft nicht verwendet werden.

Opiate und Opioide

Zur kurzzeitigen Behandlung von stärksten Schmerzen (z. B. nach Trauma, Operation, bei Nierenkoliken) können die meisten Opiate in der gesamten Schwangerschaft verwendet werden. Besonders viele Erfahrungsberichte liegen für Codein, Tramadol und Buprenorphin vor. Zu beachten ist bei **regelmäßigem** Konsum im 3. Trimenon und peripartal eine Abhängigkeit mit postpartalen Entzugserscheinungen des Kindes. Die Entbindung sollte dann in einem Perinatalzentrum erfolgen, um die optimale postpartale Betreuung des Kindes zu gewährleisten.

Antiallergische Therapie

Viele Schwangere leiden unter allergischer Rhinitis (Heuschnupfen) oder allergischem Asthma.
Als Antihistaminika sollten gut untersuchte Präparate verwendet werden. Insbesondere **Loratadin, Cetirizin und Dimetinden** können empfohlen werden. Bei ausgeprägter Problematik können auch in der Schwangerschaft topische oder systemische Glukokortikoide verordnet werden. **Prednisolon** ist hier Mittel der Wahl. Bei Langzeitanwendung besteht die Gefahr einer intrauterinen Wachstumsretardierung (IUGR, → Kap. 41), die Entwicklung des Fetus sollte entsprechend engmaschig überwacht werden.

Antibiotische Therapie

In der Schwangerschaft werden bei bakteriellen Infektionen v. a. **β-Laktam-Antibiotika** verordnet. Am besten erforscht sind Penicilline und Cephalosporine, bei Unverträglichkeiten kann auf Makrolide ausgewichen werden.

Tab. 37.1 Gefahrengruppen von Medikamenten in der Schwangerschaft mit Beispielen.

Weitgehend unbedenklich	Nur mit strenger Indikation	Ungeeignet
Paracetamol	Buprenorphin	Novaminsulfon, ASS
Insulin		orale Antidiabetika
Heparin		Kumarine, ASS
Makrolide, Cephalosporine, Penicilline		Aminoglykside, Tetrazykline, Sulfonamide
Dihydralazin. α-Methyldopa	β-Blocker (selektive), Diuretika (im Notfall)	ACE-Hemmer, Ca-Antagonisten, Propranolol
ältere Antihistaminika, Cetirizin, Loratadin	Glukokortikoide	
	Antiepileptika, trizyklische Antidepressiva, Barbiturate/Benzodiazipine	Zytostatika
		Androgene

Strahlenbelastungen

Das Fehlbildungsrisiko ist schwer zu quantifizieren. Es ist abhängig von Art, Zeitpunkt und Dosis der Strahlen sowie der Applikationsform und persönlichen Risikofaktoren. Generell sollte auf Röntgenuntersuchungen verzichtet werden.

Körperpflege und Sexualität

Duschen und Vollbäder sind während der gesamten Schwangerschaft möglich, jedoch sollten zu heiße Bäder vermieden werden. Als Stillvorbereitung ist im 2. bzw. spätestens im 3. Trimenon tägliches kaltes Abbrausen und Massieren der Brüste sinnvoll, wenn kein Frühgeburtsrisiko besteht. In der normalen Schwangerschaft spricht nichts gegen Geschlechtsverkehr. Bei Risikoschwangerschaften ist eine Absprache mit dem Arzt notwendig, da je nach Situation die mechanische Reizung bei der Penetration, die Uteruskontraktionen beim Orgasmus oder das prostaglandinhaltige Sperma problematisch sein können.

Sport und Beruf

Sport ist grundsätzlich positiv. Besonders Schwimmen, Radfahren, Gymnastik und Wandern eignen sich für die Schwangere. Kraft- und Leistungssport, Sportarten, die ein erhöhtes Unfallrisiko beinhalten (z. B. Skifahren, Reiten), und Sportarten, die nicht spontan abgebrochen werden können (z. B. Segeln, Bergsteigen), sollten vermieden werden. Besteht für eine Schwangere im Beruf eine starke körperliche Belastung, Strahlen-, Chemikalien-, Unfall- oder Infektionsgefahr, kann ein Beschäftigungsverbot (→ Kap. 35) ausgesprochen werden. Die Schwangere sollte über den Inhalt der bestehenden Gesetze informiert werden.

Zusammenfassung

- Die Beratung der Schwangeren umfasst Lebensstilberatung, Aufklärung über die physiologischen Veränderungen ihres Körpers, harmlose Probleme in der Schwangerschaft und „Alarmzeichen".
- Bei einer ausgewogenen Ernährung mit viel Flüssigkeitszufuhr ist lediglich die Substitution von Eisen, Jod und Folsäure sinnvoll.
- Infektionen, insbesondere sonst harmlose, können eine große Gefährdung darstellen. Die Impfmöglichkeiten sind stark eingeschränkt.
- Schwere körperliche Anstrengungen, langes Stehen, schweres Heben und Unfallrisiken sind in Beruf und Sport zu meiden.
- Beim Einsatz von Medikamenten sollte auf gut erprobte Substanzen zurückgegriffen werden. Viele Informationen bietet die Internetseite **www.embryotox.de**.

→ 38 Alkohol- und Drogenkonsum in der Schwangerschaft

Alkohol- und Drogenkonsum bilden ein oft unterschätztes Problem in der Geburtshilfe. Hier soll ein kleiner Überblick über die am häufigsten konsumierten Substanzen und ihre Auswirkungen auf Mutter und Kind gegeben werden.

Alkohol in der Schwangerschaft

Alkohol stellt das am häufigsten konsumierte Suchtmittel in der Schwangerschaft dar. Man geht davon aus, dass bis zu 80 % der Schwangeren im Verlauf der Schwangerschaft Alkohol konsumieren. In der Gesellschaft wird der Einfluss von Alkohol auf das Ungeborene auch heute noch unterschätzt.

Die Folgen von Alkoholkonsum in der Schwangerschaft sind vielfältig. Es gibt dabei keinen linearen Zusammenhang zwischen der konsumierten Menge und der Ausprägung möglicher Folgen beim Kind. Ethylalkohol und sein Abbauprodukt Acetaldehyd sind plazentagängig und wirken direkt zytotoxisch. Mögliche Folgen sind Fehlbildungen wie Mikrozephalie, Wachstumsretardierungen, Lern- und Konzentrationsstörungen sowie Entwicklungsverzögerungen. Auch eine Immunschwäche wird beschrieben.

Das Vollbild aller Symptome nennt man **fetales Alkoholsyndrom (FAS),** es tritt mit einer Inzidenz von 1 : 1.000 auf und ist somit die häufigste Embryopathie (→ Abb. 38.1).

> Wichtig in der Beratung Schwangerer: Es gibt keinen Schwellenwert für eine unbedenkliche Alkoholmenge in der Schwangerschaft!

Deshalb der Patientin unbedingt zur strikten **Alkoholkarenz** raten. Bei bestehendem Alkoholabusus sollte, evtl. unter stationären Bedingungen, ein Entzug durchgeführt werden.

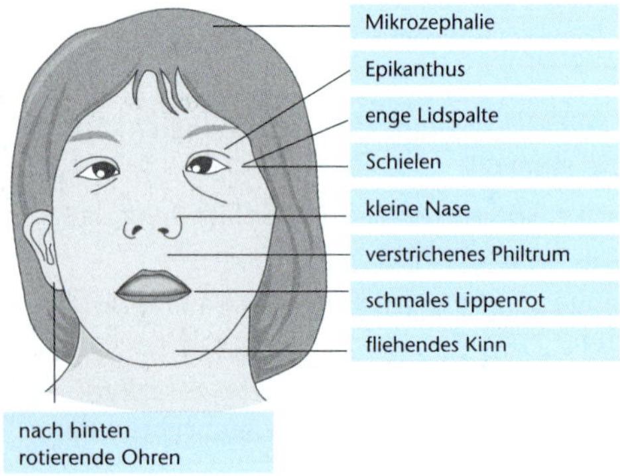

Abb. 38.1 Fetales Alkoholsyndrom, Schemazeichnung [L157]

Rauchen in der Schwangerschaft

20–50 % der Schwangeren rauchen. Das aufgenommene Nikotin (auch durch Passivrauchen!) wirkt vasokonstriktorisch. Es folgen eine Minderperfusion des Uterus und der Plazenta und damit eine Minderversorgung der Frucht. Nikotin führt so zu erhöhten Frühgeburtsraten und fetaler Mangelentwicklung, ein erhöhtes Fehlbildungsrisiko besteht aber nicht. Nach der Geburt leiden diese Kinder unter dem Nikotinentzug und sind insgesamt anfälliger für Infekte und Allergien. Besonders zu beachten ist auch das stark erhöhte Risiko für den plötzlichen Kindstod (SIDS) in einem Raucherhaushalt. Dies gilt auch, wenn nicht die Mutter, sondern lediglich der Vater oder andere Personen innerhalb der Wohnung rauchen.

Drogenkonsum in der Schwangerschaft

Kokain/Crack

Wirkt allgemein vasokonstriktorisch. Durch die verschlechterte Blutversorgung des Feten kommt es zu Wachstumsretardierung und einem erhöhten Fehl- und Frühgeburtsrisiko sowie Risiko für vorzeitige Plazentalösungen. Auch eine teratogene Wirkung mit Fehlbildungen, z. B. der ableitenden Harnwege, ist beschrieben. Der Konsum sollte sofort gestoppt werden.

Opiate

Der Konsum von Opiaten (z. B. Heroin) führt beim Fetus zur im Mutterleib erworbenen Opiatabhängigkeit. Zirka 48 h nach der Geburt kommt es zu Entzugserscheinungen beim Neugeborenen, die sich in Unruhe, Zittern, Tachykardien und Schreiattacken äußern. Die betroffenen Kinder müssen über Wochen in der Klinik schrittweise entzogen werden.

Ein abruptes Absetzen der Opiate während der Schwangerschaft birgt jedoch das Risiko einer Fehl- oder Frühgeburt, sodass man heute die Substitutionstherapie mit schrittweiser Dosisreduktion empfiehlt. Mütter im Substitutionsprogramm leben zudem meist in stabileren Verhältnissen ohne Beschaffungskriminalität.

Amphetamine

In den letzten Jahren ist der Amphetaminkonsum, insbesondere von N-Methylamphetamin **(„Crystal Meth"),** deutlich gestiegen. Das liegt an der leichten Verfügbarkeit und dem vergleichsweise günstigen Preis. Amphetamine bewirken eine subjektive Leistungssteigerung, eine Enthemmung, eine Unterdrückung von Müdigkeit und Hunger. Aufgrund des gestiegenen Konsums, auch in der Schwangerschaft, kommt es vermehrt zur Geburt sogenannter „Crystal-Meth-Babies", also Neugeborener, deren Mütter während der Schwangerschaft Methamphetamin konsumiert haben. Die Kinder leiden postpartal unter starken Entzugssymptomen, sind schreckhaft, hyperaktiv und haben einen gestörten Tag-Nacht-Rhythmus. Fehlbildungen wurden v. a. kardial und im Bereich des Urogenitaltrakts beschrieben. Das meist geringe Geburtsgewicht ist auf die intrauterine Mangelversorgung bei aufgrund unterdrückten Hungergefühls und Rauschzuständen nicht ausreichender Ernährung der Schwangeren zurückzuführen. Der Konsum sollte dringend komplett unterlassen werden.

Sedativa

Auch der Missbrauch von Sedativa (z. B. Barbiturate oder Benzodiazepine) in der Schwangerschaft kann Folgen für das Ungeborene haben. Postpartal besteht zum einen eine starke Abhängigkeit, zum anderen kann es auch zu Anpassungsschwierigkeiten, insbesondere zu Apnoe kommen.

Sedativa sollten keinesfalls abrupt abgesetzt werden! Wichtig ist ein langsames Ausschleichen unter engmaschiger Kontrolle, ggf. sogar unter stationären Bedingungen.

Cannabis

Wenig eindeutige Daten gibt es zu Cannabiskonsum in der Schwangerschaft. Eindeutige Daten zur Fruchtschädigung konnten bisher nicht erhoben werden, es werden Konzentrations- und Lernstörungen beim Kind vermutet. Die Patientin sollte den Konsum sofort komplett einstellen.

Beratung der betroffenen Schwangeren

Wichtig in der Beratung Betroffener ist v. a., die Schwangere und ihre Probleme ernst zu nehmen und ein möglichst gutes Vertrauensverhältnis aufzubauen. Belehrungen „von oben herab" sollten möglichst vermieden werden. Die meisten Patientinnen wissen sehr wohl, wie die Sucht ihnen und ihrem Baby schadet, finden jedoch alleine keinen Ausweg.
Hilfe und Beratung finden Betroffene und auch Ärzte bei der Bundeszentrale für gesundheitliche Aufklärung (BzgA) und bei Anlaufstellen wie z. B. ProFamilia (→ Abb. 38.2).

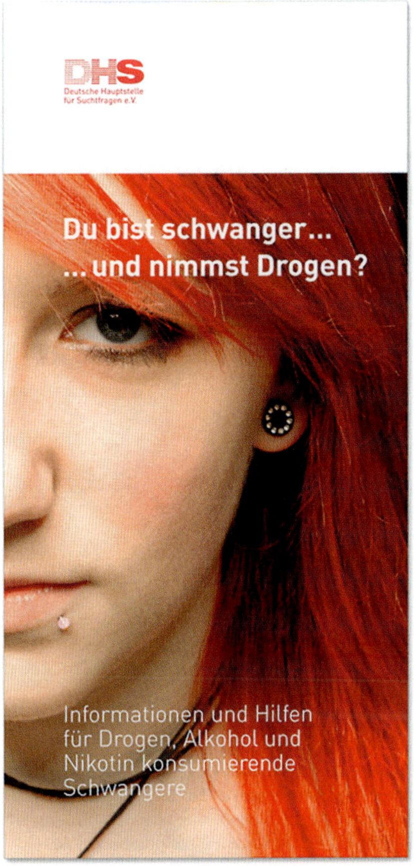

Abb. 38.2 Broschüre der Bundeszentrale für gesundheitliche Aufklärung (BzgA) [W991]

In der Schwangerschaft sollte hier besonderen Wert auf die Durchführung eines HIV-Tests und eines Hepatitis-Screenings gelegt werden, ggf. sollten diese im Verlauf der Schwangerschaft sogar wiederholt werden. Die Entbindung sollte bei regelmäßigem Konsum der o. g. Substanzen dringend in einem Perinatalzentrum, möglichst mit Erfahrung in der Betreuung suchtkranker Frauen stattfinden. Mutter und Kind müssen postpartal kontinuierlich überwacht und mögliche Entzugssymptome auch beim Kind durch qualifiziertes Fachpersonal einer neonatologischen Station therapiert werden.

Zusammenfassung

- Alkohol- und Drogenkonsum in der Schwangerschaft ist ein nicht zu unterschätzendes Risiko und kommt in allen Bevölkerungsschichten vor.
- In der Beratung sollte die Schwangere mit ihren Sorgen ernst genommen werden.
- Hilfe finden Betroffene und Ärzte bei der BZgA und bei örtlichen Beratungsstellen von z. B. ProFamilia.
- Je nach konsumierter Droge sollte ein abruptes Absetzen, ein langsames Ausschleichen oder eine Substitutionsstherapie angestrebt werden.
- Bei regelmäßigem Konsum der genannten Substanzen sollte die Entbindung dringend in einem Perinatalzentrum mit entsprechender Erfahrung in der Betreuung suchtkranker Frauen und ihrer Kinder stattfinden.

Feststellen der Schwangerschaft

Hinweise auf eine Schwangerschaft geben die sog. Schwangerschaftszeichen. Es werden unsichere, wahrscheinliche und sichere Schwangerschaftszeichen unterschieden (→ Tab. 39.1).

> Etwa 90 % der Schwangerschaften werden heute sonografisch nachgewiesen.

Der Schwangerschaftstest

Der Schwangerschaftstest weist das vom Trophoblasten gebildete schwangerschaftsspezifische HCG (humanes Choriongonadotropin) nach. Es handelt sich um einen Hämagglutinations- bzw. Latexagglutinationshemmtest. Die Antigen-Antikörper-Reaktion wird meist durch eine Farbreaktion sichtbar gemacht. Gängige Tests weisen das HCG im Urin schon zum Zeitpunkt der ausgebliebenen Periode (etwa 14 Tage nach der Befruchtung) nach. Am besten verwendet man Morgenurin, da hier die Hormonkonzentration am höchsten ist. Der Nachweis im Serum gelingt etwa eine Woche früher.

Uteruszeichen

Dazu gehören z. B. das **Hegar-Zeichen** (leichte Komprimierbarkeit des unteren Uterinsegments) oder das **Piskacek-Zeichen** (einseitig aufgelockerte Uterusvorwölbung im Bereich der Einnistungsstelle [5.–11. SSW]).

Voraussichtlicher Entbindungstermin (ET)

Den wahrscheinlichen Geburtstermin (→ Abb. 39.1) kann man mit der **Naegele-Regel** berechnen: Zum ersten Tag der letzten Menstruation rechnet man 7 Tage dazu und zieht 3 Monate ab und zählt 1 Jahr dazu:

$$X + 7\ \text{Tage} - 3\ \text{Monate} + 1\ \text{Jahr}$$

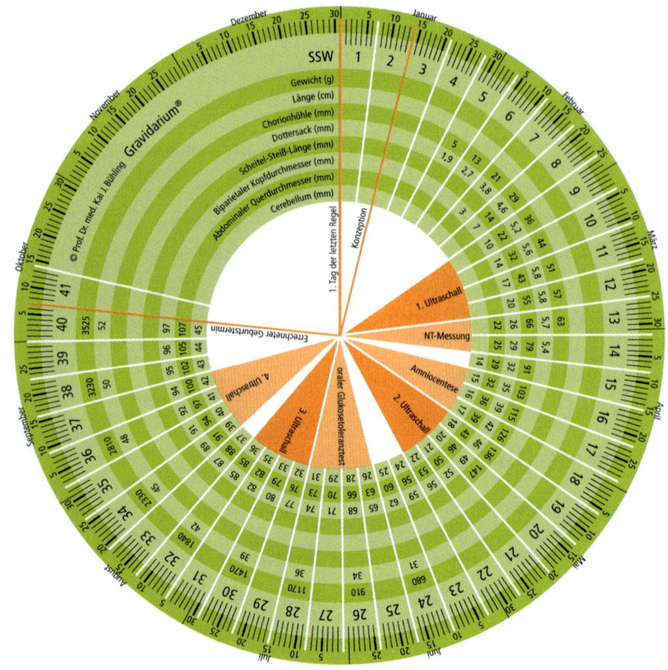

Abb. 39.1 Das Gravidarium ist eine scheibenförmige, rechenschieberartige Berechnungshilfe. Der erste Tag der letzten Regel wird eingestellt und der voraussichtliche Geburtstermin kann abgelesen werden. Die Normwerte der Ultraschalluntersuchungen sind zu jeder SSW eingetragen und erlauben so eine schnelle Feststellung von Abweichungen. (© PD Dr. K. J. Bühling, Hamburg) [M434]

Diese Berechnung ist nur bei relativ regelmäßigem Zyklus sinnvoll. Die Schwangerschaftsdauer unterliegt individuellen Schwankungen, zusätzlich sind die Kalendermonate unterschiedlich lang, daher muss ein Spielraum von ± 2 Wochen einkalkuliert werden. Die Naegele-Regel geht von einem regelmäßigen Zyklus von 28 Tagen aus. Bei kürzerem oder längerem Zyklus muss sie angepasst werden. In der Frühschwangerschaft besteht ein nahezu linearer Zusammenhang zwischen Größe und Alter der Frucht. Durch Messung der **Scheitel-Steiß-Länge (SSL)** lässt sich das genaue Gestationsalter festlegen. Weicht der so errechnete Termin um mehr als 3 Tage von dem nach der Naegele-Rechnung ermittelten Termin ab, wird der Entbindungstermin entsprechend korrigiert. Korrekturen sind nur einmal, und zwar bis zur 12. SSW, sinnvoll, da sonst Retardierungen und Makrosomien leicht übersehen werden können.

Äußere Untersuchung

Verschiedene Untersuchungen sind je nach Fragestellung sinnvoll:

- Allgemeine Untersuchung: Herz, Lunge, Hautveränderungen (Striae etc.), Ödeme, Varizen. Bei der Erstuntersuchung und bei Beschwerden.
- Leopold-Handgriffe (→ Abb. 39.2): Ermittlung oder Kontrolle der kindlichen Lage (1.–4. Griff); 5. Griff: Zangemeister-Griff zur Feststellung eines Missverhältnisses zwischen Becken und vorangehendem Kindsteil. Hebammen wenden diese Handgriffe auch heute noch regelmäßig an, für Ärzte ist die sonografische Feststellung der Kindslage und -größe in den Vordergrund getreten.
- Fundusstandkontrolle (→ Abb. 39.3): Die Messung des Symphysen-Fundus-Abstands ist eine Möglichkeit, die rein subjektive Ein-

Tab. 39.1 Schwangerschaftszeichen

Unsichere Schwangerschaftszeichen	Wahrscheinliche Schwangerschaftszeichen	Sichere Schwangerschaftszeichen
Körperliche Veränderungen	**Veränderungen der Genitalorgane**	**Nachweis einer kindlichen Frucht**
• Vermehrter Speichelfluss • Übelkeit, Erbrechen • Hyperpigmentierung der Linea fusca und/oder im Bereich der Brustwarzen • Orthostatische Dysregulation • Appetitstörungen, Heißhunger, abnorme Gelüste	• Sekundäre Amenorrhö • Nachweis von HCG • Vergrößerung der Brüste, Brustspannen • Schwangerschaftsstreifen am Bauch • Livide Verfärbungen am Introitus vaginae und an der Vagina • Anstieg der Basaltemperaturkurve (0,4–0,6 °C über mehr als 16 Tage) • Vergrößerung des Uterus bzw. sog. Uteruszeichen	• Sonografischer Nachweis des vitalen Fetus (Herzaktion, ab 6. SSW) • Hören der fetalen Herztöne (ab 12. SSW) • Fühlen von Kindsbewegungen bzw. Kindsteilen (18.–20. SSW)

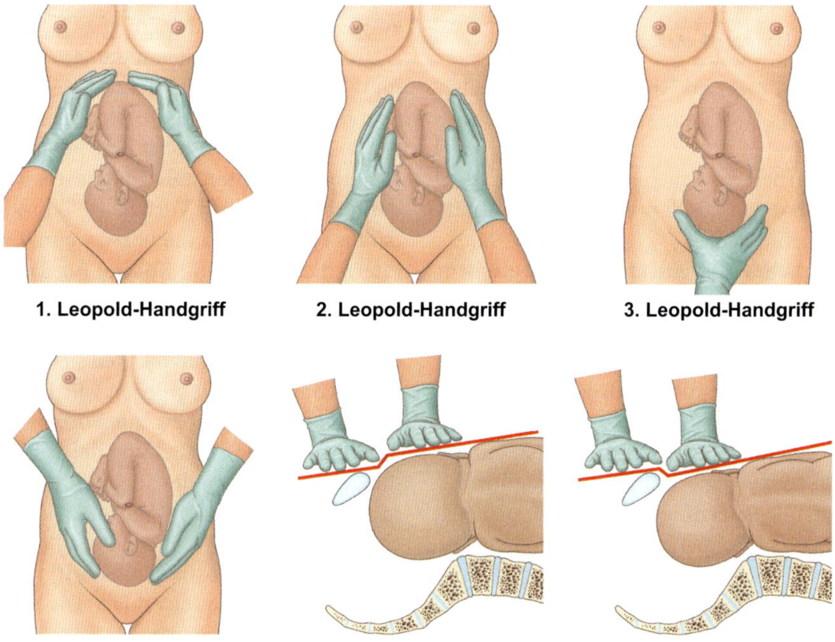

Abb. 39.2 Ab der 20. SSW kann die kindliche Lage mit den Leopold-Handgriffen (in Rückenlage) beurteilt werden. [L190]

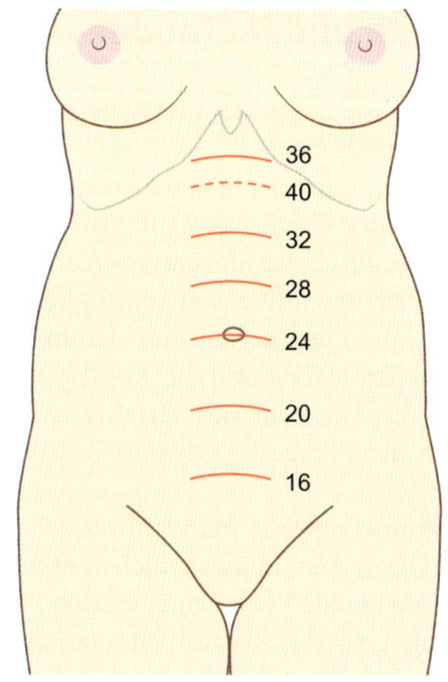

Abb. 39.3 Der Fundusstand ist abhängig von der SSW. Merke: 24. SSW am Nabel; 36. SSW am Rippenbogen; 40. SSW (= ET) zwei Querfinger unter dem Rippenbogen. [L234]

schätzung der Fundushöhe zu objektivieren und vergleichbar zu machen. Es existieren Normwerte für jede Schwangerschaftswoche.

- Beurteilung der Michaelis-Raute zur Abschätzung von Beckendeformationen (→ Abb. 39.4).

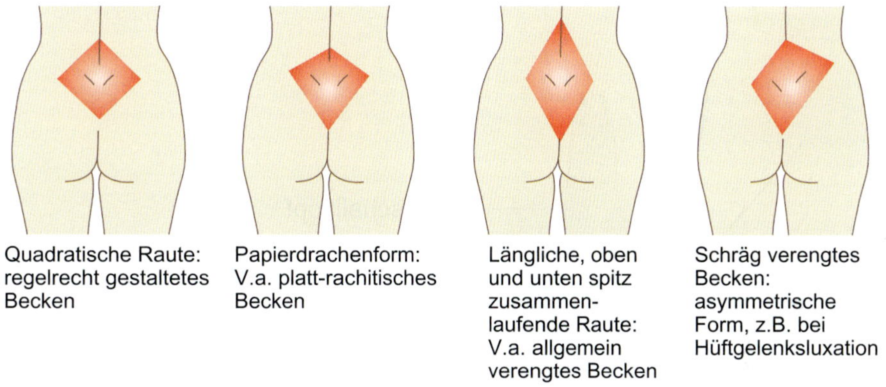

Abb. 39.4 Michaelis-Raute: Formveränderungen weisen auf Beckenanomalien hin. [L234]

Innere Untersuchung

Die geburtshilfliche vaginale Untersuchung wird bei jedem Vorsorgetermin durchgeführt.

- **Uterus:** Größe, Konsistenz, Lage; Kontraktionen sind während der Untersuchung physiologisch.
- **Portio:** Lage (in der Führungslinie?), Länge, Konsistenz (derb, mittelfest, weich)
- **Muttermund:** offen oder geschlossen, evtl. Weite
- **Höhe des vorangehenden Kindsteils:** Im Beckeneingang? Noch abschiebbar oder fest? Ggf. Höhenangabe zur Interspinalebene (s. „Geburt“, → Kap. 59)

Die Beckenaustastung dient der Beurteilung des Geburtskanals und wird nur bei der Erstuntersuchung durchgeführt. Sie umfasst die Ertastung des Schambogenwinkels (≈ 90°), die Ertastung der Linea terminalis und des Promontoriums, die Untersuchung der Hinterwand der Symphyse auf Exostosen, die Prüfung der Steißbeinbeweglichkeit und die Testung der allgemeinen Beweglichkeit (bestehen Narben im Umgebungsgewebe?).

Zusammenfassung

- Man unterscheidet unsichere, wahrscheinliche und sichere Schwangerschaftszeichen.
- Die Diagnose vitale, intrauterine Gravidität wird durch die Kombination von Sonografie und HCG-Test gesichert.
- Die Bestimmung des Fundusstands bzw. des Symphysen-Fundus-Abstands dient der Einschätzung der zeitgerechten Schwangerschaftsentwicklung.
- Mihilfe der Leopold-Griffe kann die Kindslage ab der 20. SSW bestimmt werden.
- Der voraussichtliche Geburtstermin wird mit der Naegele-Rechnung (X + 7 Tage – 3 Monate + 1 Jahr) bestimmt und nach Messung der Scheitel-Steiß-Länge in der Frühschwangerschaft ggf. korrigiert.

Pränatale Diagnostik: Prinzipien und Methoden

Prinzipien und Methoden

Wichtigstes Instrument der pränatalen Diagnostik ist der Ultraschall (→ Kap. 41). Zu den invasiven pränatalen Untersuchungstechniken zählen Chorionzottenbiopsie (CVS, → Abb. 40.1), Amniozentese (AZ) und Chordozentese. Eine weitere Möglichkeit stellen laborchemische Untersuchungen wie der Triple-Test und die AFP-Bestimmung dar. Die Wahl des Verfahrens richtet sich nach Fragestellung und Gestationsalter.
Prinzipiell unterscheidet man Hinweiszeichen von Diagnosen. Hinweiszeichen erhöhen das individuelle Risiko einer fetalen Schädigung. Liegt das so ermittelte statistische Risiko über dem Durchschnitt in der Normalbevölkerung, ist eine invasive Diagnostik zur Diagnosestellung indiziert.

Beratung und Aufklärung

- Anlass, Ziel und Grenzen der pränatalen Diagnostik (was kann nicht diagnostiziert werden?)
- Sicherheit des Ergebnisses, Fehlerquellen: Risiko von falsch positiven bzw. negativen Ergebnissen
- Mögliches Vorgehen bei pathologischem Befund
- Dreistufiges Vorgehen:
  - Prädiagnostische Risikoabschätzung
  - Postdiagnostische Risikoabschätzung (nicht-invasiv)
  - Eventuell invasive Diagnosestellung
- Alternativen zur pränatalen Diagnostik (postnatale Screening-Untersuchungen etc.)
- Mögliche Folgen bei pathologischen Befunden: Welche Möglichkeiten gibt es? Was möchte die Schwangere?

Die Schwierigkeit der umfassenden pränatalen Diagnostik besteht v. a. darin, dass bei allen invasiven Untersuchungsmethoden das Risiko des Schwangerschaftsverlusts vorhanden ist. Die Abwägung zwischen Nutzen der Diagnostik auf der einen Seite und den Nachteilen auf der anderen Seite liegt in erster Linie beim betroffenen Paar. Der behandelnde Arzt hat eine beratende Funktion. Jede pränatale Diagnostik ist nur dann sinnvoll, wenn Vorteile (→ Tab. 40.1) daraus entstehen können bzw. wenn die Eltern dies wünschen! Kommt für das betroffene Paar ein Schwangerschaftsabbruch generell nicht infrage, ist auch eine Frühdiagnostik wenig sinnvoll, weil sich daraus keine Konsequenzen ergeben würden. Zur Planung der Geburt bzw. zur Vorbereitung der Eltern ist die Feststellung der Fehlbildungen im Rahmen des „Fehlbildungsultraschalls" (→ Kap. 41, → Abb. 40.2) ausreichend.
Nach jedem diagnostischen Schritt werden den Eltern die Befunde erklärt. Die medizinischen Konsequenzen, wie z. B. mögliche Komplikationen im Schwangerschaftsverlauf, Planung der Geburt und Prognose des Kindes, werden erörtert. Die eventuelle Indikation zum Schwangerschaftsabbruch wird diskutiert und eine angemessene Bedenkzeit eingeräumt. Eine Kontaktmöglichkeit zu anderen Betroffenen, z. B. im Rahmen einer Selbsthilfegruppe, ist für die Eltern oftmals sehr hilfreich.

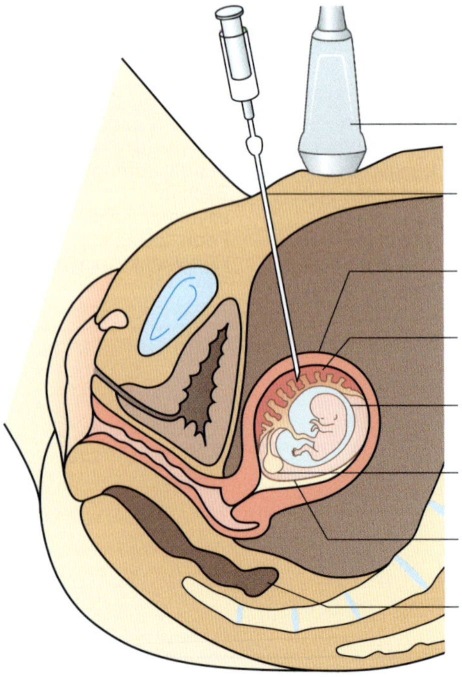

Abb. 40.1 Transabdominale Chorionzottenbiopsie [L234]

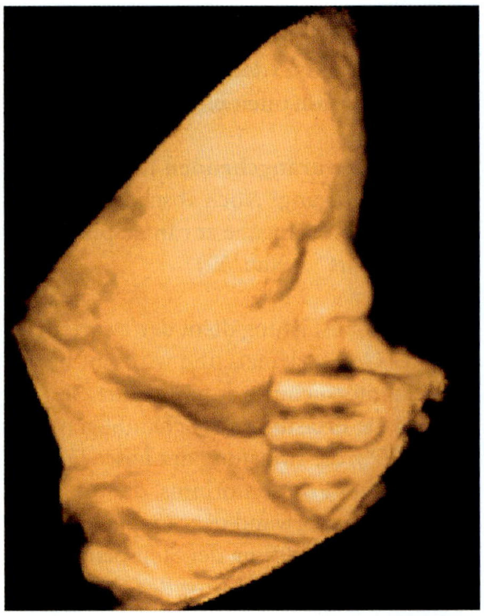

Abb. 40.2 Für die Entdeckung von Fehlbildungen gewinnt die 3-D-Sonografie an Bedeutung: gesundes Kind in der 30. SSW. [M435]

Tab. 40.1 Vor- und Nachteile der pränatalen Diagnostik

Möglicher Nutzen, falls eine Erkrankung festgestellt wird	Nachteile
• Zeitpunkt, Modus und Ort der Entbindung können den Erfordernissen angepasst werden (z. B. Krankenhaus mit neonatologischer Abteilung).	• Aus Angst wird ein nicht gerechtfertigter Schwangerschaftsabbruch durchgeführt.
• Gegebenenfalls wird eine pränatale Therapie möglich; die postnatale Therapie kann geplant und optimiert werden.	• Risiko von Schwangerschaftskomplikationen
• Gegebenenfalls kann bei schwerwiegenden Fehlbildungen ein Schwangerschaftsabbruch erwogen werden.	• Bei negativem Ergebnis fühlen sich die Eltern zu „sicher".
• Die Eltern können sich auf die Erkrankung des Kindes vorbereiten.	• Bei unsicherer Prognose werden die Eltern schon lange vor der Geburt seelisch belastet.

Tab. 40.2 Übersicht der invasiven pränatalen Diagnostik

Technik	Was?	Ab wann?	Indikationen	Risiko
Chorionzottenbiopsie (CVS = ***chorionic villus sampling*****, → Abb. 40.1)**	Aspiration von Zottengewebe aus der Plazenta erfolgt i. d. R. transabdominal, sehr selten transzervikal.	ab 11. vollendeter SSW	• Karyotypisierung • DNA-Analytik • Stoffwechseldiagnostik • Erregernachweis	0,5–1%
Amniozentese (AZ)	Fruchtwasser wird transabdominal entnommen	15. SSW (Früh-AZ ab 12. SSW)	• Karyotypisierung • Insulinmessung im Fruchtwasser • Erregernachweis im Fruchtwasser • AFP- und AchE-Bestimmung im Fruchtwasser • Blasensprungdiagnostik	0,4–1%
Chordozentese	Entnahme fetalen Blutes aus der V. umbilicalis (wenn möglich transplazentar), ein sehr anspruchsvolles Verfahren	ab 18.–20. SSW	• Karyotypisierung • Fetale Antikörperbestimmung • Fetale Hämatologie • Medikamentenapplikation • Transfusionen	1–5%

Invasive Techniken

Indikationen für die Durchführung invasiver pränataler Diagnostik sind:

- Auffälliger Ultraschallbefund z. B. NT (Nackentransparenz)-Messung
- Altersindikation zur Chromosomenanalyse (Mütter > 35 Jahre, Väter > 55 Jahre)
- Bekannte Chromosomenaberrationen oder Stoffwechselerkrankungen bei einem Elternteil
- Auffällige Serumchemie
- Verdacht auf Rh-Inkompatibilität: Fetalblutanalyse
- Kongenitale Infektionen: Erregernachweis, Antikörpernachweis beim Fetus
- Anamnestische Risiken: Drogen, Medikamente, Alkohol, Medikamente, Verwandtenehe, Verdacht auf Thalassämie etc.

Alle invasiven Techniken werden unter sonografischer Sicht durchgeführt. Zur Vermeidung von Infektionen ist absolute Sterilität unabdingbar. Eine Übersicht über die verschiedenen Methoden zeigt → Tab. 40.2.

Endoskopische Verfahren: Fetoskopie und Embryoskopie

Bei der Fetoskopie werden Fetus und Plazenta direkt betrachtet bzw. es können unter Sicht Proben entnommen werden. Der ideale Zeitpunkt für diese Untersuchung liegt zwischen der 17. und 20. SSW, da dann die Fruchtwassermenge (ca. 150 ml) ausreichend, aber noch nicht zu groß ist. Das Verfahren wird heute kaum noch eingesetzt, da inzwischen eine ausgezeichnete Visualisierung des Fetus auch per Ultraschall möglich ist und Biopsien bzw. fetale Blutentnahmen ebenso unter sonografischer Sicht durchgeführt werden können. Einzig zur Entnahme von Hautbiopsien bei Verdacht auf schwerwiegende Hauterkrankungen hat die Fetoskopie noch einen gewissen Stellenwert. Mittels Embryoskopie kann die Frucht schon vor der 8. Entwicklungswoche betrachtet werden. So können morphologische Veränderungen festgestellt werden. Die Embryoskopie wird auch in der Abortdiagnostik eingesetzt. Bei verhaltenem Abort (→ Kap. 57) kann die Abortursache so festgestellt werden. Nach der Kürettage ist das Embryonalgewebe normalerweise zerstört und kann nicht mehr untersucht werden. Zukünftig erhofft man evtl. sogar Therapieoptionen, z. B. Stammzelltransplantationen in den Dottersack.

Nichtinvasiver Pränataltest (NIPT)

Seit 2012 gibt es die Möglichkeit, aus mütterlichem Serum fetale DNA zu extrahieren und auf (Stand 2020) Trisomie 13, 18 und 21, gonosomale Aneuploidien, 22q11-Mikrodeletion sowie seltene autosomale Aneuploidien zu testen. Die GKV übernimmt seit 2019 in Risikofälllen die Testung auf Trisomie 21, alle weiteren Kosten muss die Patientin selbst tragen. Der NIPT kann ab der 9. + 0 SSW durchgeführt werden.

Serumchemie zur Risikoabschätzung

AFP (α-Fetoprotein) ist ein niedermolekulares Protein, das in der fetalen Leber und im Dottersack gebildet wird. Seine Konzentration ist abhängig vom Gestationsalter. Es gelangt durch Ausscheidung ins Fruchtwasser und ist plazentagängig, sodass es auch im mütterlichen Serum nachweisbar ist (→ Abb. 40.3).

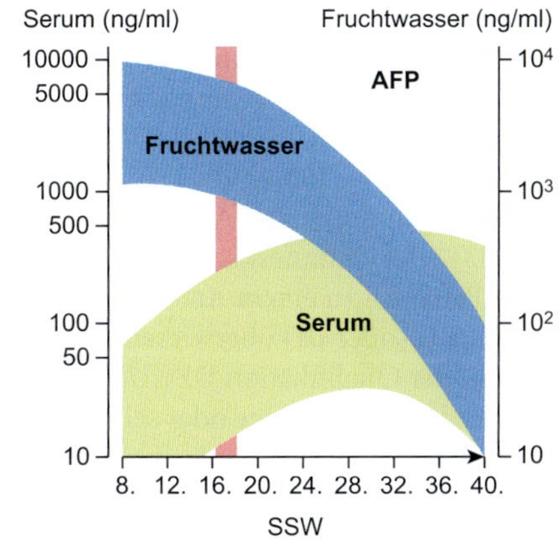

Abb. 40.3 AFP-Normwerte in der Schwangerschaft. [L231]

Zu einer **Erhöhung** der AFP-Konzentration im mütterlichen Serum und im Fruchtwasser kommt es bei gestörter Grenze zwischen Fetus und Fruchtwasser, z. B. bei Spaltbildungen, bei Mehrlingsgravidität, fetomaternaler Transfusion oder nach intrauterinen Eingriffen. Eine **Erniedrigung** der AFP-Konzentration im mütterlichen Serum und im Fruchtwasser tritt gehäuft bei Down-Syndrom und Polyhydramnion auf.
Zur serologischen Risikoabschätzung chromosomaler Aberationen siehe → Kap. 44.

Zusammenfassung

- Die pränatale Diagnostik dient der Erkennung fetaler Anomalien und erlaubt so frühzeitig eine Reaktion.
- Man unterscheidet invasive von nicht-invasiven Maßnahmen. Bei den invasiven Methoden kann die Schwangerschaft gefährdet werden.
- Wichtigste diagnostische Technik ist die Sonografie.
- Die Chorionzottenbiopsie kann ab der 11. SSW, die Amniozentese (Fruchtwasserentnahme) ab der 15. SSW und die Chordozentese (fetale Blutabnahme) ab der 18.–20. SSW durchgeführt werden.

→ 41 Pränatale Diagnostik: Ultraschall

Ultraschalluntersuchungen

Die Ultraschalluntersuchungen können sowohl transvaginal als auch transabdominal durchgeführt werden. Die transvaginale Sonografie bietet Vorteile bei ungünstigen anatomischen Verhältnissen (Adipositas, Uterus myomatosus etc.) und bei der Erfassung von embryonalen Anomalien (bessere Auflösung als abdominal). Die abdominale Sonografie erlaubt eine bessere Übersicht, besonders etwa ab der 14. SSW.

DEGUM-Mehrstufenkonzept

Zur Effizienzoptimierung hat die Deutsche Gesellschaft für Ultraschall in der Medizin (DEGUM) ein Mehrstufenkonzept etabliert. Je nach Ausbildung gehört der behandelnde Arzt der DEGUM-Stufe I–III an. Stufe-I-Untersucher führen die drei Basisuntersuchungen durch. Bei Auffälligkeiten (→ Kap. 43) oder anamnestischen Risiken wird die Patientin zu einem Arzt der DEGUM-Stufe II (oder III) überwiesen. Untersucher mit der Qualifikation DEGUM III sind in der Lage, schwierige oder sehr seltene Problemstellungen zu diagnostizieren.

Sicherheitsaspekte

Langzeitstudien haben keine Risiken der Ultraschalldiagnostik gezeigt. Voraussetzung ist jedoch das Einhalten der zulässigen Ultraschallintensitäten. In vitro konnten durch lange Expositionszeiten, hohe Energieintensitäten und hohe Pulsrepetitionsfrequenzen Gewebeerwärmungen und Kavitationseffekte gezeigt werden. Empfohlen wird daher der Verzicht auf Doppler-Sonografie im 1. Trimenon.

Ultraschallscreening nach den Mutterschaftsrichtlinien

Die Mutterschaftsrichtlinien sehen in der unkomplizierten Schwangerschaft drei Ultraschalluntersuchungen vor. Bei jedem Screening werden kontrolliert:

- Vitalität der Frucht (Herzaktion)
- Einling oder Mehrlinge?
- Biometrie zur Beurteilung der Entwicklung

> Die Mutterschaftsrichtlinien sehen Ultraschallscreenings im 1., 2. und 3. Trimenon vor. Indikationen für zusätzliche Ultraschalluntersuchungen sind fetale Entwicklungsstörungen, Fehlbildungsverdacht, Risikoschwangerschaften, Mehrlingsschwangerschaften, Lageanomalien.

Erste Ultraschalluntersuchung (9.–12. SSW)

Die meisten Frauen kommen schon in der 5./6. SSW zur Erstuntersuchung.
Die erste Ultraschalluntersuchung dient in erster Linie der Bestätigung, dass eine „vitale intrauterine Gravidität“ vorliegt (Embryo darstellbar, Herzaktion nachweisbar, → Abb. 41.1, → Abb. 41.2), und dem Ausschluss einer evtl. gleichzeitig bestehenden EUG. Die Feststellung einer Mehrlingsgravidität (→ Kap. 42) und die Bestimmung der Amniozität und Chorizität ist im 1. Trimenon am einfachsten, da zu diesem Zeitpunkt alle Embryonen gleichzeitig dargestellt werden können. Das Phänomen des *vanishing twin*, d. h. ein frühes Absterben des zweiten Embryos, kann oft nur durch eine frühe Mehrlingsdiagnostik bestätigt werden.
Die sonografische Bestimmung des Gestationsalters durch SSL-Messung (→ Abb. 41.1, s. a. Bestimmung des voraussichtlichen Entbindungstermins, → Kap. 38) ist sehr genau und sollte so früh wie möglich durchgeführt werden.
Außerdem kann zu diesem Zeitpunkt ein Trisomie-Screening durchgeführt werden (→ Kap. 44).

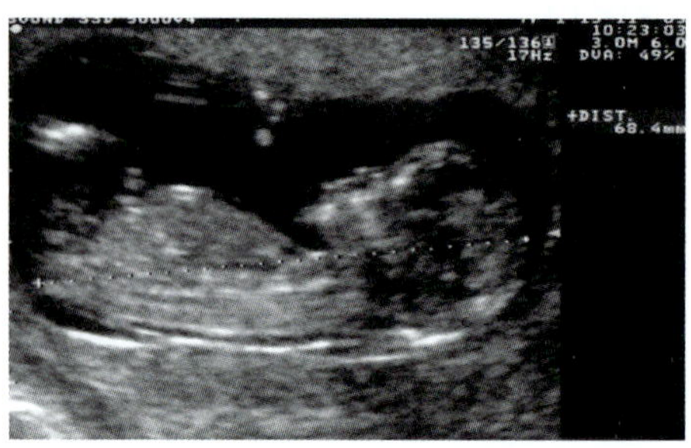

Abb. 41.1 Erste Ultraschalluntersuchung: Scheitel-Steiß-Länge von 68,4 mm [G244]

> **Nachweisgrenzen im Ultraschall**
> - Embryonachweis ab 2–3 mm Größe möglich (ab 5. SSW)
> - Herzaktion (ab 6. SSW), Kindsbewegungen (ab 8. SSW)

Zweite Ultraschalluntersuchung (19.–22. SSW)

Die zweite Ultraschalluntersuchung dient in erster Linie der Fehlbildungsdiagnostik (→ Kap. 43).
Meist wird zu diesem Zeitpunkt auch das Geschlecht des Kindes bestimmt. Dies ist prinzipiell ab der 13. SSW möglich.

Dritte Ultraschalluntersuchung (29.–32. SSW)

Eventuell vorhandene Hinweiszeichen aus der zweiten Untersuchung werden kontrolliert, die Fehlbildungsdiagnostik wiederholt, da sich manche Fehlbildungen erst im 3. Trimenon ausbilden. Die Kindslage wird festgestellt, bei Lageanomalien erfolgt eine Kontrolle in der 36. SSW. Struktur und Lage der Plazenta werden überprüft (→ Abb. 41.2).

Biometrie

Biometrische Messungen erlauben im Vergleich zur Altersnorm eine Einschätzung des kindlichen Gewichts. Retardiertes Wachstum kann so frühzeitig diagnostiziert werden (→ Abb. 41.1).

- Biometrie im 1. Trimenon (**Biometrie I**), ein Maß:
  - Scheitel-Steiß-Länge (SSL) oder biparietaler Durchmesser (BPD)

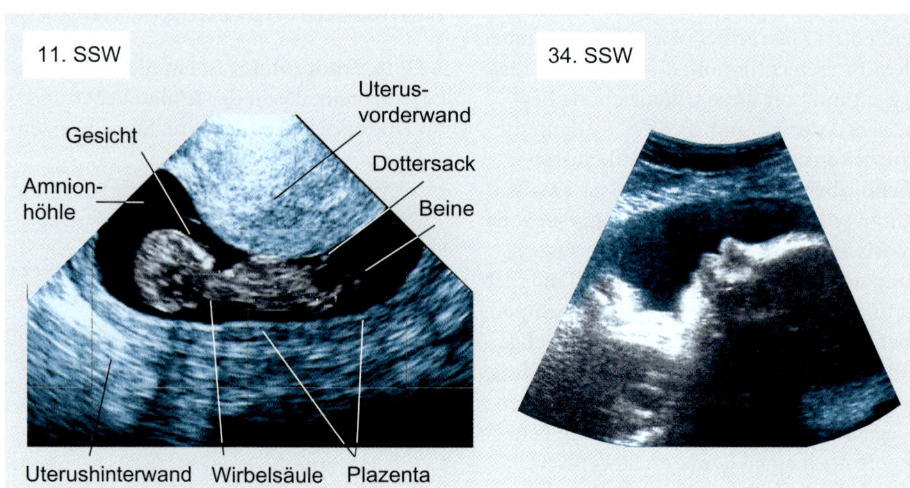

Abb. 41.2 Sonografie in der 11. SSW (links) und der 34. SSW (rechts). Normalbefund. [O144, O145]

- Biometrie im 2. und 3. Trimenon **(Biometrie II + III)**, vier Maße:
  - Biparietaler Durchmesser (BPD)
  - Frontookzipitaler Durchmesser (FOD) oder Kopfumfang (KU)
  - Abdomen-Thorax-Querdurchmesser (ATD) oder Abdomen-Thorax-a. p.-Durchmesser (APD) oder AU (Abdomenumfang)
  - Femurlänge (FL) oder Humeruslänge (HL)

Als eine „Wachstumsretardierung bezeichnet man reduziertes fetales Wachstum unter der 5. Perzentile, aber parallel zur Normkurve **(symmetrische Wachstumsretardierung).** Solche Kinder werden auch als „SGA“ (*small for gestational age*) bezeichnet, große Kinder (> 95 %-Perzentile) analog als „LGA“. Etwa 3–5 % der Geburten sind betroffen.
Alarmierend ist in jedem Fall ein plötzlicher Knick **(asymmetrische Wachstumsretardierung)** in der Wachstumskurve. Siehe auch Kapitel „Fetale Anomalien“ (→ Kap. 43).

Doppler-Sonografie fetomaternaler Gefäße

Laut Mutterschaftsrichtlinien ist die Untersuchung der Aa. uterinae, Aa. umbilicales (→ Abb. 41.3) und Aa. cerebri zugelassen. Auffälligkeiten lassen sich bis zu 3 Wochen vor dem tatsächlichen Eintreten der fetalen Notfallsituation feststellen, also vor CTG-Auffälligkeiten. Ihre Bedeutung hat v. a. in Risikoschwangerschaften als Routineuntersuchung zugenommen. So konnte die intrauterine Fruchttodrate erheblich gesenkt werden.
Indikationen sind Verdacht auf uteroplazentare Minderdurchblutung. Anhand des Strömungsprofils kann die Flussgeschwindigkeit des Blutes (systolisch und diastolisch) berechnet werden. Diese lässt Rückschlüsse auf die Nährstoffversorgung des Kindes zu. Bei erhöhtem Gefäßwiderstand sinkt der Fluss (zuerst diastolisch), bei erniedrigten Widerständen ist er erhöht. So sind z. B. bei Plazentainsuffizienz mit Hypoxie des Fetus die Gehirngefäße weit gestellt (Widerstand ↓, sog. Brain-sparing-Effekt), die Umbilikalarterien haben einen größeren Widerstand. Die physiologischen Strömungsverhältnisse in den verschiedenen Gefäßen verändern sich im Lauf der Schwangerschaft. Deshalb ist eine Auswertung ohne Kenntnis des Gestationsalters unzulässig.

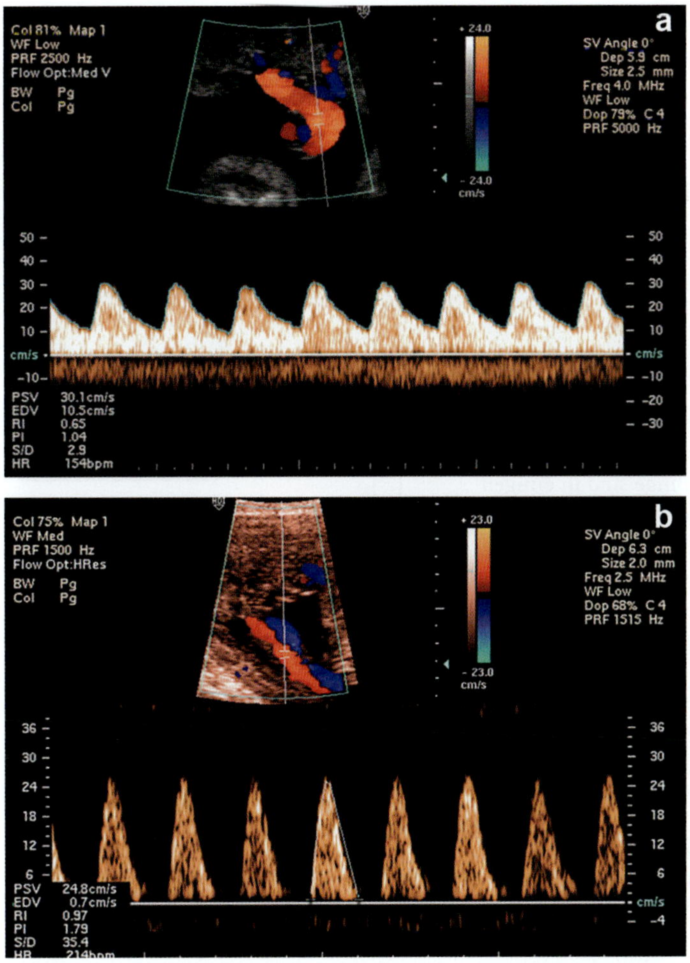

Abb. 41.3 Doppler-Spektrum der A. umbilicalis: a) normal, b) pathologisch, fehlender Blutfluss in der Diastole [G244]

Fetale Echokardiografie mit Farb- und Spektral-Doppler

Etwa 0,8 % der lebend Geborenen haben einen Herzfehler. Die Mehrzahl der kardialen Anomalien lässt sich im regulären Ultraschall erkennen. Blutflussrichtungen (Shuntrichtung), Ventrikelseptumdefekte < 2–3 mm und Herzklappenstenosen oder -insuffizienzen lassen sich aber nur mithilfe eines Doppler-Ultraschalls erkennen. Dieser erlaubt auch eine genauere Beurteilung der hämodynamischen Wirksamkeit der Herzanomalie.

Zusammenfassung

- Die Sonografie ist die wichtigste Technik der pränatalen Diagnostik.
- Nach den Mutterschaftsrichtlinien sind drei Ultraschalluntersuchungen (SSW ≈ 10–20–30) in der unkomplizierten Schwangerschaft vorgeschrieben.
- Zu jedem Screening gehören die Beurteilung der mütterlichen Organe, die Überprüfung der fetalen Vitalität, die Entwicklung und Anatomie sowie die Beurteilung extrafetaler Strukturen (Plazenta, Fruchtwasser).
- Doppler-sonografische Techniken werden bei speziellen Indikationen, v. a. in der Risikoschwangerschaft, eingesetzt.

Mehrlingsgravidität

Überwiegend handelt es sich bei Mehrlingsgraviditäten um Zwillinge (Gemini), Drillinge werden v. a. nach Sterilitätsbehandlung immer häufiger gefunden.

Häufigkeit ohne Sterilitätsbehandlung (Hellin-Regel):
- Zwillinge: 1 : 85
- Drillinge 1 : 85^2
- Vierlinge 1 : 85^3 etc.

Nur ≈ 60 % der in der Frühschwangerschaft diagnostizierten Zwillinge erreichen ein überlebensfähiges Schwangerschaftsalter. Früh abgestorbene Zwillinge sind in einigen Fällen als *vanishing twin* in den Eihäuten nachzuweisen.

Entstehung

Etwa ein Drittel aller Zwillinge sind **eineiig** (monozygot). Das bedeutet, dass sich aus einer befruchteten Eizelle zwei identische Embryonalanlagen entwickeln. Die Teilung erfolgt innerhalb der ersten 14 Tage. Je nachdem, zu welchem Zeitpunkt sich die Anlagen trennen, entstehen verschiedene Verhältnisse von Plazenta (Chorionzität) und Eihäuten (Amniozität): Je später die Trennung erfolgt, desto mehr haben die Zwillinge „gemeinsam" (→ Abb. 42.1 und → Abb. 42.2).

Trennen sich die Embryonen erst nach dem 13. Tag, verbleibt die Trennung unvollständig, **„siamesische Zwillinge"** entstehen (→ Abb. 42.3). Jede 600. Zwillingsschwangerschaft führt zu einer Doppelfehlbildung (1 : 50.000 Geburten). Die Formenvielfalt ist enorm, am häufigsten sind Verwachsungen am Brustbein. Prinzipiell sind Doppelfehlbildungen lebensfähig. Heute bemüht man sich, die Kinder frühzeitig zu trennen.

Zweieiige Zwillinge sind häufiger (zwei Drittel). Sie entwickeln sich aus zwei Eizellen (dizygot), die von zwei Spermien befruchtet werden. Sie sind sich also genetisch nicht ähnlicher als „normale" Geschwister und können auch unterschiedliche Geschlechter haben. Ursache für den doppelten Eisprung ist wahrscheinlich ein erhöhter FSH-Spiegel. Die Wahrscheinlichkeit einer dizygoten Zwillingsgravidität nimmt mit dem Alter der Mutter zu. Außerdem bestehen Unterschiede abhängig von der geografischen Herkunft (z. B. in Nigeria viel mehr als in Japan). Zweieiige Zwillinge haben immer getrennte Plazentas (→ Abb. 42.1).

Höhergradige Mehrlinge entstehen aus einer oder mehreren Zygoten, häufig kombiniert.

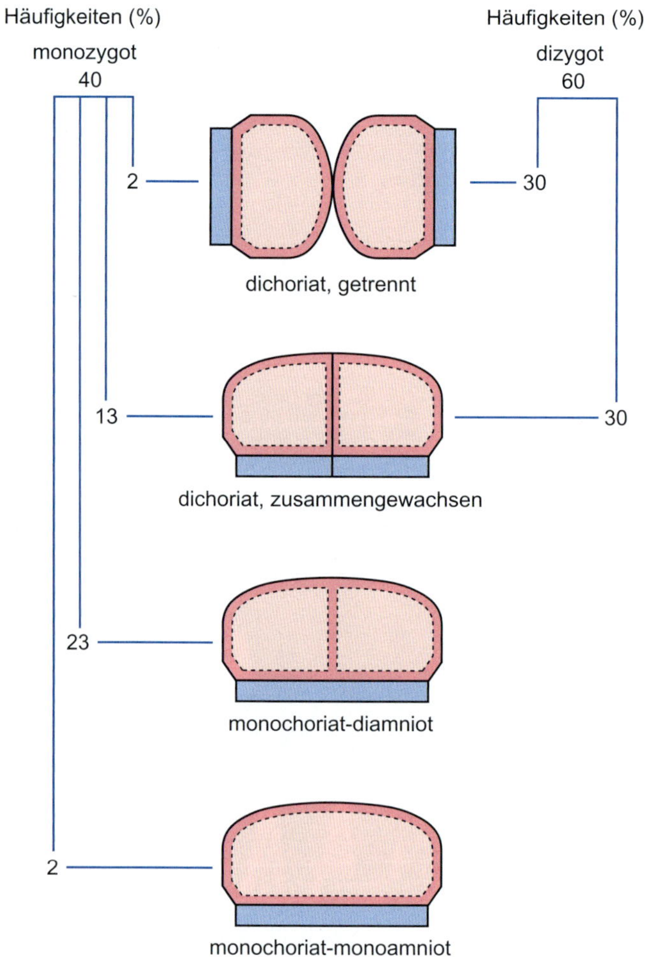

Abb. 42.1 Häufigkeit der verschiedenen Plazentas und Eihautverhältnisse bei eineiigen und zweieiigen Zwillingen [L234]

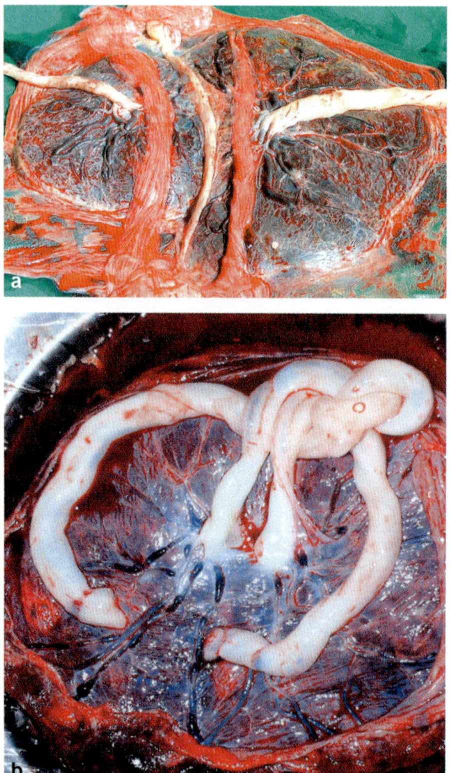

Abb. 42.2 Dichoriate (a) und monoamniote (b) Zwillingsplazentas [M447]

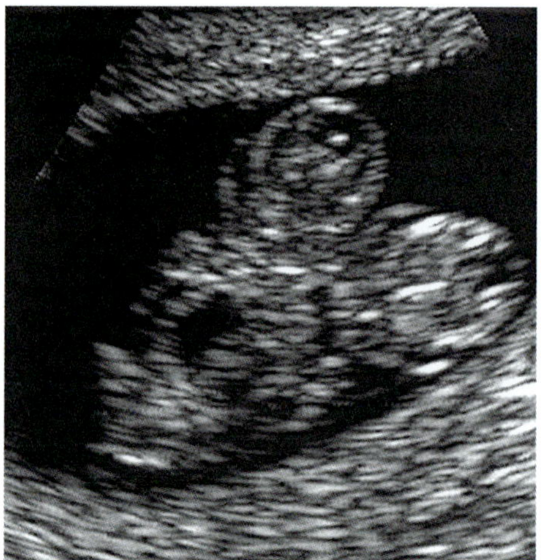

Abb. 42.3 Doppelfehlbildung (Gemini conjuncti), sog. siamesische Zwillinge in der 10. SSW [M435]

Komplikationen

Mehrlingsgraviditäten sind mit einem erhöhten Risiko für Mutter und Kinder verbunden. Das Frühgeburtsrisiko von Zwillingen ist 5-fach erhöht, die perinatale Mortalität 3- bis 4-fach. Bei höhergradigen Mehrlingen nimmt das Risiko noch mehr zu.
Folgende Komplikationen treten gehäuft auf: mechanische Funktionsstörungen mütterlicher Organe, Präeklampsie, SIH, Anämie, Varizen, Ödeme, Aborte, vorzeitige Plazentalösung, Placenta praevia, Plazentainsuffizienz, vorzeitiger Blasensprung, vorzeitige Wehen, Zervixinsuffizienz, Frühgeburten, FFTS und Nabelschnurstrangulationen.

Fetofetales Transfusionssyndrom (FFTS)

Monochoriale Zwillinge bilden manchmal (~ 15 %) plazentare Gefäßverbindungen untereinander aus. In vielen Fällen fließt das Blut nur in eine Richtung, d. h., ein Fetus wird Akzeptor, einer Donor. Gefährdeter ist i. d. R. der Akzeptor v. a. durch die Polyglobulie, die sich bei diamnioten Zwillingen als Polyhydramnion äußert. Der Donor wird anämisch, sein Wachstum ist evtl. retardiert, und bei diamnioten Verhältnissen entwickelt er ein Oligohydramnion. Bleibt die Therapie aus, ist die Störung bis zu 100 % letal.
Die **Diagnose** wird sonografisch gestellt (→ Abb. 42.4). Typische Zeichen sind:

- Unterschiedliche Fruchtwassermengen
- Wachstumsdiskrepanz (> 20 %)
- Deutlicher Unterschied der Bewegungsmuster/Mobilität der Feten
- Pathologischer Blutfluss im Doppler
- Unterschiedliche Harnblasenfüllung

Die **Therapieoptionen** sind gering. An wenigen hoch spezialisierten Zentren wird eine fetoskopische Laserverödung der Verbindungsgefäße durchgeführt. Gelingt dies, ist die Überlebensrate 35 % für beide und 76 % für einen der Feten. Als Alternative bleibt nur die regelmäßige Entlastungspunktion des Polyhydramnions (26 % bzw. 51 % Überlebensrate der Feten). Ist ein überlebensfähiges Schwangerschaftsalter erreicht, wird eine Frühentbindung angestrebt. Eine weitere Möglichkeit, wenigstens einen Fetus zu retten, besteht im selektiven Fetozid (s. u.).

Schwangerschaftsbetreuung

Die Mehrlingsgravidität ist immer eine Risikoschwangerschaft. Die Feststellung der Plazenta- und Eihautverhältnisse gelingt am besten in der Frühschwangerschaft. Mögliche Risiken können so abgeschätzt werden. Die Untersuchungen werden mit besonderem Augenmerk auf das Wachstumsverhalten und eventuelle Komplikationen alle 2–4 Wochen durchgeführt.

Geburtsleitung

Die vaginale Entbindung von Zwillingen wird nur dann angestrebt, wenn beide mind. 1.800 g (Schätzgewicht) wiegen und der geburtshilflich führende Zwilling (= tiefer liegend) in Schädellage liegt. Sind die Voraussetzungen für eine vaginale Geburt gegeben, sollte nach der Geburt des ersten Zwillings eine sonografische Lagekontrolle des zweiten Zwillings erfolgen. Durch geburtshilfliche Manipulation bzw. Oxytocin-Infusion wird der Eintritt in das Becken beschleunigt und dann die Fruchtblase eröffnet. Bei gutem CTG kann bis zu 30 min abgewartet werden. Gelegentlich ist aber eine Sectio (→ Kap. 66) des zweiten Zwillings unumgänglich. Monoamniote Zwillinge werden wegen des erhöhten Risikos einer Nabelschnurumschlingung üblicherweise zwischen der 32. und 34. SSW elektiv durch Sectio entbunden.
Zweizeitige Geburt: Eine besondere Situation entsteht, wenn einer der Zwillinge vor der 32. SSW geboren wird. Durch Tokolyse und operativen Muttermundsverschluss wird versucht, die Geburt des zweiten Kindes zu verhindern. Dies gelingt selten, in 50 % der Fälle kann so aber zumindest die Lungenreifeinduktion abgeschlossen werden.

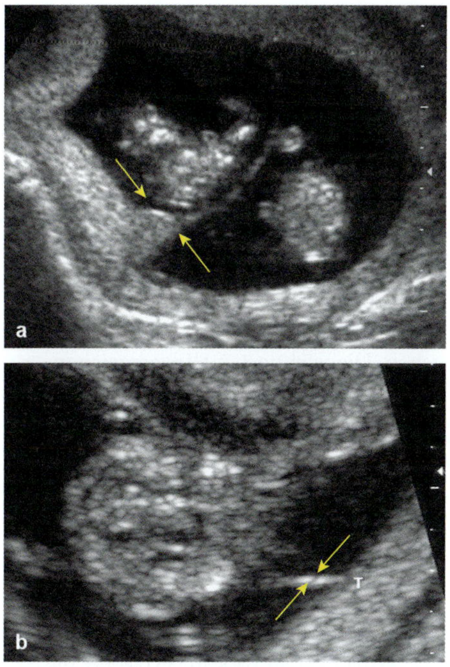

Abb. 42.4 Sonografische Differenzialdiagnose diamnioter Zwillinge durch Beurteilung der Ansatzstelle der Amnionhäute: a) „Lambda sign" (dichoriot, dicke Ansatzstelle), b) „T-sign" (monochoriot, dünne Ansatzstelle) [G244]

Fetozid

Unter einem „Fetozid" versteht man das selektive Abtöten eines Fetus in utero. Die erhöhten Risiken einer höhergradigen Mehrlingsgravidität führen immer wieder zu Diskussionen um die Notwendigkeit und Ethik eines Fetozids. Grundsätzlich herrscht Einigkeit, dass Gemini nicht reduziert werden, jedoch wurden Reduktionen von Drillingen auf Zwillinge schon mehrfach durchgeführt. Der selektive Fetozid ist auch bei Gemini möglich, wenn einer der Zwillinge stark fehlgebildet ist.
Unter sonografischer Kontrolle wird in die Nabelschnur Kaliumchlorid injiziert, das sofort zum Herzstillstand führt. Eventuell wird vorher ein Narkotikum verabreicht.

Zusammenfassung

- Eineiige (monozygote) Mehrlinge entstehen aus einer Eizelle, die sich in den ersten 14 Entwicklungstagen teilt. Sie sind genetisch identisch. Zweieiige Zwillinge (dizygot) entwickeln sich aus zwei Eizellen und zwei Spermien. Sie sind sich genetisch nicht ähnlicher als normale Geschwister. Sie besitzen immer getrennte Plazentas.
- Früh getrennte Feten haben getrennte Plazentas und Eihäute, später getrennte evtl. gemeinsame. Eine sehr späte Trennung ist oft unvollständig, Doppelfehlbildungen entstehen.
- Die Mehrlingsgravidität ist eine Risikoschwangerschaft. Komplikationen bei Mutter und Kindern sind um ein Vielfaches häufiger als bei Einlingsgravidität.
- Das fetofetale Transfusionssyndrom (FFTS) tritt nur bei eineiigen Mehrlingen auf. Über eine Shuntverbindung in der Plazenta wird das fetale Blut ungleich auf die Feten verteilt.

Fetale Anomalien

Der Sonografie kommt besondere Bedeutung in der Erkennung fetaler Abnormitäten zu. Bei den meisten chromosomalen und nicht-chromosomalen Anomalien finden sich multiple, sonografisch erfassbare innere und äußere Hinweiszeichen. Werden Hinweise festgestellt, ist das per se kein Beweis für eine fetale Fehlbildung, sondern lediglich eine Risikoerhöhung. Ergeben sich solche pathologischen Befunde, ist in 75 % der Fälle von einer fetalen Anomalie auszugehen. Die wichtigsten Hinweiszeichen sind:

- Abnorme Fruchtwassermenge
- Biometrische (→ Kap. 41) Auffälligkeiten
- Abnorme Körperkontur
- Abnorme Körperbinnenstrukturen

Abnorme Fruchtwassermenge

Das Fruchtwasser (→ Kap. 34) ist für die Entwicklung der Alveolen sehr wichtig. Ein Oligohydramnion, besonders im 2. Trimenon, führt zur Lungenhypoplasie, außerdem zu Gesichtsdysmorphien, Kontrakturen und Nabelschnurkompression während der Geburt. Ein Polyhydramnion (→ Tab. 43.1) führt zu vorzeitigen Wehen und Frühgeburten.

Die Fruchtwassermenge wird entweder abgeschätzt oder ausgemessen: Wenn ein zweiter Fetus in der Fruchthöhle bequem Platz fände bzw. ab einem Durchmesser des größten Fruchtwasserdepots vertikal > 8 cm, spricht man von „Polyhydramnion“ (→ Abb. 43.1), bei einem Durchmesser des größten Fruchtwasserdepots vertikal < 1–2 cm von „Oligohydramnion“.

Hydrop fetalis

Das Krankheitsbild setzt sich zusammen aus Aszites, Pleuraerguss und generalisiertem Hautödem. Man unterscheidet immunologische Ursachen (Rh-Unverträglichkeit, → Kap. 51) und nicht-immunologische Ursachen. Diesem Syndrom können weit über 100 Störungen zugrunde liegen, die häufigsten sind Chromosomenaberrationen, fetale Herzfehler und Herzrhythmusstörungen und Infektionen. Der Hydrops fetalis führt zu einem Polyhydramnion.

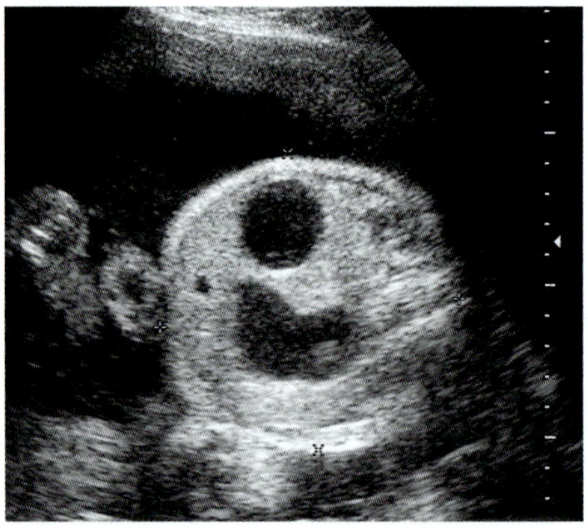

Abb. 43.1 Polyhydramnion, 32. + 0. SSW [G244]

Abnorme Körperkontur

Die fetale Körperoberfläche kann durch Tumoren oder Defekte verändert sein.

Bauchwanddefekte Man unterscheidet Omphalozelen (Bauchorgane wie Leber oder Darm sind in einem Sack der Bauchdecke vorgelagert) und Gastroschisis (Darmschlingen treten ohne Sack aus). Beide Störungen können postnatal operativ gut versorgt werden.

Veränderungen der Gesichtsmorphologie Sie weisen auf Lippen-Kiefer-Gaumenspalten und/oder Chromosomenaberrationen hin.

Neuralrohrdefekte (NRD)

Es handelt sich um Fehlbildungen mit multifaktorieller Ätiologie. Das Neuralrohr schließt sich etwa in der 4. Entwicklungswoche. Schließt sich das anteriore Ende nicht, resultiert ein Anenzephalus oder eine Enzephalozele. Schließt sich hingegen das posteriore Ende nicht richtig, entsteht die Spina bifida. Je nach Ausmaß der Verschlussstörung entwickeln sich unterschiedlich schwere Fehlbildungen. In Deutschland sind etwa 0,1–0,2 % der lebend Geborenen betroffen. Die häufigsten Defekte (95 %) sind die Spina bifida und die Anenzephalie. Folsäuresubstitution, am besten präkonzeptionell, verringert das Risiko.

Anenzephalie Das Schädeldach, die Großhirnhemisphären, die Neurohypophyse und das Zwischenhirn fehlen weitgehend oder vollständig. Das Kind, sollte es lebend geboren werden, stirbt bald nach der Geburt.

Enzephalozele Durch einen Defekt der Schädelkalotte tritt Hirngewebe, von Dura mater umgeben, sackähnlich aus. Der Defekt kann operativ korrigiert werden. Isolierte Enzephalozelen haben eine gute Prognose.

Spina bifida Die Wirbelsäulenspaltbildung entsteht durch unvollständigen Schluss des Wirbelbogens. Man unterscheidet verschiedene Ausprägungsgrade: die Spina bifida occulta als leichte Form, wobei das Rückenmark und die Rückenmarkshäute nicht betroffen sind, und die Spina bifida aperta. Hierbei werden reine Meningozelen (ohne Rückenmark) von Meningomyelozelen (Rückenmarkshäute mit Rückenmark) unterschieden. Je nach Höhe des Defekts sind neurologische Schäden zu erwarten. Eine Kombination mit anderen Fehlbildungen ist häufig!

Kleinere v-förmige Aufspreizungen der Wirbelsäule und Hautkonturunterbrechung werden häufig übersehen. Jede dorsale Raumforderung ist ein Hinweiszeichen auf einen Neuralrohrdefekt. Indirekte Hinweiszeichen sind das Lemon-Sign (spitz zulaufende frontale Schädelkalotte, → Abb. 43.2) und das Banana-Sign (bogig geformtes Kleinhirn).

Tab. 43.1 Ursachen von Polyhydramnion und Oligohydramnion (bzw. Anhydramnion).

Polyhydramnion > 2.000 ml	Oligohydramnion bzw. Anhydramnion < 100 ml
• Fetale Fehlbildungen (20–60 %): gastrointestinale Obstruktionen, Atemwegsobstruktionen, Lungenfehlbildungen, zentralnervöse Fehlbildungen (Anenzephalie), nicht immunologischer Hydrops fetalis, vermehrte fetale Urinproduktion (z. B. Akzeptor bei fetofetaler Transfusion), kardiale Fehlbildungen u./o. Dekompensation, Schluckstörungen z. B. durch Lippen-Kiefer-Gaumen-Spalte, Infektionen (Syphilis)	• Fetale Fehlbildungen (10 %): Harnwegsobstruktionen, Nierenagenesie oder Zystennieren beidseits, verminderte Urinproduktion (Donor bei fetofetaler Transfusion)
• Blutgruppeninkompatibilität (immunologischer Hydrops fetalis)	• Chromosomenaberrationen
• Fetale Makrosomie	• Plazentainsuffizienz
• Mütterlicher Diabetes mellitus	• Vorzeitiger Blasensprung
• Mütterliche Lithiumeinnahme	• Fetale Retardierung (40 %)
• Unbekannte Ursache (10–60 %)	

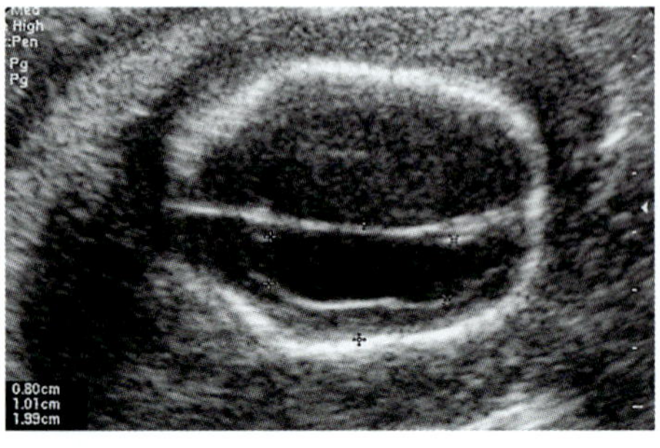

Abb. 43.2 Lemon-Sign und Hydrozephalie [G244]

Abnorme Körperbinnen-struktur

Herzfehler Sie sind die häufigsten angeborenen Fehlbildungen (5 ‰ lebend Geborene, 2–10 % der tot Geborenen). Sehr selten verursachen sie präpartale Symptome, nur sehr schwere Fehlbildungen machen sich durch eine fetale Kreislaufdekompensation oder Bradykardien bemerkbar. Der Ventrikelseptumdefekt ist der häufigste Herzfehler (30 %). Die pränatale Kenntnis der Herzfehler, insbesondere der zyanotischen Herzfehler (z. B. Fallot-Tetralogie, Transposition der großen Gefäße) erlaubt eine enorme Verbesserung der Prognose durch postnatal verbessertes Management (z. B. Offenhalten des Ductus Botalli durch Medikamente). Das Herz wird in den verschiedenen Schnittebenen (Vierkammerblick, → Abb. 43.3) morphologisch und mit Farb-Doppler untersucht.

Fehlbildungen der Nieren Diese sind relativ einfach zu entdecken. Man unterscheidet zystische Veränderungen des Nierenparenchyms, Stauungen der ableitenden Harnwege und Anlage- bzw. Lageanomalien (z. B. Nierenagnesie).

Ösophagus- bzw. Duodenalatresie Kann nur indirekt diagnostiziert werden: Da kein Fruchtwasser geschluckt bzw. verdaut wird, kann auch die Harnblase nicht dargestellt werden. Meist kommt es auch zu Polyhydramnion.

Zwerchfelldefekt Eingeweide treten in den Thorax ein und verdrängen die Lunge. Dies führt zu einer Lungenhypoplasie mit fast 50-prozentiger Letalität.

Auch der Schädel (Kleinhirn, Liquorräume) und die Wirbelsäule werden untersucht.

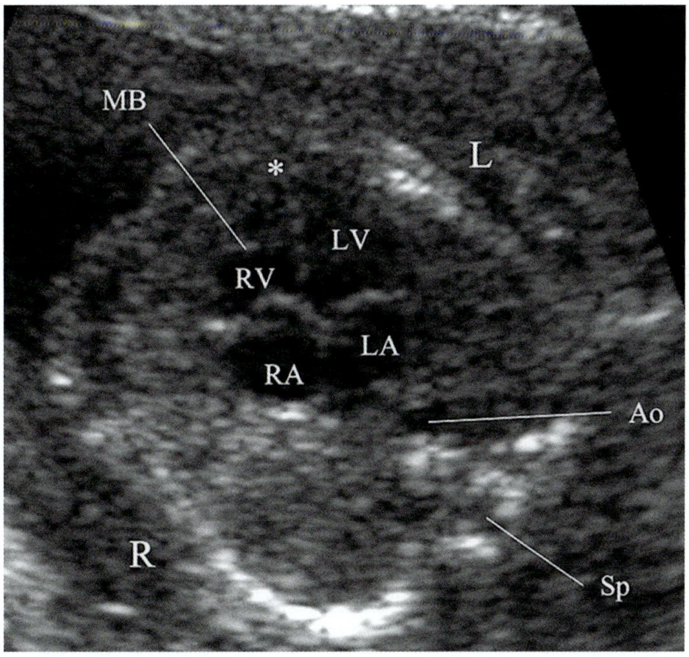

Abb. 43.3 Normaler Vierkammerblick: 40–50 % der kongenitalen Herzfehler lassen sich durch diese Einstellung diagnostizieren. Bezieht man die großen Gefäße in die Ultraschalldiagnostik ein, können weitere 20–25 % erfasst werden. [G244]

Intrauterine Wachstums-retardierung

Bei fetalen Mangelzuständen (Wachstumsknick = asymmetrische Wachstumsretadierung, → Kap. 41) bleibt zuerst das Wachstum des Körpers zurück und erst spät das des Kopfes. Ursache können eine Fehl- oder Unterernährung, fetofetales Transfusionssyndrom, Mehrlingsschwangerschaft, Plazentainsuffizienz und mütterliche Anämie oder Hypotonie sein. Die Therapie besteht nach Möglichkeit in der Beseitigung der Ursache bzw. bei entsprechender Reife des Fetus in der vorzeitigen Beendigung der Schwangerschaft. Auch die symmetrische Wachstumsretardierung ist mit einer signifikant erhöhten perinatalen Mortalität und Morbidität der „Kleinen" verbunden. Konstitutionell kleine oder große Kinder haben oft größenmäßig ähnlich abweichende Eltern. Auch aufgrund von Infektionen, Chromosomenstörungen, schweren Fehlbildungen, Drogen, Rauchen, Medikamenten und Stoffwechselstörungen der Mutter oder des Fetus können Kinder ein unzureichendes Wachstum aufweisen.

Zusammenfassung

- Morphologische Auffälligkeiten treten bei chromosomalen und nicht-chromosomalen Fehlbildungen auf.
- Sonografische Hinweiszeichen sind abnorme Fruchtwassermenge, abnorme Körperkontur, abnorme Körperbinnenstruktur und abnorme Biometrie.
- 0,1–0,2 % der lebend Geborenen in Deutschland sind von Neurahlrohrdefekten betroffen.
- Herzfehler sind die häufigsten angeborenen Fehlbildungen.

Genetische Störungen des Fetus

Fetale Chromosomenaberrationen

Numerische Chromosomenanomalien entstehen im Rahmen der meiotischen Teilungen der Gameten. Die größte klinische Bedeutung haben die Trisomien (→ Tab. 44.1). Monosomien sind mit Ausnahme der Monosomie X (→ Abb. 44.1) frühzeitig letal, d. h., entweder nistet sich die Frucht erst gar nicht ein, oder es kommt zu einem Frühabort.
Die bedeutenden Trisomien (21, 18, 13) entstehen meist in der mütterlichen Meiose. Hauptrisikofaktor ist das Alter der Mutter (→ Tab. 44.2). Man unterscheidet **freie Trisomien** (47 Chromosomen, > 90 % Trisomie 21) und **Translokationstrisomien** (46 Chromosomen). Translokationen entstehen, wenn einer der Elternteile eine balancierte zentrische Fusion trägt. Auch Mosaike sind möglich. Zirka 0,6 % der lebend Geborenen sind von Chromosomenaberrationen betroffen.

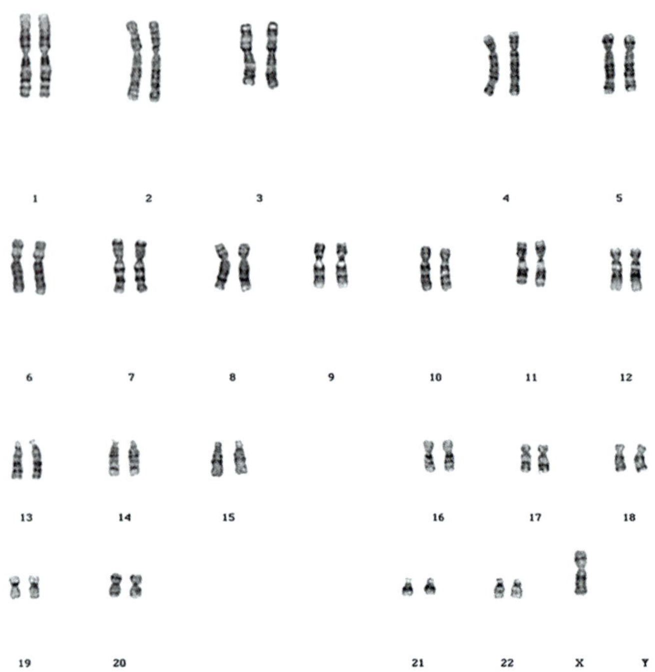

Abb. 44.1 Karyogramm bei Monosomie X: Turner-Syndrom [G246]

Risikoscreening

Das Down-Syndrom ist die häufigste Chromosomenanomalie. Beschränkt man das Screening wie früher üblich auf Frauen über 35 Jahre, bleibt der größte Teil der Down-Syndrom-Erkrankten unentdeckt, da der überwiegende Teil (80 %) der Down-Kinder von jüngeren Müttern geboren wird (da diese insgesamt mehr Kinder gebären). Die kombinierten Tests (Serumchemie + Ultraschall) erlauben eine genauere Einschätzung des persönlichen Risikos und damit eine größtmögliche Erfassung potenziell Betroffener bei Vermeidung unnötiger invasiver Diagnostik.

Serumchemie

Triple-Test (≈ 16. SSW, 2. Trimenon-Screening): AFP, β-HCG und freies Östradiol (E3) werden unter Berücksichtigung des mütterlichen Alters zur individuellen Risikoberechnung in Bezug auf Morbus Down bestimmt. Der Test findet heute kaum noch Anwendung, da er eine hohe Störanfälligkeit und viele falsch positive Ergebnisse aufweist, zudem keine Frühdiagnose erlaubt. Weit verbreitet ist mittlerweile das **1. Trimenon-Screening** (ab 11. SSW): β-HCG und PAPP-A (*pregnancy-associated plasma protein* A) werden mit Ultraschallbefund und Alter der Mutter in Beziehung gesetzt. Die bisherigen Befunde sprechen für eine bessere klinische Relevanz.
Seit 2012 gibt es mittels NIPT eine nichtinvasive Möglichkeit, auf Trisomien zu untersuchen. Seit 2019 kann in Risikofällen der NIPT auf Trisomie 21 von der gesetzlichen Krankenversicherung übernommen werden (→ Kap. 40).

Ultraschallscreening im 1. Trimenon

Ein **Nackenfaltenödem** (→ Abb. 44.2) kann ein Hinweis auf Trisomie, Turner-Syndrom, Triploidien und Organfehlbildungen sein. Die Nackenfaltentransparenz ist primär physiologisch und nimmt in Abhängigkeit zur SSL zunächst zu und bildet sich später wieder zurück, unabhängig davon, ob eine Störung vorliegt oder nicht. Signifikant ist die Überschreitung eines Perzentilengrenzwerts an der breitesten Stelle der Nackentransparenz. Aus der Kombination mütterliches Alter, Gestationsalter und Nackentransparenz kann die individuelle Risikoerhöhung abgeschätzt werden. Das Nackenfaltenödem hat zwischen der 11. und 13. SSW seine größte Ausdehnung.
Ein weiterer Marker ist die Darstellbarkeit des **Nasenknochens** (bei Chromosomen-

Tab. 44.2 Risiko für Chromosomenanomalien in Abhängigkeit von mütterlichem Alter: Das Risiko steigt exponentiell!

Alter der Mutter	Relatives Risiko in %
‹ 35	‹ 0,5
35	0,5
38	1
40	1,5
43	3
45	› 4,5

Tab. 44.1 Prognose und Häufigkeit der wichtigsten Chromosomenanomalien: Der größte Teil der Chromosomenanomalien endet in Spontanabort oder Totgeburt, nur ca. 0,5 % werden lebend geboren.

Name	Synonym	Prognose, Lebenserwartung	Häufigkeit (alle Lebendgeborenen)
Trisomie 21	Down-Syndrom	IQ ↓, Dysmorphien, multiple Fehlbildungen, durch gezielte Förderung lern- und integrationsfähig; ca. 49 Jahre	1 : 700
Trisomie 18	Edwards-Syndrom	schlecht; 90 % Letalität im 1. Lj.; durchschnittliche Lebensdauer 2–3 Monate	1 : 6.000
Trisomie 13	Pätau-Syndrom	schlecht; 70 % Letalität in den ersten 6 Monaten; Lebenserwartung ≈ 3 Monate	1 : 10.000
Partielle Monosomie 5p	Cri-du-chat-(Katzenschrei-)Syndrom	IQ ↓, Dysmorphien	1 : 50.000
Monosomie X	Turner-Syndrom	Dysmorphien, IQ meist normal	1 : 3.000
47, XXY	Klinefelter-Syndrom	Dysmorphien, meist Oligophrenie, oft endokrin bedingtes hirnorganisches Psychosyndrom	1 : 400 der lebend geborenen Knaben

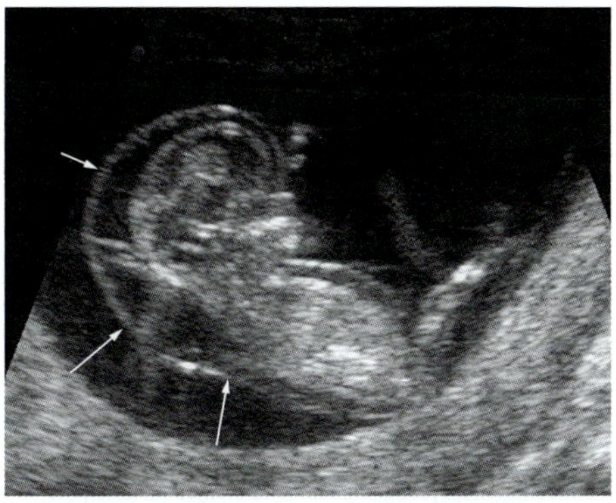

Abb. 44.2 Auffällige Nackentransparenz (5 mm); SSL 45 mm; 11. kpl. SSW p. m.; Vaginalsonografie [M435]

anomalien oft nicht darstellbar). Außerdem führen Chromosomenanomalien zu einer Vielzahl **morphologischer Veränderungen** (z. B. Herzfehler), die in späteren Ultraschalluntersuchungen sichtbar werden. Die Veränderung der **Fruchtwassermenge** kann ein weiteres Hinweiszeichen sein (bei Down-Syndrom oft vermindert).

Management/Diagnosestellung

Computerprogramme übernehmen heute weitgehend die Berechnung des relativen Risikos in Abhängigkeit von den Testergebnissen, dem genauen Schwangerschaftsalter und dem Alter bzw. Gewicht der Mutter. Ist das so ermittelte Risiko gegenüber der normalen Altersnorm signifikant erhöht, sollte der Schwangeren eine Karyotypisierung empfohlen werden.

Tab. 44.3 Beispiele für Einzelgenerkrankungen

Autosomal-dominant	Autosomal-rezessiv
Achondroplasie, Marfan-Syndrom, myotone Dystrophie, Neurofibromatose, Kugelzellanämie, Chorea Huntington	zystische Fibrose, AGS, Sichelzellanämie, Phenylketonurie, Tay-Sachs-Krankheit, Galaktosämie, β-Thalassämie, Sichelzellanämie
X-chromosomal-rezessiv	**X-chromosomal-dominant**
Hämophilie A und B, Muskeldystrophie Duchenne, Mukopolysaccharidose Typ II, Fragiles-X-Syndrom	extrem selten, z. B. hypophosphatämische Rachitis

Die Diagnose kann nur durch die direkte Chromosomenuntersuchung gestellt werden. Aus fetalen oder plazentaren Zellen, die invasiv gewonnen wurden (→ Kap. 40), kann das Erbgut isoliert werden. Die mikroskopische Chromosomenanalyse (Karyotypisierung, → Abb. 44.1) gelingt einfach durch die Fluoreszenz-In-situ-Hybridisierung (FISH); nach 24 h kann ein Schnelltestergebnis erhoben werden. Der endgültige Befund dauert ca. 2 Wochen.

Einzelgenerkrankungen

Einige Erkrankungen (→ Tab. 44.3) beruhen auf Mutationen im Erbmaterial. Der Großteil der Gendefekte wird vererbt. Ein **pränatales Screening** ist nur sinnvoll, wenn ein erhöhtes persönliches Risiko vorliegt und sich aus der Diagnose Konsequenzen ergeben. In sehr seltenen Fällen bietet die pränatale Diagnose bessere Therapiemöglichkeiten und so eine bessere Prognose, meist kann die Therapie ohnehin erst nach der Geburt eingeleitet werden oder ist gar nicht möglich. Bei sehr schwerwiegenden Fällen kann ein Schwangerschaftsabbruch erwogen werden.
Prinzipiell ist die Diagnostik für fast alle Defekte möglich. Für molekulargenetische Diagnostik muss DNA (meist durch Chorionzottenbiopsie) gewonnen werden. Die Mutation wird mithilfe von markierten Gensonden nachgewiesen. Probleme entstehen, da mehrere, teilweise unbekannte Mutationen (z. B. CFTR-Gen bei zystischer Fibrose) verantwortlich sein können und oft auch keine eindeutige Aussage über den späteren Phänotyp (z. B. Neurofibromatose Typ 1) getroffen werden kann.
Viele Stoffwechseldefekte können auch durch **postnatale Screeningtests** unkompliziert entdeckt und so frühzeitig genug behandelt werden (z. B. Phenylketonurie, Galaktosämie).

Zusammenfassung

- Chromosomenaberrationen treten bei ca. 0,6 % der lebend Geborenen auf. Sie verursachen sehr schwere Fehlbildungen.
- Klinisch bedeutend sind v. a. die Trisomien (18, 21, 13) und die Monosomie X. Bei den Trisomien 18 und 13 haben die Kinder sehr geringe Lebenserwartungen.
- Das 1. Trimenon-Screening (Serumchemie + Ultraschall + Alter der Mutter) erlaubt, Risikopatientinnen zu identifizieren, denen eine Karyotypisierung angeboten werden sollte.
- Auch Einzelgendefekte lassen sich pränatal diagnostizieren. Ergibt sich jedoch aus der Diagnose keinerlei Konsequenz, sollte postnatales Screening vorgezogen werden.
- Wird eine schwerwiegende Chromosomenaberration oder Einzelgenerkrankung festgestellt, kann ein Schwangerschaftsabbruch aus mütterlicher Indikation (→ Kap. 45) durchgeführt werden.

Psychosomatische Aspekte in der Schwangerschaft

Die Schwangerschaft ist ein Ausnahmezustand für den Körper und die Psyche der Frau. Sie führt zu Veränderungen im Berufsleben, in der Partnerschaft und im sozialen Umfeld. Ängste in Bezug auf das Kind und die Geburt sind weit verbreitet. Konflikte in der Partnerschaft belasten eine Schwangere besonders stark, insbesondere wenn eine Trennung im Raum steht, da dies ihrem enormen Sicherheitsbedürfnis entgegenläuft. Der Mythos der liebenden Mutter lässt die Schwangere ihre ambivalenten Gefühle dem Kind gegenüber als schuldhaft erleben. Dies alles kann zu psychosomatischen Symptomen führen.
Symptome mit möglicherweise psychischen Ursachen oder Teilursachen sind Hyperemesis gravidarum, Hypersalivation, Heißhunger, Adipositas, Suchttendenzen, Ängste, Erschöpfungszustände, vorzeitige Wehentätigkeit, Abortbestreben, EPH-Gestose, Sterilität.
Schon während der Anamnese lässt sich die Psychodynamik der Erkrankung ansatzweise erkennen. Dies darf aber nicht dazu verleiten, nicht mehr nach körperlichen Ursachen zu suchen. Umgekehrt können auch neben körperlichen Ursachen psychosomatische Probleme bestehen. Einfühlsame psychotherapeutische Gespräche, kreativtherapeutische Ansätze (Maltherapie etc.) und v. a. Entlastung (durch Haushaltshilfe etc.) ergänzen in solchen Fällen die „körperliche" Therapie, falls eine solche nötig ist.

Schwangerschaftsabbruch

Gesetzliche Regelung in Deutschland

1995 wurde vom Bundestag ein Änderungsgesetz verabschiedet, das heute den Umgang mit Schwangerschaftsabbrüchen regelt. Der Abbruch ist grundsätzlich für alle Beteiligten (Frau, Arzt, Anstifter und Helfer) nach § 218 des Strafgesetzbuches rechtswidrig und strafbar. Der Gesetzgeber hat jedoch vorgesehen, dass im Fall eines Schwangerschaftskonflikts aus Achtung vor der Würde der Frau und ihren Grundrechten ein Abbruch möglich ist. Anerkannt ist, dass bestimmte Umstände die Schwangerschaftsaustragung zu einer individuell unzumutbaren Härte machen. Damit wurde die verantwortliche Entscheidung der Frau an erste Stelle gerückt. Man unterscheidet zwei Regelungen: die Beratungsregelung und die Indikationsregelung (→ Tab. 45.1).

Indikationsregelung

Medizinische/mütterliche Indikationen (ohne zeitliche Begrenzung) „Wenn der Schwangerschaftsabbruch unter Berücksichtigung gegenwärtiger und zukünftiger Lebensumstände notwendig ist, um Lebensgefahr oder die Gefahr einer schwerwiegenden körperlichen oder seelischen Gesundheitsbeeinträchtigung der schwangeren Frau abzuwenden."
Kriminologische Indikationen (bis zur 12. SSW p. c.) „Wenn dringende Gründe für die Annahme sprechen, dass die Schwangerschaft aus einem Sexualdelikt (Missbrauch, Nötigung, Vergewaltigung) entstanden ist."
Die Indikationsstellung ist keiner ärztlichen Gruppe vorbehalten. Der Abbruch selbst ist jedoch von einem anderen Arzt durchzuführen. Der Arzt macht sich strafbar, wenn er ohne Indikationsbescheinigung einen Abbruch durchführt oder wider besseres Wissen eine unrichtige Indikationsbescheinigung ausstellt.

Weitere Regelungen

Die Schwangere selbst ist auch dann nicht zu bestrafen, wenn sie die Schwangerschaft ohne Indikation nach der 13. SSW von einem Arzt abbrechen lässt. Ein Abbruch nach der 22. SSW kann straffrei bleiben, falls sich die Schwangere in besonderer Bedrängnis gefunden hat (§ 218a Abs. 4 Satz 2 StGB). Der Arzt und alle anderen Beteiligten machen sich strafbar.
Außerdem ist die Nötigung zum Abbruch strafbar: Gewalt, Androhung von Gewalt oder anderem empfindlichem Übel und Unterhaltsentziehung gelten hier als Nötigung (§ 170b Abs. 2 StGB).

Schwangerschaftsabbrüche nach der 20. SSW p. c.

Wird die Schwangerschaft nach pränataler Diagnostik und mit mütterlicher Indikation beendet, wird der Tod des Kindes als unvermeidbare Folge akzeptiert bzw. gewollt. Ist das Kind jedoch potenziell lebensfähig, müssen Geburtshelfer und Neonatologen alles tun, um das Kind am Leben und weitere Schäden vom ihm fernzuhalten. Eine Situation, die für alle Beteiligten sehr problematisch ist. Um diesem ethischen Dilemma zu entgehen, sollte der Zeitpunkt, an dem der Fetus potenziell extrauterin lebensfähig ist, also ab der 20. SSW p. c. bzw. 22. SSW p. m., grundsätzlich als zeitliche Begrenzung für einen Schwangerschaftsabbruch angesehen werden.

Methoden des Schwangerschaftsabbruchs

Der Arzt muss die Schwangere über mögliche Risiken, psychische und physische Auswirkungen und den Ablauf des Eingriffs ausführlich aufklären. Bevor er den Eingriff vornimmt, muss er sich vom Schwangerschaftsalter überzeugen.

Saugkürettage

Die Saugkürettage kann bis zur vollendeten 12. SSW gut angewendet werden. Der Muttermund wird durch ein Prostaglandin-Vaginal-Suppositorium entweder am Vortag, mindestens aber 4 h vor dem Eingriff vorbereitet. Die Zervix wird schrittweise dilatiert und der Embryo mit Eihäuten und Plazentaanlage abgesaugt. Anschließend

Tab. 45.1 Beratungs- und Indikationsregelung

	Beratungsregelung	Indikationsregelung
Gesetzeslage	rechtswidrig, aber straffrei	nicht rechtswidrig
Bis wann?	vor der 12. SSW p. c. bzw. 14. SSW p. m.	unbegrenzt bei mütterlicher Indikation, bis zur 12. SSW p. c. bei kriminologischer Indikation
Voraussetzungen	Eine Bescheinigung über eine mind. 3 Tage zurückliegende Schwangerschaftskonfliktberatung (nach § 218 StGB) einer anerkannten Beratungsstelle muss vorgelegt werden.	Indikationsnachweis
Entscheidungsträger	Schwangere	Schwangere und Arzt
Kostenübernahme	Die Kosten werden nicht von der Krankenkasse übernommen, für finanziell Schlechtgestellte gibt es jedoch Zusatzregelungen. Das Beratungsgespräch selbst ist kostenlos.	Übernahme durch gesetzliche Krankenkassen

werden eventuelle Reste der Dezidua mit einer stumpfen Kürette vorsichtig aus dem Kavum entfernt. Der Eingriff erfolgt oft unter Vollnarkose, kann jedoch auch unter Lokalanästhesie stattfinden.

Medikamentös induzierter Schwangerschaftsabbruch

Prostaglandine

Nach der 12. SSW wird die Geburt durch systemische Prostaglandingabe (i. v. oder i. m.) nach lokaler Vorbereitung durch Prostaglandinsuppositorien (bis zu 4-mal im Abstand von 4 h) eingeleitet. Eine Nachkürettage erfolgt immer bei einem Abbruch bis zur 23. SSW sowie bei Verdacht auf Plazentareste. Wegen der notwendigen Überwachung erfolgt der Eingriff im Allgemeinen im Kreißsaal. Er kann sich über mehrere Stunden hinziehen und sehr schmerzhaft sein. Die Spätabbrüche werden deshalb von den betroffenen Frauen oft sehr traumatisch erlebt.

Mifepriston

Eine andere Möglichkeit (bis zum 49. Tag p. m.) ist der Abbruch durch Einnahme des Antigestagens Mifepriston nach sonografisch bewiesener intakter intrauteriner Gravidität. Es wird eine Dosis Mifepriston eingenommen, die Frucht stirbt ab. Nach 2 Tagen wird Misoprostol, ein Prostaglandin, eingenommen. Daraufhin wird die Frucht ausgestoßen. Nach 1 Woche erfolgt eine Kontrolle (Sono und β-HCG). Sind sonografisch Schwangerschaftsreste erkennbar, wird nachkürettiert.

Nach dem Schwangerschaftsabbruch

Das Komplikationsrisiko steigt mit dem Schwangerschaftsalter stark an.

Die Patientin sollte sich nach dem Eingriff einige Tage schonen. In den ersten 4 Wochen darf sie keine Wannenbäder nehmen, nicht ins Schwimmbad gehen und keinen Geschlechtsverkehr ohne Kondom haben.

Komplikationen

Die möglichen Komplikationen eines Schwangerschaftsabbruchs und damit seine Risiken sind nicht zu unterschätzen. Man unterscheidet:

- Sofortkomplikationen: Verletzungen durch die Instrumente an Zervix, Uterus oder den Bauchorganen
- Frühkomplikationen: Blutungen, aufsteigende Infektionen und Infektionen durch verbliebenes embryonales Gewebe
- Spätfolgen: Zervixinsuffizienz bei späteren Schwangerschaften, Sterilität (organisch/psychosomatisch), Sexualstörungen, Depressionen, Schuldgefühle

Somatische Komplikationen treten nur in 1 % der Fälle auf. Psychosomatische bzw. psychologische Komplikationen treten vorübergehend bei 20 %, längerfristig bei 6 % der Patientinnen auf. Es gilt: Je bewusster, klarer und selbstbestimmter eine Frau die Entscheidung zum Schwangerschaftsabbruch fällt und ihn für sich derzeit als richtig ansieht, desto seltener sind schwerwiegende psychische oder psychosomatische Folgen. Eine kurze Trauerphase gilt als adäquat und heilsam. Eine weitergehende psychosomatisch orientierte Betreuung wird von vielen Frauen als hilfreich empfunden. Gelegentlich kann auch eine anschließende Psychotherapie notwendig werden.

Zusammenfassung

- Die Schwangerschaft ist ein körperlicher und seelischer Ausnahmezustand.
- Viele leichtere, aber auch einige schwerere schwangerschaftsassoziierte Erkrankungen haben psychosomatische Ursachen oder Teilursachen.
- Der Schwangerschaftsabbruch ist in Deutschland verboten.
- Nach der Beratungsregelung kann bis zur 12. SSW p. c. straffrei abgebrochen werden, wenn die Schwangere dies wünscht und sich vorher beraten lässt.
- Nach der Indikationsregelung ist ein Abbruch einer Schwangerschaft, die aus einem Verbrechen entstanden ist, bis zur 12. SSW p. c. möglich.
- Ein Abbruch aus mütterlicher Indikation ist unbegrenzt möglich, sollte aber nicht mehr nach der 20. SSW durchgeführt werden.

Häufige Probleme in der Schwangerschaft

Den meisten Frauen geht es während der Schwangerschaft sehr gut. Kleinere Unpässlichkeiten können gelegentlich als Zeichen der physiologischen Veränderungen auftreten. Die Schwangere sollte von ihrem Arzt über diese möglichen Probleme aufgeklärt und ermutigt werden, auch diese „kleinen" Probleme anzusprechen, da sie manchmal Vorboten schwerer Erkrankungen sein können.

Probleme des Verdauungsapparats

Obstipation ist ein sehr häufiges Problem in der Schwangerschaft, da Prostaglandine die Darmmotalität hemmen. Reichlich Flüssigkeitszufuhr, ballaststoffreiche Ernährung und Bewegung können der Schwangeren empfohlen werden. Bei sehr ausgeprägter Symptomatik helfen leichte Laxanzien, auch Magnesium führt zu weicheren Stühlen.
Im 1. Trimenon ist der Magen-pH erniedrigt, später führt auch der Druck des Uterus auf den Magen häufig zu Sodbrennen, v.a. im Liegen. Außerdem senkt Progesteron den Ruhetonus der Magensphinkteren. Viele kleine Mahlzeiten über den Tag verteilt, eine Schlafposition mit erhöhtem Oberkörper und evtl. Antazida schaffen Erleichterung.
In der Schwangerschaft treten gehäuft Zahnfleischbluten bzw. Zahnfleischentzündungen auf. Dies ist v.a. auf eine verminderte Speichelbildung zurückzuführen. Eine sorgfältige Mundhygiene ist daher besonders wichtig.

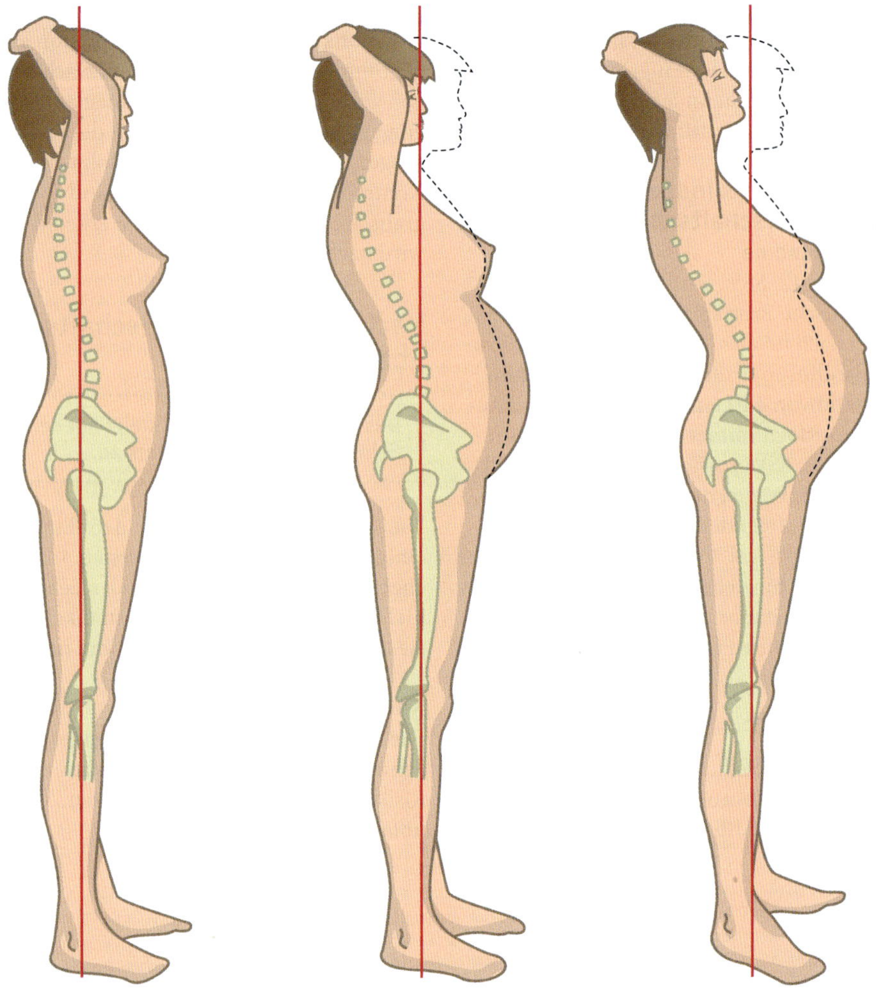

Abb. 46.2 Die lumbale Lordose (Hohlkreuz) entwickelt sich als Antwort auf den veränderten Körperschwerpunkt in der Schwangerschaft. Dies führt zu erhöhter Beanspruchung der Wirbelsäule, Bänder und Muskeln. [L138]

Übelkeit und Erbrechen

Übelkeit und Erbrechen treten v.a. im 1. Trimenon auf, können aber in einigen Fällen länger persistieren. Am schlimmsten ist die Symptomatik meist morgens. Regelmäßige, kleine, hochkalorische Mahlzeiten und wenig Gewürze sollten empfohlen werden – den meisten Frauen wird so geholfen. Einigen Frauen hilft es, noch im Liegen die erste Mahlzeit zu sich zu nehmen.
Abzugrenzen ist das Krankheitsbild der **Hyperemesis gravidarum (= Frühgestose),** auch wenn die Übergänge fließend sind. Exzessives Erbrechen führt hier zu Dehydratation, Elektrolytentgleisung sowie verminderter Nieren- und Leberfunktion. Beurteilt wird die Auswirkung auf den Stoffwechsel durch die Ketonkörperbestimmung (dann erhöht) in Blut und Urin. Die meisten Fälle sind idiopathisch, jedoch sollten differenzialdiagnostisch Infektionen wie Hepatitis, Pankreatitis, Pyelonephritis und Cholezystitis und im 3. Trimenon das HELLP-Syndrom (→ Kap. 50) ausgeschlossen werden. Wenn die Symptome unter Rehydration und Diätanpassung nicht sistieren, kann eine antiemetische Medikation erwogen werden. Die Hyperemesis gravidarum hat oftmals psychosomatische Komponenten (→ Kap. 45).

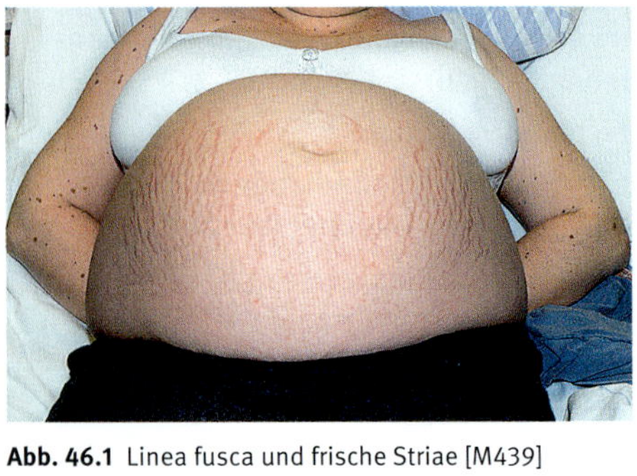

Abb. 46.1 Linea fusca und frische Striae [M439]

Veränderungen der Genitalorgane

Die Genitalorgane sind während der Schwangerschaft vermehrt durchblutet. Dies führt zu lividen Färbungen an Vagina und Vulva. Die Vagina wird dehnbarer und der Ausfluss ist physiologisch vermehrt. Solange der Ausfluss klar und geruchsneutral bleibt, besteht kein Grund zur Sorge, auch wenn der vermehrte Ausfluss als sehr unangenehm empfunden werden kann. Infektionen (→ Kap. 16) treten in der Schwangerschaft gehäuft auf, v.a. durch Pilze, Trichomonaden und als bakterielle Vaginose. Jede Infektion sollte aufgrund der Gefahr einer aufsteigenden Infektion umgehend medikamentös behandelt werden. In der Schwangerschaft sind topische Applikationen vorzuziehen (→ Kap. 46).

Äußerliche Veränderungen

Während der Schwangerschaft wachsen unter dem Einfluss von Östrogen und Prolaktin die Brüste, die Drüsenkörper reifen und differenzieren sich aus. Die Größenzunahme beträgt etwa ein bis zwei BH-Größen. Charakteristisch ist auch die Hyperpigmentation (durch MSH) an den Brustwarzen, aber auch an Narben. Als Linea fusca wird eine reversibel hyperpigmentierte Linie zwischen Nabel und Symphyse bezeichnet. Dehnungsstreifen (Striae) am Bauch sind zunächst rötlich (→ Abb. 46.1), später weißlich und bilden sich nicht mehr zurück. Eine sorgfältige Pflege kann den Striae zu einem gewissen Maße vorbeugen und Spannungsgefühle in den Brüsten vermindern.

Hormonelle Schwankungen können zu Haarausfall führen.

Rückenschmerzen

Rückenschmerzen, v. a. im unteren Rücken, werden durch das „Schwangerschaftshohlkreuz" verursacht. Ohne dieses würde die Schwangere durch das vermehrte Gewicht des Bauchs einfach nach vorn umfallen (→ Abb. 46.2). Vorbestehende Rückenprobleme verschlechtern sich meist in der Schwangerschaft. Regelmäßige Entlastung des Rückens, ausreichend Bewegung, flache Schuhe und evtl. Massagen und/oder osteopathische Behandlung können die Beschwerden lindern.
Die normalerweise festen Verbindungen zwischen den Beckenknochen sind in der Schwangerschaft aufgelockert. Dies hat den Zweck, den Geburtskanal dehnbarer zu gestalten. Manchmal sind die Verbindungen frühzeitig so gelockert, dass Schmerzen, v. a. bei Gehen und Stehen, resultieren. Orthopädische Stützgürtel und Analgetika helfen bei milderen Formen. In schlimmeren Fällen ist Bettruhe notwendig. Die Symptome verschwinden nach der Geburt langsam.

Schwindel und Ohnmacht

Ein niedriger Blutdruck kann zu Beginn der Schwangerschaft als ein Zeichen der Adaptation des mütterlichen Herz-Kreislauf-Systems auftreten. Dies kann zu Schwindel und Ohnmachten führen. Zu beachten ist das in der Spätschwangerschaft auftretende Vena-cava-Kompressionsyndrom (→ Kap. 52).

Varikose und Hämorrhoiden

Der schwangere Uterus übt Druck auf die Venen im Becken aus. Dies verursacht einen mehr oder minder starken venösen Rückstau. Bei entsprechend veranlagten Frauen führt dies zu Varizen (v. a. an Beinen, Abdomen und Vulva) und/oder Hämorrhoiden.
Analgetische Cremes werden bei schmerzhaften Hämorrohoiden verschrieben. In manchen Fällen wird eine chirurgische Sanierung postpartal notwendig. Die Vulvavarizen sind i. d. R. symptomarm und bilden sich nach der Geburt von allein zurück. Im Rahmen einer konstitutionellen Varikose der Beine führt die Schwangerschaft zu Progredienz. Dem kann durch Bewegung, Stützstrümpfe bzw. eine Schwangeren-Kompressionsstrumpfhose und regelmäßige Entlastung durch Hochlegen entgegengewirkt werden.

Urologische Probleme

Während der Schwangerschaft ist ein vermehrter Harndrang völlig normal, da Progesteron die Ansprechbarkeit der glatten Blasenmuskulatur verändert. Diese Symptome gehen um die 12. SSW zurück und verstärken sich wieder gegen Ende der Schwangerschaft, wenn der vergrößerte Uterus zunehmend auf die Blase drückt.
Blasenentzündungen treten in der Schwangerschaft gehäuft auf. Bei ca. 10 % lässt sich eine asymptomatische Bakteriurie feststellen. 20–30 % dieser Patientinnen entwickeln ohne Behandlung eine Pyelonephritis. Daher wird bei jeder Vorsorgeuntersuchung der Urin untersucht. Auch eine asymptomatische Bakteriurie wird antibiotisch (7 Tage Amoxicillin, alternativ ein Cephalosporin) behandelt.

Andere Probleme

Das Plasmavolumen, aber auch das gesamte Körperwasser nehmen in der Schwangerschaft zu. Dies führt zu einem relativ verminderten onkotischen Druck, mehr Wasser verteilt sich im Gewebe. Zeichen dieser Veränderungen sind leichte Ödeme an den Beinen und straffe jugendliche Haut (durch Wassereinlagerung im Unterhautgewebe).
Manche Frauen entwickeln ein Karpaltunnelsyndrom. Typischerweise wachen sie frühmorgens aufgrund von Schmerzen in den Händen und Unterarmen auf. Meist reicht es den betroffenen Frauen zu wissen, dass dies ein ganz normaler Vorgang und an sich nicht krankhaft ist. Bei starken Beschwerden helfen Stützhandschuhe oder das Hochlagern der Unterarme im Schlaf.
Starke Ödeme mit Gewichtszunahme sind ein Alarmzeichen (HELLP-Syndrom, → Kap. 50).
Bauchschmerzen können vielfältige Ursachen in der Schwangerschaft haben. Meist entstehen sie durch Zug an den Uterushaltebändern. Die Schwangere sollte jedoch sicherheitshalber den Arzt konsultieren, da auch schwerwiegende Krankheitsbilder (HELLP-Syndrom, Appendizitis, Plazentalösung) mit Bauchschmerzen einhergehen.

Alarmzeichen

Die folgenden Beschwerden sollten die Schwangere umgehend zum Arzt führen, da sie durch schwerwiegende Erkrankungen hervorgerufen sein könnten:

- Übermäßige Gewichtszunahme und Ödeme
- Oberbauchschmerzen, evtl. mit neurologischen Symptomen
- Kopfschmerzen, evtl. mit Augenflimmern oder Ohrensausen
- Starkes Druckgefühl nach unten
- Regelmäßiges Hartwerden des Bauchs
- Fieber

Zusammenfassung

- Den meisten Schwangeren geht es gut, kleinere Unpässlichkeiten können auftreten.
- Information nimmt Ängste. Die Schwangere sollte aber auch wissen, welche Beschwerden sie zum Arzt führen sollten.
- Typische unproblematische Beschwerden sind z. B. morgendliche Übelkeit, Rückenschmerzen in der Lendenwirbelsäule, Brustspannen, Varizen.

Fruchtschädigende Infektionen in der Schwangerschaft

Man unterscheidet:

- Erreger, die nach einer konnatalen Infektion fruchtschädigend wirken
- Erreger, die nach peripartaler Infektion zu Erkrankungen des Neugeborenen führen
- Erreger, die in erster Linie Frühgeburtlichkeit verursachen.

Schwangerschaftsrelevante Infektionen siehe → Tab. 47.1.

Terminologie
- Konnatale Infektion: Infektion diaplazentar (in utero)
- Perinatale Infektion: Infektion unter der Geburt oder aszendierend nach vorzeitigem Blasensprung
- Kongenital: bei Geburt manifest

Syphilis (Lues)

Syphilis (→ Kap. 18) ist in Deutschland inzwischen eine Seltenheit. Trotzdem wird in den Mutterschaftsrichtlinien ein Screening vorgesehen (TPHA-Test).

Klinik

Zu einer Infektion der Frucht kann es vermutlich erst nach der 20. SSW kommen. Mit einer nahezu 100-prozentigen Übertragungsrate ist bei mütterlicher Infektion in den Stadien I, II und im Latenzstadium zu rechnen. Eine fetale Spirochätensepsis führt i. d. R. zum Fruchttod. Infizierte lebend Geborene entwickeln eine Lues connata mit Symptomen ähnlich dem Sekundärstadium bei erworbener Syphilis.

Therapie

der Wahl ist Penicilin über mind. 14 Tage.

Toxoplasmose

Die durch *Toxoplasma gondii* hervorgerufene Infektion ist sehr häufig. Etwa 50 % der Schwangeren haben Antikörper als Zeichen einer früheren Infektion. Die Erreger sind in Katzenkot (Vorsicht auch bei Salat!) und rohem Fleisch enthalten. Die Symptome der Erstinfektion sind grippeähnlich. Das Toxoplasmose-Screening ist nicht in den Mutterschaftsrichtlinien enthalten – es ist jedoch sehr sinnvoll, um nicht immune Schwangere zu identifizieren, die besondere Vorsicht im Umgang mit Katzen und deren Ausscheidungen walten lassen sollten.

Tab. 47.1 „STORCHL": schwangerschaftsrelevante Infektionen

S	Syphilis
T	Toxoplasmose
O	„Others" (→ Abb. 47.1, → Abb. 47.1)
R	Röteln
C	CMV (Zytomegalie)
H	Herpes-simplex-Virus
L	Listeriose

Klinik

Nur die Erstinfektion gefährdet den Fetus. Das Ausmaß der Schädigung hängt vom Infektionszeitpunkt ab: Eine frühe fetale Infektion verursacht mehr Schäden als eine spätere. Eine Serokonversion ist beweisend für eine frische Infektion. Das Infektionsrisiko des Kindes steigt während der SS von 6 % auf über 70 % im 3. Trimenon. Etwa 10 % der infizierten Kinder entwickeln das Bild einer kongenitalen Toxoplasmose mit Hydrozephalus, intrazerebralen Verkalkungen und Chorioretinitis. Sonografische Zeichen sind Hydrozephalus, Aszites, Perikarderguss und Hepatomegalie. Subklinische Verläufe mit erst später auftretender Intelligenzminderung, Krampfneigung und Chorioretinitis sind weit häufiger als das Vollbild einer Toxoplasmose.

Therapie

Bis zur 16. SSW wird mit Spiramycin behandelt, danach mit einer Kombination aus Pyrimethamin und Sulfadiazin unter Folsäuresubstitution. Diese Behandlung ist potenziell fruchttoxisch, jedoch unumgänglich.

Röteln

Aufgrund durchgemachter Rötelninfektion oder Impfung sind ca. 95 % der Frauen im gebärfähigen Alter antikörperpositiv. Zu Beginn der Schwangerschaft wird der Rötelntiter bestimmt. Bei negativem oder unzureichendem Titer erfolgt eine Titerkontrolle in der 17. SSW.

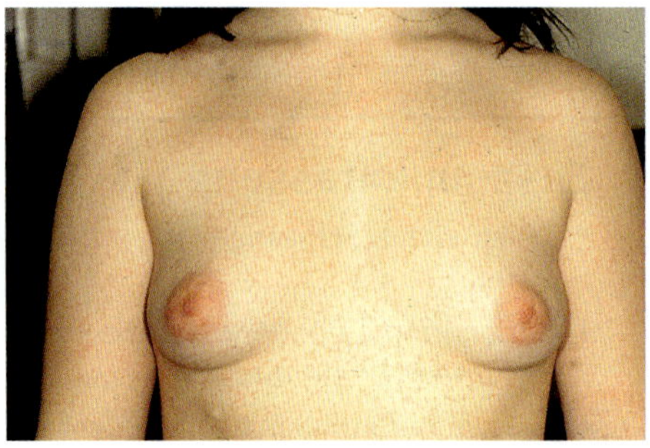

Abb. 47.1 Rötelnexanthem: kleinfleckig, nicht konfluierend [G247]

Klinik

Bei der Erstinfektion durch das Rubellavirus treten nach ca. 16 Tagen Lymphknotenschwellungen und ein Exanthem (→ Abb. 47.1) auf. Infizierte sind schon nach 10 Tagen, also vor den ersten Symptomen, selbst infektiös und bleiben es ca. 20 Tage. Die Virämie bei Erstinfektion kann zur Infektion der Frucht führen.
Bis etwa zur 17. SSW führt die Infektion zu der gefürchteten Rötelnembryopathie mit der charakteristischen Trias Herzfehlbildungen, Innenohrschwerhörigkeit und Katarakt sowie Hepatosplenomegalie, thrombozytopenischer Purpura und geistiger Retardierung. Je früher die Infektion stattfindet, desto schwerwiegender sind die Folgen. Frühaborte sind möglich. Bei Infektion des Fetus nach der 17. SSW ist selten eine Schädigung im Sinne einer Rötelnembryopathie zu erwarten, aber die Kinder sind häufig retardiert. Die Rötelninfektion vor der 17. SSW ist eine mögliche Indikation für einen Schwangerschaftsabbruch.

Therapie

Eine Impfung während der Schwangerschaft ist nicht möglich, die seronegative Patientin sollte aber in Hinsicht auf spätere Schwangerschaften im Wochenbett geimpft werden. Bei Rötelnkontakt können innerhalb einer Woche verabreichte Rötelnimmunglobuline einen Schutz bieten.

Zytomegalie (CMV)

Das Virus wird durch Körpersekrete und Bluttrasfusionen übertragen. Er gehört zur Gruppe der Herpes-Viren und kann lebenslang im Körper sisitieren. Etwa 50 % der Frauen im gebärfähigen Alter haben bereits eine CMV-Infektion durchlebt. Die Leibesfrucht ist v. a. bei Erstinfektion gefährdet. Die Infektion verläuft bei der Mutter meist klinisch stumm, allenfalls treten grippeähnliche Symptome auf.

Klinik

Etwa 10–15 % der infizierten Kinder weisen Symptome auf, z. B. Innenohrschwerhörigkeit, Chorioretinitis, Mikroenzephalie, Hepatitis, Hepatosplenomegalie, Thrombozytopenie, Hydrozephalus und/oder geistige Retardierung. Das Frühgeburtsrisiko ist stark erhöht. CMV ist die häufigste konnatale Infektion (1 %). Etwa 12 % der infizierten Neugeborenen sterben. Das Spätfolgenrisiko bei Geburt unauffälliger Kinder beträgt 5–12 %.

Therapie

Bei hinreichendem Verdacht auf eine Erstinfektion und sonografischen Auffälligkeiten kann ein Schwangerschaftsabbruch erwogen werden. Die Behandlung mit Ganciclovir wird in der Schwangerschaft nicht empfohlen, aber beim Neugeborenen angewendet.

Herpes-simplex-Virus (HSV)

Die HSV-Durchseuchung in der Bevölkerung ist sehr hoch (→ Kap. 18). Eine Übertragung auf das Kind erfolgt bei florider genitaler Infektion (Herpes genitalis) während der Passage durch den Geburtskanal. Die diaplazentare oder aszendierende Infektion ist überaus selten. Die perinatale Herpesinfektion führt neben Lokalbefunden an der Haut zu Organbefall (v. a. Meningoenzephalitis) und/oder Sepsis mit einer sehr hohen Mortalitätsrate. Das Infektionsrisiko des Fetus beträgt bei Erstinfektion der Mutter ca. 30–50 %, bei rekurrierender Infektion unter 1 % („Nestschutz" durch mütterliche Antikörper). Herpes genitalis zum Zeitpunkt der Geburt ist eine Sectio-Indikation. Damit kann das Infektionsrisiko stark gesenkt werden. Aciclovir ist in der Schwangerschaft nicht zugelassen. Im Fall einer disseminierten primären HSV-Infektion steht jedoch das Wohl der Mutter im Vordergrund.

Listeriose

Listeria monocytogenes wird meist durch infizierte Nahrung (Milch, rohes Fleisch, Rohkost, Rohmilchkäse) übertragen. Die diaplazentare Infektion der Frucht ist jederzeit möglich.

Klinik

Die Infektion verläuft zweiphasig. Zuerst treten grippeähnliche Symptome wie Fieber, Lymphknotenschwellung und Pharyngitis auf, nach ca. 14 Tagen steigt das Fieber erneut und es treten evtl. Symptome eines Amnioninfektionssyndroms (→ Kap. 69) auf. Der Fetus kann diaplazentar zu jedem Zeitpunkt in der Schwangerschaft infiziert werden. Das Vollbild der Neugeborenenlisteriose (Early-onset-Form nach transplazentarer Infektion, ca. 1 Woche vor Entbindung) wird auch als „Granulomatosis infantiseptica" bezeichnet. Granulome finden sich in fast allen Organen, das Kind ist septisch, Pneumonie, Meningitis, Meningoenzephalitis, Hepatosplenomegalie und Durchfälle treten auf. Unbehandelt verläuft die Neugeborenenlisteriose i.d.R. letal, auch unter gezielter Chemotherapie sterben noch 30 % der Neugeborenen. Etwas weniger dramatisch und weitaus häufiger ist die während der Geburt erworbene Listerioseinfektion (Late-onset-Form, ca. 2 Wochen nach Geburt).

Therapie

Die antibiotische Therapie ist unverzüglich einzuleiten: Die Schwangere erhält Amoxicillin oder Ampicillin, evtl. mit Gentamicin, das Neugeborene Ampicilin und Gentamicin kombiniert. Mutter und Neugeborenes sind infektiös! Die Erkrankung ist meldepflichtig.

Tab. 47.2 Hepatitisviren in der Schwangerschaft

Virus	Übertragung	Bedeutung in der Geburtshilfe	Prophylaxe und Therapie	Besondere Maßnahmen
HAV	fäkal-oral	sehr selten Infektion des Neugeborenen sub partu durch Exposition zu mütterlichen Fäzes, bei schweren Infektionen erhöhtes Frühgeburtsrisiko	Impfung, Hygiene, evtl. passive Immunisierung des Neugeborenen bei peripartaler Infektion	Stillen erlaubt
HBV	durch Blut oder Körperflüssigkeiten	Für SS kaum Bedeutung. Bei perinataler Infektion sehr hohe Chronifizierungsrate (90 %)!	postpartale Impfung HbsAg-positiver Frauen und deren Neugeborener	Screening im 3. Trimenon laut Mutterschaftsrichtlinien, nach Impfung Stillen erlaubt
HCV	durch Blut und Körperflüssigkeiten	meist chronische Infektion; Übertragung selten, abhängig von der Viruslast	Die Therapie (α-Interferon + Ribavirin) ist kontraindiziert, eine Impfung ist nicht möglich. Hygiene, evtl. Sectio bei hoher Viruslast. Auch vaginale Entbindung möglich. Risiko des Kindes sich zu infizieren: 5 %!	Kinder HCV-positiver Mütter werden im Lauf des ersten Lebensjahrs mehrmals auf RNA und Antikörper getestet und ggf. mit α-Interferon und Ribavirin behandelt; Stillen erlaubt
HEV	fäkal-oral	Tritt endemisch v. a. in Asien, Afrika und Mexiko auf. Bei Ersterkrankung im 3. Trimenon kommt es gehäuft zu fulminanten Verläufen mit einer Letalität von 10–20 %!	Keine spezifische Therapie oder Impfung möglich.	Schwangeren wird von Reisen in die Endemiegebiete abgeraten!

Tab. 47.3 Einige Erreger gefährden das Neugeborene durch perinatale Infektion nach Besiedelung des Geburtskanals (Vagina).

Erreger	Erkrankung beim Neugeborenen	Management	Therapie
Chlamydia trachomatis **D–K**, → Kap. 18	Transmission bei 50 %, Konjunktivitis, seltener Pneumonien	Screening in der Frühschwangerschaft	ab der 14. SSW Erythromycin, beim Neugeborenen Silbernitrat-Augentropfenprophylaxe (Credé-Prophylaxe, veraltet) und ggf. Erythromycin
Neisseria gonorrhoeae, → Kap. 18	Gonoblenorrhö (Entzündung der Hornhaut mit Einschmelzung)	in Deutschland sehr selten	Credé-Prophylaxe beim Neugeborenen, Mutter Cephalosporine
B-Streptokokken	Nur 1 % der exponierten Neugeborenen erkrankt an Meningitis, Pneumonie oder Sepsis. Man unterscheidet die Frühform mit schwerem Verlauf von der Spätform (> 3. Lebenstag) mit etwas milderem Verlauf	Etwa 10–20 % der Schwangeren sind asymptomatische Trägerinnen. Die Wiederbesiedelungsrate nach Therapie (40–60 %) ist sehr hoch.Abstrich zur Identifikation von Trägerinnen möglichst nahe am Geburtstermin	Einmalige Antibiotikaprophylaxe (Penicillin) sub partu mind. 4 h vor der Geburt. Bei protrahiertem Geburtsverlauf Wiederholung nach 6 h. Außerdem Penicillin bei vorzeitigem Blasensprung
Pilze (80 % Candida)	Sehr selten Candidämien v. a. bei Frühgeborenen, bei reifen Kindern Besiedelung des Gastrointestinaltrakts und Dermatitis	Abstrich ab der 34. SSW	Mutter: lokale Therapie mit Clotrimazol über mehrere Tage
Bakterielle Vaginose, → Kap. 16	signifikante Erhöhung des Frühgeburtsrisikos	regelmäßige Kontrollen in der SS	oral Metronidazol oder lokal Clindamycin oder Antiseptika wie Dequaliniumchlorid
HPV-Kondylome (Papillomaviren), → Kap. 20	genitoanale Warzen und Larynxpapillome	–	lokale Therapie mittels Kryotherapie, Laser oder Elektrokauter. Sectio nur bei sehr ausgedehnten Befunden

Relevante Infektionen für Schwangerschaft und Geburt (sog. „Others" [→ Tab. 47.2, → Tab. 47.3]):
Varizellen, Masern, Mumps, Coxsackie-B-Virus, Hepatitisviren, HIV, Parvovirus B19, Papillomaviren, Gonokokken, Chlamydien, Borrelien, Mykoplasmen, bakterielle Vaginose, Trichomonaden, vaginale B-Streptokokken (→ Kap. 16).

Humanes Immundefizienzvirus (HIV) und AIDS

Das HI-Virus hat sich seit seiner Entdeckung pandemisch über die ganze Welt verbreitet. Es wird durch Blut und Körperflüssigkeiten übertragen. Die Zahl der HIV-Infizierten wurde 2009 mit 33,9 Mio. weltweit angegeben. Besonders betroffen sind der afrikanische und der asiatische Kontinent. In Deutschland sind etwa 70.000 Menschen betroffen. Die Ausbreitung in den Ländern der sog. Dritten Welt ist weiterhin ungebremst, in Europa und Nordamerika konnte die Dynamik durch präventive und therapeutische Maßnahmen abgeschwächt werden. Man spricht von AIDS (*aquired immune deficiency syndrom*), wenn typische opportunistische Erkrankungen (sog. AIDS-definierende Erkrankungen) auftreten.
Die Hauptrisikogruppen bei uns sind Homosexuelle, i. v. Drogenabhängige und Empfänger regelmäßiger Transfusionen. In Afrika und Asien stehen jedoch die sexuelle Übertragung bei Heterosexuellen und die perinatale Infektion im Vordergrund.
Die Prävalenz der HIV-Infektion unter Schwangeren liegt in Deutschland bei ca. 20 Geburten/Jahr. In den Mutterschaftsrichtlinien ist ein HIV-Screening nach Einverständnis der Schwangeren vorgesehen. Die Notwendigkeit dieser Untersuchung wird klar, wenn man bedenkt, dass etwa ein Drittel aller Infizierten in dieser Altersgruppe erst so erkannt werden. Die Infektion der Mutter mit dem HI-Virus kann diaplazentar (7 % Risiko), peripartal (v. a. durch infiziertes Fruchtwasser, 18 % Risiko) oder durch das Stillen (15 % Risiko) auf das Kind übertragen werden. Viele Untersuchungen widmen sich den Möglichkeiten zur Reduktion der Übertragungsrate von der Mutter auf das Kind (vertikale Übertragung).
Die Infektion des Kindes kann sehr unterschiedliche Verläufe nehmen, je nachdem, wann die Übertragung erfolgte: Die Infektion des Kindes im 1. Trimenon führt meist zum Tod durch massive Immunsuppression im 1. Lebensjahr. Eine Übertragung während der Geburt führt meist zu einer Infektion mit geringer Progredienz über Jahre.
Faktoren, die das vertikale Infektionsrisiko erhöhen, sind:

- Hohe Viruslast
- Niedrige CD4⁺-Zell-Zahl
- Opportunistische Erkrankungen
- Wehen
- Vaginale Geburt oder protrahierter Geburtsverlauf
- Vorzeitiger Blasensprung
- Blut im Fruchtwasser (z. B. durch pränatale Diagnostik)
- Stillen

Management

Unter retroviraler Therapie während der Schwangerschaft in Kombination mit einem geplanten Kaiserschnitt (36.–38. SSW) kann das Risiko einer Infektion des Kindes auf 1–5 % gesenkt werden. Da jede invasive pränatale Diagnostik sowie das Stillen das Infektionsrisiko des Kindes erhöhen, sollte hierauf verzichtet werden.

Varizellen

Das Varicella-Zoster-Virus (VZV) verursacht bei Erstinfektion die Windpocken. Als Virus der Herpesfamilie persistiert es in den Ganglien und kann jederzeit rekurrierende Infektionen verursachen. Dies imponiert als Herpes Zoster (Gürtelrose). Das Virus ist hochkontagiös und wird über Tröpfcheninfektion übertragen. Die Infektionsrate liegt bei über 90 %, die Inkubationszeit beträgt etwa 16–21 Tage. Erkrankte sind bereits vor Ausbruch des Exanthems infektiös. Die Durchseuchung ist sehr hoch, sodass 95 % der Frauen im gebärfähigen Alter bereits Antikörper besitzen. Eine Impfung ist möglich.

Klinik

Nur die Erstinfektion gefährdet den Fetus. Das Virus kann während der gesamten Schwangerschaft übertragen werden. Bei Infektion des Fetus bis zur 21. SSW besteht das Risiko für das seltene, aber dafür sehr schwerwiegende kongenitale Varizellensyndrom mit Minderwuchs, hypoplastischen Extremitäten, narbigen Hautveränderungen und psychomotorischer Retardierung (1–2 % der infizierten Feten). Eine große Gefährdung des Neugeborenen besteht außerdem bei mütterlicher Erkrankung um den Geburtstermin (4–5 Tage davor bis 2 Tage danach). Diese neonatalen Varizellen sind mit einer Letalitätsrate von bis zu 30 % behaftet. Von der 21. SSW bis ca. 5 Tage vor der Geburt ist eine symptomatische Infektion sehr unwahrscheinlich. Die Windpocken der Mutter verlaufen nicht schwerer als bei nicht schwangeren Frauen oder Männern im Erwachsenenalter, jedoch schwerer als bei Kindern. Wichtigste Komplikation ist die VZV-Pneumonie, die ohne Therapie (Aciclovir) in 40 % der Fälle letal verläuft!

Therapie

Bei antikörpernegativen Schwangeren, die Kontakt mit Windpocken hatten, kann eine passive Immunisierung durchgeführt werden, welche die Infektion verhindert oder zumindest abschwächt. Neugeborene, deren Mütter um den Geburtstermin erkrankten, werden ebenfalls passiv immunisiert.

Humanes Parvovirus B19 (Ringelröteln)

Ringelröteln werden durch Tröpfcheninfektion übertragen. Die Infektion hinterlässt eine lebenslange Immunität.

Klinik

Nach ca. 14 Tagen kommt es zum typischen morbilliformen, girlandenförmigen Exanthem, das sich stündlich verändert und nach wenigen Tagen zurückgeht. Die Infektion kann aber auch nahezu asymptomatisch, mit oder ohne Fieber oder Lymphknotenschwellung verlaufen. Zirka 50 % der Schwangeren sind durch eine abgelaufene Infektion bereits immun. Das Virus kann bei Erstinfektion diaplazentar übertragen werden. Die Infektion führt zur Hemmung der fetalen Erythropoese mit ausgeprägter Anämie und Ausbildung eines Hydrops fetalis.

Therapie

Oftmals ist eine intrauterine Bluttransfusion notwendig (Hb < 8 g/dl).

Zikavirusinfektion

Zikaviren gehören zur Familie der Flaviviren und werden hauptsächlich durch Mücken übertragen. Auch Übertragungen durch Bluttransfusionen oder sexuelle Kontakte sowie eine transplazentare Übertragung von der Schwangeren auf den Feten sind möglich. Zikaviren zirkulieren in den Tropen und Subtropen.

Klinik

Eine Zikavirusinfektion verläuft meist asymptomatisch. Gelegentlich treten Kopfschmerzen, Gelenkschmerzen oder Hautausschlag auf, auch Fieber ist möglich. Bei einer Infektion während der Schwangerschaft kommt es zu fetalen Fehlbildungen, vor allem zu Mikrozephalie.
Da Zikaviren über längere Zeit im Blut zirkulieren, sollten Frauen nach der Rückkehr aus einem Risikogebiet für 2 Monate konsequent mit einer Barrieremethode verhüten, um zum einen eine Schwangerschaft und zum anderen eine Ansteckung des Partners zu vermeiden. Für Männer gilt diese Empfehlung sogar für 3 Monate nach der Rückkehr aus Risikogebieten, in dieser Zeit sind Zikaviren im Sperma nachweisbar. Schwangere sollten nicht in Zikavirus-Risikogebiete reisen.

Therapie

Es existiert keine kausale Therapie und keine Impfung zum Schutz vor einer Zikavirusinfektion. Die Therapie im Falle einer Infektion ist rein symptomatisch.

SARS-CoV-2-Infektion

SARS-CoV 2 wurde im Dezember 2019 erstmals in der chinesischen Provinz Wuhan nachgewiesen und hat sich im Verlauf weniger Wochen zu einer Pandemie mit gravierenden Folgen für die Gesundheitssysteme entwickelt. Die durch SARS-Cov 2 ausgelöste Erkrankung heißt COVID-19.
Schnell stellte sich heraus, dass insbesondere Schwangere zur Hochrisikogruppe für einen schwer symptomatischen Verlauf zählen und auch ein deutlich erhöhtes Risiko für einen letalen Ausgang der Erkrankung haben.

Klinik

Zu den Symptomen von COVID-19 gehören, neben Atemwegssymptomen und Fieber, ein erhöhtes thrombembolisches Risiko, insbesondere auch ein höheres Risiko für (Mikro-)Thromben in der Plazenta und der Nabelschnur sowie in der Folge ein erhöhtes Risiko für einen intrauterinen Fruchttod bzw. einen Abort.

Prävention und Therapie

Seit Dezember 2020 existiert ein zugelassener mRNA-Impfstoff gegen COVID-19 in der Europäischen Union, dieser wird regelmäßig an neue Virusvarianten angepasst und ist auch in der Schwangerschaft sicher anzuwenden und zugelassen.
Frauen, die eine Schwangerschaft planen, sollten über einen vollständigen Impfschutz (mindestens 3 Impfungen) verfügen. Falls die Impfserie vor der Schwangerschaft nicht komplett durchgeführt wurde, sollte nach der 12. SSW die Komplettierung erfolgen. Bei geimpften Schwangeren reduziert sich das Risiko für einen schwer symptomatischen Verlauf der COVID-19-Erkrankung signifikant, auch thrombembolische Komplikationen treten seltener auf.
Die Therapie von COVID-19 in der Schwangerschaft ist rein symptomatisch, da bisher (Stand 02/2023) keine kausale Therapie in der Schwangerschaft zugelassen ist.

Andere Infektionen

Bei einer Infektion mit dem Coxsackie-B-Virus ist die Schwangerschaft durch eine erhöhte Rate an Aborten, Frühgeburten und Amnioninfektionssyndromen gefährdet. Eine perinatale Infektion kann zu neonataler Sepsis mit Meningitis oder Myokarditis führen.
Masern- und Mumpsinfektionen in der Schwangerschaft erhöhen das Risiko eines Aborts bzw. einer Frühgeburt. Es kommt zu keiner erhöhten Fehlbildungsrate. Eine Infektion um den Geburtstermin herum kann zu schweren Erkrankungen des Neugeborenen führen. Eine passive Immunisierung ist möglich.
Es sind einige Fälle beschrieben, in denen es zu einer konnatalen Borrelieninfektion des Kindes gekommen ist. Neben der üblichen Vermeidung von Zeckenbissen ist in der SS eine prophylaktische Antibiose nach einem Zeckenbiss zu erwägen.

Zusammenfassung

- Einige Erreger wirken fruchtschädigend, die meisten jedoch nur bei Erstinfektion.
- Bedeutende Infektionskrankheiten mit fruchtschädigendem Potenzial sind Syphilis, Toxoplasmose, Röteln, Listeriose, Varizellen und Ringelröteln.
- Für viele dieser Erkrankungen besteht die Möglichkeit der Impfung bzw. passiven Immunisierung. Frauen sollten vor einer geplanten Schwangerschaft ihre Immunitätslage überprüfen und ggf. Maßnahmen ergreifen.
- Unter den Virushepatiden hat v. a. die Hepatitis B Bedeutung in der Schwangerschaft, da sich das Neugeborene unter der Geburt infizieren kann.
- Das vertikale Übertragungsrisiko des HI-Virus kann durch retrovirale Therapie, Vermeidung von invasiver Pränataldiagnostik, primäre Sectio und Stillverzicht von ≈ 25 % auf ca. 5 % gesenkt werden.
- Einige urogenitale Infektionen können das Neugeborene unter der Geburt infizieren, andere werden mit Frühgeburtlichkeit in Verbindung gebracht.

→ 48 Diabetes mellitus in der Schwangerschaft

Diabetes mellitus ist eine Stoffwechselstörung, die durch **Hyperglykämien** gekennzeichnet ist.

Physiologie des Kohlenhydratstoffwechsels

Die hormonellen Veränderungen in der Schwangerschaft wirken sich auch auf den Stoffwechsel aus. In der Frühschwangerschaft führt die anabole Gesamtstoffwechsellage zu Erniedrigung des Nüchternblutglukosespiegels (→ Tab. 48.1). Glukose ist das Hauptsubstrat für den Stoffwechsel der Plazenta und des Fetus, deren Bedarf in der 2. Schwangerschaftshälfte stark ansteigt. Um ausreichend Glukose bereitzustellen, wird ein „Glukosesparmechanismus" aktiviert. Östrogene, Progesteron und humanes Plazentalaktogen (HPL) hemmen den Glukoseverbrauch in mütterlichen Geweben und fördern die Glukoneogenese in der Leber. HPL wirkt auch lipolytisch; die entstandenen Fettsäuren und Ketonkörper dienen als Substrat für den mütterlichen Stoffwechsel. HPL und Kortisol führen als Insulinantagonisten auch zu erhöhter Insulinresistenz ab dem 2. Trimenon. Normalerweise wird dies durch eine Steigerung der Insulinsekretion kompensiert.

Risiken in der Schwangerschaft

Eine diabetische Stoffwechsellage erhöht das Risiko für Fehlbildungen (diabetische Embryopathie) dreifach und das Abort- und Fehlgeburtsrisiko signifikant. Insulin passiert die Plazenta nicht, Glukose und Ketonkörper jedoch schon. Eine Hyperglykämie der Mutter führen damit auch zur Hyperglykämie der Frucht (→ Abb. 48.1). Mikrozirkulationsstörungen in der Plazenta können die Versorgung der Frucht beeinträchtigen (Plazentainsuffizienz). Sie treten im Rahmen einer generellen Mikroangiopathie nach langjähriger diabetischer Stoffwechsellage auf. Betroffen sind daher hauptsächlich Typ-1-Diabetikerinnen, da der Typ-2-Diabetes zum Zeitpunkt der Schwangerschaft selten langjährig besteht (Einteilung des Diabetes → Tab. 48.2). Kennzeichen einer **diabetischen Embryopathie** sind v. a.:

- Neuralrohrdefekte
- Kardiovaskuläre Fehlbildungen
- Kaudales Regressionssyndrom: Teile der unteren Körperhälfte fehlen oder sind unvollständig entwickelt.

Charakteristisch für die **diabetische Fetopathie** ist eine fetale Makrosomie bei gleichzeitiger funktioneller Retardierung. Ursache ist der reaktive Hyperinsulinismus des Fetus (B-Zell-Hyperplasie). Die Hyperglykämie mit Überschreitung der Nierenschwelle für Glukose führt auch beim Fetus zu Polyurie und damit zur Entwicklung eines Polyhydramnions; dies kann Ursache einer Frühgeburt werden. Die perinatale Mortalität und Morbidität sind erhöht. Makrosome Kinder erschweren die Geburt. Gleichzeitig führt die funktionelle Organunreife zu verminderter Belastbarkeit sub partu und post partu häufig zum Atemnotsyndrom (→ Tab. 48.3). Außerdem sind diese Kinder akut von postpartalen Hypoglykämien bedroht, bis sich ihr Insulinspiegel

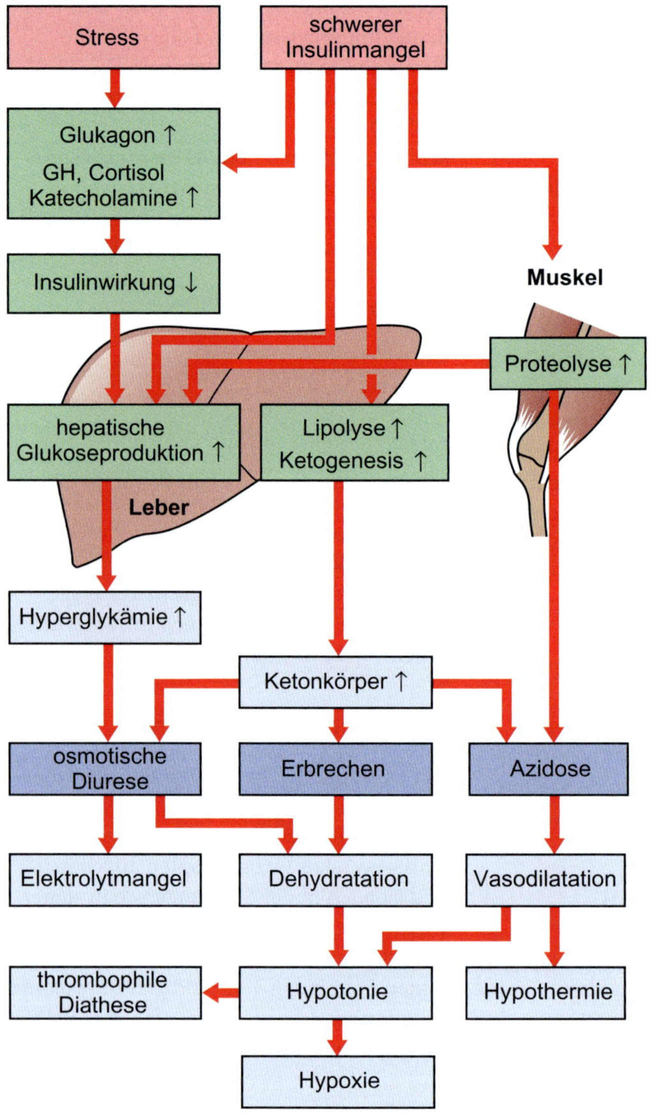

Abb. 48.1 Schwerer Insulinmangel führt zu einer Ketoazidose. Diese hat schwerwiegende Auswirkungen auf den gesamten Organismus. [L106]

Tab. 48.1 Blutzuckerwerte (Kapillarblut)

	Unauffällig	Pathologische Werte
Nüchtern	› 45 mg/dl (‹ 110 mg/dl)	› 120 mg/dl
Postprandial (1–2 h)	‹ 140 mg/dl	› 200 mg/dl
2-h-oGTT in der Schwangerschaft (75 g Glukose)	nüchtern ‹ 90 mg/dl 2 h: ‹ 155 mg/dl	2 h: › 155 mg/dl

Tab. 48.2 Einteilung des Diabetes mellitus

I	Typ-1-Diabetes • A: immunologisch/autoimmun bedingt • B: idiopathisch	B-Zellzerstörung im Pankreas – absoluter Insulinmangel
II	Typ-2-Diabetes	Insulinresistenz, daher relativer Insulinmangel
III	andere Ursachen	z. B. genetische Ursachen, Medikamente, Infektionen
IV	Gestationsdiabetes	Glukosetoleranzstörung, die erstmals in der Schwangerschaft auftritt. 3–5 % der Schwangeren sind betroffen. Bei 30 % d. F. bleibt ein Diabetes postnatal bestehen.

wieder normalisiert hat. Das Risiko, später an Diabetes zu erkranken, ist für diese Kinder stark erhöht (von 0,1 auf 1 %).
Mütterliche Komplikationen, insbesondere Urogenitalinfektionen und hypertensive Schwangerschaftserkrankungen (Präeklampsie), treten bei diabetischer Stoffwechsellage gehäuft auf. Eine bereits existierende Mikroangiopathie, Retinopathie, Neuropathie oder Nephropathie kann sich verschlechtern. Ein ketoazidotisches Koma (→ Abb. 48.1) tritt in der SS selten auf, kann aber bei der Behandlung vorzeitiger Wehentätigkeit (β-Sympathikomimetika) oder bei Induktion der fetalen Lungenreife durch Glukokortikosteroide auftreten.

Tab. 48.3 Neonatologische Komplikationen bei schlecht eingestelltem Diabetes in der Schwangerschaft

- Niedriger Apgar-Wert
- Atemnotsyndrom (ANS)
- Hypoglykämie
- Hypomagnesiämie
- Ikterus
- Polyzythämie

Vorbestehender Diabetes mellitus

In der Regel stellt eine Zuckerkrankheit keine Kontraindikation für eine Schwangerschaft dar. Lediglich bei fortgeschrittenen vaskulären Komplikationen ist abzuraten, da lebensbedrohliche Situationen entstehen könnten. Die Risiken einer Schwangerschaft nehmen generell mit der Erkrankungsdauer zu. Umgekehrt hat die Schwangerschaft bei optimaler Einstellung jedoch keine nachteiligen Effekte auf den Krankheitsverlauf.
Die Diabetikerin sollte ihre Schwangerschaft sorgfältig planen. Orale Antidiabetika wirken teratogen, daher muss bei geplanter Schwangerschaft auf Insulin umgestellt werden. Der Blutzuckerspiegel sollte schon mehrere Wochen vor der Konzeption optimal eingestellt sein und v. a. in den ersten Wochen der Schwangerschaft sehr engmaschig kontrolliert werden. Die präkonzeptionelle Folsäuresubstitution ist zu empfehlen.
Der Insulinbedarf schwankt während der Schwangerschaft: Im 1. Trimenon ist die Insulinsensibilität erhöht, im 2. und 3. Trimenon stark herabgesetzt. Die schwangere Diabetikerin benötigt demnach zu Beginn der Schwangerschaft weniger, später mehr und nach der Geburt wieder genauso viel Insulin wie normalerweise.

Gestationsdiabetes

Ein Gestationsdiabetes tritt selten mit den typischen Symptomen wie Polyurie, Polydipsie und Gewichtsverlust auf. Meist handelt es sich zu Beginn um eine Glukosetoleranzstörung mit postprandialer Hyperglykämie, aus der sich ein manifester Diabetes entwickeln kann. Seit 2011 ist ein generelles Screening auf Gestationsdiabetes Bestandteil der Mutterschaftsrichtlinien geworden. Es wird in der 24.–28. SSW ein sogenannter „kleiner“ oGTT durchgeführt, die Patientin muss nicht nüchtern sein und trinkt lediglich 50 g Glukose. Wenn der Glukose-Wert nach einer Stunde ≥ 135 mg/dl ist, wird zur weiteren Diagnosesicherung ein oGTT mit 75 g Glukose durchgeführt (s. u.).

Risikofaktoren für Gestationsdiabetes
- Positive Familienanamnese für Diabetes mellitus
- Z. n. Entbindung von einem makrosomen Kind
- Gestationsdiabetes in früheren Schwangerschaften
- Z. n. ungeklärtem Abort oder ungeklärter Totgeburt
- Polyhydramnion
- Adipositas

Glukosebelastungstest (oGTT)

Bei dem typischen oralen Glukosetest mit 75 g Glukose wird der Nüchternblutzucker bestimmt, anschließend wird die standardisierte Glukosezubereitung innerhalb von 10 min getrunken. Nach 1 und 2 h wird der Blutzuckerspiegel bestimmt. Bei zwei erhöhten Werten (→ Tab. 48.1) bzw. bei einem Nüchternblutzucker > 110 mg/dl gilt der Gestationsdiabetes als gesichert.

Therapie

Bei milden Formen oder zur Vorbeugung kann eine Diät ausreichen. Dann muss jedoch mind. einmal pro Woche der Morgenurin auf Ketonkörper untersucht und der postprandiale Blutzuckerspiegel regelmäßig, am besten von der Schwangeren selbst, kontrolliert werden. Die Indikation für eine Insulintherapie ist großzügig zu stellen. In der Regel wird sie am Ende des 2. oder am Anfang des 3. Trimenons notwendig, wenn die Blutzuckerwerte ansteigen. Sinnvoll ist die Einbindung in einem Zentrum mit Schwerpunkt Gestationsdiabetes.

Entbindung und Wochenbett

Mit fortschreitendem Gestationsalter nimmt auch die Gefährdung des Fetus zu. Bei gut eingestelltem Diabetes ohne Komplikationen wird die spontane Geburt angestrebt, eine Übertragung sollte aber vermieden werden. Bei Komplikationen aufseiten der Mutter (Präeklampsie, Entgleisung des Diabetes) oder des Kindes (abnormes CTG, Abnahme der Kindsbewegungen) wird eine vorzeitige Geburt bzw. Schnittentbindung eingeleitet. Eine Schnittentbindung ist generell indiziert, wenn der Fetus zu groß für den Geburtskanal ist (sonografische Messung). Bei vaginaler Entbindung ist das Risiko für eine Schulterdystokie erhöht. Unter der Geburt muss der Blutzuckerspiegel genau überwacht werden, da der Insulinbedarf sinkt und die Gefahr einer Hypoglykämie besteht. Der Insulinbedarf sinkt postpartal innerhalb von einigen Tagen weiter auf Vorschwangerschaftswerte. Ein Gestationsdiabetes geht zurück. Ist das Neugeborene gesund, besteht auch bei Diabetikerinnen keine Kontraindikation für das Stillen. Der Insulinbedarf kann in diesem Fall etwas sinken.

Zusammenfassung

- Während der Schwangerschaft ist die Insulinresistenz erhöht. Normalerweise wird dies durch erhöhte Insulinproduktion kompensiert. Gelingt dies nicht, entsteht ein Gestationsdiabetes (meist ab dem 2. Trimenon).
- Diabetische Stoffwechsellage führt in der Frühschwangerschaft zu schweren Fehlbildungen, v. a. Neuralrohrdefekte, Herzfehler und kaudale Regression.
- Die diabetische Fetopathie ist gekennzeichnet durch Makrosomie bei funktioneller Retardierung. Mütterliche Komplikationen, v. a. Präeklampsie, sind häufig.
- Eine gute Stoffwechseleinstellung mit Insulinsubstitution erniedrigt das Komplikationsrisiko.

Hämatologische Erkrankungen

Anämie

In der Schwangerschaft sind physiologischerweise die Hämoglobinkonzentration und der Hämatokrit vermindert, da im Rahmen der mütterlichen Adaptation (→ Kap. 33) das Plasmavolumen stark zugenommen hat. Die Grenze zur Anämie wird deshalb in der Schwangerschaft niedriger angesetzt als außerhalb (→ Tab. 49.1).

Der mütterliche Organismus hat eine beachtliche Kompensationsfähigkeit, sodass leichtere Anämien normalerweise keine Auswirkungen auf die Schwangerschaft haben. Schwere, v. a. chronische Anämien (< 8 g/dl) können jedoch zu Fehlgeburt, Frühgeburt, Wachstumsretardierung und intrauterinem Fruchttod führen. Außerdem ist die Mutter in solchen Fällen durch den Blutverlust bei der Geburt stark gefährdet. In den Industrieländern sind etwa 10 % der Schwangeren betroffen. In den Entwicklungsländern ist die Zahl weit höher. In Ländern wie Indien, Kenia, Nigeria und Malawi sind zwischen 8 und 16 % der mütterlichen Todesfälle auf Anämien zurückzuführen. Chronische Malaria-Infektionen sind häufig und vervielfachen das Anämierisiko.

Eisenmangelanämie

Die Eisenmangelanämie ist die häufigste Anämieform in der Schwangerschaft. Kennzeichnend ist eine hypochrome, mikrozytäre Anämie. Ursachen sind ungenügende Eisenzufuhr über die Nahrung, Resorptionsstörungen und vorbestehender Eisenmangel aufgrund von kurz aufeinanderfolgenden Schwangerschaften bzw. starken Menstruationen. Physiologischerweise ist der Eisenbedarf um 50 % gesteigert. Der Hb fällt erst sehr spät, ein Frühsymptom ist aber die Serumferritin-Verringerung. Zweiwertiges Eisen wird peroral substituiert. Der Eisenbedarf bei oraler Substitution wird wie folgt berechnet:

$$\text{Eisenbedarf in mg} = \text{Hb-Defizit (g/dl)} \times 250 \times 10$$

Die WHO empfiehlt eine Maximaldosis von 100–200 mg/d. Überdosierungen können Übelkeit, Erbrechen und Obstipation verursachen. Die Einnahme sollte nüchtern erfolgen. Die Substitution wird nach der Geburt einige Monate fortgesetzt, um den erhöhten Bedarf in der Stillzeit auszugleichen und die Speicher wieder aufzufüllen. Zur Prophylaxe wird eine Einnahme von 30 mg/d empfohlen.

Folsäuremangelanämie

Als Ursache einer hyperchromen, makrozytären Anämie in der Schwangerschaft kommt ein Folsäuremangel infrage. Vitamin-B_{12}-Mangel ist im reproduktiven Alter selten und führt überdies zur Unfruchtbarkeit. Wegweisend sind die Thrombozytopenie und Leukozytopenie. Folsäure wird in einer Menge von 1 mg/d substituiert. Schon nach 4 Tagen ist der Erfolg durch eine gesteigerte Retikulozytenzahl nachweisbar. Zur Prophylaxe sind 0,4 mg/d ausreichend. Insgesamt ist die Folsäuremangelanämie in der Schwangerschaft selten.

Hämoglobinopathien

Hämoglobinopathien können Krankheitsbilder sehr unterschiedlicher Schwere hervorrufen. Heterozygote Trägerinnen sind oft symptomlos. In der Schwangerschaft können jedoch Probleme auftreten. Doppelte Heterozygotie, z. B. HbS-β-Thalassämie, ist möglich. Die Diagnose wird durch Hb-Elektrophorese gestellt.

Thalassämie

Diese autosomal-rezessive Hämoglobinopathie tritt v. a. im Mittelmeerraum, in Zentralafrika und Asien auf. Es handelt sich um eine Störung der Globinsynthese, die entweder die α- oder die β-Ketten betrifft. Das Molekül wird gar nicht oder nur fehlerhaft gebildet. Das klinische Bild ist sehr variabel, je nachdem welche Störung genau vorliegt. Sehr schwere Formen benötigen Transfusionen. Mildere Varianten verursachen lediglich eine mikrozytäre, hypochrome Anämie. Die Erkrankten neigen zur pathologischen Eisenspeicherung (Hämosiderose). Dies führt je nach Ausmaß zu hepatischen, endokrinen und myokardialen Problemen. Der Serumferritin-Spiegel ist ein guter Überwachungsparameter.

Thalassämien beim Kind können pränatal (9.–11. SSW) durch DNA-Analysen diagnostiziert werden. Die α-Thalassämie der Frucht kann schwere Komplikationen bei Mutter und Kind verursachen, z. B. fulminante Präeklampsie und intrauterinen Fruchttod. β-Thalassämien treten erst nach der Geburt, im Rahmen der Umstellung von fetalem Hämoglobin mit γ-Ketten zu adultem Hämoglobin mit β-Ketten, klinisch in Erscheinung.

Sichellzellanämie (HbS)

Die Sichelzellanämie beruht auf einem autosomal-rezessiv vererbten Defekt des β-Hämoglobin-Moleküls. Die Erythrozyten sind in ihrer oxygenierten Form normal, aber in der desoxygenierten Form deformiert und nicht mehr so flexibel. Dies verursacht Hämolysen in der Milz und Mikrothromben im Endstromgebiet (Plazenta!). Die Sichelzellanämie tritt in Malariagebieten gehäuft auf, da die Sichelzellerythrozyten resistenter gegen Plasmodien sind und damit einen gewissen Schutz gegen diese Erkrankung bieten. Merkmalsträgerinnen neigen in der Schwangerschaft zu krisenhaften Hämolysen mit starken Schmerzen aufgrund der Endstrombahnverschlüsse. Die perinatale Mortalität und Morbidität von Mutter und Kind sind erhöht. Die Patientinnen müssen intensiv überwacht werden. Die Krise wird mit Infusionen (Nierenschutz) und Schmerzmitteln behandelt. Der Hb wird mittels Transfusionen auf 10 mg/dl gehalten. Austauschtransfusionen senken die pathologischen Erythrozytenwerte auf eine niedrigere Konzentration, dies ist v. a. vor einem Kaiserschnitt notwendig.

Thrombosen

In der Schwangerschaft ist die Blutgerinnungshomöostase generell etwas in Richtung Hyperkoagulabilität verschoben. Treten zusätzliche Risikofaktoren auf, ist das Thromboserisiko erhöht. Dazu zählen insbesondere familiäre Thrombophilien (z. B. Antithrombin-III-Mangel), positive Eigenanamnese, Mehrlingsschwangerschaften, Adipositas und längere Bettruhe. Symptome einer Thrombose sind Schwellung der Extremität, livide Verfärbung und Schmerzen. Die Doppler-Sonografie sichert die Diagnose. Die D-Dimere haben in der Schwangerschaft einen geringeren Aussagewert, da D-Dimere physiologischerweise erhöht sind.

Die betroffene Extremität sollte hochgelagert und ruhiggestellt werden. Ist die Thrombose frisch, kommt eine Thrombektomie infrage. In jedem Fall wird unverzüglich eine Heparintherapie eingeleitet, um das Koagel evtl. aufzulösen und eine neue Thrombosenbildung zu verhindern. Die

Tab. 49.1 Anämiegrenzwerte innerhalb und außerhalb der Schwangerschaft

	Normgrenze in der SS	Normgrenze außerhalb der SS
Hämoglobin (Hb)	< 10 g/dl	< 12 g/dl
Hämatokrit (Hkt)	< 30 %	< 37 %

Therapie wird bis zum Wehenbeginn fortgesetzt, unter der Geburt pausiert und im Wochenbett weitergeführt. Besonders gefährdete Risikogruppen sollten eine primäre Prophylaxe mit niedermolekularem Heparin erhalten.

Blutungsneigung

Eine Blutungsneigung kann auf vorbestehenden, meist angeborenen Störungen beruhen (z. B. Hämophilie A und B oder Von-Willebrand-Erkrankung). Dies kann zu schwerwiegenden Komplikationen während der Schwangerschaft und v. a. der Geburt führen. Mutter und Kind sind stark gefährdet. Erworbene Gerinnungsstörungen imponieren meist als Thrombozytopenie.

Thrombozytopenie

Bei der Thrombozytopenie (→ Abb. 49.1) ist die Thrombozytenkonzentration auf < 150.000/µl erniedrigt. In der Schwangerschaft sind die häufigsten Ursachen:

- Schwangerschaftsthrombozytopenie: Milde Formen treten bei etwa 5–10 % der Schwangeren im 3. Trimenon auf.
- Idiopathische Thrombozytopenie (ITP): v. a. im 1. Trimenon, 5 % der in der Schwangerschaft diagnostizierten Thrombozytopenien

Die Thrombozytopenie ist ein wichtiges Symptom u. a. folgender schwerer Erkrankungen:

- HELLP-Syndrom/Präeklampsie (→ Kap. 50)
- Medikamentenunverträglichkeit
- Fruchtwasserembolie
- Disseminierte intravasale Gerinnung (DIC)

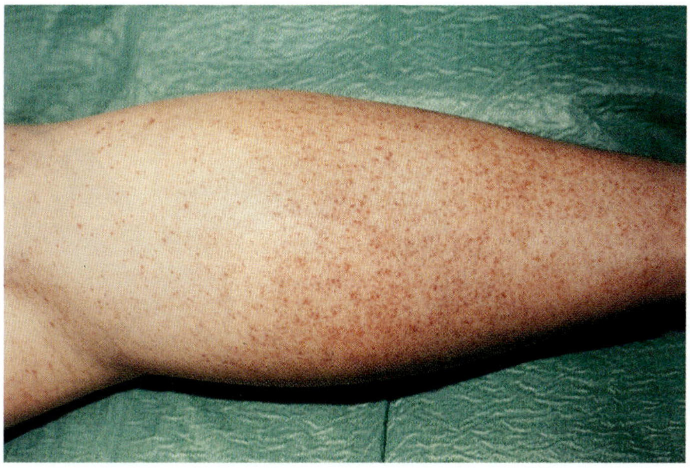

Abb. 49.1 Petechiale Einblutungen bei Thrombozytopenie [M427]

- Schwerer Folsäuremangel
- Verlustkoagulopathie, z. B. bei hohem Blutverlust durch Geburt (> 1.500 ml), vorzeitiger Plazentalösung
- Sepsis
- Thrombozytopenische Purpura (TTP) und hämolytisch-urämisches Syndrom (HUS)
- Akute Schwangerschaftsfettleber (→ Kap. 52)

Andere Ursachen sind Infektionen, Medikamentennebenwirkungen und Noxen (z. B. Alkohol). Bei 65 % der Thrombozytopenien bei Schwangeren findet man keine Ursache.

Verbrauchskoagulopathie durch disseminierte intravasale Gerinnung (DIC)

Die DIC ist eine der gefürchtetsten geburtshilflichen Komplikationen. Sie tritt immer als Sekundärphänomen auf. Gründe für die generalisierte Aktivierung des Gerinnungssystems sind z. B. Verletzungen des Gefäßendothels (Präeklampsie, Schock), Freisetzung von thromboplastischem Material (Fruchtwasserembolie, vorzeitige Plazentalösung, intrauteriner Fruchttod, Chorionamnionitis) oder Bildung koagulierender Stoffe.

> Die vorzeitige Plazentalösung ist die häufigste Ursache der DIC.

Werden die Frühsymptome (kleinere Blutungen, leichte Thrombozytopenie) verkannt, kann sich eine massive Hämorrhagie mit hypovolämischem Schock entwickeln. In den Industrienationen gehört die DIC zu den häufigsten Ursachen mütterlicher Sterblichkeit. Insgesamt treten unkontrollierbare DICs bei 0,1 % der Schwangeren auf. Einzige Therapie ist die rasche Beseitigung der Blutung und Volumensubstitution. In den allermeisten Fällen bedeutet die DIC eine Beendigung der Schwangerschaft.

Zusammenfassung

- In der Schwangerschaft sind Hb und Hkt physiologischerweise niedriger. Von einer „Anämie" spricht man erst bei einem Hb < 10 g/dl.
- Die häufigste Anämieform ist die Eisenmangelanämie (mikrozytär, hypochrom), das Serumferritin ist erniedrigt.
- Hämoglobinopathien, z. B. Thalassämie oder Sichelzellanämie, bereiten in leichter Ausprägung kaum Probleme, können aber in der Schwangerschaft zu schweren Komplikationen führen.
- Das Thromboserisiko der Schwangeren ist erhöht. Besonders gefährdete Patientinnen sollten eine primäre Prophylaxe (Heparin) erhalten.
- Thrombozytopenie ist Symptom einiger wichtiger schwangerschaftsassoziierter Erkrankungen.
- Die DIC ist eine gefürchtete, lebensbedrohliche Komplikation.

→ 50 Hypertensive Schwangerschaftserkrankungen

Hypertensive Schwangerschaftserkrankungen (Gestosen) treten in ca. 6–8 % der Schwangerschaften auf und sind in den Industrienationen nach den thromboembolischen Ereignissen die zweithäufigste Ursache mütterlicher Mortalität (20–25 % der Todesfälle).
Man unterscheidet verschiedene Formen:

- **Essenzielle Hypertonie** (vorbestehend oder im 1. Trimenon diagnostiziert)
- **Schwangerschaftsinduzierte Hypertonie** (nach dem 1. Trimenon auftretend, RR > 140/90 mmHg, keine Begleitsymptome)
- **Präeklampsie** (Hypertonie mit mindestens einer weiteren Organmanifestation)
- **HELLP-Syndrom** (Laborkonstellation aus Hämolyse, erhöhten Transaminasen und Thrombopenie, oft gemeinsam mit Präeklampsie auftretend)
- **Eklampsie** (tonisch-klonischer Krampfanfall in der Schwangerschaft ohne andere Ursache wie z. B. eine Epilepsie)

Physiologie und Pathophysiologie

Die Plazenta bildet in der Schwangerschaft Substanzen (Prostaglandine, v. a. E_2), die vasodilatatorisch wirken und die Empfindlichkeit für vasokonstriktorische Reize senken. Der periphere Widerstand und damit der Blutdruck sinken. Auch in der Niere nimmt der Gefäßwiderstand ab, die Durchblutung (renaler Plasmafluss, RPF) und die glomeruläre Filtrationsrate (GFR) steigen. Die Na^+-Rückresorption kann mit der steigenden GFR nicht „mithalten" – es wird vermehrt Natrium ausgeschieden. Das Renin-Angiotensin-Aldosteron-System wird aktiviert. Insgesamt kommt es also trotz erhöhter GFR zur Retention von Natrium und Wasser. Extrazellular- und Plasmavolumen nehmen zu. Die Reaktivität vasokonstriktorischer Reize ist jedoch herabgesetzt; deshalb führen die Hypervolämie und die hohen Angiotensin-II-Spiegel unterm Strich nicht zur Hypertonie. Der mittlere Blutdruck sinkt im 1. Trimenon, erreicht im 2. Trimenon Vorschwangerschaftswerte, um im 3. Trimenon geringgradig anzusteigen.
Kommt dieses Regulationssystem aus dem Gleichgewicht, entsteht eine SIH. Die genaue Pathogenese ist jedoch noch nicht geklärt. Verschiedene Pathomechanismen werden angenommen:

- Aktivierung der Thrombokinase (Thromboxan, TXA_2 ↑) und damit Stimulierung der Blutgerinnung und der Vasokonstriktion
- Verminderte Fähigkeit der Plazenta, Prostaglandin E_2 zu bilden

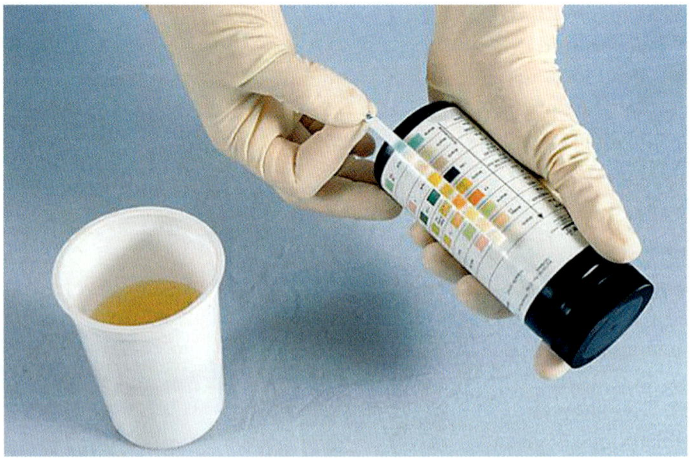

Abb. 50.1 Eine möglichst frühzeitige Entdeckung der SIH bzw. Präeklampsie ist essenziell: In der Schwangerenvorsorge sind regelmäßige Urinuntersuchungen und Blutdruckmessungen vorgesehen. [K115]

- Autoimmunologische Prozesse, z. B. Antikörper gegen Laminin (Bestandteil der plazentaren und renalen Basalmembran)
- Genetische Faktoren: familiäre Häufung

Die Aktivierung der Blutgerinnung führt zu Fibrinablagerungen v. a. in den Glomeruli und an den Endothelien und damit zu deren Schädigung. Dies könnte die auftretende Proteinurie und die Ödeme erklären. Die erhöhte Gefäßreaktivität führt zu genereller Vasokonstriktion mit Hypertonus und lokalen Gefäßspasmen in verschiedenen Organen. In der Niere sinkt die GFR, die Flussrate wird erniedrigt, Harnsäure wird vermehrt resorbiert.

Risikofaktoren für die Entwicklung einer Gestose

- Zustand nach hypertensiver Schwangerschaftserkrankung (!)
- Positive Familienanamnese, Alter der Mutter > 40 Jahre
- Mehrlingsschwangerschaft
- Vorbestehende Grunderkrankung: Hypertonie, Lupus erythematodes, Adipositas, Nierenerkrankungen, Harnwegsinfektionen, Diabetes mellitus
- Trisomien
- Erstgebärende, psychischer Stress
- Z. n. technisch-assistierter Reproduktion

Klinik und Diagnostik (→ Abb. 50.1)

Bereits bei der Erstvorstellung in der Schwangerschaft sollten mögliche Risikofaktoren (s. o.) für eine Gestose abgefragt und im Mutterpass dokumentiert werden. Die Schwangerschaft gilt dann als Risikoschwangerschaft und muss entsprechend intensiver überwacht werden.
Bei einer entsprechenden Risikokonstellation sollte die Schwangere regelmäßig selbst ihren Blutdruck messen. Routinemäßig werden der Blutdruck und die Eiweißausscheidung bei jeder Vorsorgeuntersuchung in der Schwangerschaft bestimmt. Ein Nachweis von mehr als „+" im Urin-Streifentest muss quantifiziert werden. Dies kann via 24-h-Sammelurin (> 300 mg/d pathologisch) oder Urin-Kreatinin-Quotient (> 30 mg/mmol pathologisch) geschehen. Die Doppler-Messung eines erhöhten Widerstands in der Aa. uterinae beim II. Screening in der ca. 20. SSW kann einen weiteren Risikofaktor für eine Gestose darstellen.
Ödeme gelten nur in Kombination mit einem anderen Symptom oder bei massiver Gewichtszunahme (> 1 kg/Woche) als pathologisch.
Die Symptomatik ist vom Schweregrad der Hypertonie und von der Kompensationsfähigkeit der einzelnen Organsysteme abhängig (→ Tab. 50.1). Bei der SIH unterscheidet man die milde (RR 140–159/90–109 mmHg) von der schweren (RR > 160/110 mmHg) Verlaufsform.

HELLP-Syndrom

Das HELLP-Syndrom (*haemolysis, elevated liver enzymes, low platelet count*) tritt bei ca. 5–10 % aller Präeklampsien auf, kommt jedoch auch ohne Hypertonus (15–20 % d. F.) und ohne Proteinurie (5–10 % d. F.) vor. Eine Obstruktion des hepatischen Blutflusses in den Sinusoiden führt zum Blutstau. Die Glisson-Kapsel wird gedehnt. In sehr schweren Fällen treten Parenchymnekrosen und Einblutungen, gelegentlich sogar Leberrupturen auf. Die Funktion der Leber ist mehr oder minder stark eingeschränkt. Leitsymptom sind Oberbauchschmerzen > 17. SSW.
Laborchemische Kennzeichen sind:

- Haptoglobin ↓
- Leberenzyme (GOT, GPT) ↑
- Thrombozytopenie < 100 G/l
- Bilirubin ↑ (erst später)

Tab. 50.1 Mögliche Auswirkungen der Gestose auf die verschiedenen Organe und Systeme

Organsystem	Mechanismus	Mögliche Symptome
Herz-Kreislauf-System	Plasmavolumen ↓, Hämokonzentration ↑ peripherer Widerstand ↑, Endothelschäden, Hyperkoagulopathie	RR ↑, Hb und Hkt ↑, Ödeme, Mikroembolien
Nervensystem	Endothelschäden, Vasospasmen	Gehirnödem, zerebrale Blutungen, Kopfschmerzen, Hyperreflexie, Unruhe, Krampfanfälle
Augen	Vasospasmen	Flimmerskotome, Doppeltsehen, Blutungen, Erblindung
Niere	Fibrinauflagerungen in Glomeruli, Endothelschäden (= glomeruläre Endotheliose)	Oligurie, Proteinurie, akutes Nierenversagen
Plazenta	gestörte Plazentadurchblutung, Mikroinfarzierung	intrauteriner Fruchttod, Mangelentwicklung, Frühgeburtsrisiko ↑

- Blutgerinnungsstörungen im Sinn einer Verbrauchskoagulopathie (Fibrinogen ↓, AT III ↓, Fibrinspaltprodukte ↑)
- CRP ↑
- Hämatokrit > 38 %

Differenzialdiagnostisch sind v. a. das hämolytisch-urämische Syndrom (HUS) und die thrombozytopenische Purpura (TTP) von Bedeutung!

Therapie

Die einzige kausale Behandlung der hypertensiven Schwangerschaftserkrankungen ist die Entbindung. Das therapeutische Vorgehen richtet sich nach dem Schweregrad der Erkrankung und nach dem Schwangerschaftsalter. Als Hypertonika werden in der Akutbehandlung v. a. Nifedipin (Alternativen: Urapidil, Dihydralazin) eingesetzt. Zur Langzeitbehandlung werden α-Methyldopa und retardiertes Nifedipin eingesetzt. Metoprolol sollte aufgrund des erhöhten Risikos einer fetalen Wachstumsretardierung vermieden werden.
Die blutdrucksenkende Therapie sollte bei schwerer Hypertonie (bei milder Hypertonie je nach Risikokonstellation) nur allmählich begonnen werden, um eine Adaptation des Körpers und der uterinen Perfusion zu gewährleisten: **„Start low, go slow".**

SIH ohne Proteinurie und Neuropathologie

Je nach Schweregrad mehr oder weniger engmaschige Überwachung des Blutdrucks, der Laborwerte (Hb, Hkt, Harnsäure, Kreatinin und Harnstoff), der Proteinurie und des Gewichts (Ödeme!), evtl. medikamentöse Hypertonietherapie. Bei Verschlechterung oder Werten von > 160/110 mmHg Klinikeinweisung!

Leichte Präeklampsie

Bei einer klinisch gesicherten Präeklampsie sollte eine stationäre Aufnahme erfolgen. Hier wird der maternale Blutdruck engmaschig überwacht und optimal eingestellt. Neben dem täglichen Abfragen der klinischen Symptome wie Oberbauch- bzw. Kopfschmerzen und Sehstörungen sollte die Proteinurie quantifiziert werden und Laborkontrollen erfolgen.
Der Fetus sollte durch regelmäßige CTG-Kontrolle und, je nach Befund, wöchentliche oder häufigere Doppler-Kontrollen sowie alle 14 Tage durch Biometrien überwacht werden.
Bei entsprechendem Risiko für die Entwicklung einer Eklampsie wird **Magnesium i. v.** zur Krampfprophylaxe eingesetzt. Der Blutdruck kann im stationären Setting auch mittels Urapidil als Dauerinfusion gesenkt werden, wenn die orale Medikation nicht ausreicht.
Falls eine Entbindung vor der 34. SSW wahrscheinlich erscheint, sollte die **fetale Lungenreife** durch Injektion von Betamethason i. m. induziert werden.
Ab 34 + 0 SSW sollte jede Schwangere mit schwerer Präeklampsie möglichst bald entbunden werden. Dies gilt auch bei schwerer Wachstumsretardierung des Feten oder pathologischen Doppler-Werten. Bei milder Präeklampsie und unauffälligem Fetus sollten 37 + 0 SSW angestrebt werden.

> Nach 37 + 0 SSW sollte eine Schwangerschaft weder bei Präeklampsie noch bei SIH oder HELLP-Syndrom prolongiert werden.

Bei Präeklampsie oder HELLP-Syndrom zwischen der 24. und 34. + 0. SSW sollte die Schwangerschaft unter **engmaschiger stationärer Überwachung** so lange prolongiert werden, wie es möglich ist.

Eklampsie

Der Anfall wird durch Magnesium i. v. (initial 6–8 g über 20 min, dann 1–2 g/h i. v.) unterbrochen. Die Seitenlage verbessert die plazentare Durchblutung und hält die Atemwege frei. Gegebenenfalls werden Sauerstoff und ein Antihypertensivum verabreicht. Anschließend Stabilisierung und Entbindung.

HELLP-Syndrom

Die Therapie entspricht jener bei Präeklampsie.

> Bei schweren Präeklampsien, Progression, HELLP-Syndrom oder Eklampsie sollte die Entbindung baldmöglichst angestrebt werden.

Prophylaxe

Bei Frauen mit Präeklampsie in der Anamnese und/oder hohem Risikoprofil sollte vor der 17. + 0. SSW mit einer Substitution von ASS 150 mg/d begonnen werden. Absetzen zwischen 34. + 0. und 36. + 0. SSW.

Zusammenfassung

- SIH: diastolischer Blutdruck regelmäßig > 90 mmHg ohne andere Symptome bzw. im Abstand von 6 h 2-mal > 140/90 mmHg
- Präeklampsie: SIH mit mindestens einer Organmanifestation, typischerweise Niere (Proteinurie)
- Eklampsie: Krampfanfall bei SIH bzw. Präeklampsie
- HELLP-Syndrom: Hämolyse (Hb ↓ und Haptoglobin ↓), Leberenzyme ↑ (GOT, GPT), fallende Thrombozytenzahl, Hypertonie (90 % der Fälle)
- Einzige kausale Therapie ist die Entbindung. Wenn vertretbar, wird dies bis zur 37. + 0. SSW herausgezögert. Zwischenzeitlich werden Magnesium und Antihypertensiva eingesetzt.

→ 51 Blutgruppeninkompatibilität

Die Unverträglichkeit mütterlicher und kindlicher Blutgruppeneigenschaften kann zu schwerwiegenden Erkrankungen der Frucht führen. Es können alle Blutgruppensysteme betroffen sein, klinisch relevant ist aber v. a. das Rhesussystem, weniger das AB0-System.

Rhesus-Inkompatibilität

Das Rhesussystem besteht aus folgenden Antigenen: D, d, C, c, E und e. D bedeutet rhesus-positiv und wird dominant vererbt. Die anderen Antigenmerkmale spielen klinisch nur eine untergeordnete Rolle.

Pathogenese und Symptomatik

Von „Rhesus-Inkompatibilität“ spricht man, wenn eine rhesus-negative Mutter ein rhesus-positives Kind trägt. Diese Konstellation ist nur bei rhesus-positivem Vater möglich und kommt bei ca. 10 % aller Geburten vor. Schwerwiegende Reaktionen treten jedoch nur bei 0,5–1 % der Neugeborenen auf.
Durch den Kontakt mit den Erythrozyten, die das D-Antigen (rhesus-positiv) tragen, wird die Mutter sensibilisiert, sie bildet Antikörper. Dieser Kontakt kann durch Bluttransfusionen, während der Schwangerschaft bei Fehl- oder Frühgeburtsbestrebungen, nach invasiver pränataler Diagnostik oder durch Schwangerschaftsabbrüche entstehen. Am häufigsten ist die Sensibilisierung jedoch unter der Geburt und in der Plazentarperiode. Daher ist äußerst selten das erste Kind betroffen. Bei einem erneuten Kontakt, z. B. im Rahmen einer weiteren Schwangerschaft, werden schnell IgG-Antikörper gebildet. Diese können diaplazentar auf das Kind übertragen werden und induzieren eine fetale Hämolyse. Die durch die massive Anämie verursachte Hypoxie führt zu verminderter Eiweißsynthese und Endothelschäden, dies wiederum zur Ausbildung generalisierter Ödeme (Hydrops fetalis). Das gesamte Krankheitsbild wird als **Morbus haemolyticus fetalis** bezeichnet.

Morbus haemolyticus fetalis
- Hämolytische Anämie
- Hypoxie in den Geweben
- Eiweißsynthese ↓
- Hydrops fetalis
- Erythroblastose
- Hyperbilirubinämie
- Herzinsuffizienz
- Kardiomegalie

Diagnostik

Die Blutgruppenkonstellation wird bei der ersten Schwangerschaftsuntersuchung bestimmt. Die Mutterschaftsrichtlinien sehen ein zweimaliges Antikörperscreening (indirekter Coombs-Test, → Abb. 51.1) gegen die Rhesusantigene D, C, c, E, e, Kell, Fy und S vor. Das erste Screening sollte so früh wie möglich durchgeführt werden, das zweite zwischen der 24. und der 27. SSW.
Bei Antikörpernachweis wird eine Titrierung veranlasst. Bei niedrigem Titer (< 1 : 8) ist eine Sensibilisierung nicht sicher, eine Kontrolle sollte nach 4 Wochen erfolgen. Der Schwangeren werden nun Anti-D-Immunglobuline verabreicht, um die im mütterlichen Blut zirkulierenden Rhesusantigene „einzufangen“ und so eine weitere Sensibilisierung zu verhindern. Ab einem Titer > 1 : 16 ist von einer Sensibilisierung auszugehen, eine Immunglobulintherapie ist nicht mehr sinnvoll.
Es gibt zwei Möglichkeiten, den Schweregrad der fetalen Erkrankung festzustellen:
- Bestimmung der Bilirubinoide im Fruchtwasser (veraltete Methode)
- Direkte fetale Blutanalyse nach Chordozentese: Blutbild, Blutgruppe mit Rhesusfaktor, direkter Coombs-Test (→ Abb. 51.2), Hb, Hkt, Serumbilirubin (Chordozentese, → Kap. 40)

Parallel wird der Fetus sonografisch überwacht. Anzeichen für eine fetale Hämolyse sind Ödeme, Aszites und Kardiomegalie.
Es ist zu beachten, dass keine enge Korrelation zwischen der Menge der Bilirubinoide im Fruchtwasser und der fetalen Anämie besteht. Deshalb ist deren Bestimmung im Fruchtwasser kein zuverlässiger Parameter. Ab der 20. SSW wird daher die Indikation für eine Chordozentese großzügig gestellt. Lediglich bei niedrigem, konstantem Antikörpertiter (< 1 : 16) und niedrigen, abfallenden Bilirubinoidwerten kann auf eine Chordozentese verzichtet werden. Die Chordozentese bietet darüber hinaus die Möglichkeit, eine evtl. nötige Bluttransfusion in der gleichen Sitzung durchzuführen. Transfundiert wird ein gewaschenes, bestrahltes Erythrozytenkonzentrat (rhesus-negativ, Blutgruppe 0) mit einem Zielhämatokrit von 45–50 %. Die Transfusionen werden etwa alle 2 Wochen bis zur 36. SSW wiederholt. Durch diese Diagnostik und Therapie können bis zu 85 % der betroffenen Feten geheilt werden. Ohne Therapie kommt es früher oder später zum Fruchttod.

Bei fetalen Hb-Werten < 10 g/dl und/oder Hkt < 30 % sollte eine Bluttransfusion durchgeführt werden.

Rhesusprophylaxe

Seit 2022 enthalten die Mutterschaftsrichtlinien die Möglichkeit, bei rhesus-negativen Schwangeren ab der 16. SSW einen nichtinvasiven, pränatalen Test (NIPT) auf den Rhesusfaktor des ungeborenen Kindes zu machen. Hierbei wird aus der im mütterlichen Blut zirkulierenden fetalen DNA der Rhesusfaktor des Kindes bestimmt. Bei rhesus-negativem Kind kann auf eine Rhesusprophylaxe verzichtet werden. Bei rhe-

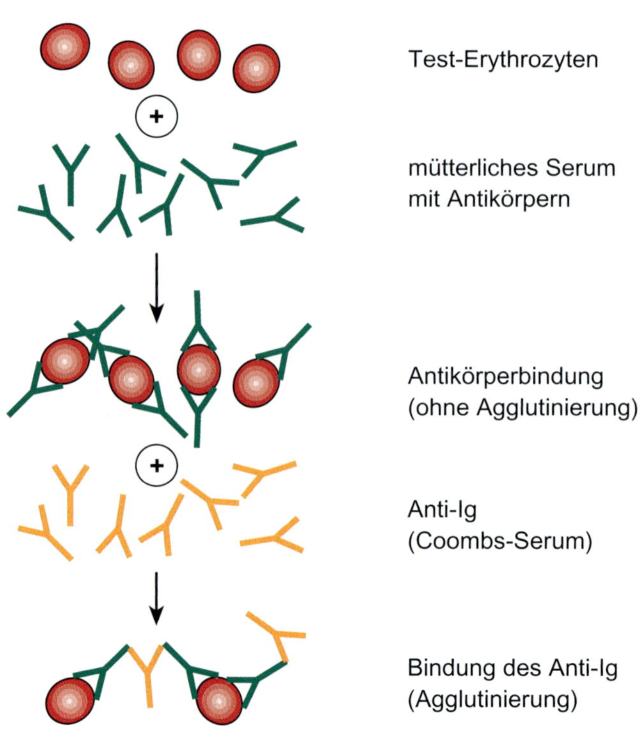

Abb. 51.1 Indirekter Coombs-Test: Nachweis von Antikörpern im Serum. Testerythrozyten (rhesus-positiv) werden mit dem Serum der Mutter zusammengebracht. Das sog. Coombs-Serum wird hinzugefügt. Waren im mütterlichen Serum Antikörper enthalten, kommt es zur Agglutination. [L141]

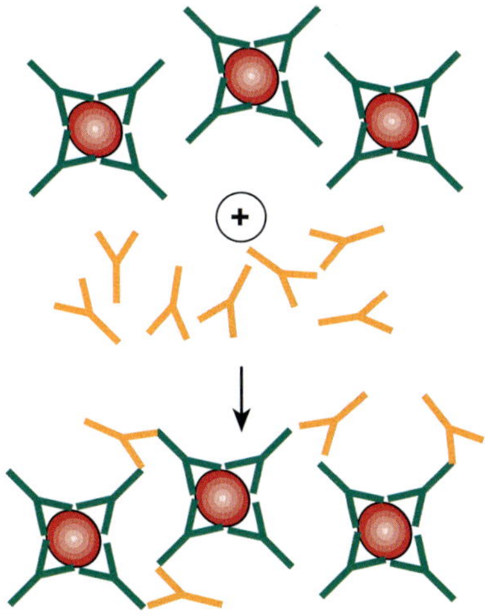

Abb. 51.2 Direkter Coombs-Test: Nachweis von Antikörpern auf Erythrozyten. Fetale Erythrozyten werden mit Coombs-Serum vermischt. Waren die Erythrozyten mit Antikörpern beladen, erfolgt eine Agglutination. [L141]

sus-positivem Feten oder unbekanntem fetalem Rhesusfaktor wird das etablierte Prinzip der prophylaktischen Anti-D-Immunglobulin-Gabe wie gehabt durchgeführt, wenn die Gefahr einer fetomaternalen Transfusion bestand (s. o.). Eine Dosis (300 µg) „fängt" die Erythrozyten aus ca. 25 ml fetalem Blut. Sehr selten (≈ 5 ‰ aller Entbindungen) wird mehr Blut bei der Geburt übertragen. In diesem Fall wird die Dosis erhöht. Die Prophylaxe wird innerhalb von 72 h nach Ereignis verabreicht; wurde dies versäumt, kann die Gabe in den folgenden 2 Wochen mit der dreifachen Dosierung nachgeholt werden.

Indikationen für die Rhesusprophylaxe sind:

- Prophylaktisch zwischen der 28. und 30. SSW nach Antikörperbestimmung
- Post partum
- Nach Abort, Interruptio und EUG
- Nach Amniozentese, Chorionzottenbiopsie und Chordozentese
- Nach Bauchtrauma
- Nach äußerer Wendung
- Nach Blutungen

AB0-Inkompatibilität

Je nach eigenem Antigenmuster bildet jeder Mensch Antikörper gegen die anderen Antigene des AB0-Systems aus. Im Gegensatz zur Rhesus-Inkompatibilität ist hier keine Sensibilisierung nötig. Es dominieren jedoch weitgehend IgM-Antikörper, die nicht plazentagängig sind. Außerdem bildet sich das fetale AB0-System erst gegen Ende der Schwangerschaft aus. Aus diesen Gründen hat die AB0-Inkompatibilität kaum Bedeutung, auch wenn sie bei 0,6 % der Schwangerschaften auftritt. Meist sind Mütter der Blutgruppe 0 mit einem Kind der Blutgruppe A oder B betroffen.

Diagnostik und Therapie

Die betroffenen Kinder bilden einen Icterus praecox (vor dem 3. Lebenstag) aus, der auf eine milde Hämolyse zurückzuführen ist. Dieses Bild wird als **„Morbus haemolyticus neonatorum"** bezeichnet. Steigt die Bilirubinkonzentration über einen altersabhängigen Grenzwert, wird eine Phototherapie durchgeführt, die das wasserunlösliche Bilirubin in seine wasserlösliche Form umwandelt und so einem Kernikterus, einer Bilirubinenzephalopathie, vorbeugt. Eine Bluttransfusion ist so gut wie nie nötig.

Zusammenfassung

- Haben Mutter und Frucht inkompatible Blutgruppenmerkmale, kann dies zu schwerwiegenden Krankheitsbildern des Fetus führen.
- Eine Unverträglichkeit im Rhesussystem tritt auf, wenn die Mutter rhesus-negativ und die Frucht rhesus-positiv ist. Nach einer Sensibilisierung bildet die Mutter Antikörper (IgG), die beim Kind massive Hämolysen auslösen.
- Das resultierende Krankheitsbild wird als „Morbus haemolyticus fetalis" bezeichnet. Die fetale Symptomatik kann unterschiedlich schwer ausgeprägt sein. Bei massiver Symptomatik kann eine intrauterine Transfusion erforderlich sein, um einen intrauterinen Fruchttod zu vermeiden.
- Um eine Sensibilisierung zu vermeiden, wird rhesus-negativen Frauen (bei rhesus-positivem Feten oder unklarem fetalem Rhesusfaktor) bei jedem Kontakt zu rhesus-positivem Blut innerhalb von 72 h eine Rhesusprophylaxe in Form von Anti-D-Immunglobulinen verabreicht.
- Unverträglichkeiten im AB0-System sind weniger dramatisch, da die fetalen AB0-Antigene erst gegen Ende der Schwangerschaft ausgebildet werden und darüber hinaus IgM-Antikörper dominieren, die nicht plazentagängig sind. Es entsteht ein Morbus haemolyticus neonatorum.

Andere Erkrankungen in der Schwangerschaft

Kardiovaskuläre Erkrankungen

Die schwangerschaftsbedingten kardiovaskulären Veränderungen stellen eine enorme Belastung für den mütterlichen Organismus dar. Vorbestehende Herzerkrankungen können ernsthafte Probleme verursachen. Während in den sog. Entwicklungsländern rheumatische Herzfehler im Vordergrund stehen, ist dies bei uns selten. Etwa 0,2 % der Schwangeren weisen in Deutschland einen Herzfehler auf, am häufigsten (50–70 %) sind die Mitralstenosen.
Herzfehler führen häufig zu funktioneller Herzinsuffizienz. Dies kann zur Unterversorgung des Fetus führen, außerdem ist das Fehlbildungsrisiko erhöht. Während der gesamten Schwangerschaft bedarf es einer engmaschigen Überwachung von Mutter und Kind in Zusammenarbeit mit dem Kardiologen. In den Stadien III und IV (→ Tab. 52.1) ist großzügig eine Indikation für einen Schwangerschaftsabbruch zu stellen, v. a. wenn zusätzliche Risikofaktoren hinzukommen.

Hypertonie

→ Kap. 46.

Hypotonie

Eine Hypotonie liegt vor, wenn der systolische Blutdruck < 100 mmHg und/oder der diastolische Blutdruck < 60 mmHg betragen bzw. wenn der mittlere arterielle Blutdruck unter 80 mmHg liegt. Hypotonie verursacht eine erhöhte kindliche Mortalität und Morbidität: Sie ist assoziiert mit erhöhter Abortrate, vorzeitiger Wehentätigkeit, erhöhtem Frühgeburtsrisiko und Wachstumsretardierungen. Mütterliche Symptome sind Müdigkeit, Kopfschmerzen, Schwindelanfälle und Synkopen. Die Hypotonie kann primär essenziell oder sekundär vorliegen. Sekundäre Hypotonien beruhen auf kardialen Problemen, Hypovolämie, neurologischen Störungen oder Medikamenten (z. B. Psychopharmaka, Nitro, Diuretika, β-Blocker). Eine medikamentöse Therapie ist umstritten. Man kann im 1. Trimenon Etilefrin (Sympathomimetikum) und später Dihydroergotamin oral als Retardpräparat einsetzen. Allgemeinmaßnahmen umfassen eine erhöhte Kochsalzzufuhr, Massagen, Wechselbäder, Kompressionsstrümpfe und Bewegung.

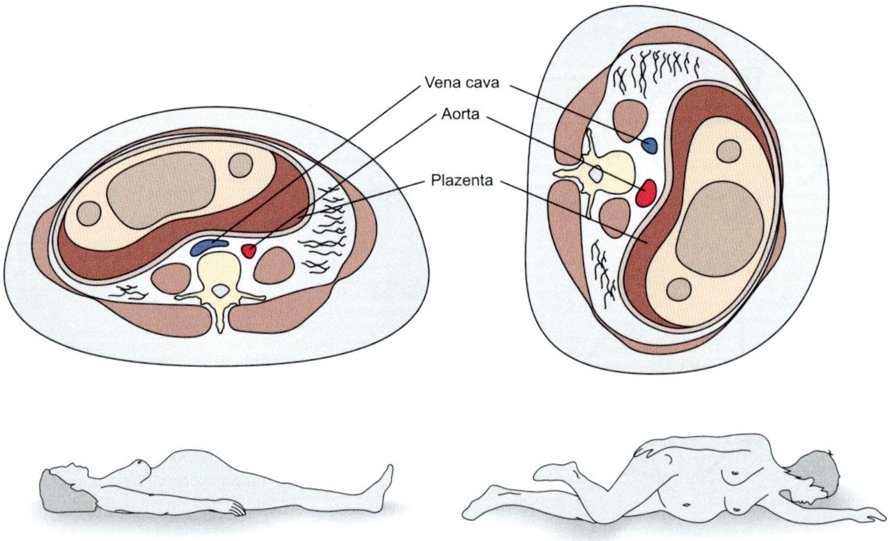

Abb. 52.1 Vena-cava-Kompressionssyndrom: In Seitenlage drückt die Frucht nicht auf die V. cava. [L106]

Vena-cava-Kompressionssyndrom

Das Vena-cava-Kompressionssyndrom (→ Abb. 52.1) tritt meist in der Spätschwangerschaft auf. Vor allem in Rückenlage drückt der schwangere Uterus auf die V. cava und vermindert so den venösen Rückstrom zum Herzen. Es treten Tachykardie, Blutdruckabfall, Kaltschweißigkeit, Übelkeit und Benommenheit bis zur Bewusstlosigkeit auf. Hierbei kann es auch zu verminderter fetaler Versorgung kommen, die sich im CTG durch Dezelerationen und Bradykardie äußert. Eine Umlagerung der Patientin auf die linke Seite führt normalerweise schnell zur Besserung.
Zur Vermeidung des Vena-cava-Syndroms sollten Liegendtransporte und CTG-Messungen in Seitenlage durchgeführt werden; die Schwangere sollte möglichst in Seitenlage schlafen.

Tab. 52.1 Symptomatische Einteilung der Herzinsuffizienz zur Risikoabschätzung (nach NYHA)

Schweregrad	Symptome	Entbindungsmodus	Mütterliche Mortalität
I	keine Einschränkung der körperlichen Belastbarkeit	spontan, evtl. PDA	–
II	Symptome bei schwerer körperlicher Belastung	spontan, vaginal-operativ, PDA	0,3 %
III	Symptome bei leichter körperlicher Belastung	vaginal-operativ, primäre Sectio	6 %
IV	Symptome auch in Ruhe	primäre Sectio	20 %

Schilddrüsenerkrankungen

Schwere Schilddrüsenerkrankungen führen zu Infertilität. Bei den Schilddrüsenfunktionsstörungen in der Schwangerschaft handelt es sich also um leichtere Formen.

> In der normalen Schwangerschaft bleibt die Stoffwechsellage trotz erhöhten Gesamtumsatzes euthyreot. Schilddrüsenstörungen lassen sich durch die TSH-Messung diagnostizieren.

Hypothyreose

Eine Hypothyreose entsteht am häufigsten auf dem Boden einer Schilddrüsenentzündung durch Autoantikörper (z. B. Hashimoto-Thyreoiditis), seltener liegt eine Thyreostatikaüberdosierung vor.
Das TSH ist erhöht > 4 µU/ml, das freie T_4 erniedrigt. Die TPO-Autoantikörper lassen sich im Serum nachweisen. Die Sonografie zeigt eine inhomogene, echoarme Binnenstruktur. Symptome sind Antriebsarmut, Kälteintoleranz, Obstipation, Hyporeflexie, trockene Haut, Bradykardie und allgemeine Verlangsamung.
Der TRH-Test und jegliche radiologische Diagnostik sind in der Schwangerschaft kontraindiziert. Therapie der Wahl ist L-Thyroxin. Es muss etwas höher dosiert werden als außerhalb der Schwangerschaft, da die TBG-Konzentration erhöht ist.

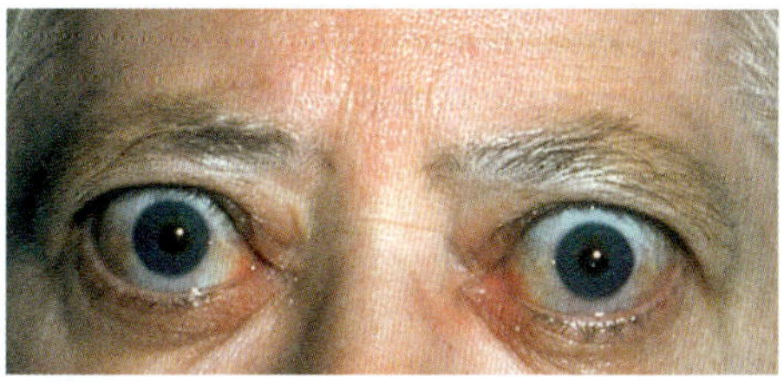

Abb. 52.2 Endokrine Orbitopathie, hier bei Morbus Basedow [T127]

Hyperthyreose

Eine Hyperthyreose entwickelt sich meist auf dem Boden eines Morbus Basedow, seltener aufgrund einer Autonomie. Beim Morbus Basedow kommt es zur Bildung von TSH-Rezeptor-Autoantikörpern, die stimulierend wirken und so zu vermehrter Thyroxinbildung führen. Häufig tritt begleitend eine Struma auf, des Weiteren motorische Unruhe, Tachykardie, Diarrhö, Wärmeintoleranz, Hyperreflexie, Exophthalmus bzw. endokrine Orbitopathie (→ Abb. 52.2) und warme, feuchte Haut. Das TSH ist erniedrigt, freies T_3 und T_4 sind erhöht. Szintigrafische Diagnostik ist in der Schwangerschaft kontraindiziert. In der Sonografie lassen sich evtl. Knoten darstellen. Die TRAK-Autoantikörper lassen sich im Serum nachweisen.
Aufgrund des Mehrbedarfs in der Schwangerschaft ist eine Therapie nicht primär indiziert. Thyreostatika (Propylthiouracil oder Thiamazol) sollten generell so niedrig dosiert wie möglich eingesetzt werden. Es werden Präparate mit einer hohen Eiweißbindung ausgewählt, da diese geringergradig plazentagängig sind.

Thyreotoxische Krise

Die thyreotoxische Krise ist eine lebensbedrohliche Komplikation der Hyperthyreose. Es treten Tachykardie und Tachyarrhythmie, Unruhe bzw. Delir, Fieber, Erbrechen und Durchfall auf. Die Patientin wird intensivmedizinisch versorgt. Thyreostatika werden zusammen mit Iodid, Prednisolon (wegen relativer NNR-Insuffizienz) und β-Blockern (HF ↓, Konversion $fT_4 \rightarrow fT_3$ ↓) verabreicht.

Die thyreotoxische Krise kann leicht mit einer Präeklampsie verwechselt werden!

Systemischer Lupus erythematodes (SLE)

Der SLE ist eine Autoimmunkrankheit aus dem rheumatischen Formenkreis. Die Ablagerung der Autoantikörper (Immunkomplexe) gegen körpereigene, doppelsträngige DNA ruft die verschiedensten Symptome hervor. Die Krankheit verläuft schubweise. Die Ursache der Autoantikörperbildung ist nicht bekannt. Frauen sind 10-mal häufiger als Männer betroffen.
Zu den möglichen Symptomen zählen Arthritiden, Photosensibilität, Serosaentzündungen (Pleuritis, Perikarditis), Nierenveränderungen, Konvulsionen oder Psychosen, immunologische (z. B. andere Antikörper) und hämatologische (z. B. Thrombozytopenie, Leukozytopenie, Anämie) Veränderungen. Typisch ist das schmetterlingsförmige Gesichtserythem (in 70 % der Fälle). ANA (antinukleäre Antikörper) lassen sich in 95 % der Fälle nachweisen. Werden mehrere dieser Symptome nachgewiesen, ist ein SLE sehr wahrscheinlich. Können bei der Schwangeren Anti-Kardiolipin-Antikörper festgestellt werden, werden ab der 12. SSW Prednisolon und Acetylsalicylsäure verabreicht. Aufgrund der erhöhten Thrombosegefahr werden die Patientinnen niedrig dosiert heparinisiert. Eine Immunsuppression wird nur in Ausnahmefällen durchgeführt, da diese Substanzen extrem teratogen sind.

Neurologische Erkrankungen

Karpaltunnelsyndrom

→ Kap. 46.

Kopfschmerzen

Kopfschmerz ist ein Symptom verschiedener Erkrankungen. Schwerwiegende oder behebbare Erkrankungen sollten ausgeschlossen werden. Dazu zählen Gehirntumoren, Gehirnblutungen, Augenerkrankungen, Bluthochdruck und Eklampsie. Analgetika (z. B. Paracetamol, Tramadol) können ebenso wie Metoclopramid eingesetzt werden, Ergotaminpräparate jedoch eher nicht.

Epilepsie

Etwa 5–8 von 1.000 Schwangeren sind von einer Epilepsie betroffen.
Epileptische Anfälle können symptomatisch bei ZNS-Erkrankungen, Hypoglykämie, Elektrolytentgleisung, Intoxikationen und bei Entzugssymptomatik auftreten. Zur Diagnostik gehören die klinisch-neurologische Untersuchung, CT, EEG, MRT und Blutanalysen, um primäre Erkrankungen auszuschließen. Bei vorbestehender Epilepsie kann sich die Anfallshäufigkeit in der Schwangerschaft erhöhen, erniedrigen oder gleich bleiben.
Sämtliche Antiepileptika bergen ein erhöhtes Fehlbildungs- und Mangelentwicklungsrisiko, weshalb sorgfältig zwischen Nutzen und Schaden abgewogen werden muss. Die Anfälle können meist durch Diazepam (5–20 mg) durchbrochen werden.

Erkrankungen des Urogenitaltrakts

Siehe auch „Häufige Probleme", → Kap. 46 und → Kap. 47.
Schwangere mit vorbestehender chronischen Nierenerkrankung müssen engmaschig überwacht werden. Ist die Nierenfunktion noch gut, mit normalen Kreatinin- und Harnstoffwerten, nur mäßiger Proteinurie und normalem Blutdruck, ist die Prognose gut. Mit abnehmender Nierenfunktion steigen jedoch das Risiko für Komplikationen, v. a. Präeklampsie, und die perinatale Mortalität. In manchen Fällen muss sogar zur Schwangerschaftsbeendigung geraten werden. Von einer Schwangerschaft bei Dialysepatientinnen ist generell abzuraten, da die fetale Prognose sehr schlecht ist. Eine Schwangerschaft nach Nierentransplantation ist möglich und hat bei guter Nierenfunktion eine kaum eingeschränkte Prognose.
Auf Basis einer Zystitis (→ Kap. 46) entwickelt etwa 1 % aller Schwangeren eine akute Pyelonephritis. Mögliche Komplikationen sind eine dauerhaft eingeschränkte Nierenfunktion, Urosepsis und Frühgeburt. Die Therapie umfasst eine 10-tägige i. v. Antibiose mit Penicillinen oder Cephalosporinen und anschließender oraler Antibiose. Zusätzlich werden Spasmolytika und Analgetika verabreicht. Begleitend wird die Diurese durch Infusionen forciert.
Meist gutartig verlaufende Harnwegsobstruktionen treten im 2.–3. Trimenon bei zwei Dritteln aller Schwangeren auf. Es ist jedoch das Risiko für eine Pyelonephritis erhöht. Neben der forcierten Diurese und einer spasmolytischen Therapie kann ggf. eine Harnleiterschienung notwendig werden.

Lebererkrankungen

In 1 : 5.000 Schwangerschaften tritt ein Ikterus auf. Man unterscheidet zwischen:
- **Koinzidentiellem Ikterus** durch akute (40 %) oder chronische (12 %) Virushepatitis, extrahepatische Cholestase (6 %) etc.
- **Schwangerschaftsbedingtem Ikterus** durch intrahepatische Schwangerschaftscholestase (20 %), hypertensive Schwangerschaftskomplikationen (12 %), akute Schwangerschaftsfettleber (< 0,5 %) etc.

Intrahepatische Schwangerschaftscholestase

Die intrahepatische Schwangerschaftscholestase tritt vermutlich auf dem Boden einer genetischen Prädisposition auf. Die Leber reagiert empfindlicher auf den cholestatischen Effekt von Östrogenen. Die Gallensäuren sind mehr als 100-fach erhöht. Dies führt zu einem ausgeprägten Juckreiz, bei einem Drittel der Frauen ohne Ikterus. Es sind hauptsächlich Südamerikanerinnen betroffen, seltener Europäerinnen und kaum Schwarze und Asiatinnen. Die Erkrankung tritt v. a. im 2. und 3. Trimenon bei 0,1–0,2 % aller Schwangeren (in Deutschland) auf. Es besteht ein erhöhtes Risiko für Frühgeburt, Abort und Asphyxie. Ursodesoxycholsäure lindert den Juckreiz, Billirubin und die erhöhten Transaminasen werden gesenkt. Alternativ kann Colestyramin eingesetzt werden. Bei längerem Bestehen kann es zur Malabsorption fettlöslicher Vitamine kommen. Der Vitamin-K-Mangel kann zu Gerinnungsstörungen führen. In schweren Fällen muss die Entbindung vorzeitig durchgeführt werden.

Akute Schwangerschaftsfettleber

Die akute Schwangerschaftsfettleber ist sehr selten (1 : 13.000 Geburten), ihre Ursache ist nicht bekannt. Histologisch zeigt sich eine feintropfige, läppchenzentrale Leberverfettung. Erste Symptome treten meist zwischen der 30. und 38. SSW auf und sind Oberbauchschmerzen und Übelkeit mit einem mäßigen Transaminasenanstieg. Nach einigen Tagen kommt es zu Aszites, akutem Leberversagen, hepatischer Enzephalopathie, akuter Niereninsuffizienz und einer DIC. Eine kausale Therapie ist nicht bekannt. Wenn möglich, sollte das Kind noch vor dem akuten Leberversagen entbunden werden, die Mutter wird symptomatisch intensivmedizinisch versorgt. Im Labor imponiert v. a. eine Leukozytose mit Thrombozytopenie. Im Gegensatz zum HELLP treten typischerweise Hypoglykämien und Hyperurikämien auf.

Malignome in der Schwangerschaft

Malignome sind in der Schwangerschaft nicht häufiger als außerhalb der Schwangerschaft (→ Tab. 52.2). Die Prognose ist aber generell schlechter, und zwar unabhängig von der Therapie. Hierbei spielt die verzögerte Diagnosestellung eine Rolle, aber auch der erhöhte Kortisolspiegel, der die Zellimmunität herabsetzt und so Wachstum und Metastasierung begünstigt.
Eine operative Therapie ist prinzipiell möglich, einzige Ausnahme ist das Zervixkarzinom. Bestrahlungen und Chemotherapien sind nach Abschluss der Organogenese prinzipiell möglich, die Risiken für den Fetus sind aber nicht unerheblich. Daher ist aus der Sicht des Fetus ein postpartaler Therapiebeginn vorzuziehen. Auf der anderen Seite verschlechtert i. d. R. ein verspäteter Therapiebeginn die Prognose für die Mutter weiter. Wesentlich im Entscheidungsprozess ist die Einstellung der Schwangeren. Ihr obliegt letztendlich auch die Entscheidung. Ärztlicher Konsens ist, im Zweifel der Mutter den Vorrang zu geben.
In Abhängigkeit vom Tumorstadium und somit vom Risiko der Mutter wird i. d. R. eine Therapie schon während der Schwangerschaft eingeleitet und nach einer vorzeitigen Entbindung (~ 34. SSW) fortgesetzt.

Appendizitis

Eine akute Appendizitis tritt bei 1 : 1.000–2.000 Schwangerschaften auf; sie imponiert häufig als akutes Abdomen (→ Kap. 77). Die relative Schwangerschaftsleukozytose (12.000–16.000/µl normal) kann die Diagnose verschleiern. Wegweisend sind eine stark erhöhte BSG und ein erhöhtes CRP. Die axillär-rektale Temperaturdifferenz tritt erst spät auf. Die Frühsymptome (McBurney-, Loslassschmerz etc.) sind in der Frühschwangerschaft gleich. In der zweiten Schwangerschaftshälfte rückt die Appendix durch den wachsenden Uterus immer weiter nach oben (→ Abb. 52.3), daher muss der Loslassschmerz auch weiter oben getestet werden! Wichtige Differenzialdiagnosen sind:

Tab. 52.2 Inzidenz der häufigsten Malignome in der Schwangerschaft

Malignom	Inzidenz
Zervixkarzinom (→ Kap. 21)	1 : 1.200
Mammakarzinom (→ Kap. 28)	1 : 3.000
malignes Melanom	1 : 5.000
Hodgkin-Lymphome	1 : 6.000

- Vorzeitige Plazentalösung, drohender Abort, drohende Frühgeburt → Ultraschall, CTG
- EUG (in der Frühschwangerschaft) → Ultraschall, β-HCG
- Nekrotisierendes Myom → Ultraschall, Blutbild
- Adnextorsion, Stieldrehung einer Zyste → Ultraschall
- Cholezystolithiasis → Ultraschall
- Pyelonephritis → Urinsediment, Urinstix, Nierenklopfschmerz

Die chirurgische Therapie ist notwendig. Wird sie herausgezögert, verschlechtert sich die Prognose enorm. In der Frühschwangerschaft ist eine laparoskopische Operation möglich, in der fortgeschrittenen Schwangerschaft ein medianer Längsschnitt am Ober- oder Unterbauch. Gegen Ende der Schwangerschaft wird, nach Lungenreifeinduktion, die primäre Sectio mit gleichzeitiger Appendektomie empfohlen.

Lungenerkrankungen

Etwa 1–4 % der Schwangeren leiden unter Asthma bronchiale. Dies geht mit einem erhöhten Risiko für hypertone Schwangerschaftserkrankungen, Hyperemesis und vaginalen Blutungen einher. Das Kind ist v. a. durch Hypoxämie gefährdet: Wachstumsverzögerungen und Frühgeburtlichkeit treten vermehrt auf.
Die Therapie wird analog dem nicht schwangeren Zustand durchgeführt. Die vorwiegend topisch verwendeten Medikamente beeinträchtigen den Feten kaum.
Die Inzidenz von **Tuberkulose** bei Frauen im gebärfähigen Alter beträgt 2–3 %, nimmt aber durch Zuwanderung aus osteuropäischen Ländern stetig zu. Die perinatale Mortalität ist um das 6-Fache erhöht. Früh- und Mangelgeburten kommen etwa doppelt so häufig vor wie bei gesunden Schwangeren. Die kongenitale Tuberkulose ist unter Therapie sehr selten. In diesem Falle finden sich Tuberkelbazillen im Fruchtwasser und in den Eihäuten. Dieser Befund geht aber nicht zwangsläufig mit einer Infektion des Kindes einher. Hauptmanifestationsort ist auch bei Schwangeren die Lunge. Symptome sind Husten, Gewichtsverlust, Fieber bzw. subfebrile Temperaturen, Nachtschweiß, Müdigkeit und Krankheitsgefühl. Gelegentlich kommt es zu Hämoptysen. Eine zugrunde liegende HIV-Infektion sollte ausgeschlossen werden. Wurde die Erkrankung als inaktiv eingestuft, kommt es in der Schwangerschaft bei 10–15 % der Patientinnen zu einer Reaktivierung, meistens im Wochenbett. Die Diagnose wird mittels Tu-

berkulintest und Erregernachweis in Sputum oder Magensaft gestellt. Die Tuberkulosetherapie (Rifampicin, Pyrazinamid, und Isoniazid) ist auch in der Schwangerschaft anwendbar, auch wenn bei Mutter und Kind mit Nebenwirkungen zu rechnen ist.

Chronisch-entzündliche Darmerkrankungen

Die wichtigsten Erkrankungen dieser Gruppe sind Colitis ulcerosa und Morbus Crohn. Es handelt sich bei beiden um in Schüben verlaufende destruierende Entzündungen der Darmschleimhaut.
Eine Schwangerschaft führt bei einem aktiven Morbus Crohn bei einem Drittel der Fälle zur Besserung, bei einem Drittel zu keiner Änderung und bei einem Drittel zu einer Verschlechterung. Bei der Colitis ulcerosa verschlechtert sich die Krankheit sogar in 45 % der Fälle. Ist die Erkrankung inaktiv, ist bei 34 % der Colitis-ulcerosa-Patientinnen und bei bis zu 27 % der Morbus-Crohn-Patientinnen mit einem Schub zu rechnen. Die übliche Medikation kann in der Schwangerschaft fortgesetzt werden: 5-Amino-Salicylsäure (5-ASA) und Sulfasalazin können uneingeschränkt verwendet werden, Kortikosteroide können postnatal beim Kind eine NNR-Insuffizienz auslösen. Azathioprin wirkt immunsupprimierend auch beim Kind, daher ist eine Indikation sehr streng zu stellen.

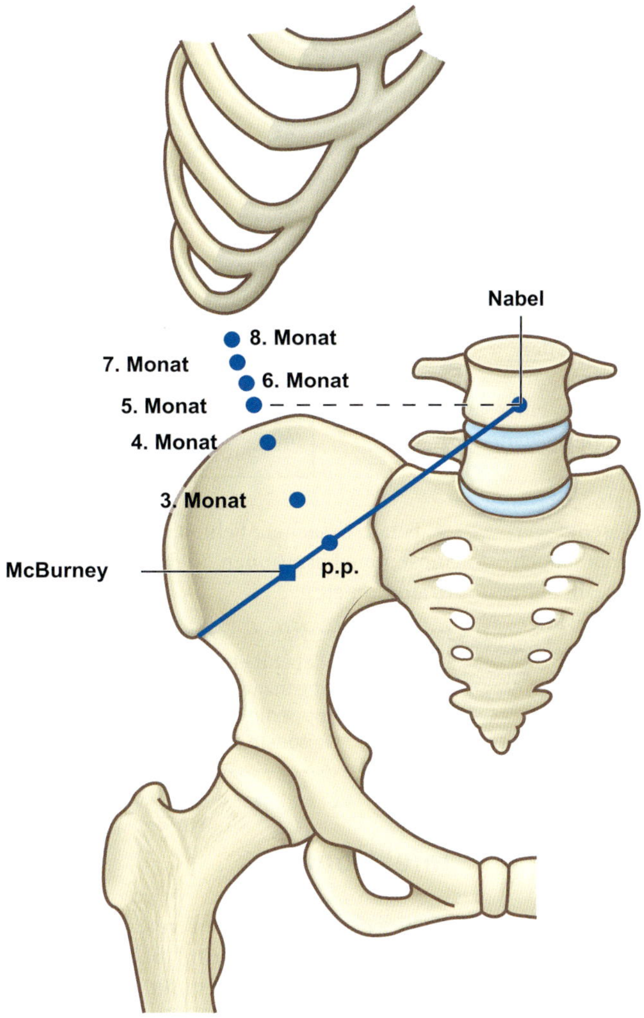

Abb. 52.3 Lage der Appendix in den verschiedenen Schwangerschaftsmonaten [L234]

Zusammenfassung

- Herzerkrankungen können in der Schwangerschaft zu schwerwiegenden Komplikationen führen.
- Die häufigsten Ursachen für einen Ikterus in der Schwangerschaft sind akute Virushepatitiden und die intrahepatische Schwangerschaftscholestase. Die schwangerschaftsassoziierte Fettleber ist selten, aber schwerwiegend.
- Antikonvulsiva können zu Fehlbildungen führen. Wenn möglich, sollten sie abgesetzt oder zumindest die Dosis reduziert werden.
- Gut eingestellte Schilddrüsenerkrankungen erhöhen das Komplikationsrisiko kaum.
- Das Zervixkarzinom ist das häufigste Malignom in der Schwangerschaft. Regelmäßige Vorsorgeabstriche werden durchgeführt, um die Veränderungen möglichst frühzeitig zu erfassen.

→ 53 Die drohende Frühgeburt

Als „Frühgeburt“ bezeichnet man in Deutschland die vorzeitige Schwangerschaftsbeendigung zwischen der 24. und der 37. + 0. SSW. Nach WHO-Definition werden jedoch alle lebend Geborenen mit einem Gewicht < 2.500 g als Frühgeborene bezeichnet, auch wenn sie termingerecht auf die Welt gekommen sind. Als „sehr kleine Frühgeborene“ werden Neugeborene < 32. + 0. SSW bzw. mit einem Gewicht < 1.500 g bezeichnet. Legt man die Tragzeit (< 37. SSW) zugrunde, sind in Deutschland ca. 6 % aller Geburten betroffen, mit der WHO-Definition als Grundlage etwa 30 %. Das Wiederholungsrisiko beträgt bei einer Frühgeburt ca. 25 %, bei zwei vorausgegangenen Frühgeburten schon 50 %.
Die perinatale Mortalität (→ Tab. 53.1) konnte in den letzten Jahren gesenkt werden, die Frühgeburtlichkeit bleibt jedoch weitgehend konstant. Die Mehrzahl der perinatal verstorbenen Kinder sind Frühgeburten (≈ 70 %); damit ist die Frühgeburtlichkeit einer der bedeutendsten Risikofaktoren für perinatale Mortalität.
Man unterscheidet prinzipiell die medizinisch indizierte Frühgeburt (30–40 % der Fälle) von der spontanen Frühgeburt (60–70 % der Fälle).
Je nach klinischem Bild werden verschiedene diagnostische Methoden eingesetzt. Dazu gehören die klinische Untersuchung, die Sonografie, die Kardiotokografie (→ Kap. 59) und Laboruntersuchungen.

Risikofaktoren

Epidemiologische Erhebungen konnten eine Vielzahl von Faktoren identifizieren, die das Risiko erhöhen (→ Abb. 53.1):

- Soziale Schicht/Bildung: geringer Bildungsstand
- Beruf: Unzufriedenheit im Job oder Selbstständigkeit
- Soziales Umfeld: psychische und/oder physische Belastungen, Partnerlosigkeit oder Partnerprobleme
- Alter und Parität: < 18 Jahre und > 35 Jahre; rasche Schwangerschaftsfolge, Multiparität
- Mütterliche Erkrankungen: Infektionen (→ Kap. 47), uterine Fehlbildungen, Drogenabhängigkeit, Z. n. Kürettagen, Z. n. Konisation, Anämie (→ Kap. 49), SIH (→ Kap. 50), Nikotinabusus etc.

Tab. 53.1 Perinatale Mortalität nach vorzeitigem Blasensprung und Entbindung

	< 27. SSW	> 27. + < 32. SSW
Perinatale Mortalität	~47 %	~7 %

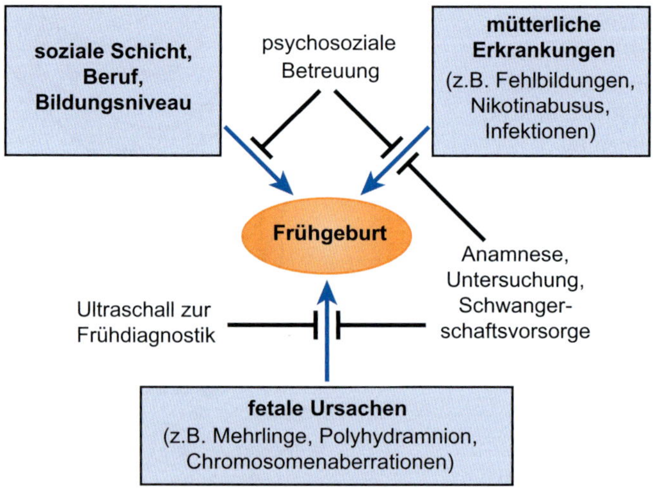

Abb. 53.1 Risikofaktoren der Frühgeburtlichkeit [L231]

- Fetale Ursachen: Fehlbildungen, Chromosomenaberrationen, Mehrlinge, Polyhydramnion etc.

> Der beste Platz für einen Fetus vor der 37. SSW ist (mit ganz wenigen Ausnahmen, z. B. Blutgruppeninkompatibilität) der Uterus, der zweitbeste ein Perinatalzentrum.

Infektionen

In 20 % der Frühgeburten treten Infektionszeichen an der Plazenta auf, bei termingerechten Geburten sind es immerhin noch 5 %. Mit einer erhöhten Frühgeburtlichkeit werden v. a. bakterielle Vaginosen, Infektionen mit Gonokokken und Chlamydien (*C. trachomatis* D–K) in Verbindung gebracht (→ Kap. 16 und → Kap. 18). Ein fraglicher Zusammenhang besteht bei B-Streptokokken, Trichomonaden, Mykoplasmen und Ureaplasmen (→ Kap. 47). Unter der antibiotischen Therapie gehen die Frühgeburtsbestrebungen oftmals zurück. Vorsichtshalber wird jedoch die Lungenreifung induziert.
Zeichen eines **Amnioninfektionssyndroms** sind CRP > 20 mg/l, Fieber > 38 °C, Leukozyten > 20000/µl, Tachykardie > 120/min und evtl. übel riechender Fluor. Die Schwangere wird in diesem Fall intensivmedizinisch überwacht und die Schwangerschaft wird meist umgehend beendet, da der Zustand lebensbedrohlich sein kann.

Lungenreifeinduktion

Das Frühgeborene vor der 34. + 6. SSW ist besonders durch die Unreife seiner Lungen gefährdet (*respiratory disstress syndrome* [RDS] = Atemnotsyndrom [ANS]). Im Rahmen der Lungenreifeinduktion wird 2-mal Betamethason im Abstand von 24 h verabreicht. 48 h nach der ersten Dosis ist die volle Wirkung erreicht. Kontraindikationen sind Magen-Darm-Ulzera und Infektionen. Vorsicht ist bei mütterlichem Diabetes mellitus und Präeklampsie geboten. Parallel kann, je nach Situation, eine Antibiotikaprophylaxe (Erythromycin oder Ampicillin) verabreicht werden. Treten vor Abschluss der Lungenreifeinduktion Wehen auf, werden diese medikamentös unterdrückt (→ Tab. 53.2). Eine Lungenreifeinduktion wird erst ab der 24. + 0. SSW durchgeführt, wenn eine Überlebenschance des Kindes besteht (→ Tab. 53.1).

Vorzeitige Wehentätigkeit (ohne Blasensprung)

Die Wehentätigkeit kann durch die Kardiotokografie objektiviert werden. Erste und meist einzig mögliche Maßnahme ist die körperliche und psychische Schonung der Patientin bis hin zur Bettruhe (in schweren Fällen darf die Patientin nicht einmal zur Toilette). Die medikamentöse Tokolyse (→ Tab. 53.2) ermöglicht nur eine Tragzeitverlängerung um wenige Tage. Die Zeit reicht zumindest zur Durchführung einer Lungenreifeinduktion und zur Verlegung in ein Perinatalzentrum.
Nicht jede Wehentätigkeit führt zur Geburt, daher sind Indikationen für eine medikamentöse Tokolyse:

- Wehentätigkeit schmerzhaft, palpabel, > 30 s und häufiger als 4 ×/20 min und eine funktionelle Zervixverkürzung und/oder
- Nachweis der Muttermundserweiterung und/oder
- Positiver Fibronektintest im Vaginalsekret (geringer positiver, aber hoher negativer Vorhersagewert für eine Frühgeburt)
- Schwangerschaftswoche 22 + 0 bis 33 + 6
- CAVE: Keine Tokolyse bei V. a. Amnioninfekt (→ Kap. 69)!

Tab. 53.2 Zur medikamentösen Tokolyse empfohlene Medikamente laut Leitlinie von 2017

Substanz	Eigenschaften	Kontraindikationen	Nebenwirkungen	Bemerkungen
Indometacin	COX-Inhibitor	› 32. SSW, Asthma, gastrointestinale Ulzera	Übelkeit, Erbrechen, Schwindel	CAVE: nur ‹ 32. SSW und ‹ 48 h anwenden wg. Gefahr des vorzeitigen Ductus-verschluss!
Atosiban	Oxytocinrezeptorantagonist	–	geringe Nebenwirkungen: Übelkeit, Erbrechen, Kopfschmerzen, Schwindel	seltener kardiovaskuläre NW als Fenoterol
Nifedipin	Kalziumantagonist	Hypotonie, Aortenstenose, ‹ 20. SSW (fetotoxisch)	Blutdruckabfall, Schwindel	Off-Label-Use

Vorzeitiger Blasensprung (ohne Wehentätigkeit)

Der vorzeitige Blasensprung kann oft nur schwer objektiviert werden. Die einfachste Methode ist die Spiegeleinstellung in Kombination mit der vaginalen pH-Messung (Lackmus-Test, pH ↑). Teststreifen zum Nachweis fruchtwasserspezifischer Substanzen sind störanfällig. Die Sonografie ist nicht geeignet, da auch bei Normohydramnion oder Polyhydramnion ein Blasensprung nicht ausgeschlossen werden kann (z. B. wenn vorher ein Polyhydramnion bestand).
Die Patientin hat schon ab der Verdachtsdiagnose strenge Bettruhe und sollte in Linksseitenlage mit erhöhtem Becken gelagert werden. Eventuell kann eine Fruchtwasserauffüllung durchgeführt werden. Die Entzündungsparameter werden täglich kontrolliert (CRP, Blutbild, Temperatur) und es werden regelmäßig Scheidenabstriche genommen; evtl. wird gezielt antibiotisch vorgegangen, v. a. bei B-Streptokokken-Befall. Ab der 35. SSW wird lediglich eine Antibiotikaprophylaxe 6 h nach dem Blasensprung begonnen, nach 12–24 h ohne Wehentätigkeit wird die Geburt eingeleitet.

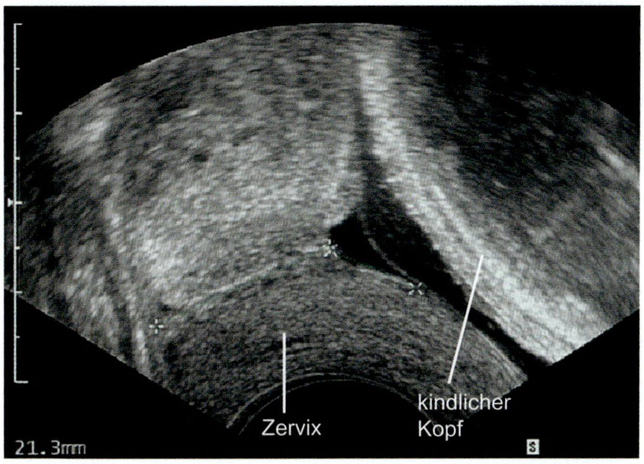

Abb. 53.2 Vaginale Sonografie: Verkürzung der Zervix (zwischen den hier 21 mm), zwischen Kopf und innerem Muttermund bildet sich ein V. [M416]

Zervixinsuffizienz bzw. vorzeitige Zervixreifung (ohne Wehentätigkeit)

Die transvaginale Zervixsonografie dient der Abschätzung einer Zervixinsuffizienz (→ Abb. 53.2).
Die Befunde sind vergleichbar und bildlich dokumentierbar. Beurteilt werden die Länge des Zervikalkanals vom inneren bis zum äußeren Muttermund und evtl. die Eröffnung des inneren Muttermunds. Die Zervixlänge wird nicht absolut bewertet, sondern im klinischen Verlauf. Man kann jedoch unter einer Länge von 25 mm vor der 32. + 0. SSW von einer drohenden Frühgeburt ausgehen. Außerdem können zervixwirksame von zervixunwirksamen vorzeitigen Wehen unterschieden werden.
Therapeutisch werden der totale Muttermundsverschluss und die Zerklage eingesetzt (s. a. Abort, → Kap. 57).

Zusammenfassung

- Als „Frühgeburt" wird eine Geburt zwischen der 24. und 37. SSW bezeichnet. Die WHO definiert die Frühgeburt als Neugeborene mit einem Gewicht ‹ 2.500 g.
- „Sehr kleine Frühgeborene" sind vor der 32. SSW geboren bzw. ‹ 1.500 g schwer.
- Der beste Platz für ein unreifes Kind ist der Mutterleib, der zweitbeste ein Perinatalzentrum. Eine Tragzeitverlängerung ist anzustreben.
- Tokolytika verlängern die Tragzeit nur um ein paar Tage, können aber die Frühgeburt nicht verhindern. So bleibt noch genügend Zeit zur Lungenreifeinduktion, die der Prophylaxe des Atemnotsyndroms dient.
- Die Infektionsgefahr nach vorzeitigem Blasensprung ist sehr hoch; es werden prophylaktisch Antibiotika eingesetzt.

→ 54 Blutungen in der Schwangerschaft und unter der Geburt

Stärkere Blutungen in der Schwangerschaft sind immer Notfälle. Sie können so massiv sein, dass eine akut lebensbedrohliche Situation für die Mutter und das Ungeborene eintritt! Differenzialdiagnosen zeigt → Tab. 54.1.

Insertio velamentosa

Als Insertio velamentosa (→ Abb. 54.1) bezeichnet man eine Situation, bei der die Nabelschnur nicht direkt mit der Plazenta verbunden ist, sondern an den Eihäuten inseriert. Die Nabelschnurgefäße verlaufen frei und ungeschützt zwischen den Eihäuten zur Plazenta.
Die Gefährdung durch diese Anomalie beruht auf zwei Mechanismen:

- Die Gefäße sind leicht komprimierbar: Das Kind selbst könnte v. a. bei Wehen seine Sauerstoffzufuhr unterbinden.
- Beim Blasensprung könnten die Gefäße einreißen, das Kind verblutet.

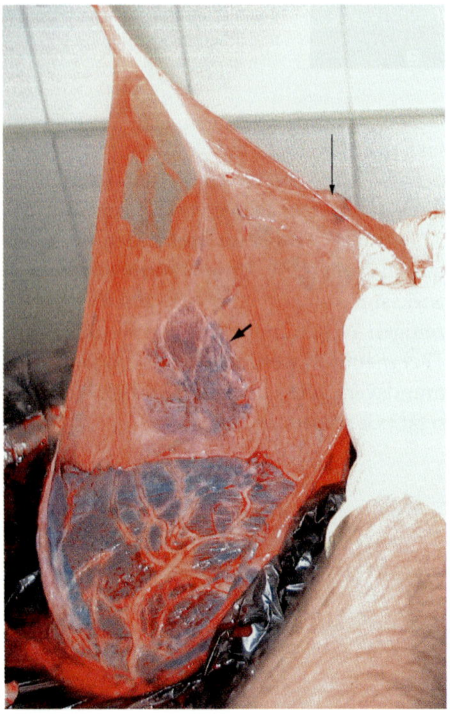

Abb. 54.1 Insertio velamentosa: Die Nabelschnur setzt an freier Eihaut an. [M447]

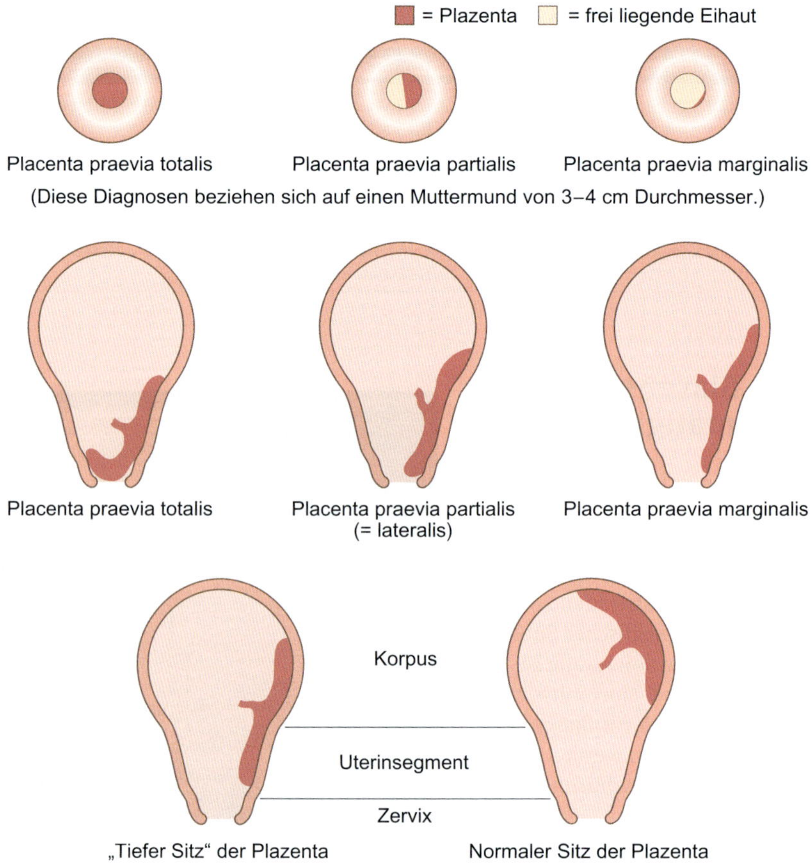

Abb. 54.2 Formen der Plazentalokalisation und deren Bild bei geöffnetem Muttermund in der Spiegeleinstellung [L234]

Die Insertio velamentosa lässt sich präpartal sonografisch diagnostizieren. Nach dem Blasensprung zeigen sich im CTG variable Dezelerationen bei starken vaginalen Blutungen fetalen Ursprungs (HbF).
Bei vollständig eröffnetem Muttermund wird eine vaginal-operative Entbindung durchgeführt, ansonsten eine Sectio. Eine möglichst schnelle Geburt ist die einzige Möglichkeit, den Blutverlust des Kindes einzudämmen.

Placenta praevia

In ca. 0,4 % aller Schwangerschaften liegt die Plazenta nicht im oberen Uterusteil, sondern weiter unten. Es werden mehrere Formen unterschieden (→ Abb. 54.2).

- Tiefe Plazenta: reicht über das untere uterine Segment hinaus.
- Placenta praevia marginalis: reicht an den inneren Muttermund heran.
- Placenta praevia partialis: überdeckt den inneren Muttermund teilweise.
- Placenta praevia totalis: überdeckt den inneren Muttermund vollständig.

Abnorme Plazentalokalisationen treten gehäuft bei Vielgebärenden, nach Endometritiden, bei schnell aufeinanderfolgenden Schwangerschaften, Z. n. Sectio und bei Nikotinabusus auf. Die perinatale Mortalität der Placenta praevia totalis liegt bei 4–8 %.

Klinik und Diagnostik

Meist wird die abnorme Plazentalokalisation bereits in den Vorsorgeuntersuchungen festgestellt. Mit Wehenbeginn löst sich die Plazenta teilweise ab. Der intervillöse Raum wird eröffnet und es kommt zu massiven Blutungen, die schmerzlos sind. In der Regel handelt es sich bei der entstandenen Blutung um eine mütterliche Blutung, es kann bei einer Zottenverletzung, aber auch zu kindlichen Blutungen kommen. Zur Differenzierung dient eine HbF-Bestimmung (fetales Hämoglobin). Starke Blutungen können zu einer DIC (→ Kap. 49) führen, sodass neben der Anämie-Diagnostik (Hb, Hk) auch die Parameter der Blutgerinnung

Tab. 54.1 Mögliche Differenzialdiagnosen der Blutungen in der Schwangerschaft und unter der Geburt

	Potenziell lebensbedrohlich	Kein Risiko
Frühschwangerschaft	• Abort • Trophoblastenstörungen • EUG • Zervixkarzinom	• Nidationsblutung • Ektopie • Zervixpolyp
Spätschwangerschaft	• Placenta praevia • Vorzeitige Plazentalösung • Uterusruptur	• Plazentarandblutung • Zeichnungsblutung
Nach dem Blasensprung	• Vorzeitige Plazentalösung • Insertio velamentosa • Uterusruptur	

bestimmt werden müssen. Für eine DIC sprechen:

- Quick erniedrigt
- PTT verlängert
- Antithrombin II erniedrigt
- Thrombozytopenie
- Thrombinzeit verlängert
- Fibrinogen erniedrigt

Der Gefährdungsgrad des Kindes wird mittels CTG und Sonografie abgeschätzt.

Therapie

Bei starken Blutungen muss eine Sectio durchgeführt werden. Leichtere Blutungen sistieren evtl. bei Bettruhe und Tokolyse zumindest so lange, bis eine Lungenreifeinduktion abgeschlossen werden konnte. Dabei müssen der Hb der Mutter und der Zustand des Kindes (CTG) engmaschig überwacht werden. Blutkonserven sollten jederzeit bereitstehen. Gelingt es, so die Blutung zum Stillstand zu bringen, darf die Patientin das Bett verlassen und evtl. sogar nach Hause gehen, sofern ihr Zustand stabil bleibt und eine Überwachung gesichert ist. Symptomlose Plazentalokalisationsanomalien – außer die Placenta praevia totalis – können evtl. vaginal entbunden werden.

Vorzeitige Plazentalösung

Man spricht immer dann von einer vorzeitigen Plazentalösung, wenn diese vor Abnabelung des Kindes erfolgt. Es sind etwa 0,8 % aller Schwangerschaften betroffen, die meisten nach der 28. SSW.

Ätiologie

In den meisten Fällen bleibt die Ursache der Plazentalösung unklar. Prädisponierend wirken mütterliche Erkrankungen wie z. B. Diabetes, Präeklampsie, Nierenerkrankungen oder plötzlicher intrauteriner Druckabfall (nach Geburt des ersten Zwillings, nach Blasensprung, Vena-cava-Kompressionssyndrom). Plazentalösungen können auch nach Trauma oder iatrogen (äußere Wendung bei BEL) entstehen.

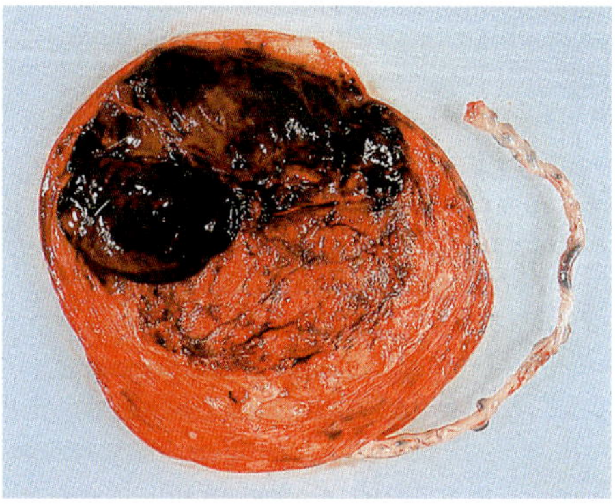

Abb. 54.3 Plazenta mit großem organisiertem Hämatom auf der mütterlichen Seite der Plazenta [M416]

Klinik

Erst wenn ein Drittel der Plazenta gelöst ist, treten die klassischen Symptome auf. Vorher kommt es evtl. zu Allgemeinreaktionen wie Übelkeit, Schwindel oder Schmerzen. Die klassischen Beschwerden sind plötzlicher starker Schmerz mit allgemeinem Unwohlsein, Schwindel, Angst, Atemnot oder Synkopen, brettharter, druckempfindlicher Uterus, CTG-Anomalien (durch akute Plazentainsuffizienz) und Blutungen (→ Abb. 54.3).In etwa 20 % der Fälle sind die Blutungen äußerlich nicht sichtbar, weil sich das Blut im Uteruskavum sammelt (→ Abb. 54.4). Bei entsprechendem Blutverlust entsteht eine Schocksymptomatik!

Therapie

Die Patientin ist akut bedroht! Sie wird umgehend aufgenommen und intensivmedizinisch betreut. Es besteht das Risiko eines Nierenversagens, Kreislaufversagens oder einer DIC. Das Ausmaß der Lösung kann sonografisch festgestellt werden.

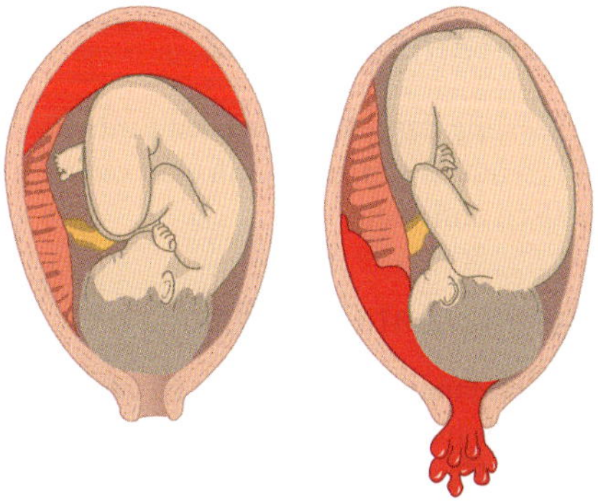

Abb. 54.4 Die Plazentalösung muss nicht unbedingt zu extravaginalen Blutungen führen, da sich das Blut auch im Uterus ansammeln kann!
a) Retroplazentar gelegenes Hämatom ohne vaginale Blutung. b) Vorzeitige Plazentalösung mit starker vaginaler Blutung [L138]

- Lebt das Kind noch und ist die Lösung nur leicht, wird zwischen der 28. und 34. SSW versucht, die Patientin so lange zu stabilisieren, bis eine Lungenreifeinduktion durchgeführt werden konnte.
- Nach der 34. SSW oder bei starker Lösung wird eine Notsectio durchgeführt, um das Kind zu retten.
- Ist der Fetus bereits verstorben, wird die Fruchtblase eröffnet und die vaginale Geburt eingeleitet, manchmal ist jedoch eine Sectio notwendig (geschlossener Muttermund, instabile Mutter). Postpartal ist das Risiko einer Uterusatonie und anderer Komplikationen erhöht.
- Tritt die Plazentalösung unter der Geburt auf, wird diese so schnell wie möglich beendet.

Größere Plazentalösungen sind für Mutter und Kind bedrohliche Krankheitsbilder mit einer perinatalen Mortalität von 5–10 %. Wichtigste Differenzialdiagnose ist die Placenta-praevia-Blutung.

Zusammenfassung

- Stärkere Blutungen in der Schwangerschaft, insbesondere in der Spätschwangerschaft, sind meist bedrohlich.
- Kann die Blutung nicht eingedämmt werden, ist eine sofortige Geburt anzustreben.
- Die plötzliche Blutung nach dem Blasensprung weist auf die Insertio velamentosa hin. Diese Plazentaanomalie wird aber normalerweise bereits präpartal sonografisch diagnostiziert.
- Stärkere Blutungen sind für Mutter und Kind lebensbedrohlich!

→ 55 Pathologie der Plazenta

Plazentainsuffizienz

Eine Störung der fetomaternalen Einheit, die Plazentainsuffizienz, kann akut oder chronisch auftreten.

Akute Plazentainsuffizienz

Akute Plazentainsuffizienz führt zu fetaler Hypoxie bis hin zum intrauterinen Fruchttod. Eine akute Plazentainsuffizienz kann jederzeit durch ein Vena-cava-Kompressionssyndrom, durch Placenta-praevia-Blutungen oder eine vorzeitige Plazentalösung entstehen. Unter der Geburt können ein sogenannter Wehensturm (Dauerkontraktion), Blutdruckabfall (z. B. nach einer PDA) oder ein Nabelschnurvorfall ursächlich sein. Auch eine Eklampsie oder eine Nabelschnurkompression führen zu diesem Bild. Hauptdiagnostikum ist das CTG. Stabilisierung des Fetus durch Sauerstoffgabe, Beckenhochlagerung, Notfalltokolyse und, bei fehlendem Erfolg der genannten Maßnahmen, die sofortige Sectio sind die einzigen Möglichkeiten, den Fetus zu retten.

Chronische Plazentainsuffizienz

Die chronische Plazentainsuffizienz äußert sich durch Wachstumsretardierung (→ Kap. 41, → Kap. 43) und pathologische Doppler-Befunde. Laut der aktuellen Leitlinie wird ein Fetus, der unterhalb der 10. Perzentile wächst, als **SGA** *(small for gestational age)* bezeichnet. Bei zusätzlich pathologischem Doppler der A. umbilicalis oder A. uterina oder nicht perzentilengerechtem Wachstum im Verlauf spricht man von **IUGR** *(intrauterine growth restriction).* Die **Ursachen** können sehr vielfältig sein. Mütterliche Erkrankungen wie Anämie, Diabetes, Infektionen, Rhesusinkompatibilität, Drogenabusus, Präeklampsie, Nikotinabusus, Kollagenose, SLE, Infektionen oder Niereninsuffizienz können Ursachen sein. Neben pathologischen Doppler-Befunden sind im Ultraschall oft Verkalkungsherde in der Plazenta darstellbar. CTG-Auffälligkeiten können auftreten.

Diagnostik

Neben der fetalen Biometrie (→ Kap. 41) spielt die Doppler-Sonografie eine herausragende Rolle in der Diagnostik. Untersucht werden:

- A. umbilicalis: Widerstandserhöhung, Blutflussverminderung oder -umkehr während der Diastole.
- A. cerebri media: Senkung des Widerstands, sog. Brain-Sparing-Effekt. Bei drohender Unterversorgung des Feten wird das Gehirn als priorisiertes Organ bevorzugt mit Nährstoffen versorgt.
- Ductus venosus: Eine fehlende A-Welle oder ein Reverse Flow der A-Welle sind Zeichen einer Azidämie des Feten und zeigen ein signifikantes Risiko eines intrauterinen Fruchttods an.

Weitere Hinweiszeichen in der Sonografie sind: reduzierte Fruchtwassermenge, strukturelle Plazentaveränderungen wie Infarkte, Lösungen, reduzierte Kindsbewegungen. Im CTG treten vermehrt Zeichen der fetalen Einschränkung auf (→ Kap. 60).

Therapie

Eine kausale Therapie ist nur selten möglich. Die **Doppler-Kontrollen** sollten je nach vorliegender Konstellation in wöchentlichen oder kürzeren Abständen erfolgen, unter Umständen sollte die Patientin stationär überwacht werden, um engmaschige CTG-Kontrollen zu ermöglichen. Bei drohender Entbindung vor der 34. + 0. SSW sollte rechtzeitig mit der fetalen **Lungenreifungsinduktion** mittels Betamethason-Injektion i. m. begonnen werden.

> Ein Management in einem Perinatalzentrum der Stufe I sowie ein enger Austausch bezüglich des optimalen Entbindungszeitpunktes zwischen Gynäkologie und Neonatologie sind zwingend notwendig.

Formanomalien der Plazenta

Man unterscheidet Störungen des Nabelschnuransatzes (seitlich, am Rand oder in den Eihäuten = Insertio velamentosa, → Kap. 54), der Form und der Zotteninvasionstiefe.

Anomalien der Form:

- Placenta biparta: zwei in etwa gleich große Plazentas
- Placenta succenturiata: eine oder mehrere Nebenplazentas
- Placenta membranacea: An manchen Stellen ist die Plazenta dünn und hautartig, unvollständige Zottenreduktion (→ Kap. 34) fern der Implantationsstelle. Es kann zu Blutungen ähnlich wie bei der Placenta praevia (→ Kap. 54) und Entwicklungsstörungen des Fetus kommen.

Störungen der Zotteninvasionstiefe:

- Placenta accreta: Die Zotten sind bis ans Myometrium gewachsen.
- Placenta increta: Die Zotten sind ins Myometrium eingewachsen.
- Placenta percreta: Die Zotten erreichen die Serosa des Uterus.

Während die meisten Formvarianten klinisch unbedeutend sind, führen einige (möglicherweise) zu schwerwiegenden Komplikationen. Dazu zählen: Placenta membranacea, Placenta accreta/increta/percreta (→ Kap. 67) und die Insertio velamentosa (→ Kap. 54).

Trophoblasterkrankungen

Trophoblasterkrankungen sind schwangerschaftsassoziierte Erkrankungen, die sich durch eine gestörte Trophoblastinvasion, zytogenetische Auffälligkeiten sowie eine mögliche Invasion auszeichnen.
Man unterscheidet Molenschwangerschaften von gestationsbedingten, trophoblastären Neoplasien (GTN) und benignen Läsionen.

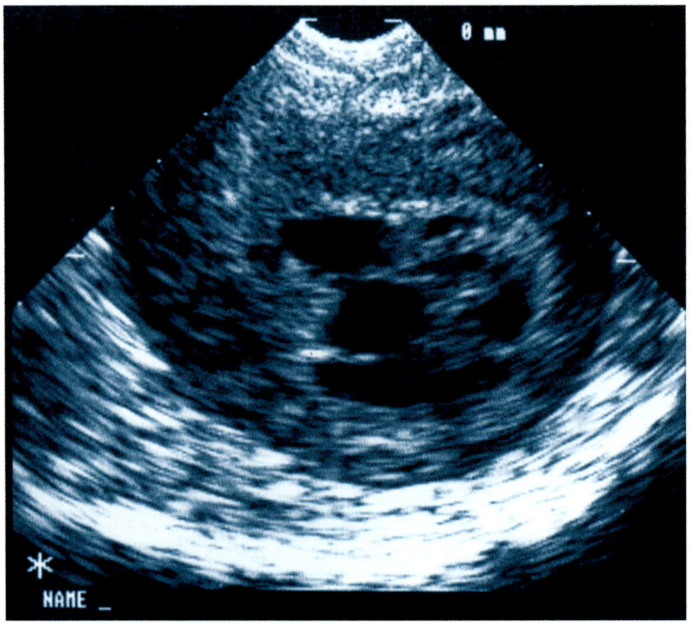

Abb. 55.1 Blasenmole im Ultraschall: typisches „Schneegestöber" [T192]

Tab. 55.1 Stadieneinteilung der GTN

Stadium	Kriterien
I	GTN auf den Uterus beschränkt
II	GTN überschreitet den Uterus, jedoch nicht die Grenzen des Genitales (→ Abb. 55.1)
III	Lungenmetastasen
IV	Alle anderen Fernmetastasen

Tab. 55.2 FIGO-Risikoscore für eine Chemotherapieresistenz bei GTN

SCORE	0	1	2	4
β-HCG im Serum (IU/ml)	< 10^3	10^3–10^4	10^4 –10^5	> 10^5
Anzahl der Metastasen	keine	1–4	5–8	> 8
Vorangegangene Schwangerschaft	Mole	Abort	Terminschwangerschaft	
Größte Tumorausdehnung	< 3 cm	3–5 cm	> 5 cm	
Lokalisation der Metastasen	Lunge, Vagina, Adnexe	Milz, Niere	GI-Trakt	ZNS, Leber
Zustand nach erfolgloser Chemotherapie	–	–	Monotherapie	≥ 2 Medikamente
Alter in Jahren	< 40	> 40		

Niedriges Risiko: 0–6, hohes Risiko: 7–12, sehr hohes Risiko: > 12

Molenschwangerschaften

Es werden komplette Blasenmolen von Partialmolen unterschieden.
Komplette Blasenmolen treten in 1 : 1.500–2.000 Schwangerschaften auf. Es finden sich histologisch weder embryonales Gewebe noch ein Dottersack oder eine Fruchthöhle. Das gesamte genetische Material des Zellkerns bei der kompletten Blasenmole ist väterlichen Ursprungs, vermutlich entsteht sie durch Befruchtung einer Eizelle mit fehlendem oder inaktivem Zellkern durch ein oder zwei Spermien mit haploidem Chromosomensatz.
In der Frühschwangerschaft fällt neben stark erhöhten HCG-Werten ein stark vergrößerter Uterus auf. Sonografisch zeigt sich ein diffus-wolkiges Bild des Endometriums (→ Abb. 55.1).
Eine **Partialmole** entsteht fast immer durch die Befruchtung einer haploiden Eizelle durch zwei haploide Samenzellen. Folglich haben Partialmolen fast immer einen triploiden Chromosomensatz. Falls in einer solchen Schwangerschaft ein Fetus angelegt ist, fällt dieser schon im ersten Trimenon durch eine stark erhöhte Nackentransparenz oder starke Wachstumsretardierung auf.
Die Therapie in beiden Fällen ist die vollständige Entfernung des Throphoblastgewebes aus dem Uterus. Anschließend müssen zwingend engmaschige HCG-Kontrollen durchgeführt werden, um eine Persistenz und damit einen Übergang in eine GTN auszuschließen bzw. zu erkennen. Zu diesem Übergang kommt es in 16–29 % der kompletten Basenmolen.

Gestationsbedingte trophoblastäre Neoplasie

Eine GTN kann nach Molenschwangerschaften (50 %), aber auch nach Aborten, Extrauteringraviditäten oder (selten!) nach Terminüberschreitungen einer physiologischen Gravidität auftreten.
Man unterscheidet die invasive Mole, das Chorionkarzinom, den Plazentabetttumor (PSTT) und den epitheloiden Trophoblasttumor (ETT).
Invasive Molen bezeichnen eine destruierend wachsende Sonderform der normalen Blasenmole (1 : 15.000). Diese kann bis in das Myometrium einwachsen und fernmetastasieren (15 % in Vagina und Lunge), obwohl sie als gutartig einzustufen ist. Diese destruierende Blasenmole wird mittels Chemotherapie behandelt. Beim Low-Risk-Typ reicht eine Monotherapie mit Methotrexat aus, beim High-Risk-Typ sollte eine Kombinationstherapie erfolgen.
Das **Chorionkarzinom** ist ein maligner Tumor der Chorionzotten, der häufig metastasiert. Die Metastasierung erfolgt bevorzugt in die Lunge (80 %), außerdem in Vulva und Vagina, ins kleine Becken bzw. in Leber und Gehirn.
Die Stadieneinteilung erfolgt jeweils nach Ausbreitung (→ Tab. 55.1).
Die **Prognose** ist insgesamt gut. Nach Chemotherapie werden Remissionsraten zwischen 75 % und 100 % erreicht, Ultima Ratio ist die Hysterektomie. Der HCG-Spiegel ist die sensitivste Methode, um den Therapiefortschritt zu überwachen. In den ersten 6 Monaten wird er alle 4 Wochen, anschließend alle 6–8 Wochen bis zum Ende des ersten Jahres kontrolliert. Die nächste Schwangerschaft ist frühestens 24 Monate nach Therapieende zu empfehlen.
Um die Prognose abzuschätzen, wurde ein Risikoscore von WHO und FIGO ausgearbeitet. Patientinnen mit einer Punktzahl von weniger als 7 Punkten gehören zum Niedrigrisikokollektiv (→ Tab. 55.2).
Indikationen für eine Chemotherapie Persistierendes oder wiederansteigendes HCG nach Blasenmole; invasive Blasenmole, Chorionkarzinom. Patientinnen mit einem niedrigen Risikoprofil erhalten eine Monotherapie mit Methotrexat (Heilungsrate nahezu 100 %). Patientinnen mit einem mittleren bis hohen Risiko benötigen eine Kombinationschemotherapie. Dies führt zu einem erhöhten Risiko (RR 4,6–16,6) für andere Malignome wie Melanom, Mammakarzinom, Adenokarzinome oder AML.
Ein **Plazentabetttumor** oder ein **epitheloider Trophoblasttumor** müssen mittels Hysterektomie und in hohen Tumorstadien mittels adjuvanter Chemotherapie behandelt werden.

Zusammenfassung

- Als „Trophoblasterkrankungen“ werden Molenschwangerschaften, gestationsbedingte trophoblastäre Neoplasien (GTN) und benigne Läsionen bezeichnet.
- Man unterscheidet komplette Blasenmolen von Partialmolen.
- Die destruierende Blasenmole kann sich kontinuierlich oder metastatisch auch außerhalb des Uteruskavums ausbreiten.
- Das Chorionkarzinom entwickelt sich nach normaler Schwangerschaft, Blasenmole oder Abort. Die Prognose ist gut.
- Die akute bzw. chronische Plazentainsuffizienz führt zur Sauerstoffmangelversorgung des Fetus.

→ 56 Extrauteringravidität (EUG)

Nistet sich die Frucht nicht in der Dezidua des Cavum uteri ein, spricht man von einer „extrauterinen Gravidität" („ektope Gravidität" oder „EUG"). Betroffen ist eine von 100 Geburten. Die Häufigkeit der EUG hat in den letzten Jahren zugenommen. Dafür werden zum einen die Zunahme der Risikofaktoren, zum anderen die verbesserte Diagnostik verantwortlich gemacht.

Ätiologie und Pathogenese

Unabhängig, wo sich die befruchtete Eizelle befindet, nistet sie sich ein, sobald sie ein bestimmtes Entwicklungsstadium erreicht hat (→ Abb. 56.1). Ursache einer ektopen Gravidität ist also in erster Linie eine Störung des normalen Transportmechanismus. Eine vorausgegangene Adnexitis, Endometriose und Operationen im Becken können zu Verwachsungen im Bauchraum führen, welche die Tubenfunktion einschränken. Als besonderer Risikofaktor können v. a. Operationen an den Tuben (Sterilitätsbehandlung, EUG-OP) angesehen werden. Das EUG-Risiko hängt vom Ausmaß der tubaren Schädigung ab. Bei IUP-Trägerinnen wurde eine 4- bis 5-fach erhöhte Inzidenz festgestellt. Bei Verwendung von IUPs (→ Kap. 12) der neuen Generation (gestagenhaltig) besteht dieses Risiko aber nicht. Die EUG entwickelt sich am häufigsten in der Tube. Löst sich die Frucht, kann dies, v. a. bei fimbriennahem Sitz der EUG, zum **Tubarabort** führen (→ Abb. 56.2). Die Frucht „fällt" aus der Tube heraus. Anschließend wird das Schwangerschaftsmaterial entweder resorbiert oder es reimplantiert sich (abdominale EUG). Eine abdominale EUG kann aber auch primär entstehen. Das tubare Wachstum der Frucht kann zur **Tubarruptur** führen (→ Abb. 56.2). Dies ereignet sich v. a. bei isthmischem oder ampullärem Sitz. Die Tubenruptur ist wegen meist begleitender starker Blutungen ein lebensbedrohlicher Zustand!
Eine **Zervixgravidität** entwickelt sich bei Endometriumveränderungen (z. B. nach Ausschabung oder Endometriose); der Keimling kann sich nicht im Kavum einnisten und „rutscht" in die Zervix. Als **„intramurale Gravidität"** wird die Einnistung der Frucht in das Myometrium bezeichnet. Wächst die Frucht, besteht die Gefahr der Uterusruptur. Prädisponierend sind eine Adenomyosis uteri oder Z. n. Uterusverletzungen oder OPs.

Die **EUG** entwickelt sich an **verschiedenen Orten** in **unterschiedlicher Häufigkeit:**

- Tuben (Eileiterschwangerschaft): 98 %, davon
  - Ampullärer Teil: 80 %
  - Isthmus: 5 %
  - Fimbrienende: 8 %
  - Fimbrientrichter: 4 %
  - Tubenwinkel (interstitiell): 3 %
- Die übrigen 2 % verteilen sich auf Ovar, Bauchhöhle, Zervix, intramurale Gravidität.

Klinik

Eine EUG kann sich sehr vielseitig präsentieren. Geht die Frucht aufgrund von Ernährungsstörungen zugrunde (meist in der 5. SSW p. c.), stehen uncharakteristische Unterbauchschmerzen und uterine Blutungen im Sinne einer Hormonentzugsblutung im Vordergrund. Findet die Frucht günstigere Bedingungen vor, wächst sie jedoch weiter. Eine Tubenruptur imponiert mit dem Bild eines akuten Abdomens. Der starke Blutverlust ruft einen Schock hervor.

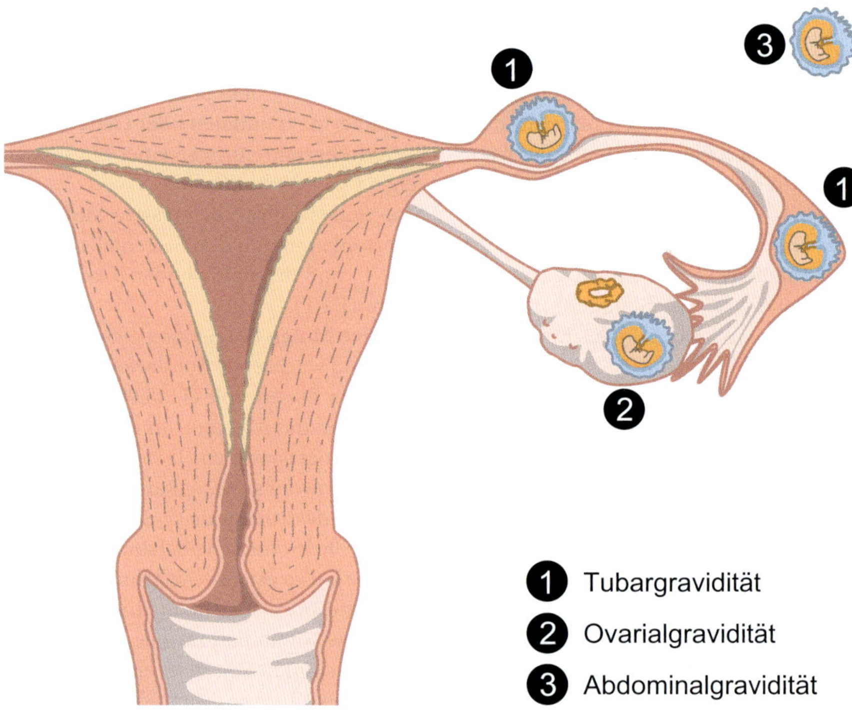

Abb. 56.1 Mögliche Lokalisationen der EUG: Am häufigsten ist die Tubargravidität. [L138]

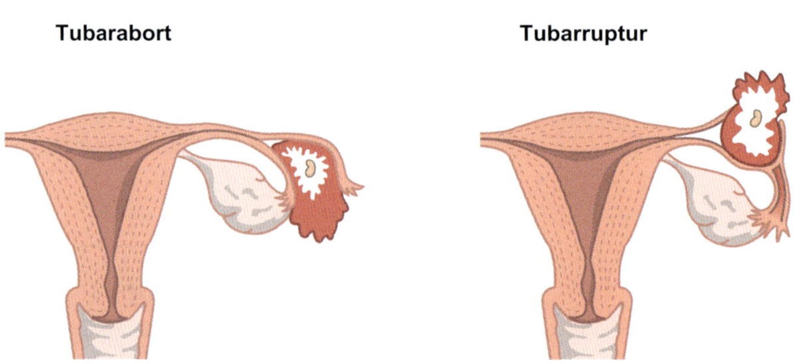

Abb. 56.2 Unterschied zwischen Tubarabort und Tubarruptur [L138]

Diagnostik

Charakteristisch sind langsam zunehmende Unterbauchschmerzen nach kurzfristiger sekundärer Amenorrhö. Die typische EUG-Patientin hat anamnestisch Adnexitiden oder Unterbauchoperationen und wünscht sich Kinder (d.h., sie verhütet nicht). Alle vaginalen Manipulationen (Ultraschall und manuelle Untersuchung) müssen mit äußerster Vorsicht durchgeführt werden, um keine Tubarruptur zu induzieren!
Hinweise liefert v.a. der HCG-Titer in Verbindung mit der Ultraschalluntersuchung: In der normalen Frühschwangerschaft verdoppelt sich der HCG-Spiegel etwa alle 48 h, im Rahmen einer EUG liegen die Werte niedriger. Ab einem HCG-Spiegel von 800–1.200 IE/l sollte die Frucht intrauterin sonografisch darstellbar sein. Vorsicht ist geboten, um den sog. Pseudogestationssack (fruchtblasenähnliche Struktur im Cavum uteri) nicht mit einer Fruchtanlage zu verwechseln. Bestehen Zweifel, sollten die Adnexe auf Raumforderungen abgesucht werden. Freie Flüssigkeit im Bauchraum ist ein Hinweis auf eine abgelaufene Tubarruptur oder einen Tubarabort. Die klinische Untersuchung ergibt ein druckschmerzhaftes, evtl. vergrößertes Adnexum, Abwehrspannung und einen Portioschiebeschmerz.

> Besteht das Bild eines akuten Abdomens, sind klinische Untersuchungen wenig ergiebig! Die zuverlässigste Methode, eine EUG zu diagnostizieren, ist die Laparoskopie. Bei akutem Abdomen und sehr ausgeprägter Schocksymptomatik wird eine Laparotomie vorgezogen.

Differenzialdiagnose

Wichtige Differenzialdiagnosen sind: akute Appendizitis (→ Kap. 52), Adnexitis (→ Kap. 17), stielgedrehte Ovarialzyste (→ Kap. 25), Abort (→ Kap. 57), Pyelonephritis, Nierensteine, Zystitis (Ausschluss durch Urinsedimentuntersuchung), entzündliche Darmerkrankungen (Morbus Crohn, Colitis ulcerosa) und Endometriose (→ Kap. 23).

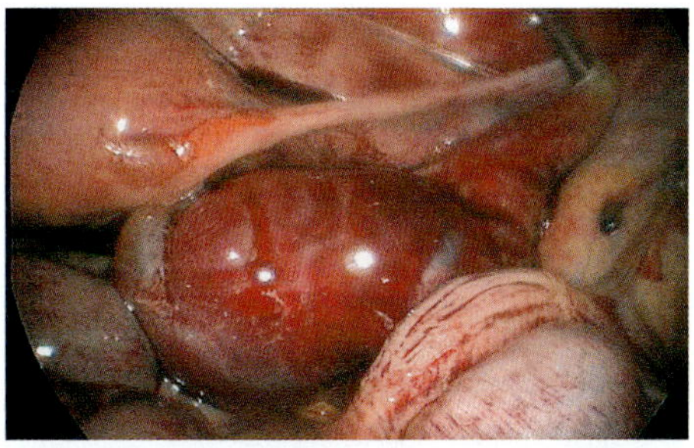

Abb. 56.3 Ampulläre Tubargravidität. Intraoperativer Situs bei Laparoskopie [M452]

> Eine Appendizitis oder eine Zystenstieldrehung können auch in der Schwangerschaft auftreten! Der β-HCG-Spiegel ist deshalb nicht zur Differenzialdiagnose geeignet!

Therapie

Glücklicherweise werden in Deutschland EUGs meist diagnostiziert, bevor eine Tubarruptur eingetreten ist. Hat die Patientin leichte bis mittelstarke Beschwerden, wird eine Laparoskopie durchgeführt (→ Abb. 56.3). Asymptomatische Patientinnen können auch medikamentös behandelt werden. Heutzutage wird eine Laparotomie sehr selten notwendig, um die Blutung zu stillen.

Laparoskopische Verfahren

Im Rahmen der Salpingotomie wird das Schwangerschaftsgewebe möglichst schonend aus der Tube entfernt. Zu diesem Zweck wird die Tube längs eröffnet und das Gewebe wird entweder mit Wasser herausgespült oder -gesaugt. Das Vernähen der Tube ist nur bei Blutungen nötig. Die Salpingotomie ist mit einer erhöhten Rezidivrate (≈ 15 %) behaftet, da der Eingriff zu Verwachsungen führen kann. Es ist sorgfältig darauf zu achten, kein Schwangerschaftsgewebe übrig zu lassen oder im Bauchraum zu verteilen, da sich dieses wieder ansiedeln könnte, was immerhin in ca. 5 % der Fälle auftritt!
Wird die Tube in toto entfernt, nennt man das Salpingektomie. Dies ist bei abgeschlossener Familienplanung, sehr ausgedehntem Befund und bei starken Blutungen sinnvoll.

Medikamentöse Therapie

In frühen, symptomlosen Stadien wird das Absterben des Schwangerschaftsprodukts medikamentös induziert. Das Gewebe wird anschließend resorbiert. Prostaglandin $F_2\alpha$, Methotrexat oder hyperosmolare Glukoselösung werden laparoskopisch direkt in die Frucht injiziert oder Methotrexat wird systemisch verabreicht (i.v. oder i.m.). Wird ohnehin eine diagnostische Laparoskopie durchgeführt, ist die erste Methode vorzuziehen, da sie insgesamt nebenwirkungsärmer für die Mutter ist. Die systemische Applikation ist geeignet, wenn die Diagnose durch nichtinvasive Verfahren ausreichend gesichert werden konnte.
Gegenüber den operativen Verfahren hat die medikamentöse Therapie insgesamt eine geringere Rezidivrate. Sie ist jedoch mit größerer Unsicherheit behaftet. Eine motivierte Patientin, die regelmäßige Nachkontrollen wahrnimmt, ist unabdingbare Voraussetzung! In etwa 15 % der Fälle wird eine Nachoperation notwendig.

Weiteres Vorgehen

Der β-HCG-Spiegel wird so lange beobachtet, bis er unter die Nachweisgrenze fällt. Ist dies nicht der Fall, ist nach EUG-Resten zu suchen. Rhesus-negativen Frauen wird eine Rhesusprophylaxe (→ Kap. 51) verabreicht.

> Unabhängig davon, welche Therapiemöglichkeit gewählt wird, muss der β-HCG-Spiegel beobachtet werden, bis er unter die Nachweisgrenze fällt!

Zusammenfassung

- Eine EUG entsteht bei Störungen des normalen Transportprozesses der Frucht zum Cavum uteri.
- 99 % aller EUGs sind in den Tuben lokalisiert.
- Die Symptome reichen von leichten Unterbauchbeschwerden bis zum akuten Abdomen nach kurzfristiger sekundärer Amenorrhö (6–8 Wochen).
- Die Diagnose wird durch Ultraschall, β-HCG-Test und Laparoskopie gestellt.
- Die Laparotomie wird bei akutem Abdomen mit Schocksymptomatik den laparoskopischen Verfahren vorgezogen. Medikamente werden nur bei beschwerdefreien Patientinnen eingesetzt.

→ 57 Fehlgeburt (Abort)

Von einer „Fehlgeburt" (Abort) spricht man, wenn die Fruchtanlage vor der 24. SSW ausgestoßen wird (→ Abb. 57.1). Man unterscheidet „natürliche" Ursachen (Spontanabort) und künstliche Ursachen (artifizieller Abort, → Tab. 57.1). Nach der 24. SSW bzw. bei einem Gewicht > 500 g spricht man von einer „Früh-" oder „Totgeburt".
Etwa 50 % aller Aborte treten in den ersten 12 SSW auf und werden als „Frühabort" bezeichnet. Sie sind meistens auf chromosomale Störungen (→ Kap. 44) der Frucht zurückzuführen. Aborte treten in etwa einem Drittel aller Schwangerschaften auf.

Formen

→ Abb. 57.2.

Drohender Abort

Der drohende Abort **(Abortus imminens)** ist gekennzeichnet durch vaginale Blutungen bei geschlossenem Zervikalkanal, vitaler Frucht und fehlenden Infektanzeichen.

Tab. 57.1 Mögliche Ursachen eines Aborts

Mütterliche Ursachen	Genitalfehlbildungen, Zervixinsuffizienz, Infektionen, Diabetes, Hypothyreose, Gelbkörperinsuffizienz, Traumen, Anämie, Intoxikationen, Blutgruppeninkompatibilität rtc.
Fetoplazentare Ursachen	Chromosomenaberrationen (50–70 % aller Aborte!), Trophoblastenanomalien, Nidationsstörungen
Spermatogene Ursachen	genetische oder strukturelle Anomalien
Artifizielle Ursachen	Medikamente, Strahlen, Impfungen

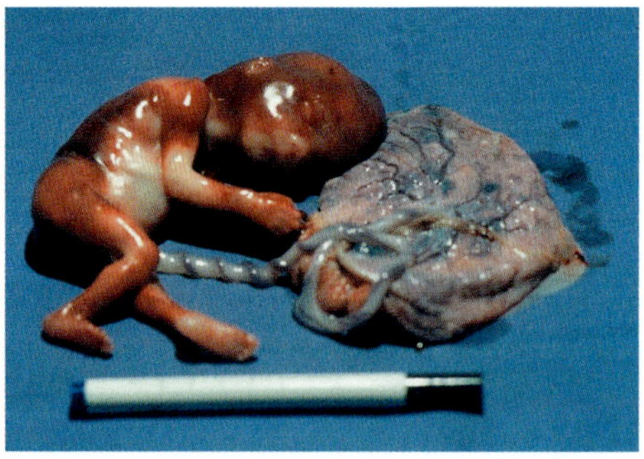

Abb. 57.1 Abort in der 16. SSW: Der Stift ist 14 cm lang. [M436]

Therapie Die Schwangere sollte Bettruhe einhalten. Bei starken Blutungen oder sonografisch nachweisbaren retroplazentaren Hämatomen oder anderen Lösungszeichen der Plazenta wird sie stationär aufgenommen. Ab der 23.–24. SSW werden Magnesium und tokolytische Medikamente (→ Kap. 53) verabreicht. Gegebenenfalls wird die Ursache bekämpft (z. B. Gestagensubstitution bei Gelbkörperinsuffizienz).

Beginnender und abgelaufener Abort

Ist das Abortgeschehen nicht mehr aufhaltbar, spricht man von **„Abortus incipiens"**, dem beginnenden Abort. Dies ist der Fall, wenn die Frucht bereits abgestorben ist (keine Herzaktion nachweisbar) und/oder der Zervikalkanal für einen Finger durchgängig geworden ist. Die Frauen verspüren wehenähnliche Unterbauchschmerzen.

Klinik und Diagnostik

Hat ein Abort bereits stattgefunden, wird über stattgehabte starke vaginale Blutungen und wehenartige Unterbauchschmerzen berichtet. Diese Symptome gehen zurück, sobald das Schwangerschaftsgewebe ausgestoßen ist. Bei der Untersuchung findet man das Material in der eröffneten Zervix oder der Scheide oder die Patientinnen berichten, dass sie dessen Abgang beobachtet haben. Es kommt jedoch vor, dass das Gewebe abgeht, ohne dass die Schwangere dies bemerkt. Im Cavum uteri ist sonografisch keine Fruchtanlage nachweisbar und der β-HCG-Spiegel sinkt während der folgenden Tage. Differenzialdiagnostisch muss an eine EUG gedacht werden.
Bis zur 24. SSW ist davon auszugehen, dass sich die unreife Plazenta nicht vollständig gelöst hat **(Abortus incompletus).** Die Praxis hat jedoch gezeigt, dass sehr frühe Aborte oft komplett ablaufen können und eine Abrasio nicht nötig ist. Das Kavum wird sonografisch überprüft und der HCG-Titer bestimmt.

Missed abortion

Der verhaltene Abort ist i. d. R. symptomlos. Die Frucht ist abgestorben, bleibt aber im Uterus. Oft wird ein solcher Abort erst in den Routineuntersuchungen festgestellt. Sonografisch zeigt sich eine für das Schwangerschaftsalter kleine Fruchtanlage ohne Vitalitätszeichen, der Zervikalkanal ist jedoch geschlossen. Man spricht von einem **Dead-Fetus-Syndrom,** wenn sich nach Einschwemmung thromboplastinhaltigen Materials aus der toten Frucht in den mütterlichen Kreislauf eine disseminierte intravasale Gerinnung (DIC) entwickelt. Dies kann auftreten, wenn der tote Fetus mehr als 5 Wochen im Uterus verbleibt.

Abortus febrilis

Ein Abort kann durch Fieber bis hin zur Sepsis kompliziert werden. Der Abortus febrilis wird meist durch Infektion des Endometriums und der Fruchthöhle ausgelöst. Typische Erreger sind Staphylokokken,

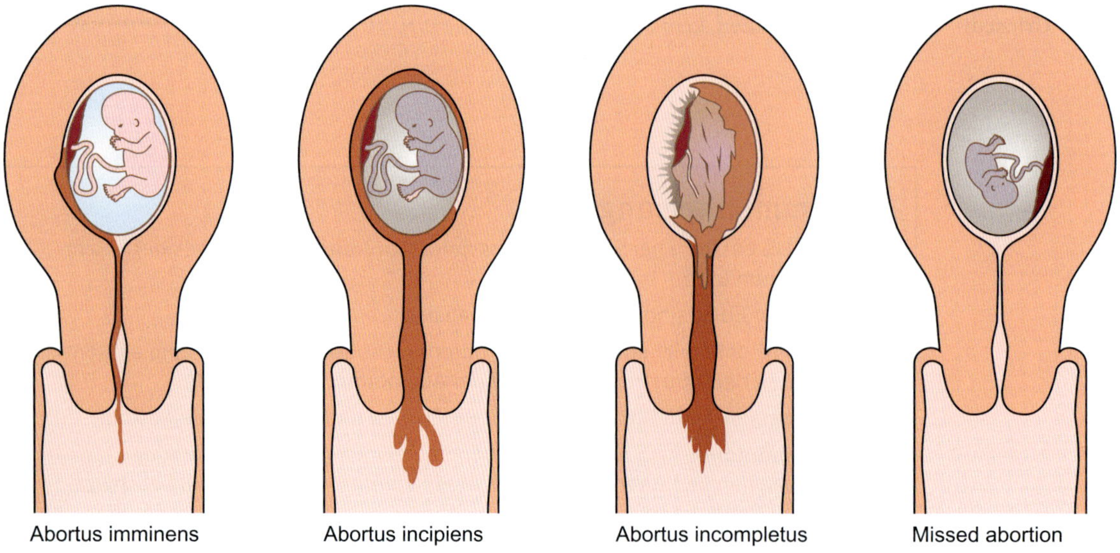

Abb. 57.2 Abortformen [L234]

Streptokokken, *E. coli* und Clostridien. Häufig sind solche Infektionen nach unprofessionellen Schwangerschaftsabbrüchen (bzw. Versuchen), also hauptsächlich in Ländern, in denen Schwangerschaftsabbrüche nicht toleriert werden. Man unterscheidet:

- **Febriler Abort** (Temperatur < 39 °C) mit Schüttelfrost, Unterbauchschmerzen und Portioschiebeschmerz
- **Septischer Abort** (Temperatur > 39 °C) mit eitrigem Fluor und/oder Fruchtwasser, schwerem Krankheitsbild, evtl. DIC durch Endotoxine, evtl. Peritonitis

> Die Mortalität des septischen Aborts beträgt 50–80 %!

Therapie

Die Behandlung der Infektion steht an erster Stelle. Hochpotente Antibiotika und Volumensubstitution stehen im Vordergrund. Die Vitalparameter, der Wasser- und Elektrolythaushalt und das Gerinnungssystem werden engmaschig überwacht. Ist der Zustand der Patientin stabilisiert, wird eine Kürettage durchgeführt.

Habitueller Abort

Treten drei oder mehr Aborte infolge auf, spricht man von „habituellem Abort".
Die genauen Ursachen können nur selten festgestellt werden. Es wird eine multifaktorielle Ätiologie angenommen. Frühaborte werden meist durch Chromosomen- oder Trophoblastenstörungen verursacht, Spätaborte durch funktionelle und/oder anatomische Störungen, sehr oft auch durch Infektionen (→ Kap. 47) oder unerkannte Blutgruppeninkompatibilitäten (→ Kap. 51).

Therapie

Können Ursachen festgestellt werden, so werden sie – wenn möglich – behandelt. Therapeutisch werden Progesteronzäpfchen, Magnesium und Immunglobulininfusionen eingesetzt. Die Wirksamkeit dieser Maßnahmen ist nicht bewiesen, jedoch helfen sie sehr oft. Dies kann auch auf eine Art Placeboeffekt zurückzuführen sein. Weitere Maßnahmen können sein:

- Prophylaktische Zerklage: Die Zerklage wird normalerweise im höheren Schwangerschaftsalter zur Prophylaxe einer Frühgeburt durchgeführt. Die Zervix wird mechanisch verengt, der Muttermund ist aber nicht vollständig verschlossen. Kein Schutz gegen Infektionen! Ihre Wirksamkeit ist umstritten.
- Totaler Muttermundsverschluss: Eine Indikation für dieses Verfahren sind rezidivierende Spätaborte nach Infektionen. In Kurznarkose oder PDA wird der Muttermund zugenäht. Die Aszension von Keimen wird durch den kompletten Verschluss verhindert. Einsatz v. a. in der 14.–18. SSW.

Habituelle Aborte sind sehr belastend für die Patientin, ihren Partner und das gesamte Umfeld. Leider kann nur sehr selten Abhilfe geschaffen werden. Gemeinsam mit der Patientin sollte eine „Deadline" festgelegt werden. Ab einer gewissen Anzahl von Aborten sollte von weiteren Schwangerschaften abgesehen werden. Eventuell kommt für das Paar eine Adoption infrage.

Instrumentelle Kürettage

Die instrumentelle Kürettage dient der Entfernung des (restlichen) Schwangerschaftsgewebes aus dem Uterus.
Ist die Zervix noch nicht ausreichend eröffnet, wird die Dilatation des Zervikalkanals durch Prostaglandinzäpfchen erleichtert. Ist der Fetus noch nicht ausgestoßen (z. B. bei Missed abortion), wird nach der 12. SSW die Ausstoßung durch weitere Prostaglandinapplikation gefördert und erst anschließend kürettiert. Die Kürettage selbst wird in Narkose durchgeführt (Periduralanästhesie oder Vollnarkose), während der Austreibungsphase ist jedoch auf ausreichende Schmerzbekämpfung zu achten. Die Schwangeren werden i. d. R. im Kreißsaal von einer Hebamme betreut. Bei eröffnetem Muttermund kann die Uteruskontraktion durch Oxytocin unterstützt werden. Dies wird auch bei „einfachen" Kürettagen perioperativ angewendet.

> Bei allen rhesus-negativen Frauen muss anschließend eine Rhesusprophylaxe durchgeführt werden.

Zusammenfassung

- Als „Abort" werden eine Beendigung der Schwangerschaft vor der 24. SSW bzw. eine Geburt eines Kindes von unter 500 g Gewicht bezeichnet.
- Frühaborte (< 12. SSW) sind häufiger als Spätaborte und resultieren oft aus fetalen Chromosomenaberrationen.
- Bei drohendem Abort steht die Beseitigung der Ursache im Vordergrund. Bettruhe ist indiziert.
- Nach einem Abort wird eine instrumentelle Kürettage durchgeführt, um Reste des Schwangerschaftsmaterials zu entfernen. Der Uterus ist aufgelockert und kann dabei leicht perforiert werden.
- Vor der Kürettage wird die Austreibung der Frucht (> 12. SSW) angestrebt. Hierzu werden lokal Prostaglandine verabreicht.

Geburtsrelevante Grundlagen

Die Spontangeburt ist ein Prozess, in dessen Verlauf uterine Kontraktionen (Wehen) die Zervix dilettieren und das Kind durch den Geburtskanal treiben, bis es den Mutterleib verlässt.

Der Geburtskanal

Der Geburtskanal besteht aus dem kleinen Becken und dem Weichteilkanal. Das Kind wird mittels der Geburtskräfte (Wehen) durch den Geburtskanal gepresst.

Das knöcherne Becken

Das knöcherne Becken wird in drei Ebenen unterteilt (→ Abb. 58.1 und → Abb. 58.2).

- **Beckeneingangsebene (BE):** Zwischen Symphyse und Promontorium liegt der querovale Beckeneingang. Der kleinste Durchmesser der BE beträgt ≈ 12 cm (Conjugata vera obstetrica), den größten Durchmesser nennt man „Diameter transversalis" (≈ 13 cm). Die beiden schrägen Durchmesser betragen etwa 12 cm (Diameter obliqua I + II). Die Beckeneingangsebene endet auf Höhe der Linea terminalis.
- **Beckenmitte (BM):** Die Beckenhöhle ist nahezu rund. Vorn liegt die Symphyse, hinten das Steißbein und an den Seiten liegen die Spinae ischiadicae. Der Durchmesser beträgt etwa 11–12 cm. Im Bereich der Spinae verengt sich die Beckenhöhle (Beckenenge) auf ca. 10,5 cm.
- **Beckenausgangsebene (BAE):** Die Beckenausgangsebene wird seitlich durch die Levatorschenkel begrenzt. Unter der Geburt erweitert sich ihr Längsdurchmesser von 9 cm auf ca. 11–12 cm durch Umklappen des Steißbeins nach dorsal.

Der Weichteilkanal

Der Weichteilkanal besteht aus dem unteren Uterinsegment, Zervix, Vagina und Beckenboden. Die sog. Führungslinie verbindet die Mittelpunkte aller Beckenmaße und beschreibt den Geburtsweg des Kindes. Sie verläuft bis zur Beckenenge gerade und dann gebogen um die Symphyse.
Sowohl der Kopf als auch der Schultergürtel des Kindes sind oval geformt, jedoch im rechten Winkel zueinander. Um den querovalen Eingang und später den längsovalen Beckenausgang passieren zu können, dreht sich das Kind zweimal passiv während der Geburt. An der kleinsten Stelle beträgt der kindliche Kopfdurchmesser etwa 9,5 cm, an der größten 13,5 cm. Bei der normalen Geburt geht der kleinste Durchmesser, das Hinterhaupt, voran.

Geburtskräfte (Wehen)

Es werden folgende Wehenformen unterschieden:

- **Schwangerschaftswehen:** Als „Alvarez-Wellen" werden lokale Kontraktionen hoher Frequenz und niedriger Intensität (10–15 mmHg) bezeichnet. Braxton-Hicks-Kontraktionen treten in unregelmäßigen Abständen in etwas höherer Intensität auf (→ Abb. 58.3). Sie nehmen gegen Ende der Schwangerschaft zu.
- **Senkwehen:** unregelmäßige Wehen 3–4 Wochen vor der Geburt, die das Eintreten des Kindskopfs in das Becken verursachen
- **Vorwehen:** Sie treten in den letzten Tagen vor der Geburt auf. Vorwehen dienen der richtigen Einstellung des Kindskopfs im Becken. Sie können bis zu 6- bis 12-mal pro Stunde auftreten und sehr schmerzhaft sein!
- **Eröffnungswehen:** regelmäßige zervixwirksame Wehen. Anfangs treten sie etwa alle 10 min auf, später alle 2–3 min. Der Druck beträgt etwa 40–50 mmHg
- **Austreibungswehen:** regelmäßige (alle 2–3 min), kräftige Wehen (≈ 60 mmHg) nach Eröffnung des Muttermunds. Stärke und Häufigkeit dieser Wehen nehmen im Verlauf zu.
- **Presswehen:** Werden die Austreibungswehen durch aktives Pressen der Gebärenden unterstützt, bezeichnet man sie als „Presswehen". Sie erreichen bis zu 200 mmHg.
- **Nachgeburtswehen:** Sie dienen der Austreibung der Plazenta.
- **Nachwehen:** Lokale Kontraktionen des Uterus helfen, die Blutungen zu stillen. Sie können besonders nach der Geburt des zweiten Kindes sehr schmerzhaft sein.

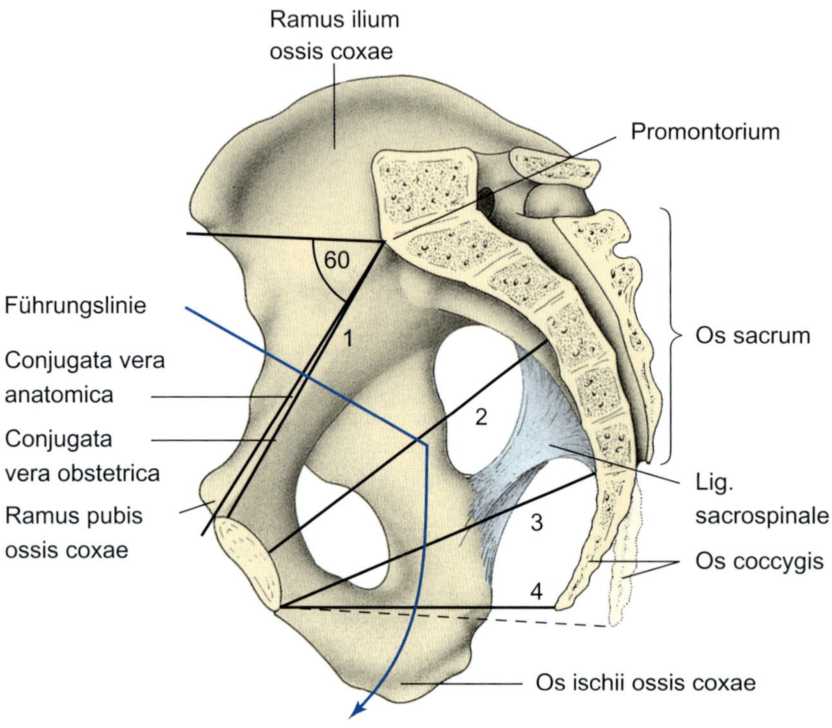

Abb. 58.1 Die Beckenebenen: 1 = Beckeneingang, 2 = Beckenmitte, 3 = Beckenenge, 4 = Beckenausgang [L234]

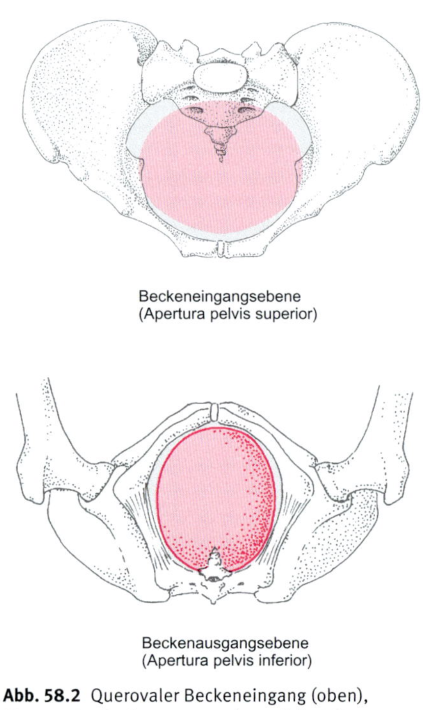

Abb. 58.2 Querovaler Beckeneingang (oben), längsovaler Beckenausgang (unten) [L190]

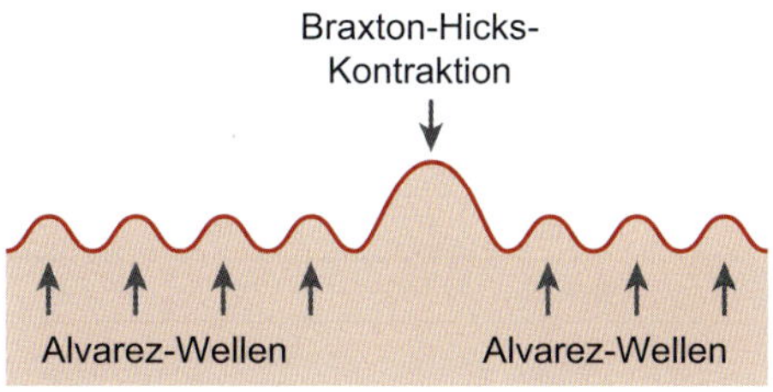

Abb. 58.3 Alvarez-Wellen und Braxton-Hicks-Kontraktionen im CTG [L231]

Tab. 58.1 Mögliche Ursachen einer echten Wehenschwäche

Primäre Wehenschwäche	Sekundäre Wehenschwäche
Medikamente (Narkotika, Sedativa)	Erschöpfung
volle Harnblase	volle Harnblase
Wehenbildungsstörungen	Überdehnung
Überdehnung des Uterus (Mehrlinge, großes Kind etc.)	
Physiologisch ist eine kurze Wehenschwäche nach dem Blasensprung und nach einer Periduralanästhesie.	

Die einzelne Wehe unterteilt man in eine Anstiegsphase, einen Höhepunkt und eine langsame Abstiegsphase. Insgesamt dauert sie physiologischerweise zwischen 30 und 60 s, max. jedoch 90 s. Die Kontraktionen entstehen am Fundus, meist in einer Tubenecke. Man unterscheidet den aktiven Uterusteil, der sich kontrahiert, und den passiven Uterusteil (unteres Segment und Zervix). Auf diesen wird durch die Kontraktion Zug ausgeübt, sodass sich der Zervikalkanal eröffnet. Am Übergang zwischen diesen Uterusteilen kann man einen Kontraktionsring – die Brandl-Furche – abdominal ertasten.

Echte Wehenschwäche

Wenn die Wehen zu selten (< 3/10 min), zu schwach (< 60 mmHg) und/oder zu kurz (< 30 s) sind, können sie keinen Geburtsfortschritt bewirken.
Man unterscheidet die primäre Wehenschwäche, bei der die Wehen von Anfang an unzureichend sind, und die **sekundäre Wehenschwäche,** bei der nach erst guter Wehentätigkeit diese abnimmt. Mögliche Ursachen zeigt → Tab. 58.1.

Bei primärer Wehenschwäche sollte ein Missverhältnis zwischen dem Kind und dem Geburtskanal (→ Kap. 63) ausgeschlossen werden.

Therapie

Konservative Maßnahmen beinhalten die Kontrolle der Blasenfüllung (ggf. Katheter). Ein warmes Bad und/oder ein Einlauf können die (primäre) Wehentätigkeit anregen. Bei Erschöpfung der Gebärenden hilft eine Glukoseinfusion (5 %).
Hilft dies nicht weiter, wird ein Oxytocintropf angelegt (6 IE auf 500 ml Elektrolytlösung), zu Beginn mit einer Menge von 10 ml/h, die etwa alle 10–20 min unter CTG-Kontrolle gesteigert wird. Kontraindikationen sind ein pathologisches CTG, Missverhältnis und geburtsunmögliche Lagen.

Hypertone Wehenschwäche

Bei einer hypertonen Wehenschwäche sind Frequenz, Dauer und Stärke der Wehen normal und der Basaltonus erhöht, die Wehentätigkeit ist jedoch durch unkoordinierte Wehen uneffektiv. Durch den erhöhten Basaltonus kann es zu einer Minderversorgung des Kindes kommen.

Therapie

Der erhöhte Basaltonus kann durch Kurzzeittokolyse gesenkt werden. Wehenfördernde Mittel (Oxytocin) können nach Senkung des Basaltonus eingesetzt werden. Analgetika und ggf. eine Periduralanästhesie (→ Kap. 70) werden je nach Bedarf großzügig eingesetzt.

Wehensturm (hyperaktive Wehentätigkeit)

Bei einem Wehensturm sind die Wehen zu stark (> 80–90 mmHg) und/oder zu häufig (> 4–5/10 min). Er kann durch Überdosierung von Wehenmitteln, zu hohe endogene Oxytocinproduktion oder geburtsmechanische Probleme entstehen. Bei mechanischen Ursachen droht eine Uterusruptur!
Niedrig dosierte Tokolytika werden ggf. mit Oxytocin kombiniert infundiert. Dies führt meist zu einer Senkung der Frequenz bei guter Wehenstärke.

Zusammenfassung

- Der Geburtskanal besteht aus dem knöchernen Becken und dem Weichteilkanal aus Vagina und Beckenboden.
- Das knöcherne Becken wird in drei Ebenen unterteilt: Eingangsebene, Mittelebene und Ausgangsebene.
- Die Beckeneingangsebene ist queroval, die Beckenmitte rund und der Beckenausgang längsoval.
- Die Wehen sind synchronisierte Kontraktionen des Myometriums, die den Muttermund eröffnen und die Frucht aus dem Leib herauspressen.
- Man unterscheidet nach Form und Funktion verschiedene Wehenarten, außerdem die Wehenschwäche (nicht funktionelle Wehen) und den Wehensturm.

→ 59 Die regelhafte Geburt

Man spricht von einer „regelhaften Geburt", wenn ein reifes, normgewichtiges Kind (2.500–4.000 g) zwischen der vollendeten 37. und 42. SSW aus vorderer Hinterhauptslage spontan geboren wird. Das Kind liegt entweder mit dem Rücken nach links (1. Lage) oder nach rechts (2. Lage) (→ Kap. 64).

Tab. 59.1 Bishop-Score (Zervixscore)

Befunde	0 Punkte	1 Punkt	2 Punkte	3 Punkte
Portiostand	sakral	mediosakral	zentriert, in der Führungslinie	
Portiolänge	2 cm	1 cm	½ cm	verstrichen
Portiokonsistenz	derb	mittel	weich	
Muttermundsweite	geschlossen	1 cm	2 cm	3 cm
Leitstelle des VT	2 cm über der Interspinalebene	1 cm über der Interspinalebene	1–2 cm unter der Interspinalebene	

Geburtsbereitschaft

Klassisches Zeichen für die bevorstehende Geburt ist der Abgang eines meist blutigen Schleimpfropfs, der während der Schwangerschaft die Zervix abdichtet. Dies wird „Zeichnen" genannt. Weitere Zeichen sind Wehen und der Abgang von Fruchtwasser. Die **Geburtsreife** wird durch folgende Parameter beurteilt:

- **Senkung des Fundus:** In den letzten 3–4 Wochen vor der Geburt verkleinert sich der Symphysen-Fundus-Abstand durch das Eintreten des Kindes in das Becken.
- **Eintritt des Kopfes in das Becken:** Der Kopf des Kindes tritt bei Erstgebärenden etwa in der 37. SSW in das Becken ein, bei Mehrgebärenden ist es aber nicht ungewöhnlich, wenn der Kopf am Termin noch über dem Becken steht.
- **Vorwehen und Senkwehen** (→ Kap. 58)
- **Bishop-Score:** Zervixbeschaffenheit, Muttermundweite und Höhe des vorangehenden Kindsteils (VT) ergeben einen Punktewert (→ Tab. 59.1). Eine Punktzahl > 7 spricht für Geburtsbereitschaft. Der Bishop-Score kann auch zur Frühgeburtsrisikoabschätzung herangezogen werden, mehr als 3 Punkte sprechen dann für Frühgeburtsbestrebungen.

Geburtsverlauf

Aus dorsoanteriorer Hinterhauptslage (→ Abb. 59.1, im Bild mit dem Rücken nach rechts = II. Schädellage) tritt der kindliche Kopf in den letzten Wochen vor der Geburt in das Becken ein. Nach Eintritt in das Becken ist vaginal die Pfeilnaht (Sutura sagittalis) des Kopfes mit großer und kleiner Fontanelle tastbar, da der Kopf noch nicht gebeugt ist (→ Abb. 59.1a).

Die Geburt beginnt mit dem Einsetzen regelmäßiger zervixwirksamer Wehen bzw. dem Blasensprung. In der Regel dauert sie bei Erstgebärenden 12 h, bei Mehrgebärenden kürzer (8 h). Sie wird klinisch in drei Phasen unterteilt, die Eröffnungsphase, die Austreibungsphase und die Nachgeburtsperiode.

Eröffnungsphase

Die Eröffnungsphase ist definiert von Beginn der Geburt bis zur vollständigen Muttermundsöffnung (≈ 10 cm). Bei Mehrgebärenden geht dies etwas schneller (3–7 h) als bei Erstgebärenden (6–9 h). Wichtiger als die absolute Dauer ist der kontinuierliche Fortschritt der Geburt. Der Muttermund sollte sich jede Stunde um ca. 1 cm öffnen. Durch das Tiefertreten der Frucht spannen sich die Eihäute, bis es zum Blasensprung kommt. Man spricht von einem „rechtzeitigen Blasensprung", wenn dieser am Ende der Eröffnungsphase erfolgt (bei zwei Dritteln der Gebärenden).

Mit Eintritt der Wehen zieht der Fetus das Kinn an die Brust (Flexion), damit sein Hinterhaupt in Führung tritt. Die große Fontanelle ist nicht mehr tastbar, die kleine gelangt in die Führungslinie. In der Beckenhöhle beginnt sich das Kind mit dem Gesicht nach hinten zu drehen, damit die Schultern den Beckeneingang passieren können (innere Drehung, → Abb. 59.1b).

Zeitpunkt des Blasensprungs
- Vorzeitig: vor Beginn der Wehen
- Frühzeitig: in der Eröffnungsphase
- Rechtzeitig: am Ende der Eröffnungsphase
- Verspätet: in der Austreibungsperiode

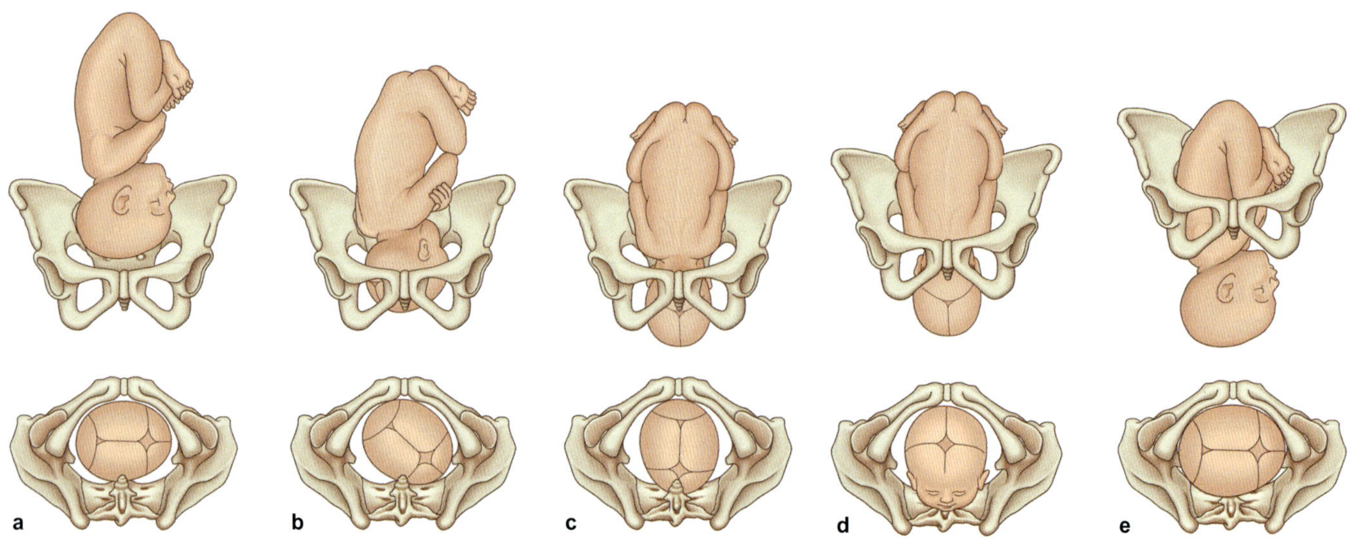

a Eintritt des Kopfes bei II. Schädellage (Rücken rechts)
b Rotation in Beckenmitte, Pfeilnaht im II. schrägen Durchmesser
c Kopf auf Beckenboden (BB), Pfeilnaht gerade
d Geburt des Kopfes über den Damm, Pfeilnaht gerade
e Äußere Drehung des Kopfes, Schultern stehen jetzt gerade

Abb. 59.1 Geburtsmechanik der Spontangeburt aus dorsoanteriorer Hinterhauptslage: jeweils unterhalb „aus der Sicht des Geburtshelfers". Beschreibung s. Text! [L234]

Austreibungsphase

Die Austreibungsphase ist definiert von der vollständigen Muttermundöffnung bis zur Geburt des Kindes. Sie dauert ca. 1 h, bei Mehrgebärenden kürzer.

In der **passiven Phase** wird die Rotation des Kopfes im Becken vollendet; der Kopf kommt auf dem Beckenboden zu liegen. Von außen sichtbar wölbt sich der Beckenboden und die Analöffnung ist weit gestellt (→ Abb. 59.1c).

Ist der Muttermund vollständig eröffnet, der Kopf des Kindes auf dem Beckenboden angelangt und die Pfeilnaht ausrotiert, kann mit dem aktiven Pressen begonnen werden **(Pressperiode,** → Abb. 59.2). Frühere aktive Beteiligung der Mutter behindert die Rotation im Becken und erschöpft die Mutter unnötig. Wird der Kopf während einer Wehe sichtbar, bezeichnet man dies als „Einschneiden", ist er auch außerhalb der Wehe sichtbar, als „Durchschneiden". Um den Damm vor dem Einreißen zu schützen (Dammschutz), übt die Hebamme leichten Druck auf den Damm aus. Gleichzeitig verhindert sie das zu schnelle Durchtreten des Kopfes durch leichten Druck auf diesen mit der anderen Hand. Durch eine Streckung (Deflexion) des Kopfes um die Symphyse herum wird der Kopf geboren (→ Abb. 59.1d und → Abb. 59.3). Das Kind vollzieht nun eine weitere Drehung (äußere Drehung, → Abb. 59.1e und → Abb. 59.3), damit auch die Schultern geboren werden können. Die Pressperiode ist für Mutter und Kind sehr belastend. Als Richtwert sind 7–10 Presswehen über ≈ 20 min anzusehen. Überschreitet die Pressperiode diese Zeit, sind – je nach CTG und Zustand der Mutter – geburtserleichternde Maßnahmen einzusetzen.

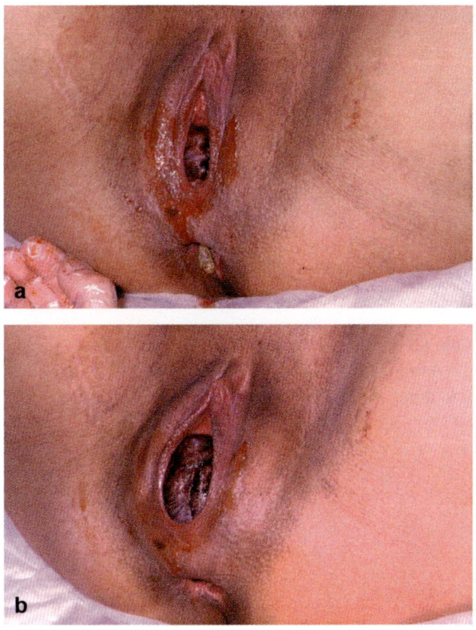

Abb. 59.2 Beginn der aktiven Pressperiode bei auf dem Beckenboden sichtbarem Kopf (a) und Einschneiden des Kopfes während einer Wehe (b). (© PD Dr. K. J. Bühling, Hamburg) [M434]

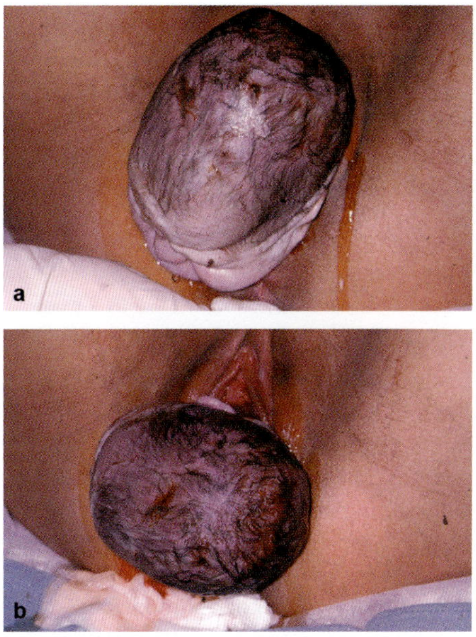

Abb. 59.3 Geburt des Kopfes durch Deflexion (a) und anschließend äußere Rotation (b). (© PD Dr. K. J. Bühling, Hamburg) [M434]

Nachgeburtsperiode

Die Nachgeburtsperiode dauert etwa 10–20 min von der Abnabelung des Kindes bis zur Plazentalösung. Ein Blutverlust von ca. 300 ml ist physiologisch. Die Nabelschnur wird erst dann durchtrennt, wenn keine Pulsation mehr tastbar ist – in der Regel nach 2–3 min, wenn es dem Kind gut geht.

Zusammenfassung

- Als „regelhafte Geburt" wird die Geburt eines reifen Kindes (38.–42. SSW) aus vorderer Hinterhauptslage (vHHL) bezeichnet.
- Die Geburtsbereitschaft kann durch das sog. Zeichnen, das Auftreten von Vor- und Senkwehen, das Tiefertreten des Kopfes, das Absinken des Fundus und die Erhöhung des Zervixscores erkannt werden.
- Die Geburt wird in drei Phasen unterteilt: Eröffnungsphase, Austreibungsphase und Nachgeburtsphase.
- Das Kind dreht sich 2-mal auf seinem Weg durch das Becken, um den querovalen Beckeneingang und den längsovalen Beckenausgang zu passieren.
- Die Eröffnungsphase beginnt mit dem Einsetzen muttermundwirksamer Wehen und dauert bis zur vollständigen Eröffnung des Muttermunds.
- Die Austreibungsphase ist die eigentliche Geburt des Kindes. Sie dauert von der vollständigen Muttermunderöffnung bis zur Geburt.
- Die Eröffnungsphase dauert etwa 6–9 h bei Erstgebärenden, bei Mehrgebärenden kürzer, die Austreibungsperiode bis zu 1 h und die Plazentaperiode ca. 0,5 h.

→ 60 Intrapartale Überwachung des Fetus

Unter der Geburt wird der Fetus überwacht, um frühzeitig Beeinträchtigungen seines Wohlbefindens festzustellen. Insbesondere in der Austreibungsperiode, aber auch kurz nach dem Blasensprung und in der Eröffnungsphase können Gefährdungen auftreten.

Fruchtwasser

Als „Amnioskopie" wird die direkte Betrachtung des Fruchtwassers bei intakter Fruchtblase durch den geöffneten Muttermund bezeichnet. Der Aussagewert der Amnioskopie in Bezug auf die intrauterine Gefährdung ist fraglich. Neuere Methoden (CTG, Doppler-Sonografie) erlauben meist eine bessere Diagnostik. Die Amnioskopie ist jedoch billig, risikoarm und leicht durchführbar, sodass sie in Einzelfällen durchaus sinnvoll ist. Mit dem Blasensprung tritt das Fruchtwasser aus und kann Hinweise auf eine kindliche Gefährdung geben. Normalerweise ist das Fruchtwasser klar bis milchig, evtl. mit Vernixflocken (→ Abb. 60.1). Jede Verfärbung deutet auf pathologische Veränderungen hin:

- **Grünverfärbung:** Abgang von Mekonium (fetaler Darminhalt) kann ein Zeichen eines fetalen Sauerstoffmangels sein. Zirka 80 % der Feten leiden nicht unter Hypoxie.
- **Gelbfärbung (in Amnioskopie):** z. B. Amnioninfektionssyndrom, Rhesusinkompatibilität
- **Rötlich-bräunliche Färbung (fleischfarben):** u. a. bei abgestorbenem Fetus

Fetalblutanalyse (FBA)

Die Fetalblutanalyse wird oft auch als „Mikroblutanalyse" (MBA) bezeichnet (→ Abb. 60.2). Eine fetale Blutprobe wird intrapartal aus der Kopfschwarte des Fetus entnommen und kann unmittelbar untersucht werden (BGA: Blutgasanalyse). Die Untersuchung ist nur nach dem Blasensprung möglich. Indikationen sind in erster Linie Hinweise auf fetalen Sauerstoffmangel im CTG.

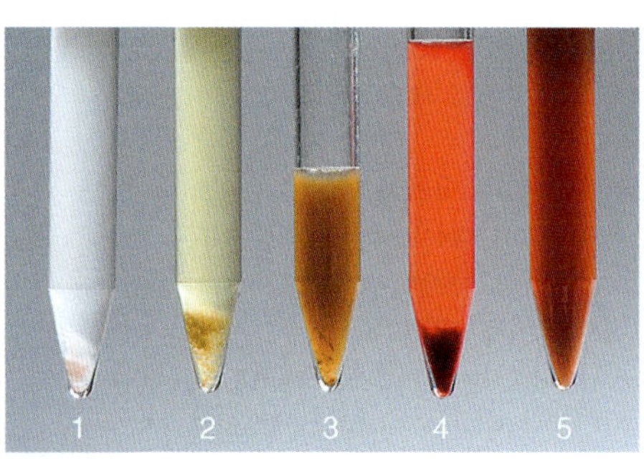

Abb. 60.1 Fruchtwasser: 1 = normal (mit Vernixflocken), 2/3 = mekoniumhaltig, 4 = frisch blutig, 5 = älteres Blut [M437]

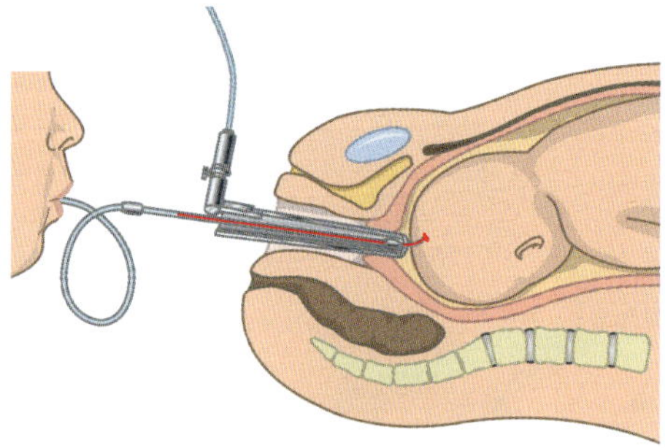

Abb. 60.2 Technik der Mikroblutuntersuchung: Durch ein Amnioskop wird die Kopfhaut des Kindes angeritzt und durch eine Kapillare wird das Blut aspiriert. [L190]

> **Hinweise auf eine fetale Hypoxie im CTG**
> Bradykardie < 100 und anhaltende späte oder variable Dezelerationen. Eine Fetalblutgasanalyse sollte durchgeführt werden!

Kontraindiziert ist die FBA bei mütterlicher Hepatitis-C- oder HIV-Infektion.

Kardiotokografie (CTG)

Im Rahmen der Kardiotokografie (→ Abb. 60.3) werden die Wehentätigkeit (Tokografie) und die fetale Herzfrequenz (Kardiografie) simultan durch Ableitung von der mütterlichen Bauchdecke erfasst. Das CTG ist die wichtigste Überwachungsmethode während der Geburt. Es wird bei einem Papiervorschub von 1 cm/min über mindestens 30 min abgeleitet.
Die prognostische Auswertung des CTG bereitet in der Praxis oft Schwierigkeiten und bedarf großer Erfahrung. CTG-Veränderungen müssen immer in Zusammenhang mit der klinischen Gesamtsituation bewertet werden. Antepartale CTG-Registrierungen erlauben ab der 28. SSW in Kombination mit Sonografie und Doppler-Sonografie eine Beurteilung der fetalen Gefährdung bei chronischer Sauerstoffminderversorgung (Plazentainsuffizienz).
Es konnte nicht gezeigt werden, dass eine kontinuierliche CTG-Überwachung eine Verminderung der Rate deprimierter oder zerebralparetischer Kinder ermöglicht. Trotzdem sollte bei Risikogeburten eine kontinuierliche Ableitung erfolgen.

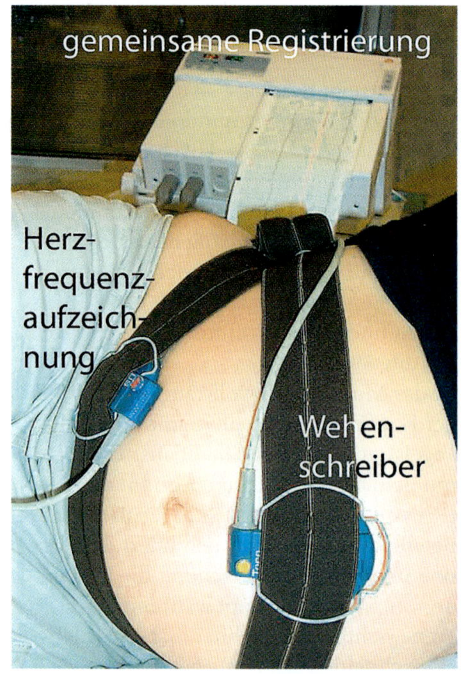

Abb. 60.3 Kardiotokografie (CTG) [M437]

Beurteilung eines CTG (→ Tab. 60.1)

- **Wehentätigkeit:** Frequenz und Regelmäßigkeit der Wehen; Dauer der Wehe und der Wehenpause
- **Basalfrequenz:** Sie ist der Mittelwert der fetalen Herzfrequenz (FHF) im wehenfreien Intervall. Im Normalfall liegt die Frequenz zwischen 110 und 160 Schlägen pro Minute (Spm).
  - > 160 Spm = Tachykardie
    > 170 Spm = schwere Tachykardie
  - < 110 Spm = Bradykardie
    < 100 Spm = schwere Bradykardie

Als normal gilt ein CTG bei drei als normal eingestuften Kriterien. Suspekt bei einem fehlenden normalen Merkmal, aber keinem pathologischen Merkmal. Als pathologisch

Tab. 60.1 FIGO-Score zur CTG-Interpretation

	Normal	Suspekt	Pathologisch
Baseline	110–160 bpm	Es fehlt ein normales Merkmal, jedoch liegt kein pathologisches Merkmal vor.	< 100 bpm
Oszillation	5–25 bpm		• Eingeschränkte oder erhöhte Oszillation • Sinusoidales Muster
Dezeleration	Keine repetitiven Dezelerationen		Repetitive, späte (nach einer Wehe auftretende) oder prolongierte (> 5 min andauernde) Dezelerationen

gelten eine Basalfrequenz von < 100 bpm, ein eingeengtes oder sinusoidales Oszillationsmuster sowie repetitive, späte oder prolongierte Dezelerationen. Bei suspektem oder pathologischem CTG besteht Handlungsbedarf.

Oszillationen

Normalerweise schwankt die FHF um eine gedachte Mittellinie. Dies wird als „Oszillation" bezeichnet. Beurteilungskriterien sind die Oszillationsamplitude und die Oszillationsfrequenz.

Die **Oszillationsamplitude** bezeichnet die Bandbreite der FHF-Schwankungen und wird in Spm angegeben. Beispiel: Eine Amplitude von 15 Spm entspricht FHF-Schwankungen z. B. zwischen 110 und 125 Spm. Es werden nach der Amplitude mehrere Oszillationstypen unterschieden (→ Abb. 60.4):

- **Typ 0:** Amplitude < 5 Spm, „silente" Kurve. Sie kann Ausdruck einer Hypoxie oder einer medikamentösen Sedierung des Fetus sein.
- **Typ 1:** Amplitude 5–10 Spm; eingeengt undulatorische Kurve. Der Fetus schläft.
- **Typ 2:** Amplitude 10–25 Spm; undulatorische Kurve. Der Fetus ist wach und bewegt sich.
- **Typ 3:** Amplitude > 25 Spm, saltatorische Kurve. Dies kann Ausdruck einer partiellen Nabelschnurkompression oder eines anderen fetalen Stressors sein.

Die **Oszillationsfrequenz** ist definiert als Anzahl der FHF-Schwankungen (Nulldurchgänge) pro Minute. Normalerweise liegt sie bei 4–6/min. Zwei oder weniger Schwankungen pro Minute ergeben einen sinusoidalen Kurvenverlauf, der bei kleiner Amplitude (Typ 0) Ausdruck einer hohen fetalen Gefährdung ist.

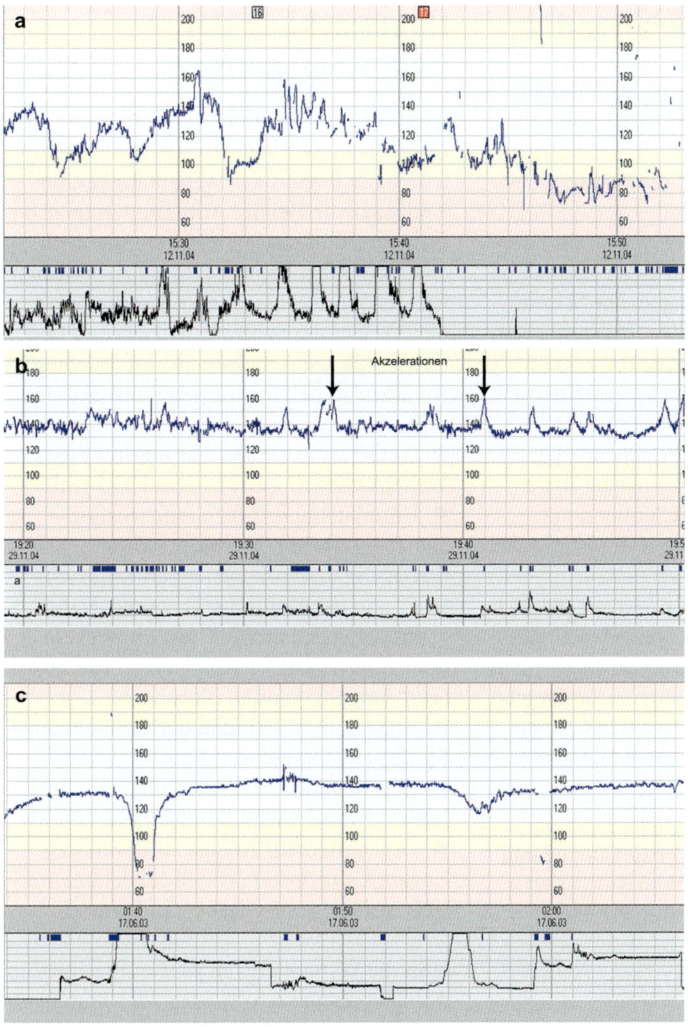

Abb. 60.4 Oszillationsamplituden im CTG: a) Normalbefund, b) saltatorisch, c) eingeengt [M437]

Kurzfristige Frequenzänderungen

Akzelerationen sind kurze Frequenzanstiege. Sie werden i. d. R. durch Bewegungen des Kindes ausgelöst, sind Ausdruck der fetalen Aktivität und signalisieren Wohlbefinden. Fehlen Akzelerationen, schläft der Fetus vermutlich.

Dezelerationen sind kurzfristige Herzfrequenzabfälle unter die Basalfrequenz. In Abhängigkeit vom zeitlichen Bezug zur Wehe unterscheidet man frühe, späte und variable Dezelerationen.

Standardisierte Auskultation

Eine Alternative zum CTG ist die standardisierte Auskultation der fetalen Herztöne. In der Eröffnungsphase wird die HF alle 15 min jeweils nach einer Wehe und in der Eröffnungsphase alle 5 min registriert.

Zusammenfassung

- Amnioskopien werden heutzutage nur noch selten eingesetzt.
- Die Kardiotokografie (CTG) dient der Überwachung der fetalen Herzfrequenz bei gleichzeitiger Wehenregistrierung.
- Das CTG ist eine sehr sensitive, risikoarme und einfach zu handhabende Methode zur Überwachung des fetalen Zustands. Sie ist jedoch auch oft falsch positiv und nicht selten schwer zu beurteilen.
- Die fetale Blutgasanalyse gibt bei suspektem CTG schnell und zuverlässig Auskünfte.

Leitung und Überwachung der Geburt

Betreuung der Gebärenden

Die Geburt eines Kindes ist insbesondere für die Erstgebärende ein einschneidendes Erlebnis. Sie wechselt von der „Kindrolle" in die „Mutterrolle" und die Partnerschaft verändert sich tiefgreifend.
Für ein positives Geburtserlebnis sind die psychologischen Aspekte dieser Ausnahmesituation zu berücksichtigen. Die Schwangere sollte ermutigt werden, frühzeitig Kontakt zu „ihrer Hebamme" aufzunehmen bzw. das Hebammenteam kennenzulernen. Besichtigungen des Kreißsaals helfen, Ängste abzubauen. Der betreuende Gynäkologe sollte der Schwangeren zusätzlich ein ausführliches Gespräch über den Geburtsablauf und mögliche Komplikationen, Analgesie etc. anbieten.
Unter der Geburt sollte so viel wie möglich auf die Wünsche der Schwangeren eingegangen werden, alle Schritte müssen vorher angekündigt (z. B. „Ich untersuche Sie jetzt vaginal, …") und erklärt werden („… um zu sehen, wie weit Ihr Muttermund ist").

> Für Hebammen und Ärzte im Kreißsaal sind Geburten Alltag. Die Gebärende und ihre Begleitung empfinden jedoch diese Situation als etwas Einmaliges und Besonderes!

Hebammen und Ärzte

In Deutschland darf eine Hebamme selbstständig eine Geburt leiten, ein Arzt jedoch nur gemeinsam mit einer Hebamme. Bei uns ist es üblich, dass ein Arzt im Kreißsaal während der Eröffnungsphase zeitweise und bei der Austreibungsphase vollständig anwesend ist. In anderen Ländern sind Hebammen selbstständiger und Ärzte werden nur bei Komplikationen hinzugerufen (z. B. Holland oder Neuseeland) oder die Geburt wird im Krankenhaus nur von Ärzten geleitet (z. B. Spanien). Zu alternativen Geburtsansätzen → Kap. 71.
Ultraschalluntersuchungen und die meisten Formen der Geburtserleichterung (PDA, Medikamente) sind Domäne des Arztes. Außerdem muss er bei jeglicher Art von Komplikationen hinzugezogen werden. Der Arzt trägt letztendlich die Verantwortung, auch in der Zeit, in der er nicht anwesend ist!

Überwachung der Geburtsphasen

Eröffnungsphase

Die meisten Gebärenden stellen sich sehr früh nach Beginn der Wehentätigkeit im Kreißsaal vor. Bei der Aufnahmeuntersuchung wird in erster Linie festgestellt, ob eine komplikationslose Geburt zu erwarten ist: Der Mutterpass enthält Angaben über den Verlauf der Schwangerschaft und bereits festgestellte Risikofaktoren. Wichtige Angaben sollten im Gespräch mit der Gebärenden nochmals überprüft werden.

- CTG-Kontrolle: Besteht regelmäßige Wehentätigkeit? Geht es dem Kind gut?
- Untersuchung: Zervixreife (Bishop-Score, → Kap. 59), Muttermundweite, Identifizierung des vorangehenden Kindsteils (VT) und der Kindslage (Leopold-Handgriffe), Höhenstand (VT fest im Becken oder abschiebbar? → Abb. 61.1), Fruchtblase (gesprungen, intakt?), Blutungen?
- Allgemeines Befinden der Gebärenden: Blutdruck, Temperatur, Puls
- Gegebenenfalls Ultraschall: Lage, Größe, Nabelschnurumschlingungen, Plazentasitz
- Gegebenenfalls Anlage eines venösen Zugangs, um später schnell Medikamente oder Volumenersatz geben zu können

Sind die Wehentätigkeit sehr unregelmäßig, der Zervixscore sehr niedrig, der Muttermund geschlossen, die Fruchtblase intakt (bei im Becken verankertem VT) und geht es der Gebärenden gut, kann darüber nachgedacht werden, ob sie noch einmal nach Hause gehen kann. Handelt es sich um eine unkomplizierte Geburt, sollte sich der Ablauf der Eröffnungsphase weitgehend nach den Wünschen der Gebärenden richten. Viele Kreißende möchten während der Eröffnungsphase spazieren gehen, baden oder duschen, da das warme Wasser sie entspannt. Ein Einlauf kann wehenanregend wirken, außerdem finden es viele Frauen unangenehm, während der Austreibungsphase Stuhl abzusetzen. Bewegung bzw. eine aufrechte Position fördern das Tiefertreten des Kindes. Möchte die Patientin liegen, wird die Seitenlage empfohlen (Vena-cava-Kompressionssyndrom! → Kap. 52), und zwar auf der Seite der kleinen Fontanelle (sodass das Kind auf dem Rücken liegt).
Ob eine kontinuierliche CTG-Überwachung oder Kontrollen mit dem Stethoskop vorgezogen werden, hängt von der Klinik und der Gebärenden selbst ab. Auf jeden Fall wird eine CTG-Kontrolle nach dem Blasensprung notwendig, um einen Nabelschnurvorfall auszuschließen. Die Kreißende wird alle 2 h unter möglichst sterilen Bedingungen vaginal untersucht, um den Geburtsfortschritt festzustellen (Muttermundweite, Höhenstand, Einstellung des Köpfchens etc.), Blutdruck, Puls und Temperatur werden stündlich kontrolliert. In Absprache mit der Patientin wird ggf. eine geeignete Methode zur Geburtserleichterung (→ Kap. 70) eingesetzt.

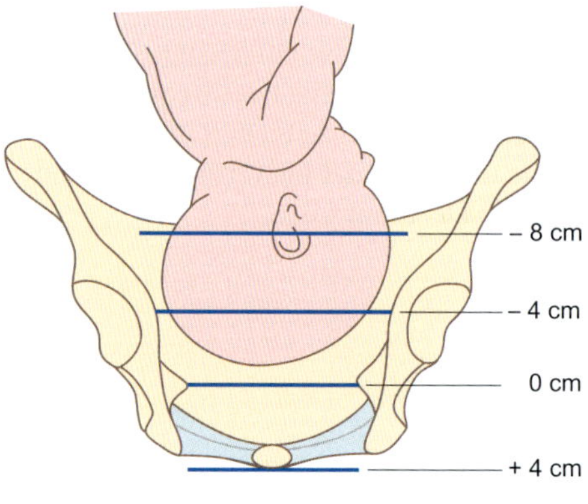

Abb. 61.1 Höhenstandsdiagnostik: Der Höhenstand des Kindes wird in Bezug zur Interspinalebene angegeben (–8 cm bis +4 cm). [L234]

Austreibungsphase

Die Austreibungsphase sollte 2 h nicht überschreiten. Eine kontinuierliche CTG-Überwachung ist obligat. Aktiv darf erst mitgepresst werden, wenn der Muttermund vollständig eröffnet ist und der VT auf dem Beckenboden steht (bei Mehrgebärenden darf er auch etwas höher sein), die Fruchtblase gesprungen und die Pfeilnaht ausrotiert ist. Zu frühes Mitpressen führt zu Verletzungen und protrahiertem Geburtsverlauf durch Behinderung der Kopfrotation im Becken. Die Frau verspürt evtl. schon früher einen Pressdrang, den sie unter Anleitung der Hebamme „wegatmet".
Die Entwicklung der Schultern erfolgt nach der Geburt des Kopfes und der äußeren Drehung. Der Kopf wird **sanft** nach **dorsal** geführt, um die vordere (bzw. obere) Schulter zu entwickeln. Anschließend wird der Kopf in die Gegenrichtung geführt und die zweite Schulter wird geboren (→ Abb. 61.2).

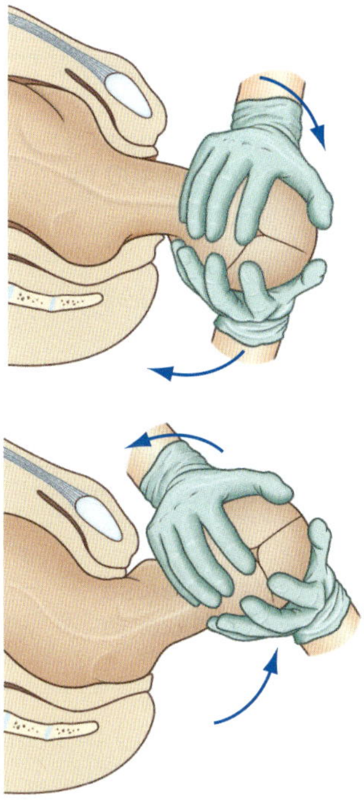

Abb. 61.2 Entwicklung der Schultern [L234]

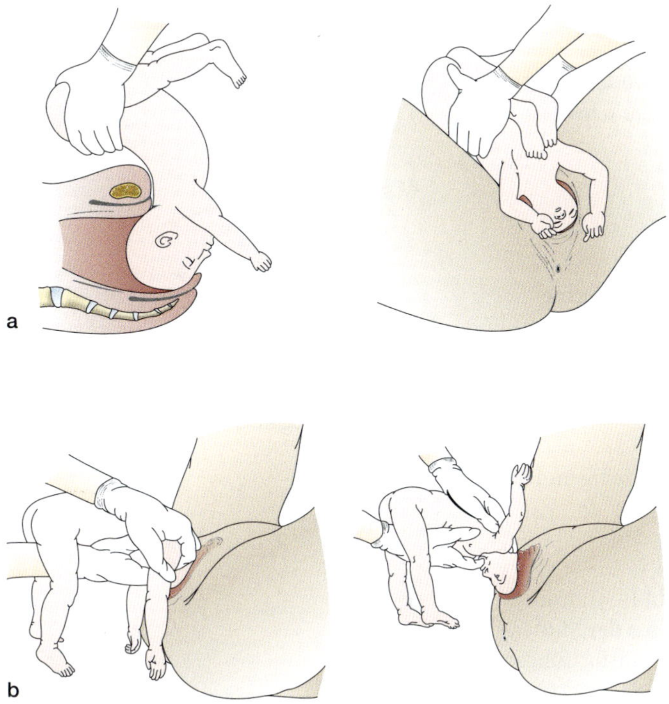

Abb. 61.3 Manualhilfe nach Bracht (a) und Kopflösung nach Veit-Smellie (b) [L157]

Kristeller-Handgriff

Mit dem Unterarm wird der Fundus wehensynchron mit langsam ansteigendem Druck in Richtung Damm geschoben. Hauptrisiko ist die Uterusruptur. Der Kristeller-Handgriff ist bei Missverhältnissen, geburtsunmöglichen Lageanomalien oder bereits erhöhtem Uterusrupturrisiko kontraindiziert.
In erster Linie wird er eingesetzt, wenn der Gebärenden die nötige Kraft zum aktiven Mitpressen fehlt oder die Geburt (z. B. bei pathologischem CTG) beschleunigt werden muss und ein baldiges Ende der Geburt abzusehen ist.

Dammschutz und Episiotomie

Auch die Episiotomie wird eingesetzt, um die Geburt zu beschleunigen. Der Damm wird eingeschnitten, um den Geburtskanal zu erweitern (→ Kap. 68).

Nachgeburtsphase

Geht es dem Kind gut, wird es in angewärmte Decken gehüllt und auf den Bauch der Mutter gelegt. Innerhalb von 30 min sollte nun die Plazenta geboren werden. Anschließend werden evtl. aufgetretene Geburtsverletzungen versorgt und die Mutter gesäubert. Die Gebärende bleibt die nächsten 2 h zur Beobachtung noch im Kreißsaal, da in diesem Zeitraum die meisten Komplikationen auftreten (→ Kap. 67).

Vaginale Geburt aus Beckenendlage

Die vaginale Geburt aus Beckenendlage erfolgt selten spontan. Die klassischen Handgriffe zur Geburtsbeendigung sind:

Manualhilfe nach Bracht

Sie wird wie in → Abb. 61.3 in der Austreibungsperiode angewendet, sobald der Nabel geboren ist. Parallel übt eine zweite Person den Kristeller-Handgriff aus (s. o.). Die Manualhilfe wird ohne aktiven Zug angewendet; das Kind wird in einer kontinuierlichen Bewegung entwickelt. Lösen sich die Arme nicht von selbst, wird eine Armlösung notwendig (s. u.).

Armlösung

Es sind verschiedene Techniken bekannt, die Arme aus dem Geburtskanal zu lösen, falls dies nicht spontan geschieht: die klassische Armlösung, Armlösung nach Müller bzw. nach Bickenbach. Nach all diesen Methoden erfolgt die Kopflösung nach Veit-Smellie.

Kopflösung nach Veit-Smellie

Nach ausbleibender Kopflösung, Armlösung oder nach protrahiertem Geburtsverlauf muss der Kopf aktiv gelöst werden. Um die Flexion des Kopfes zu erhalten, wird der Mittelfinger der bauchseitigen Hand in den Kindsmund gesteckt. Die andere Hand unterstützt die Geburt durch Zug nach gabelförmiger Umgreifung der Schultern (→ Abb. 61.3).

Zusammenfassung

- Die Geburt ist für die Gebärende und ihre Begleitung etwas ganz Besonderes. Die Betreuer im Kreißsaal sollten dies immer bedenken.
- Die Betreuung erfolgt bei der risikolosen Geburt hauptsächlich durch die Hebamme.
- Spezielle Geburtsgriffe unterstützen die Geburt aus Beckenendlage.

→ 62 Geburtseinleitung, Übertragung und Fruchttod

Die vorzeitige Einleitung der Geburt ist dann indiziert, wenn die Verlängerung der Schwangerschaft mehr Nachteile als Vorteile birgt. Die Entscheidung ist meist sehr schwierig.

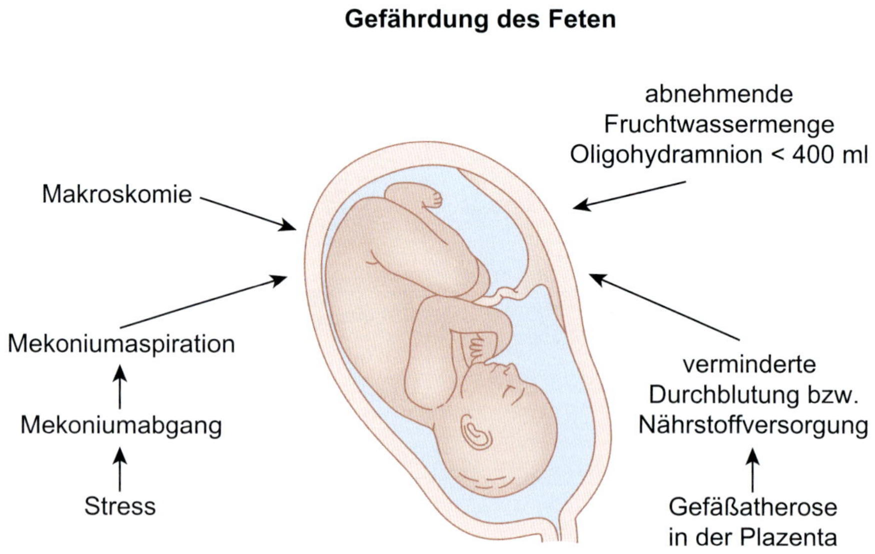

Indikationen der Geburtseinleitung

- Fetale Gefährdung bei extrauteriner Lebensfähigkeit, z. B. bei Präeklampsie der Mutter, Plazentalösung, Placenta-praevia-Blutungen, mütterlichem Diabetes, fetofetalem Transfusionssyndrom
- Pathologisches CTG
- Infektionsgefahr nach vorzeitigem Blasensprung
- Übertragung
- Intrauteriner Fruchttod
- Präeklampsie oder HELLP-Syndrom
- Allgemeine Erkrankungen der Mutter, die durch die Schwangerschaftsfortführung bedrohlich werden können: Herzerkrankungen, Nierenerkrankungen, starker SLE, maligne Erkrankungen u. a.

Übertragung

Eine Übertragung tritt in etwa 10 % aller Schwangerschaften auf und führt zu einem leichten Anstieg der perinatalen Mortalität und Morbidität im Vergleich zu normal langen Schwangerschaften.
Die rein rechnerische Übertragung hat kaum klinische Bedeutung. Ab dem errechneten Geburtstermin wird jeden 2. Tag eine CTG-Kontrolle durchgeführt, um eine eventuelle Gefährdung des Fetus durch Plazentainsuffizienz rechtzeitig zu erkennen (→ Abb. 62.1). Diese CTG- und Sono-Kontrollen haben in Studien keine Vorteile erbracht, sind aber weit verbreitet. Es ist zu bedenken, dass die Schwangere sich Sorgen macht, die evtl. durch eine gute Überwachung zerstreut werden können. Spätestens nach der 42. SSW wird die Geburt eingeleitet (s. o.).

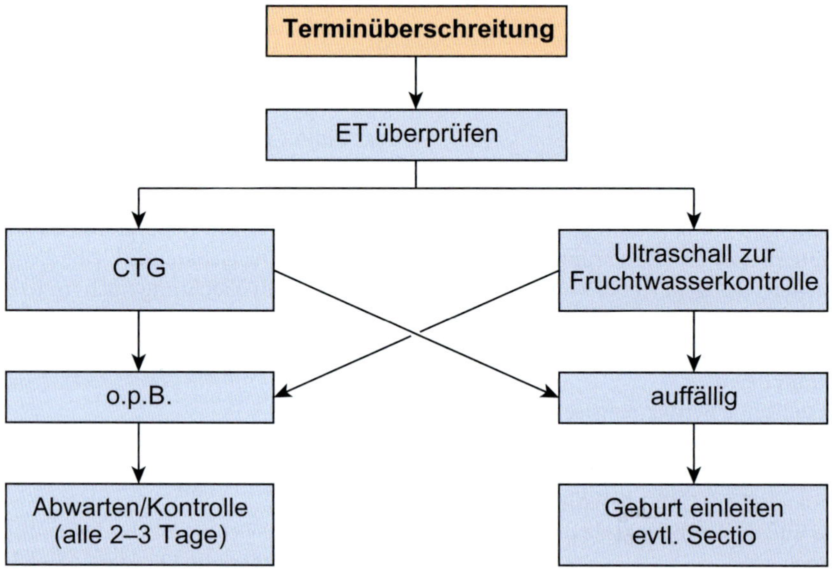

Abb. 62.1 Vorgehen bei Terminüberschreitung [L231]

Intrauteriner Fruchttod (IUD)

Ursachen eines intrauterinen Absterben des Fetus nach der 24. SSW können Hypoxie (durch vorzeitige Plazentalösung, Plazentainsuffizienz, Nabelschnurkomplikationen), intrauterine Infektionen oder Fehlbildungen sein.
In den meisten Fällen sucht die Schwangere den Arzt wegen fehlender Kindsbewegungen auf. In der CTG-Messung sind keine kindlichen Herztöne nachweisbar, in der Sonografie (beweisend) fehlen Kindsbewegungen, Herzaktion und Atembewegungen. Wie beim Abort (→ Kap. 57) kann ein zu lange im Uterus weilender toter Fetus ernsthafte Komplikationen (DIC etc.) bei der Mutter hervorrufen. Ist jedoch davon auszugehen, dass der Fetus erst kürzlich verstorben ist, sollte den Eltern die Möglichkeit offengelassen werden, noch einmal nach Hause zu gehen, um in Ruhe zu trauern.
Etwa 90 % der Feten werden spontan etwa 3 Wochen nach ihrem Tod ausgestoßen. Um die psychischen Belastungen für das Paar gering zu halten, sollte eine vorzeitige Geburtseinleitung angeboten werden. Die Geburt findet im Kreißsaal unter Betreuung durch eine Hebamme statt. Die Gebärende sollte von anderen Schwangeren und Gebärenden in dieser Phase ferngehalten werden. Es ist sinnvoll, eine Checkliste für Hebammen und ärztliches Personal bereitzuhalten, damit keine wichtigen Schritte vergessen werden!

Beispiel für eine Checkliste bei Totgeburt bzw. intrauterinem Fruchttod

- Den Eltern nach der Geburt anbieten, das Kind zu sehen und zu halten (nicht sinnvoll, wenn das Kind länger als 2 Wochen tot ist, da die Verwesung bereits sichtbar ist).
- Gibt es andere Verwandte oder Freunde, die mit dem Einverständnis der Eltern das Kind sehen möchten (gleiche Einschränkung wie oben)?
- Verständigung eines Pfarrers oder anderen religiösen Führers, wenn Eltern dies wünschen. Eventuell Klinikpsychologen informieren.
- Der Vater sollte die Möglichkeit haben, mit in der Klinik zu übernachten. Die Eltern sollten die Klinik aber so bald wie möglich verlassen.
- Ab einem Geburtsgewicht von 500 g muss das Standesamt informiert werden. Sind alle Dokumente korrekt ausgefüllt? Seit 2013 gibt es die Möglichkeit, auch Kinder mit einem Gewicht ‹ 500 g ins Geburtsregister einzutragen. Es gibt hierfür ein spezielles Formular.
- Die Organisation der Beerdigung einleiten, Eltern über Hilfemöglichkeiten informieren.
- Hausarzt und betreuenden Gynäkologen informieren.
- Informationsmaterial über Selbsthilfegruppen und psychologische Beratungsstellen organisieren und für die Eltern bereitlegen.
- Schwangerschaftsvorsorgetermine absagen, Geburtsvorbereitungskurse absagen.
- Medikamentöse Unterdrückung der Laktation empfehlen.
- Termin für Nachuntersuchung vereinbaren.
- Zusätzliche Beratung bzw. Gespräche zu späterem Zeitpunkt anbieten, Telefonnummer mitgeben!

Vorgehen bei Geburtseinleitung

Wurde der Entschluss zur Geburtseinleitung gefasst, müssen eventuelle Geburtshindernisse (z. B. Placenta praevia, Lageanomalien) ausgeschlossen werden.
Das Hauptrisiko der Geburtseinleitung ist die uterine Überstimulation mit der Gefahr der Uterusruptur. Besonders vorsichtig ist bei vorangegangenen Uterusoperationen vorzugehen.

Prostaglandine

Ab einem Zervixscore > 7 Punkte (→ Kap. 59) ist von einer Geburtsbereitschaft auszugehen. Ist die Zervix noch nicht so weit gereift (< 5) und liegen keine regelmäßigen Wehen vor, werden intravaginal Prostaglandine (als Gel oder Zäpfchen) appliziert. Alle 6 h wird der Zervixscore erhoben und, solange der Wert < 7 bleibt, die Prostaglandinapplikation wiederholt. Der Fetus wird jeweils bis zu 1 h nach Applikation mittels CTG überwacht.

Eröffnung der Fruchtblase (Amniotomie)

Eine Amniotomie (→ Abb. 62.1) kann bei suffizientem Zervixscore durchgeführt werden, um die Geburt einzuleiten. Der fetale Kopf bzw. VT sollte fest im Becken liegen, um das Risiko eines Nabelschnurvorfalls zu verringern. Zusätzlich wird der Fetus mittels CTG überwacht. Wird eine Amniotomie durchgeführt, obwohl der VT noch nicht fest im Becken verankert ist, lässt der Geburtshelfer seine Hand so lange in der Scheide, bis der VT so tief getreten ist, dass keine Gefahr eines Nabelschnurvorfalls mehr besteht.
Normalerweise treten etwa 1–2 h nach einer Amniotomie kräftige Wehen ein. Das Infektionsrisiko ist erhöht, deshalb sollte die Geburt bald beendet werden!

Oxytocin

Oxytocin wird bei ausreichendem Zervixscore zur Wehenanregung verwendet. Um eine Überstimulation zu vermeiden, wird die Dosis gegen die Wehenhäufigkeit titriert: Es sollten nicht mehr als 6–7 Wehen pro 1/4 h auftreten. Bei Vielgebärenden wird die Dosis wegen erhöhter Uterusrupturgefahr reduziert. Zur Analgesie ist eine PDA (→ Kap. 70) indiziert.

Erfolglose Geburtseinleitung

Manchmal gelingt es nicht, mit oben genannten Methoden die Geburt einzuleiten. Ist die fetale oder mütterliche Indikation dringend, wird eine Sectio durchgeführt. Besteht jedoch keine ernsthafte Gefahr für Mutter und Kind, kann konservativer vorgegangen werden. Die Entscheidung über das weitere Vorgehen kann in diesem Fall auch der Patientin und ihrem Partner überlassen werden.

Zusammenfassung

- Die Geburt wird immer dann eingeleitet, wenn eine Fortführung der Schwangerschaft keine Vorteile mehr bringt oder sogar Nachteile (für Mutter und/oder Kind) verursacht.
- Mögliche Indikationen sind fetofetales Transfusionssyndrom, mütterliche Präeklampsie oder Diabetes, Amnioninfektionssyndrom, Übertragung oder intrauteriner Fruchttod.
- Eine Übertragung beginnt am errechneten Termin, wird klinisch aber erst ab 2 Wochen danach relevant.
- Der intrauterine Fruchttod nach dem 6. SSM ist eine sehr belastende Situation für alle Beteiligten. Die Eltern sollten in ihrem Trauerprozess unterstützt werden.

Pathologische Geburtsdauer

Die eigentliche Geburt beginnt mit dem Auftreten muttermundwirksamer Wehen. Diesen können schon längere Zeit schmerzhafte Vorwehen vorausgegangen sein, sodass ohne vaginale Untersuchung der Gebärenden die genaue Feststellung des Geburtsbeginns nicht möglich ist. Ein kontinuierlicher Geburtsfortschritt ist wichtiger als die exakte Geburtsdauer. Der Fortschritt kann in einem sog. Partogramm (→ Abb. 63.1) dokumentiert werden. Muttermundweite, Höhenstand des vorangehenden Kindsteils und Einstellung der Pfeilnaht werden gegen die Zeit aufgetragen.

Protrahierter Geburtsverlauf

Die durchschnittliche Geburt dauert etwa 12 h bei Erstgebärenden und 8 h bei Mehrgebärenden. Wird dieser Zeitrahmen überschritten, spricht man von einem „protrahierten Geburtsverlauf". Die Ursachen sind sehr vielfältig, u.a. Lageanomalien des Kindes, Wehenschwäche, Missverhältnis oder ein sehr straffer Beckenboden oder Damm (→ Tab. 63.1).
Ein protrahierter Geburtsvorgang ist eine große Belastung für Mutter und Kind. Geburtsverletzungen (→ Kap. 68) treten häufiger auf als bei normalen Geburten, Infektions- und Hypoxiegefahr steigen. Durch den Druck auf den Geburtskanal können ödematöse Veränderungen bis hin zu Nekrosen entstehen, im schlimmsten Fall (sehr selten) entwickeln sich Blasenscheiden- oder Rektumscheidenfisteln. In den meisten Fällen gelingt es, die Ursache zu beseitigen bzw. die Geburt trotzdem vaginal zu beenden. Lageanomalien (→ Kap. 64) oder z. B. auch ein Missverhältnis können zur Gebärunfähigkeit und damit zum Geburtsstillstand führen.

Tab. 63.1 Mögliche Ursachen einer regelwidrigen Geburt

Fetale Ursachen	Mütterliche Ursachen
Lageanomalien, Schulterdystokie, Mehrlinge, Fehlbildungen, Vorfall „kleiner Teile", Nabelschnurkomplikationen, CTG-Anomalien, Haltungsanomalien und Einstellungsanomalien	pathologische Beckenform, verzögerte oder unzureichende Zervixdilatation (z. B. Z. n. Konisation), Wehenanomalien, andere Anomalien (z. B. Tumoren etc.), Z. n. Uterusoperationen, volle Blase, straffer Beckenboden

Geburtsstillstand

Der Geburtsstillstand **während der Eröffnungsphase** ist definiert als fehlender Geburtsfortschritt (Muttermund > 4–5 cm) innerhalb von 2 h bei guter Wehentätigkeit. Die Geburt wird durch die abdominelle Schnittentbindung (Sectio caesarea, → Kap. 65) beendet (→ Abb. 63.2).
Ein Geburtsstillstand **in der Austreibungsperiode,** bei vollständig eröffnetem Muttermund und guter Wehentätigkeit, kann etwa 1 h toleriert werden. In Einzelfällen kann auch ein längeres Abwarten gerechtfertigt sein. Ist der kindliche Kopf mindestens in der Beckenmitte (VT + 2), wird eine vaginal operative Geburt durchgeführt (→ Kap. 65), in anderen Fällen eine Sectio caesarea.

> Ein protrahierter Geburtsverlauf oder ein Geburtsstillstand ist ein klinisches Zeichen einer pathologischen Geburt!

Sturzgeburt/Überstürzte Geburt

Aus forensischen Gründen muss man zwischen Sturzgeburt und überstürzter Geburt unterscheiden:

- **Sturzgeburt:** Unabhängig von der bisherigen Geburtsdauer „stürzt" das Kind aus dem Geburtskanal (Verletzungsgefahr!).
- **Überstürzte Geburt:** Die Geburt dauert < 3 h, mit „wenigen Wehen".

Ursache kann ein sehr kleiner Fetus oder ein geringer Weichteilwiderstand (bei Vielgebärenden oder konstitutionell) sein. Die Sturzgeburt kommt v. a. bei jugendlichen, unaufgeklärten Erstgebärenden vor, welche die Wehen als Bauchweh oder als Stuhldrang missdeuten („Toilettengeburt"). Mutter und Kind sind durch die oftmals fehlende Überwachung und Versorgung gefährdet. Geburtsverletzungen treten häufiger auf.

Nabelschnurkomplikationen

Nabelschnurvorfall

Siehe „Notfälle", → Kap. 69.

Nabelschnurumschlingung

Etwa 20 % aller Kinder zeigen bei der Geburt eine einfache oder mehrfache Umschlingung des Halses durch die Nabelschnur. In den allermeisten Fällen führt dies nicht zu Problemen. Nabelschnurumschlingungen entwickeln sich bei langer Nabelschnur bzw. erhöhter Beweglichkeit des Kindes (z. B. bei kleinen Kindern, Polyhydramnion etc.).
Pränatal lassen sich Nabelschnurumschlingungen im Ultraschall (Farb-Doppler) feststellen. Wehensynchrone Dezelerationen bei verzögertem Tiefertreten des Kindes weisen unter der Geburt auf eine Umschlingung hin. Meistens ist die Geburt kaum beeinträchtigt; ein Eingreifen wird nur bei Zeichen der fetalen Gefährdung (CTG, → Kap. 60) notwendig.

Nabelschnurknoten

Falsche Nabelschnurknoten (→ Abb. 63.3) bestehen aus Schlingen mit Vermehrung des umgebenden Gewebes und sind klinisch ohne Bedeutung. Echte Nabelschnur-

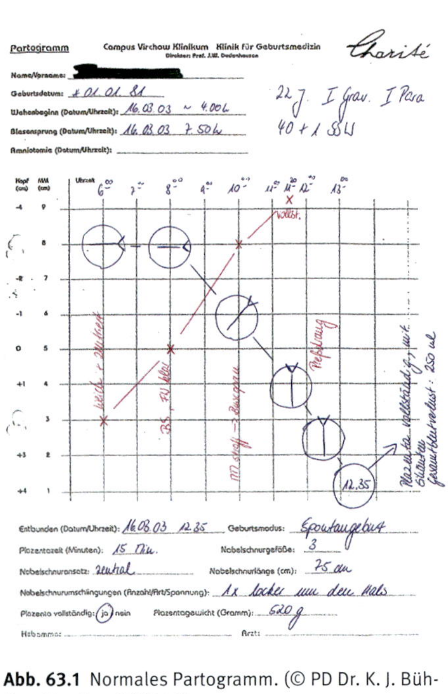

Abb. 63.1 Normales Partogramm. (© PD Dr. K. J. Bühling, Hamburg) [M434]

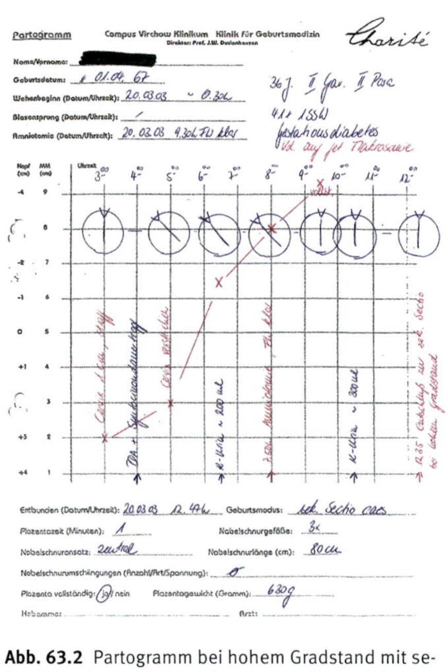

Abb. 63.2 Partogramm bei hohem Gradstand mit sekundärer Sectio nach 2,5 h Geburtsstillstand. (© PD Dr. K. J. Bühling, Hamburg) [M434]

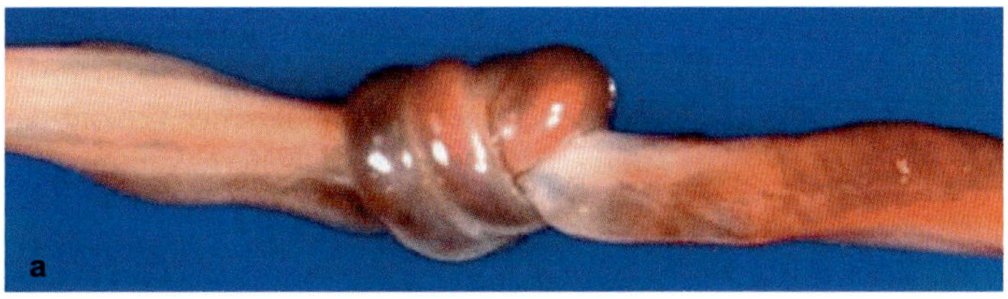

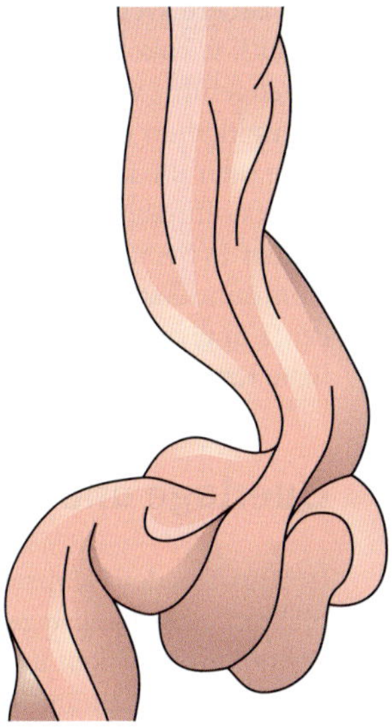

Abb. 63.3 a) Echter Nabelschnurknoten. b) Unechter Nabelschnurknoten [a: E471; b: L234]

knoten (→ Abb. 63.3) entstehen vermutlich durch hohe intrauterine Aktivität des Fetus. Zirka 1 % aller Geburten ist betroffen.
Die Knoten können einfach oder mehrfach vorliegen. Präpartal werden sie selten erkannt. Unter der Geburt können sich die Knoten zusammenziehen und so die Sauerstoffversorgung des Fetus einschränken oder sogar unterbinden. Die Geburt muss dann so schnell wie möglich beendet werden (vaginal-operativ oder per Sectio). In den meisten Fällen treten aber trotz Nabelschnurknoten keine Komplikationen auf.

Missverhältnis

Von einem „geburtshilflichen Missverhältnis" spricht man, wenn der kindliche VT und das mütterliche Becken in Größe und/ oder Form nicht zusammenpassen.
Steht bei Geburtsbeginn der Kindskopf (VT) noch hoch und beweglich über dem Beckeneingang, ist dies ein Hinweis auf ein Missverhältnis. Nach dem Blasensprung kann der 5. Leopold-Handgriff angewendet werden (Zangemeister-Handgriff): Eine Hand liegt mit leichtem Druck auf der Symphyse, die andere auf dem Kindskopf (→ Kap. 39). Ist der 5. Leopold-Handgriff (→ Kap. 39, → Abb. 39.2) positiv, kann der Kopf nicht ins Becken eintreten. Ultraschalluntersuchungen sichern die Diagnose.

Maß- oder Formanomalien des Beckens

Ein zu enges Becken wird meist erst unter der Geburt diagnostiziert. Der Kopf tritt trotz guter Wehen, Spasmolyse, optimaler Analgesie und Lagerung nicht in das Becken ein (Geburtsstillstand). Eine sekundäre Sectio ist indiziert. Bei bekannten Beckenanomalien wird eine primäre Sectio durchgeführt.

Anomalien des Kindes

Fehlbildungen des Kindes, wie z. B. Hydrozephalus, Anenzephalus, Makrosomie, Tumoren (z. B. Steißbeinteratom) oder Zwillingsfehlbildungen („siamesische Zwillinge") sind i. d. R. vor der Geburt durch Ultraschalluntersuchungen bekannt. Ist das Kind lebensfähig, wird eine primäre Sectio aus kindlicher Indikation durchgeführt, ein anenzephales Kind wird jedoch vaginal entbunden. Bei makrosomen Kindern > 4.500 g wird oft prophylaktisch primär sektioniert, um Komplikationen wie Schulterdystokien (→ Kap. 69) zu vermeiden.

Zusammenfassung

- Am häufigsten äußerst sich eine regelwidrige Geburt durch protrahierten Geburtsverlauf oder Geburtsstillstand.
- Man unterscheidet fetale Ursachen wie Lageanomalien, Fehlbildungen etc. und mütterliche Ursachen wie SIH, Z. n. Uterusoperationen etc.
- Nabelschnurumschlingungen und Nabelschnurknoten führen nur in seltenen Fällen tatsächlich zu Problemen. Ist dies aber der Fall, muss die Geburt zur Rettung des Kindes schnell beendet werden, notfalls per Sectio.
- Missverhältnisse zwischen dem Kind und dem Geburtskanal führen zur Geburtsunmöglichkeit. Dies kann bei den Vorsorgeuntersuchungen festgestellt werden, ansonsten entwickelt sich ein Geburtsstillstand.

Lageanomalien

Grundlagen

Neben der Beschaffenheit des Geburtskanals und des Kindes ist für die Geburtsmechanik die Position des Kindes zu Uterus und Geburtskanal wichtig. Die Feststellung der Kindslage erfolgt durch Ultraschall, manuelle abdominale Untersuchung (Leopold-Handgriffe) und die vaginale Untersuchung (Höhenstandsbeurteilung des VT).
Man unterscheidet folgende Begriffe: „Lage“ (längs, quer oder schräg), „Stellung“ (des kindlichen Rückens I = links, II = rechts), „Haltung“ (Flexion oder Deflexion des Kopfes) und „Einstellung“ (zum Geburtskanal).

> Die normale und häufigste Geburtslage ist die vordere Hinterhauptslage (→ Abb. 64.1).

Beckenendlage

5 % der Geburten erfolgen aus Beckenendlage (BEL, → Abb. 64.2), Frühgeburten häufiger (10–15 %), da der Fetus während der Schwangerschaft physiologischerweise in BEL liegt. In der 32. SSW befinden sich etwa 20 % der Feten noch in BEL, bis zur 36. SSW wenden sich die meisten. Die Ursache einer Geburt aus BEL kann multifaktoriell sein, ist aber oft ungeklärt. Drei Hauptmechanismen werden unterschieden (→ Tab. 64.1).
Folgende Probleme können bei der BEL-Geburt auftreten:
- Der Steiß dehnt den Weichteilkanal nur ungenügend, die Geburt des Kopfes ist erschwert.

Tab. 64.1 Mögliche Ursachen der Geburt aus Beckenendlage

Mechanismus	Ursache
Drehung noch nicht erfolgt	Frühgeburt, fetale Retardierung
Behinderung der Drehung	Tumoren (z. B. Myome), zu straffe Uterusmuskulatur bei Erstgravidae, Becken- oder Uterusanomalien, Makrosomie, fetale Fehlbildungen, Oligohydramnion, Placenta praevia
erhöhte Beweglichkeit	Polyhydramnion, schlaffe Uterusmuskulatur bei Vielgebärenden

- Nabelschnurvorfälle ereignen sich leicht, da der Steiß den Geburtskanal nicht so gut abdichtet.
- Die Lösung der Arme ist schwierig und birgt die Gefahr der Plexuslähmung.
- Da der Kopf nach dem Nabel geboren wird, klemmt sich die Nabelschnur bei der Geburt des Kopfes zwischen Kopf und Beckenwand ein. Dies führt zu Sauerstoffmangel. Wird das Kind nicht innerhalb der nächsten 3–5 min geboren, erstickt es!

Die perinatale Mortalität liegt etwa 4 % höher als bei Schädellage, was aber in erster Linie auf den großen Anteil an Frühgeburten zurückzuführen ist.
Aufgrund der Risiken wird entweder eine äußere Wendung oder eine primäre Sectio empfohlen. Die vaginale Geburt kann auf Wunsch der Schwangeren durchgeführt werden, wenn ein Missverhältnis, fetale Fehlbildungen und mütterliche Risiken (auch keine Erstgravida!) ausgeschlossen sind. Das Kind sollte ein Gewicht < 3.500 g, ein Schwangerschaftsalter > 34. SSW, keine Hyperextension des Kopfes und keine reine Fußlage aufweisen. Die Durchführung in einem Zentrum mit gesicherter neonatologischer Versorgung und erfahrenen Geburtshelfern, kontinuierliche CTG-Überwachung und adäquate Analgesie sind unbedingt notwendig.

Die äußere Wendung

Die äußere Wendung kann ab der 37. SSW unter i. v. Tokolyse und CTG-Überwachung durchgeführt werden. Eine gefährliche Komplikation ist die vorzeitige Plazentalösung oder die fetale Destabilisierung durch Sauerstoffmangel. Daher wird die Wendung immer in Sectio-Bereitschaft durchgeführt! Kontraindikationen sind Blasensprung, Placenta praevia, pathologisches CTG, mütterliche Risiken, Missverhältnis und Wehen.

Querlage und Schräglage

In etwa 1 % der Geburten liegt der Fetus nicht in einer Längslage. Ursachen sind erhöhte Beweglichkeit und Einschränkungen der Beweglichkeit ähnlich der BEL (s. o.). Die quere Uterusdehnung kann zu verminderter Plazentadurchblutung und damit zu fetaler Mangelversorgung führen. Sobald die Fruchtblase geplatzt ist, fällt die Schulter oder ein Arm vor („Armvorfall“). Nabelschnurvorfälle sind häufig. Bei Zunahme der Wehentätigkeit kann der Uterus rupturieren und die Mutter verblutet. Bestehen keine Kontraindikationen (s. BEL), kann eine äußere Wendung versucht werden. In allen anderen Fällen wird die Sectio durchgeführt.

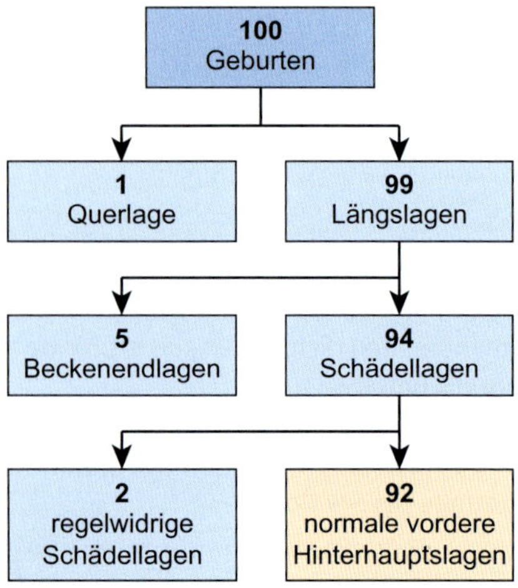

Abb. 64.1 Häufigkeit der verschiedenen Lagetypen [L231]

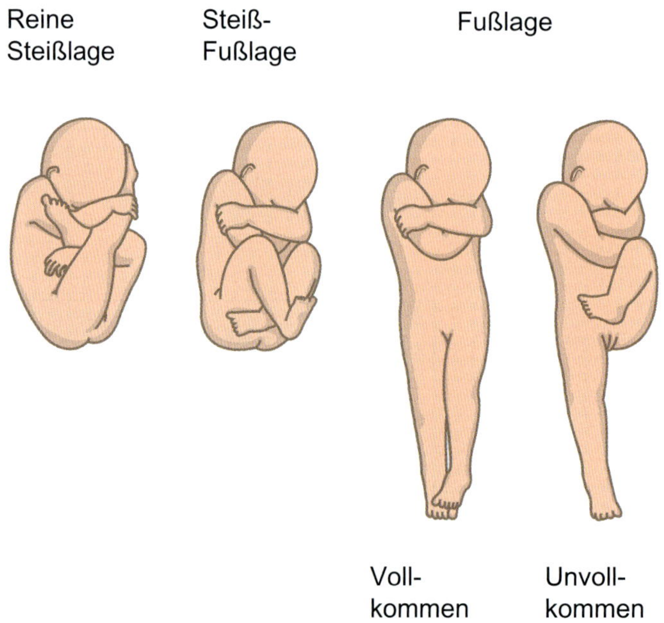

Abb. 64.2 Formen der Beckenendlage und ihre Häufigkeit: Knielagen (ein oder beide Knie führen) sind sehr selten (1 %). [L157]

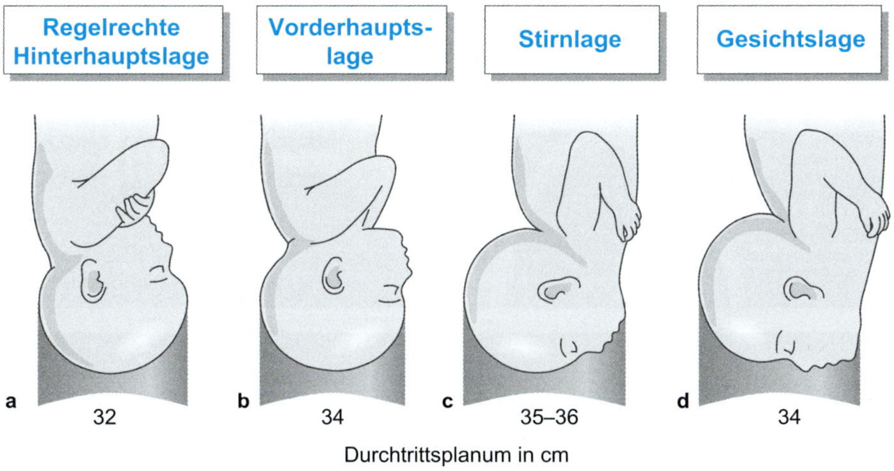

Abb. 64.3 Regelhafte Flexionslage (a) und Deflexionslagen (= Haltungsanomalien, b – d). [L157]

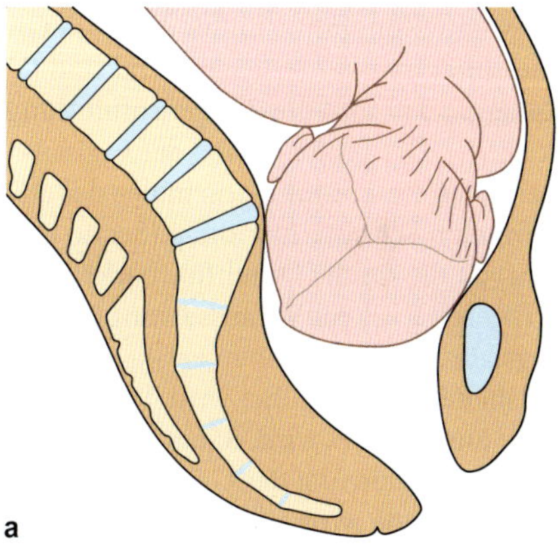

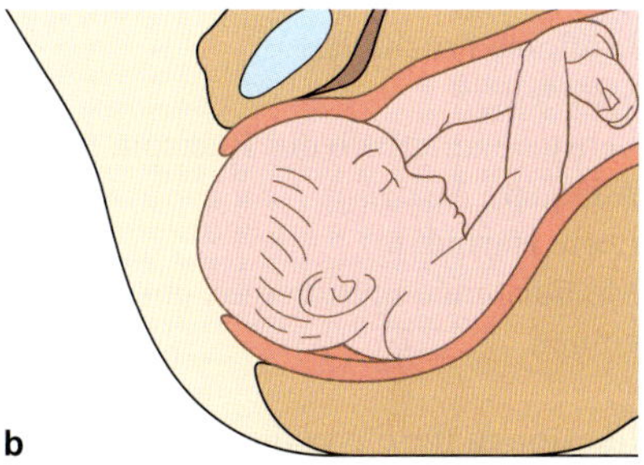

Abb. 64.4 Vordere Scheitelbeineinstellung (a) und hintere Hinterhauptslage (b) [L234]

Die Quer- und Schräglagen sind prinzipiell gebärunfähig!

Haltungsanomalien

Die Vorderhauptslage ist wie die normale Hinterhauptslage geburtsfähig, Stirn- und Gesichtslagen jedoch nicht. Bei den sog. Deflexionslagen ist der Geburtsablauf wegen der großen Durchtrittsebene stark verzögert (→ Abb. 64.3).

Einstellungsanomalien

Die Einstellung bezeichnet die Beziehung zwischen dem VT und dem Geburtskanal. Man unterscheidet:

- **Hoher Gradstand:** Der Kindskopf sitzt gerade auf dem querovalen Beckeneingang → Geburtsstillstand.
- **Tiefer Querstand:** Die innere Drehung des Kopfes unterbleibt, der Kindskopf steht quer auf dem längsovalen Beckenausgang → Geburtsstillstand.
- **Hinterhauptslagen** (→ Abb. 64.4): die regelhafte vordere Hinterhauptslage (kleine Fontanelle vorn an der Symphyse, Gesicht zum mütterlichen Rücken) und die anomale hintere Hinterhauptslage (kleine Fontanelle dorsal, Gesicht zur mütterlichen Symphyse = „Sternengucker")
- **Scheitelbeineinstellungen** (→ Abb. 64.4): Ein Scheitelbein geht voraus, nicht die Pfeilnaht. Diese ist nach vorn oder nach hinten verschoben. Physiologischerweise tritt die hintere Scheitelbeineinstellung (Pfeilnaht nach vorn) vor Wehenbeginn und die vordere (Pfeilnaht nach hinten) bei Wehenbeginn auf, wenn der Kopf in die Kreuzbeinhöhle eintaucht.

Durch wechselseitige Lagerungen gelingt es evtl., die Einstellung zu korrigieren. Gelingt dies nicht, wird bei hohem Gradstand eine Sectio caesarea und bei tiefem Querstand eine vaginal-operative Entbindung durchgeführt. Die persistierende hintere Scheitelbeineinstellung ist ebenfalls geburtsunmöglich, da der Kopf an der Symphyse hängen bleibt. Bei vorderer Scheitelbeineinstellung und beim „Sternengucker" wird bei Geburtsstillstand Oxytocin verabreicht und auf ausreichende Analgesie geachtet. Der Damm ist vermehrt gefährdet.

Zusammenfassung

- Die regelhafte und häufigste Geburtslage ist die vordere Hinterhauptslage: Der Fetus wird mit dem Hinterhaupt zuerst und mit Blick nach dorsal geboren.
- Anomalien der Lage sind Quer-, Schräg- und Steißlagen.
- Der Kopf des Kindes befindet sich normalerweise in Flexion, Deflexionslagen sind Haltungsanomalien.
- Die vaginale Geburt aus der Steißlage ist prinzipiell möglich.

→ 65 Die vaginal-operative Entbindung

Als „vaginal-operative Entbindung" (VGE) bezeichnet man die Vakuumextraktion (VE = Saugglocke) und die Zangenentbindung (Forzeps). Der große Vorteil der vaginal-operativen Entbindung gegenüber der abdominalen Schnittentbindung (Sectio caesarea) ist die rasche Durchführbarkeit bei geringeren Risiken. Voraussetzung ist allerdings, dass sie durch einen erfahrenen Geburtshelfer durchgeführt wird. Welche Methode angewendet wird, hängt von der persönlichen Erfahrung des Geburtshelfers ab. Die Gebärende wird in Steinschnittlage gelagert.

Voraussetzungen für die vaginal-operative Entbindung sind:

- Vollständig eröffneter Muttermund
- Eröffnete Fruchtblase
- Schädellage
- Leitstelle unterhalb der Interspinalebene
- Adäquate Analgesie
- Leere Harnblase
- Mediolaterale Episiotomie, um Platz zu gewinnen

Indikationen für die vaginal-operative Entbindung sind:

- Geburtsstillstand in der Beckenmitte (eher VE) oder auf dem Beckenboden
- Fetale Azidose oder Hypoxie in der Austreibungsphase (zur schnellen Geburtsbeendigung)
- Mütterliche Erkrankungen, die das Mitpressen verbieten (z. B. Herzerkrankungen)
- Die Forzeps-Entbindung wird auch bei Frühgeburten eingesetzt.

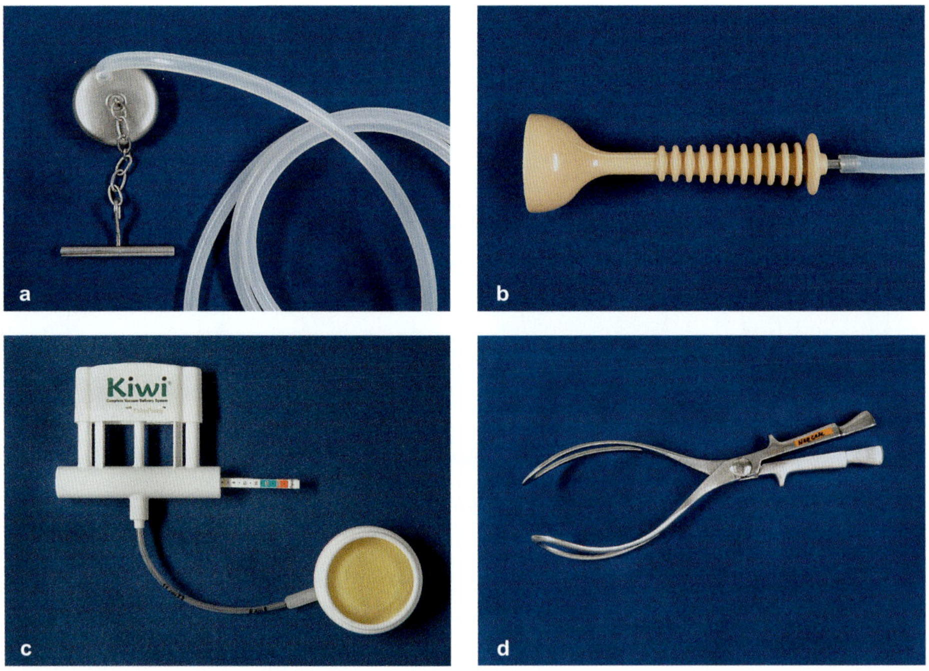

Abb. 65.2 Verschiedene Saugglocken und Forzeps: a) für elektrisch betriebene Saugvorrichtung, b) „Soft cap", besonders schonend für den fetalen Kopf, c) ein „Kiwi" kann manuell bedient werden, d) Naegele-Forzeps [M416]

Vakuumextraktion (VE)

Man unterscheidet 3 Phasen der Vakuumextraktion (→ Abb. 65.1).

Durchführung

Es wird die größtmögliche Saugglocke (Durchmesser 5–6 cm) verwendet (→ Abb. 65.2). Sie wird auf die Kopfschwarte des Fetus aufgesetzt, wobei sichergestellt werden muss, dass kein mütterliches Gewebe mit eingeklemmt wird. Der korrekte Ansatzpunkt ist der sog. Flexing median zwischen den beiden Fontanellen. Innerhalb von 1–2 min wird ein Unterdruck von max. 0,8–0,9 kg/cm^2 aufgebaut. Durch leichten Probezug wird festgestellt, ob der Kopf folgt. Wenn nicht, wird ein Kaiserschnitt durchgeführt. Folgt der Kopf, wird er wehensynchron in der Führungslinie herausgezogen. Wurde die Episiotomie nicht schon vorher angelegt, sollte dies spätestens jetzt erfolgen. Nach der Kopfentwicklung wird die Saugglocke vorsichtig gelöst, die weitere Entwicklung erfolgt wie bei der Spontangeburt.

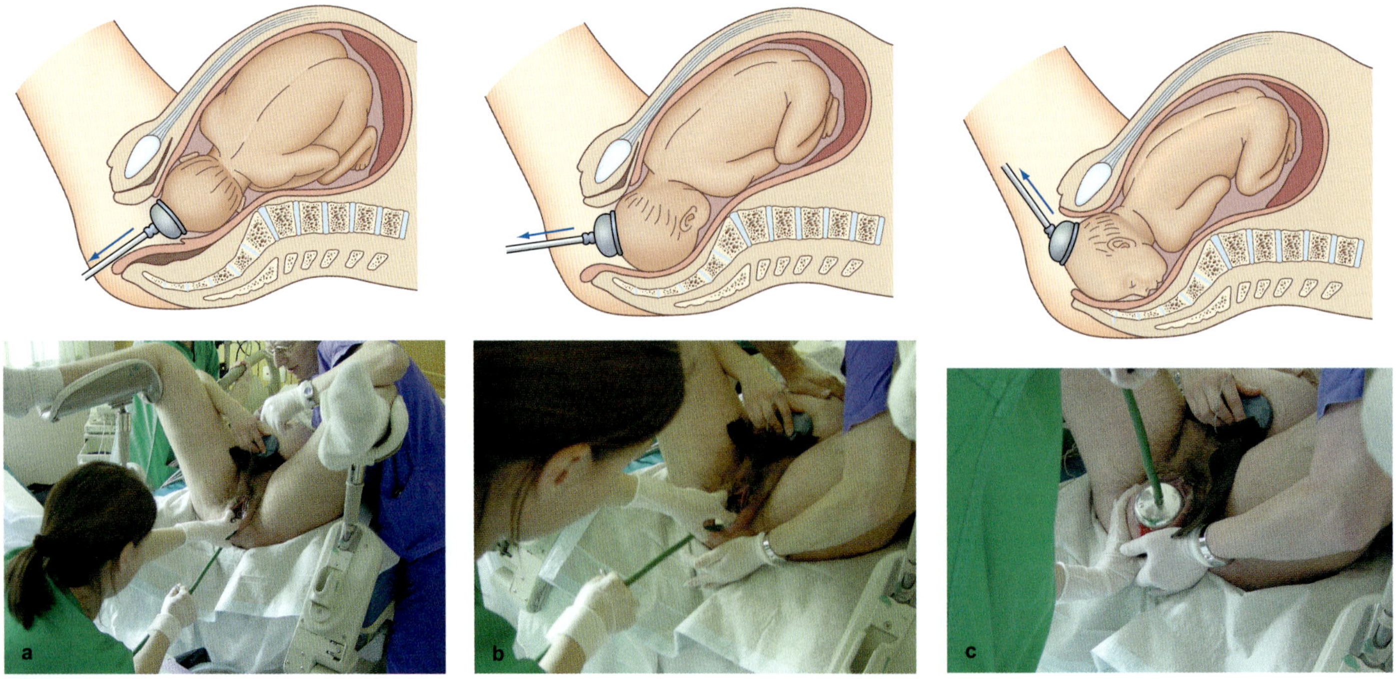

Abb. 65.1 Vakuumextraktion: a) Phase I, b) Phase II, c) Phase III (© PD Dr. K. J. Bühling, Hamburg) [oben: L141; unten: M434]

Kontraindikationen und Komplikationen

Kontraindikationen sind nicht erfüllte Voraussetzungen (s. o.), Frühgeburtlichkeit vor der 32. SSW und Gesichtslagen.
Auf mütterlicher Seite gibt es außer zusätzlichen Rissverletzungen (häufig) keine Komplikationen, das Kind kann ein Kephalhämatom, intrakranielle Blutungen, Retinablutungen oder sogar eine Schädelfraktur davontragen (→ Kap. 75). Insbesondere dann, wenn zu kräftig gezogen wird und die Glocke abreißt, sind Verletzungen häufig.

Zangenentbindung

Es gibt verschiedene Zangenarten, die durch ihre unterschiedliche Form entweder besser für Geburten mit höher stehendem Kopf (Kielland-Zange) oder für Geburten mit tief stehendem Kopf (Naegele-Zange) geeignet sind (→ Abb. 65.2d). In der Regel wird bei höher stehendem Kopf die VE-Entbindung vorgezogen. Vorteil der Zangenentbindung gegenüber der VE ist, dass sie noch schneller anwendbar ist (da kein Vakuumaufbau und kein Strom notwendig ist)!

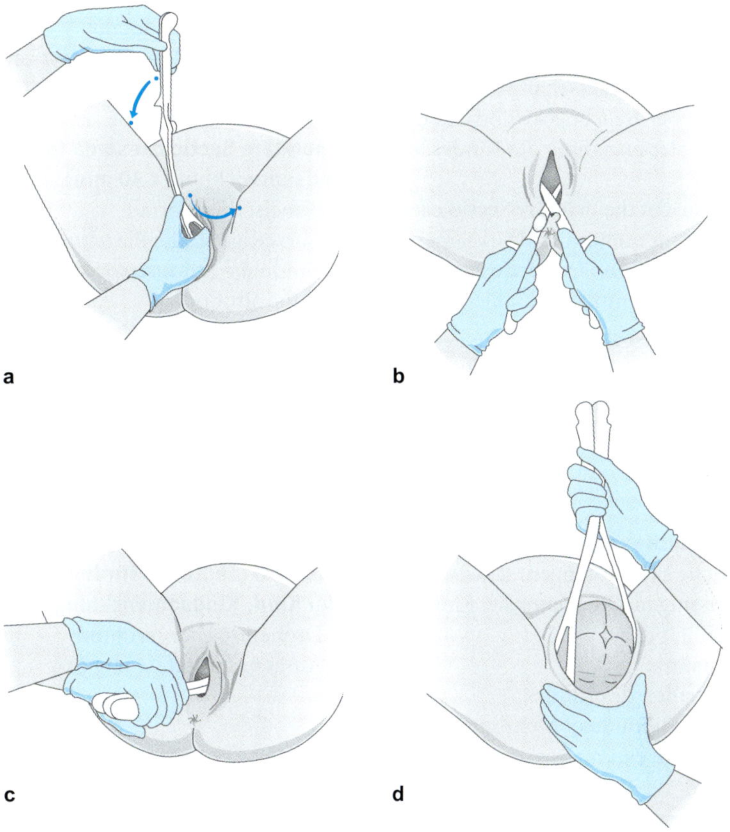
a b c d

Abb. 65.3 Zangenentbindung (Forzeps) [L157]

Durchführung

Das Einsetzen der Zangenteile und das Erfassen des Kindskopfs erfordern viel Übung (→ Abb. 65.3). Falsch angesetzte Löffel führen zu ernsthaften Verletzungen, eine richtig angesetzte Zange kann jedoch das Kind nicht verletzen. Das Schloss muss sich ohne Druck schließen lassen. Besonders leicht werden hier mütterliche Gewebeteile eingeklemmt, durch Nachtastung ist dies auszuschließen! Folgt der kindliche Kopf dem Probezug, wird das Kind wehensynchron entwickelt. Bei der Zangenentbindung darf weder gedreht noch gehoben werden. Der Zug erfolgt in der Führungslinie, bis der Hinterkopf geboren ist, dann wird die Zange angehoben und entfernt.

Kontraindikationen und Komplikationen

Kontraindikationen sind ein totes Kind, ein nicht „zangengerechter" Kopf (zu groß/zu klein) oder Nichterfüllung der Voraussetzungen.
Die möglichen Komplikationen aufseiten des Kindes sind ähnlich der VE, zusätzlich können mütterliche Weichteilverletzungen auftreten.

Zusammenfassung

- Man unterscheidet die vaginal-operativen Entbindungsmethoden (Zangenentbindung und Vakuumextraktion) und die abdominelle Schnittentbindung, den Kaiserschnitt.
- Ist die Bedrohung nicht akut, wird die vaginal-operative Entbindung bei vollständig eröffnetem Muttermund und VT in Beckenmitte vorgezogen.

Der Kaiserschnitt

Als „Kaiserschnitt" wird die Sectio caesarea, die abdominelle Schnittentbindung, bezeichnet. Die Schwangerschaft wird durch die Eröffnung der Bauchdecke und des Uterus sowie die Herausnahme des Kindes beendet.
Man unterscheidet die **primäre Sectio caesarea,** vor Beginn muttermundwirksamer Wehen, und die **sekundäre Sectio caesarea,** nach Beginn muttermundwirksamer Wehen.

> Eine Notsectio sollte in maximal 20 min (Entscheidung bis zur Entbindung = E-E-Zeit) durchgeführt werden!

Indikationen

Primäre Sectio caesarea (elektiv)

- Mütterliche Erkrankungen: schwere Herzerkrankungen, Präeklampsie, Rhesus-Inkompatibilität u. a.
- Missverhältnis
- Lageanomalien des Kindes
- Mehrlingsgraviditäten: Mehrlinge > 2 immer, Zwillinge evtl.
- Placenta praevia totalis
- Fetale Fehlbildungen: wenn Fetus lebensfähig

Sekundäre Sectio caesarea (dringlich, Kindsentwicklung < 30 min)

- Nabelschnurvorfall
- Vorzeitige starke Plazentalösung
- Kindliche Azidose vor kompletter Muttermundöffnung
- Placenta-praevia-Blutungen, Insertio-velamentosa-Blutung bei geschlossenem Muttermund
- Nicht kontrollierbarer Wehensturm
- Einstellungsanomalien, nicht lösbarer oberer Schultergradstand
- Eklampsie/HELLP-Syndrom

Notsectio (akute Gefährdung von Mutter oder Kind, Kindsentwicklung < 10 min)

- Drohende Uterusruptur
- Ausgeprägte fetale Hypoxie

Durchführung

Die Schwangere wird zur Vermeidung des Vena-cava-Syndroms (→ Kap. 52) in 15° Linksseitenlage gelagert. Die Bauchdecke wird durch einen tiefen Unterbauchquerschnitt (Pfannenstiel-Querschnitt) eröffnet (→ Abb. 66.1). Das Peritoneum wird stumpf eröffnet und die Harnblase zur Seite geschoben. Der Uterus wird am unteren Uterinsegment durch einen Querschnitt eröffnet und das Amnion gespalten (→ Abb. 66.1, → Abb. 66.2). Das Kind wird entwickelt und abgenabelt (→ Abb. 66.3, → Abb. 66.4).
Die Gebärende erhält nun intraoperativ Oxytocin, um die Plazentalösung zu erleichtern. Nach Entfernung der Plazenta sollte diese auf Vollständigkeit überprüft werden. Zusätzlich wird das Uteruskavum auf Plazentareste oder zusätzliche Plazentas abgetastet. Uterus und Bauchdeckenschichten werden wieder verschlossen. Eine sorgfältige Naht ist erforderlich, um Komplika-

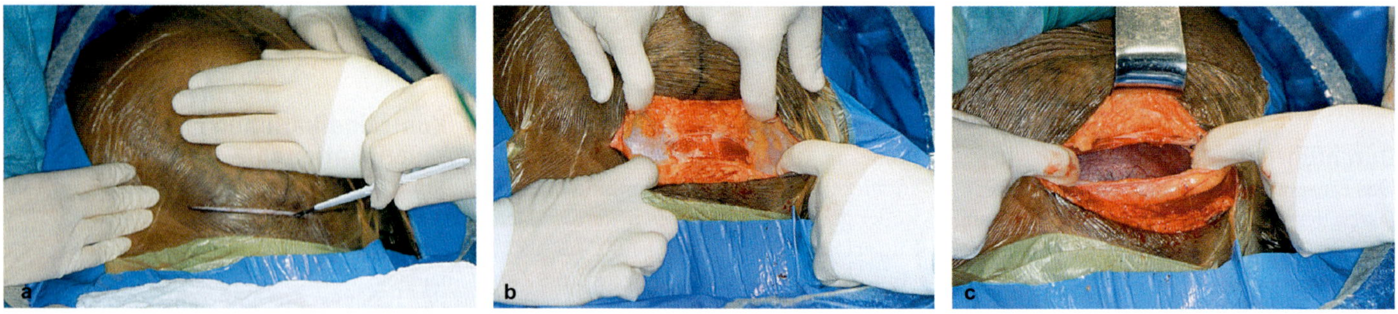

Abb. 66.1 a) Pfannenstiel-Querschnitt zur Eröffnung der Bauchdecke, b) die Faszie wird durch einen kleinen Schnitt eröffnet und stumpf aufgedehnt. c) Ebenso wird das parietale Peritoneum eröffnet. [M416]

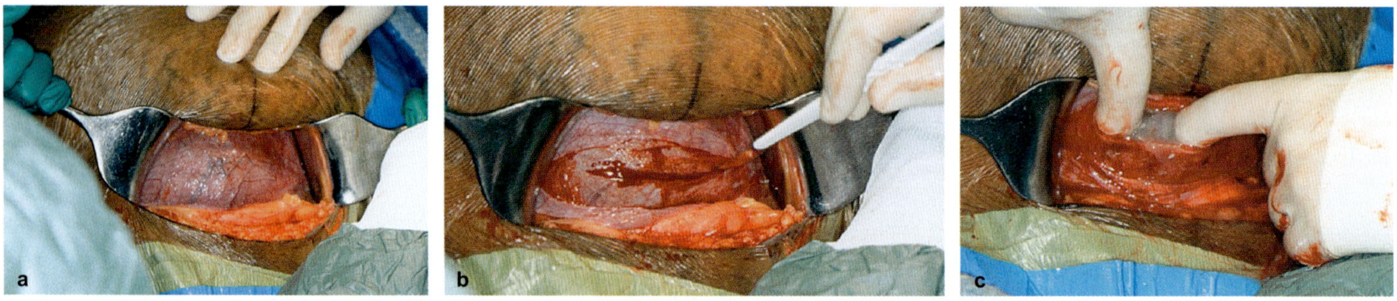

Abb. 66.2 Mit Frisch-Haken wird die Bauchdecke gedehnt (a), zur Uterotomie werden nur die oberen Muskelschichten inzisiert (b) und dann wird die vordere Uteruswand stumpf perforiert (c). [M416]

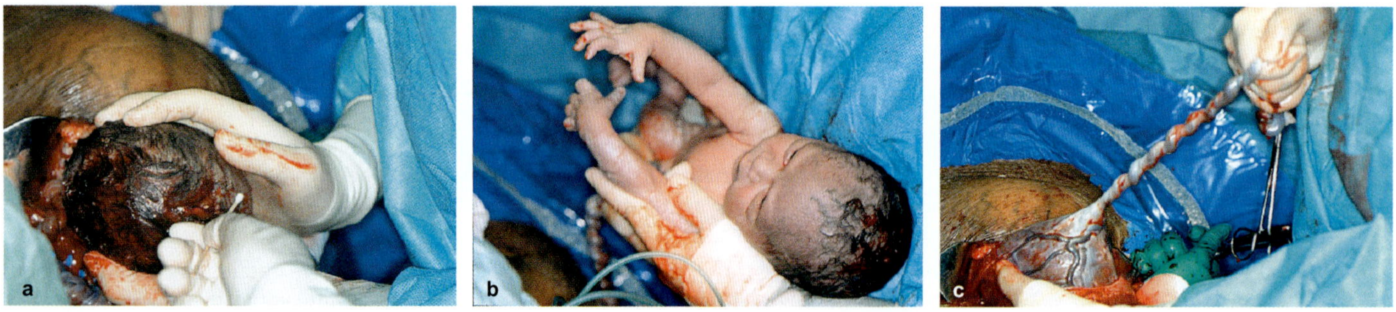

Abb. 66.3 Kaiserschnitt: Entwicklung des Kindes und der Plazenta – der Assistent drückt dabei auf die Bauchdecke. [M416]

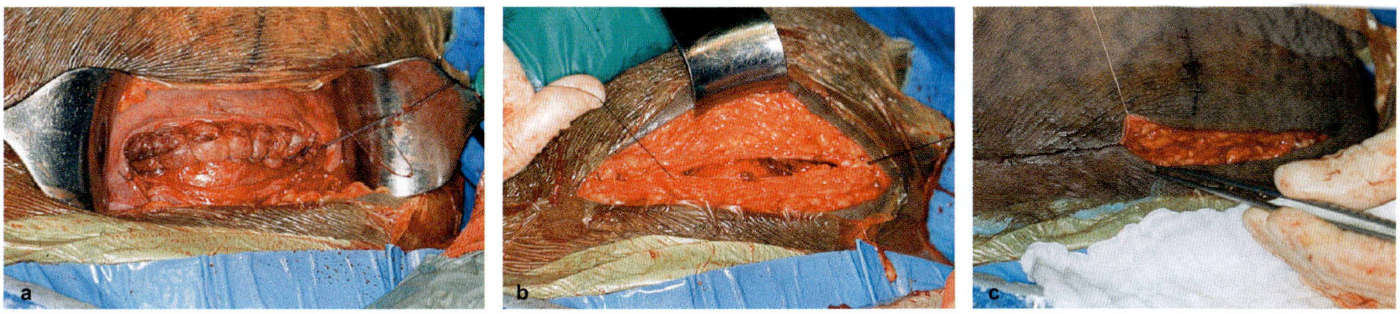

Abb. 66.5 Kaiserschnitt: Verschluss der Uterotomie durch fortlaufende Naht (a), die fortlaufende Naht der Faszie ist besonders sorgfältig durchzuführen (b), die Intrakutannaht der Haut liefert die besten kosmetischen Ergebnisse (c). [M416]

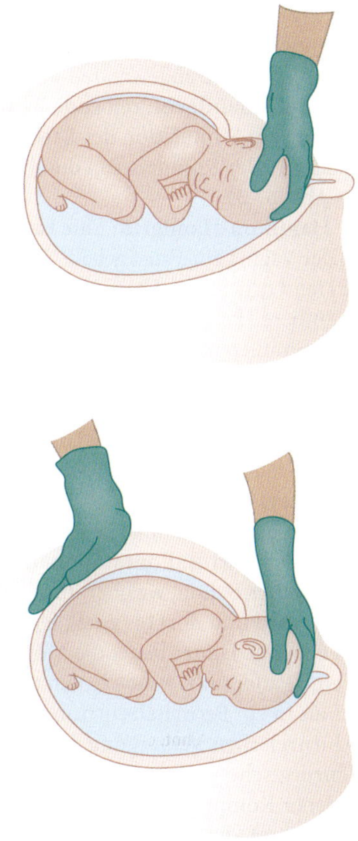

Abb. 66.4 Entwicklung des Kindes: Der Operateur oder ein Assistent drücken auf die Bauchdecke, der Kopf des Kindes wird mit der linken Hand geführt, es darf niemals am Kopf ruckartig gezogen werden! [L231]

tionen bei weiteren Geburten vorzubeugen (→ Abb. 66.5). Das Kind wird gleich nach der Entwicklung von einem neonatologischen Team in Empfang genommen und versorgt.

Narkose

Meistens wird eine Periduralanästhesie (PDA) als Narkose gewählt. Die Frau bleibt bei vollem Bewusstsein, sofern sie keine zusätzliche Medikation (Schlafmittel) erhalten hat. Diese Form der Narkose ist risikoärmer für Mutter und Kind als die Vollnarkose und erlaubt der Mutter ein „Erleben" der Geburt. Der Vater kann bei der komplikationslosen primären Sectio in vielen Kliniken mit in den Operationssaal, um das Kind in Empfang zu nehmen.
Eine Vollnarkose ist notwendig, wenn eine PDA kontraindiziert oder unmöglich ist (z. B. anatomisch) oder wenn es sehr schnell gehen muss.
Die Medikamente wirken deprimierend auf das Kind; daher wird die Narkose erst zum letztmöglichen Zeitpunkt eingeleitet: Abdeckung, Waschen etc. erfolgen vor der Einleitung!

Komplikationen

Die mütterliche Mortalität liegt bei ungeplantem Kaiserschnitt bei ca. 1 : 26.000. In weniger als 0,6 % der Kaiserschnitte treten Komplikationen wie Verletzungen anderer Organe, Thrombose, DIC, Fruchtwasserembolie oder Narkosezwischenfälle auf. Häufiger (≈ 10 %) sind dagegen Komplikationen im Wochenbett (Wundheilungsstörungen, Infektionen). Blutungen treten in 0,5–3 % der Fälle auf.
Durch die Operation können Verwachsungen im Bauchraum induziert werden, die zu Beschwerden und/oder Komplikationen bei weiteren Operationen führen können.
Veränderungen am Uterus können zu Problemen bei der Konzeption führen. Schwangerschaft und Geburt sind risikoreicher als nach vaginaler Entbindung.
Nach zwei Kaiserschnitten sollte daher jede weitere Schwangerschaft durch einen Kaiserschnitt beendet werden.

Zusammenfassung

- Die primäre Sectio ist bei allen präpartal bekannten geburtsunmöglichen Situationen indiziert, die sekundäre Sectio, wenn unter der Geburt (wenn bereits Wehen vorhanden sind) solche Probleme auftreten.
- Die Notsectio wird durchgeführt, wenn das mütterliche oder das fetale Leben akut bedroht ist. Von der Entscheidung bis zu Kindsentwicklung sollten nicht mehr als 10–20 min vergehen!
- Der Wundverschluss muss im Hinblick auf spätere Schwangerschaften besonders sorgfältig durchgeführt werden!
- Ein Kaiserschnitt erhöht die Risiken der folgenden Schwangerschaften und Geburten. Nach zwei Kaiserschnitten sollten alle folgenden Geburten via Kaiserschnitt erfolgen.

Probleme in der Nachgeburtsphase

Im engeren Sinn wird als „Nachgeburtsperiode" die Zeit nach der Abnabelung des Kindes bis zur Ausstoßung der Plazenta (≈ 10–20 min) bezeichnet. Im klinischen Alltag wird der Begriff häufig auch für die 2 h post partum verwendet, in der die Mutter besonders gefährdet ist.

> Die gefährlichste Zeit für die Mutter ist kurz nach der Geburt.

Normale Plazentalösung

Meist (in ¾ der Fälle) löst sich die Plazenta von der Mitte aus ab. Bei der Nachgeburt erscheint zuerst die kindliche Plazentaseite mit dem Nabelschnuransatz (Lösung nach Schultze). Es tritt keine sichtbare Lösungsblutung auf, weil das Blut sich hinter der Plazenta sammelt. Erst nach der vollständigen Lösung tritt das Blut schwallartig aus. Löst sich die Plazenta vom Rand her (Lösung nach Duncan), ist der Blutverlust etwas höher und als Lösungsblutung sichtbar.

Lösungszeichen

Um die Lösung der Plazenta zu überwachen, sind verschiedene klinische Untersuchungen sinnvoll:

- **Schröder-Zeichen** (Uteruskantenzeichen): Nach der Plazentalösung steigt der Uterus über den Nabel und ist schmal, hart und kantig.
- **Ahlfeld-Zeichen:** Eine an der Nabelschnur angebrachte Klemme wandert im Laufe des Lösungsprozesses nach kaudal.

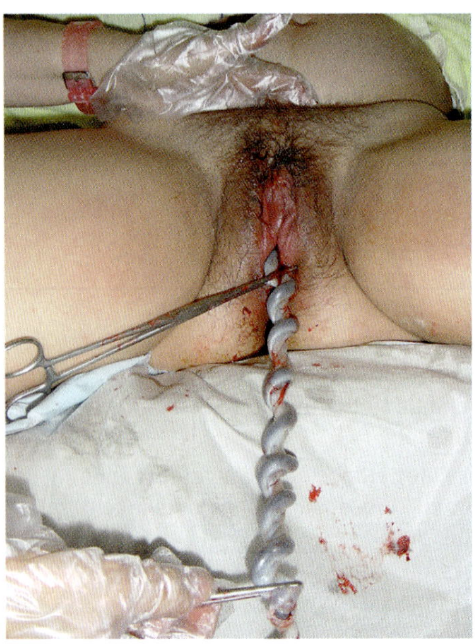

Abb. 67.1 Küstner-Zeichen: Die Klemme, die etwa 5 cm vor der Vulva angebracht wurde, zieht sich bei Druck auf den Bauch nach oben → die Plazenta ist noch nicht gelöst. (© PD Dr. K. J. Bühling, Hamburg) [M434]

- **Küstner-Zeichen:** Bei Druck der Handkante auf den Bauch direkt hinter der Symphyse (auf den Uterus) zieht sich die Nabelschnur zurück: Die Klemme wandert nach kranial → die Plazenta ist noch nicht gelöst (→ Abb. 67.1).

Postpartale Blutungen

Eine postpartale Blutung (auch: **postpartale Haemorrhagie, PPH**) ist eine verstärkte vaginale Blutung in den ersten 12 Wochen nach der Geburt. 80 % der Blutungen treten in den ersten 24 h nach der Geburt auf (primäre PPH). Als Grenze gilt ein Blutverlust von > 500 ml nach Spontangeburt und > 1.000 ml nach Sectio.

Die PPH kommt in Deutschland bei 2 von 1.000 Geburten vor und ist in 30 % der Fälle in den Entwicklungsländern und 13 % der Fälle in den Industrienationen der Auslöser für den mütterlichen Tod post partum. Größter Risikofaktor ist das Unterschätzen der tatsächlich verlorenen Blutmenge der Mutter und somit der verspätete Beginn supportiver Maßnahmen.

> Die Ursachen für eine postpartale Blutung werden als die 4 Ts bezeichnet: **T**onus (mangelnde Kontraktion des Uterus), **T**issue (Plazentarest in utero), **T**rauma (Geburtsverletzung) (→ Kap. 68), **T**hrombin (Koagulopathie).

Uterusatonie (Tonus)

Als „Uterusatonie" bezeichnet man die mangelnde oder fehlende Kontraktion des Uterus nach der Geburt.

Ätiologie

Häufigste Ursachen sind Uterusüberdehnung (z.B. durch makrosome Kinder, Polyhydramnion, Mehrlinge), Uterusmyome, Uterusfehlbildungen, protrahiertem (verlängertem) Geburtsverlauf, nach Geburtseinleitung mit Prostaglandinen, bei Vielgebärenden und nach sehr raschem Geburtsverlauf. Auch ein Plazentarest kann sekundär eine Uterusatonie auslösen.

Klinik und Therapie

Der Uterus ist schlaff oder nur mäßig kontrahiert, der Fundus oberhalb des Bauchnabels weich zu tasten. Sichtbare Blutungen müssen nicht sofort auftreten, da sich bis zu 1.000 ml Blut im Kavum sammeln können. Um die Uterusatonie rechtzeitig zu diagnostizieren, ist eine regelmäßige Kontrolle des Fundusstands notwendig!

Die Therapie erfolgt in mehreren Stufen; bleibt eine Stufe ohne Erfolg, wird die nächste angewendet:

- Dem drohenden hämorrhagischen Schock wird durch Volumensubstitution begegnet. Die Kontraktion wird durch Gabe von Oxytocin und bei Versagen anderen Uterotonika (z. B. Prostaglandine) gefördert.
- Sonografischer Ausschluss eines Plazentarestes in utero. Im Zweifelsfall wird eine manuelle Nachtastung und/oder eine Kürettage durchgeführt.
- Als initialer Kompressionsversuch oder zur Überbrückung, bis weitere Maßnahmen ergriffen werden können, werden die folgenden Handgriffe angewendet:
  - **Credé-Handgriff:** reibende Bewegungen zur Stimulation der Uteruskontraktion oder Kompression durch Druck (→ Abb. 67.3)
  - **Hamilton-Handgriff:** Eine Hand wird in der Vagina zur Faust geballt. Die äußere Hand drückt den Uterusfundus gegen die innere Hand, massierende Bewegungen stimulieren die Uteruskontraktion.
  - **Fritsch-Handgriff:** Eine Hand wird mit einem Tuch gegen die Vulva gedrückt, die andere hält den Uterus wie beim Credé-Griff und drückt ihn gegen die untere Hand.
- Bei Versagen mechanische Kompression, z. B. mittels **Bakri-Ballontamponade** (mit NaCl gefüllter Ballon, welcher intrakavitär platziert wird und dort bis zu 24 h belassen werden kann). Dieser bietet die Möglichkeit, eine Patientin z. B. aus einem peripheren Haus in ein Perinatalzentrum zur weiteren chirurgischen Versorgung zu verlegen.
- Chirurgische Versorgung mittels verschiedener Kompressionsnähte (z. B. B-Lynch-Nähte), die den Uterus „von außen" zusammenziehen oder interventionelle Embolisation der versorgenden Blutgefäße (in entsprechenden Zentren)
- Hysterektomie als Ultima Ratio

Plazentalösungsstörungen (Tissue)

Man spricht von einer „Plazentalösungsstörung", wenn mehr als 30 min seit der Abnabelung vergangen sind, mehr als 300 ml Blut verloren wurden und/oder die Lösung unvollständig war.

Ätiologie

- Placenta adhaerens: mangelhafte Uteruskontraktion (häufigste Form)
- Anatomisch bedingte Störungen können Teile oder die gesamte Plazenta betreffen:
  - Placenta accreta: Der Trophoblast ist infolge eines Mangels oder Fehlens der

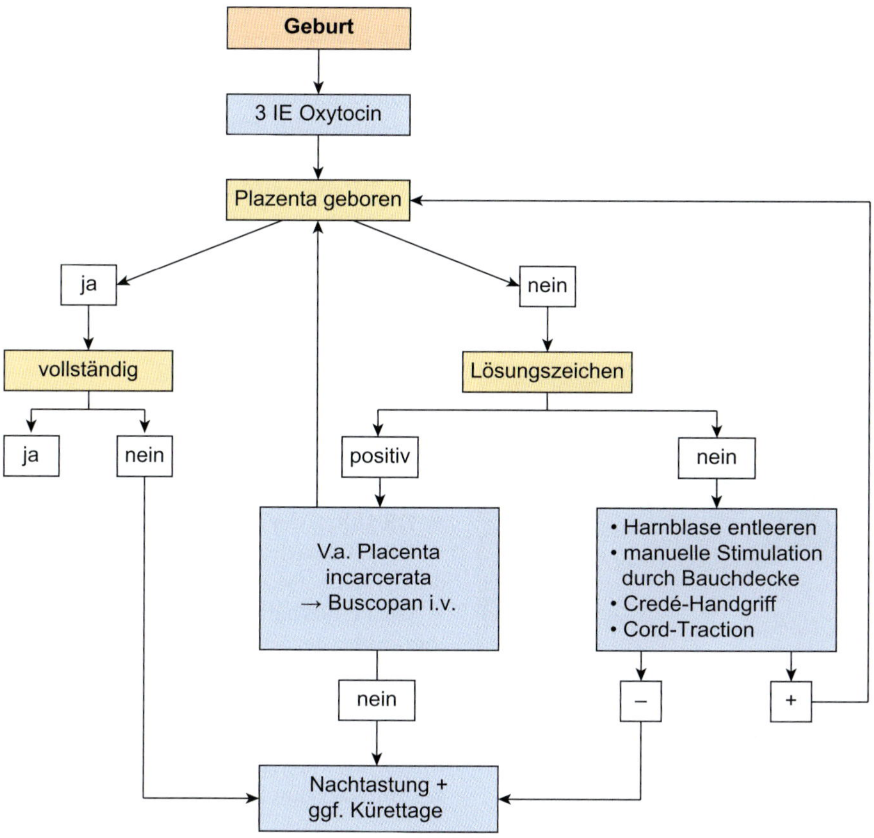

Abb. 67.2 Vorgehen bei Plazentaretention: Bei Blutungen › 500 ml wird ein aktiveres Vorgehen gewählt. [L231]

Decidua basalis bis an das Myometrium herangewachsen.
  - Placenta increta: Der Trophoblast ist in das Myometrium hineingewachsen.
  - Placenta percreta: Der Trophoblast ist durch das Myometrium hindurchgewachsen und hat evtl. sogar andere Organe erreicht.
- Placenta incarcerata: Die bereits gelöste Plazenta wird durch einen spastischen Muttermundsverschluss im Uterus zurückgehalten.

Risikofaktoren für anatomisch bedingte Lösungsstörungen sind Uterusfehlbildungen, Z.n. vorangegangenen Operationen am Uterus, Z. n. Sectio, Z. n. Endometritis, hohes Gebäralter und ein tiefer Plazentasitz.

Klinik

Während der Schwangerschaft ist das uterine Blutflussvolumen von ≈ 50 ml/min auf ≈ 500–750 ml/min gesteigert. Die während der Plazentalösung geöffneten mütterlichen Gefäße werden normalerweise nach der Plazentageburt durch uterine Kontraktionen schnell geschlossen. Plazentalösungsstörungen führen deshalb zu großen Blutverlusten, wenn die mütterlichen Gefäße durch die partielle Lösung bereits eröffnet sind. Das vollständige Ausbleiben der Lösung (bei Placenta accreta, increta und percreta) verursacht zunächst keine Blutungen.

Der starke Blutverlust ist akut lebensbedrohlich!

Therapie

Prophylaktisch wird heutzutage in den meisten Kliniken unmittelbar nach der Abnabelung Oxytocin (= Syntocin®, 3 IE als Bolus) verabreicht. Das weitere Vorgehen zeigt → Abb. 67.2.

- **Cord-Traction** (Zug an der Nabelschnur): Eine Hand drückt die Gebärmutter nach hinten oben, um die Krümmung der Führungslinie auszugleichen, die andere zieht (vorsichtig!) wehensynchron an der Nabelschnur. Es besteht die Gefahr der Uterusinvolution (Herausstülpen) oder des Nabelschnurrisses.
- **Credé-Handgriff** (→ Abb. 67.3)
- Die Placenta increta oder percreta kann nur durch eine **Hysterektomie** therapiert werden.

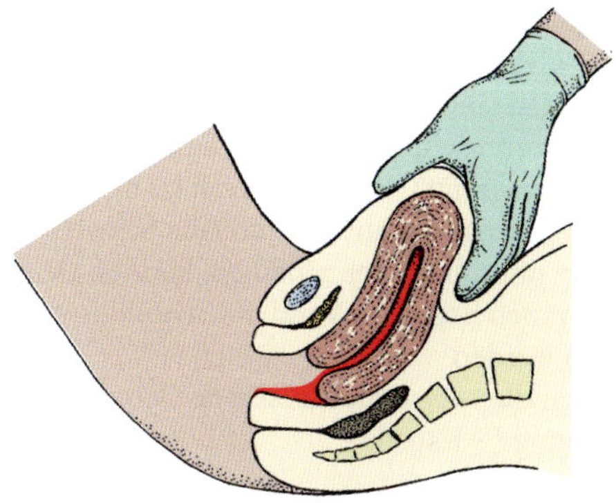

Abb. 67.3 Credé-Handgriff: Der Fundus wird umfasst und wehensynchron nabelwärts geschoben. [L190]

Koagulopathie (Thrombin)

Eine Gerinnungsstörung ist ein weiterer möglicher Auslöser einer PPH.

Ätiologie

Ätiologisch kommen zum einen eine Verbrauchskoagulopathie bei vorangegangenem großen Blutverlust aufgrund der o.g. Komplikationen infrage, zum anderen muss auch an eine ursächliche, also vorbestehende, Blutungsneigung z.B. durch ein HELLP-Syndrom (→ Kap. 50), eine vorbestehende Gerinnungsstörung der Mutter oder eine Fruchtwasserembolie gedacht werden.
Die Diagnose wird mittels laborchemischer Untersuchung der Gerinnungsparameter gestellt. Ein Gerinnungslabor sollte bei V.a. Vorliegen einer PPH möglichst sofort abgenommen und untersucht werden.

Therapie

Medikamentös sollte zunächst ein Versuch mittels Tranexamsäure (Antifibrinolytikum) gemacht werden. In nächster Linie kommen dann Blutprodukte wie Frischplasma (FFP, Fresh-Frozen-Plasma), Thrombozyten- oder Faktorkonzentrate zum Einsatz. Als Ultima Ratio kann auch rekombinanter Faktor VIIa (rFVIIa, NovoSeven) gegeben werden.
Die Patientin muss in jedem Fall intensivmedizinisch von einem erfahrenen anästhesiologischen Team überwacht werden.

Zusammenfassung

- Die Nachgeburtsperiode ist die gefährlichste Zeit für die Mutter!
- Hauptgefahr ist eine postpartale Hämorrhagie, diese ist definiert durch einen Blutverlust von ‹ 500 ml nach spontaner Geburt und ‹ 1.000 ml nach Sectio.
- Auslöser der PPH sind die 4 T: Tonus, Tissue, Trauma, Thrombus.
- Die Patientin muss bei Vorliegen einer PPH intensivmedizinisch von einem erfahrenen Team, möglichst in einem Perinatalzentrum, überwacht werden.

Geburtsverletzungen

Geburtsverletzungen sind alle Verletzungen des Geburtswegs, die durch die Geburt entstanden sind. Abzugrenzen sind die iatrogen verursachten Verletzungen (z. B. Dammschnitt). Während Verletzungen in Introitusnähe schnell durch eine Schwellung und Blutungen auffallen, können weiter innen liegende Wunden leicht übersehen werden.
Auch die Uterusruptur ist eine Geburtsverletzung (→ Kap. 69).

Echte Geburtsverletzungen

Verletzungen an Vulva, Vagina oder Zervix

Ein Zervixriss (→ Abb. 68.1) entsteht häufig durch frühzeitiges aktives Mitpressen der Gebärenden vor vollständiger Muttermundöffnung. Das Risiko einer Verletzung der Scheide oder der Zervix ist bei vaginal-operativer Entbindung stark erhöht. Ein Scheidenriss kann auch bei einem sehr weitreichenden Dammriss entstehen.
Scheiden- und Zervixrisse machen sich in erster Linie durch Blutungen bemerkbar. Blutet die Wunde jedoch nicht in die Vagina, sondern nur (oder auch) nach außen in die Parametrien, kann der tatsächliche Blutverlust verschleiert sein. Ein hämorrhagischer Schock ist die Folge. Die Diagnose wird durch die Spiegeleinstellung gestellt.

> Zur frühzeitigen Feststellung von Geburtsverletzungen sollte eine Spiegeleinstellung, insbesondere nach vaginal-operativer Entbindung, gleich nach der Geburt erfolgen!

Beim Zervixriss ist unbedingt das obere Ende des Risses darzustellen, um sicherzugehen, dass die Parametrien (mit der A. uterina!) nicht betroffen sind. Scheidenrisse heilen i. d. R. problemlos, Zervixrisse können durch Narbenbildung Probleme bei weiteren Geburten verursachen.
Die Labien oder die Klitoris können insbesondere bei vaginal-operativer Entbindung verletzt werden, auch wenn der Damm intakt ist. Ob die Wunde genäht werden muss oder nicht, wird im Einzelfall entschieden. Blutungen müssen auf jeden Fall gestillt werden.

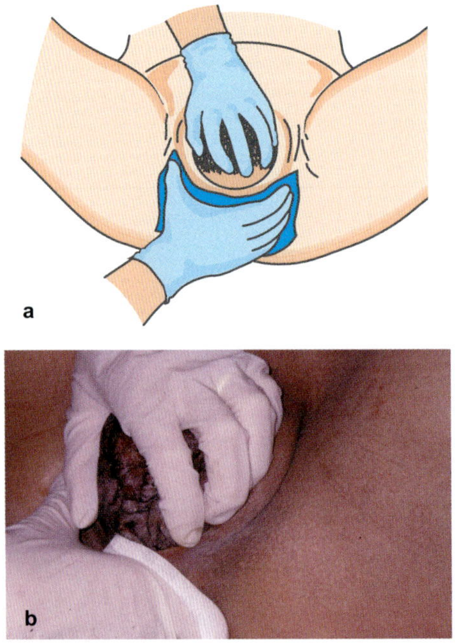

Abb. 68.2 a) Dammschutz im Schema. b) Dammschutz in der Realität (© PD Dr. K. J. Bühling, Hamburg) [a: L157, b: M434]

Dammverletzungen

Der Damm bietet am Beckenausgang den geringsten Widerstand und reißt daher unter der Geburt leicht ein. Der Dammriss (DR) ist eine der häufigsten Geburtsverletzungen.

Dammschutz

Der Dammschutz (→ Abb. 68.2) dient der Verhinderung bzw. der Eindämmung eines Dammrisses. Wird der vorangehende Teil (VT) des Kindes zu schnell über den Damm geboren, reißt dieser ein. In der Austreibungsperiode stützt die Hebamme deshalb den Damm mit der einen Hand und reguliert durch leichten Druck mit der anderen Hand auf den VT den Durchtritt. Die Gebärende wird angewiesen, die Wehen „wegzuatmen" (durch Hecheln), bis der VT langsam geboren wurde. Eine zu lange Austrittsphase kann aber auch zu Verletzungen des Beckenbodens führen.

Ätiologie und Einteilung

Man unterscheidet vier Schweregrade des Dammrisses:

- **DR I** Hautriss, ohne Beteiligung der Dammmuskulatur
- **DR II** Riss der Dammmuskulatur
- **DR III** Riss der Dammmuskulatur und des M. sphincter ani
- **DR IV** Zusätzliche Beteiligung des Rektums (oder der Vagina)

Ein Dammriss entsteht z. B. nach unzureichendem Dammschutz, forcierter Kindsentwicklung, bei sehr festem Bindegewebe oder durch große Kinder.

Symphysenschaden

Verletzungen der Symphyse (bis hin zur Symphysensprengung) unter der Geburt sind sehr selten. Der von der Symphyse ausgehende Schmerz strahlt oftmals in die Oberschenkel und/oder das Kreuzbein und wird bei Belastung (z. B. durch Stehen) schlimmer, teilweise ist die Gehfähigkeit stark eingeschränkt oder sogar aufgehoben. Symphysenschäden gehen mit Druckschmerzhaftigkeit, Hämatomen und Temperaturerhöhungen einher. Sonografisch zeigt sich ein erweiterter Symphysenspalt, radiologisch ist außerdem oft eine Dislokation der Schambeinäste erkennbar. Körperliche Schonung, ausreichende Anästhesie und ggf. orthopädische Behandlungen werden empfohlen.

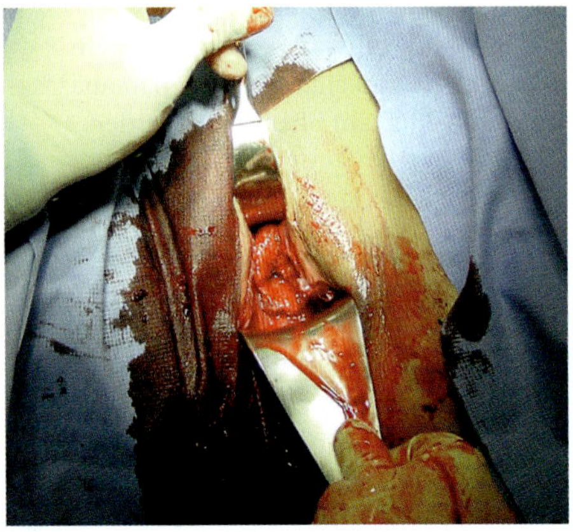

Abb. 68.1 Zervixriss auf 4–5 Uhr in der Spiegeleinstellung. (© PD Dr. K. J. Bühling, Hamburg) [M434]

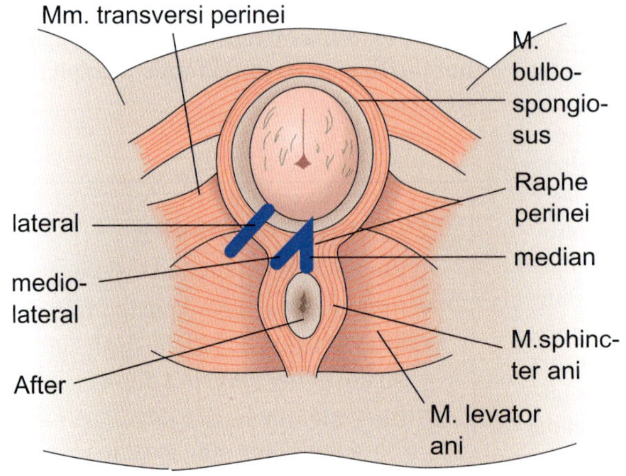

Abb. 68.3 Schnittführung bei den verschiedenen Episiotomieformen [L190]

Tab. 68.1 Verschiedene Formen der Episiotomie (→Abb. 68.3)

	Beschreibung	Vorteile	Nachteile
Mediane Episiotomie	keine Muskulatur beteiligt, nur bei hohem Damm und wenig zusätzlichem Platzbedarf indiziert	einfache Nahttechnik, geringe Schmerzhaftigkeit, gute und schnelle Heilung	Gefahr des Weiterreißens zum DR III, wenig Platzgewinn
Mediolaterale Episiotomie	M. bulbospongiosus, M. transversus perinei superficialis	großer Platzgewinn, Erweiterungsmöglichkeit	großer Blutverlust, schlechte Wundheilung, hohe Schmerzhaftigkeit
Laterale Episiotomie	M. bulbospongiosus, M. transversus perinei superficialis	sehr großer Platzgewinn	häufig Hämatome, schlechte Wundheilung und hohe Schmerzhaftigkeit

Episiotomie

Als „Episiotomie" (→Tab. 68.1, →Abb. 68.3) wird das Einschneiden des Damms zur Erweiterung des Beckenausgangs bezeichnet. Das Einschneiden des Damms wird beim Einschneiden des Kopfes auf der Höhe einer Wehe durchgeführt (rechtzeitige Episiotomie). Eine frühzeitige Episiotomie (vor dem Durchschneiden des Kopfes) wird dagegen unter Lokalanästhesie durchgeführt. **Indikationen** sind Frühgeburten (um den Druck auf den Kindskopf zu verringern), bei vaginal-operativer Entbindung, zur Geburtsbeschleunigung oder bei BEL-Geburten. Die prophylaktische Episiotomie zur Vermeidung eines Dammrisses ist heute obsolet. Studien haben gezeigt, dass der Dammschnitt höhergradige Dammrisse nicht verhindern kann. Niedriggradige Dammrisse heilen dagegen nach Versorgung genauso gut wie Dammschnitte.

Versorgung einer Episiotomie oder eines Dammrisses

Jede Episiotomie und jeder Dammriss müssen nach der Entbindung sofort versorgt werden (→Abb. 68.4). Nach der Plazentalösung wird der Dammbereich lokalanästhesiert und die Wunde gesäubert und vernäht. Verletzungen der Vagina werden durch eine fortlaufende Naht versorgt. Der Damm wird schichtweise mit adaptierenden Einzelknopfnähten verschlossen. Eine abschließende Intrakutannaht verspricht das beste kosmetische Ergebnis, kann aber nur bei übersichtlichem und spannungsfreiem Wundrand und nur bei DR I und II bzw. bei der Episiotomie angewendet werden. Anschließend wird eine digital-rektale Untersuchung durchgeführt, um einen ungenügenden Wundverschluss (führt zu Rektumscheidenfisteln) und eine irrtümliche Vernähung des Rektums auszuschließen. Bei richtiger Versorgung ist eine Darminkontinenz auch nach DR III und IV selten.

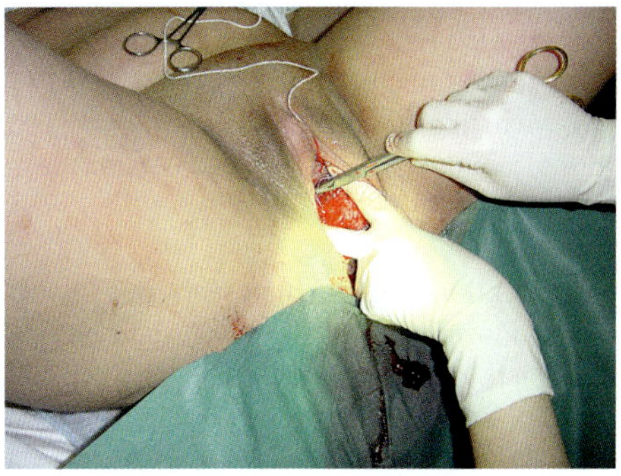

Abb. 68.4 Naht einer Episiotomie (© PD Dr. K. J. Bühling, Hamburg) [M434]

Zusammenfassung

- Geburtsverletzungen sind alle Verletzungen, die sich die Frau im Rahmen der Geburt zuzieht.
- Echte Geburtsverletzungen sind Scheiden-, Zervix- und Dammrisse, außerdem gibt es iatrogen verursachte Verletzungen wie die Episiotomie (Dammschnitt).
- Innen liegende Verletzungen werden leicht übersehen, daher sollte insbesondere nach einer vaginal-operativen Geburt eine Spiegeleinstellung erfolgen.
- Alle Geburtsverletzungen werden nach der Abnabelung und der Plazentageburt umgehend gereinigt und genäht.

Krampfanfälle und komatöse Zustände

→ Kap. 50.

Amnioninfektionssyndrom (AIS)

Das AIS ist eine bedrohliche Komplikation, die bei etwa 1–2 % aller Schwangerschaften auftritt. Hauptrisikogruppe des AIS sind Schwangere aus niedrigen sozialen Schichten, Mehrlingsgraviditäten und Schwangere mit AIS oder Blutungen in der Anamnese.

Ätiologie

Die Infektion des Fruchtwassers, der Eihäute, der Plazenta und/oder der Frucht entwickelt sich in erster Linie nach einem vorzeitigen Blasensprung durch aszendierende Keime. Aszendierende Genitalinfektionen können umgekehrt auch Ursache eines vorzeitigen Blasenspungs sein. Infrage kommende Erreger sind B-Streptokokken, Staphylokokken, Enterokokken, *E. coli* oder Anaerobier. Die intrauterine Infektion kann aber auch nach lymphogener oder hämatogener Streuung auftreten.

Klinik und Therapie

Symptome sind Fieber, Wehen und allgemeines Krankheitsgefühl. Im CTG zeigt sich eine fetale Tachykardie. Die Infektparameter (CRP, Leukozyten) steigen an.
Die antibiotische Therapie wird umgehend eingeleitet. Bei unreifem Kind werden eine Tokolyse und eine Lungenreifeinduktion durchgeführt. Hat das AIS septische Ausmaße angenommen, wird die Geburt jedoch sofort eingeleitet, oft ist eine Sectio mit perioperativer Antibiotikatherapie notwendig. Sind die gesamte Fruchthöhle und der Uterus infiziert, bleibt als Ultima Ratio die Hysterektomie, um den Infektionsherd zu entfernen und die Mutter zu stabilisieren.

Fruchtwasserembolie

Die Fruchtwasserembolie ist eine sehr seltene, aber schwerwiegende Komplikation. Die Letalität liegt bei bis zu 80 %. Unter der Geburt kommt es zu einem Einstrom größerer Mengen Fruchtwassers in den mütterlichen Kreislauf, häufig nach Geburtsverletzungen oder durch hohen Druck.

Klinik

Die Fruchtwasserembolie verläuft in zwei Phasen:

- 1. Phase: Verlegung der Lungenstrombahn durch korpuskuläre Anteile → aus dem Wohlbefinden kommt es zu plötzlicher Atemnot mit Dyspnoe, Zyanose und Schocksymptomen (infolge von Lungenödem, akutem Rechtsherzversagen, pulmonaler Hypertonie etc.)
- 2. Phase: Verbrauchskoagulopathie, DIC → atonische Nachblutungen, Schock, Tod

Durch die körperfremden Bestandteile des Fruchtwassers können zusätzlich allergische Reaktionen auftreten. Die Therapie erfolgt symptomatisch.

Schulterdystokie

Die Schulterdystokie führt zu einem Geburtsstillstand. Ohne geburtshilfliche Manipulation führt sie zum Tod der Mutter und des Kindes, aber auch bei optimalem Handling ist die kindliche Morbidität (niedriger Apgar, Plexusparesen etc.) sehr hoch. Man unterscheidet den hohen Schultergradstand (die vordere Schulter hängt an der Symphyse) und den tiefen Schulterquerstand (die Schultern liegen quer auf dem Beckenboden).

Ätiologie

Schulterdystokien werden durch fehlende Rotation (innere bzw. äußere Rotation) verursacht. Dies tritt besonders häufig bei makrosomen Kindern (> 4.000 g → 20-faches Risiko) und adipösen Müttern auf, insgesamt mit einer Häufigkeit von 0,5–1 % der Geburten. Im Einzelfall ist die Schulterdystokie jedoch nicht vorhersehbar!

Prophylaxe und Therapie

Um den Druck zu verringern, wird eine medikamentöse Tokolyse eingeleitet, eine ggf. bestehende Oxytocininfusion wird gestoppt. Gegebenfalls wird eine Episiotomie angelegt.

Bei hohem Schultergradstand

- McRoberts-Manöver: maximale Beugung, gefolgt von maximaler Streckung der mütterlichen Beine, um die Conjugata vera zu vergrößern → ggf. mehrfach wiederholen.
- Durch rhythmischen suprapubischen Druck kann die Schulter evtl. unter die Symphyse gedrückt werden. Vierfüßlerstand: Die Bewegung des Beckens führt häufig zur Schulterlösung. Sehr schmerzhaft!
- Versuch der äußeren oder inneren Drehung
- Eine Narkose entspannt, sodass die Manöver zur Geburt führen.
- Wenn alles nichts hilft: Notsectio!

Bei tiefem Schulterquerstand

- Versuch der äußeren oder inneren Drehung, vaginal-operative Entbindung.

Vorliegen und Vorfall der Nabelschnur

Liegt die Nabelschnur bei intakter Fruchtblase neben oder vor dem VT des Kindes, spricht man von einem „Vorliegen" der Nabelschnur (→ Abb. 69.1a). Kommt es in dieser Situation zum Blasensprung, entsteht ein Nabelschnurvorfall. Vorliegen oder Vorfall der Nabelschnur (→ Abb. 69.1b) ereignet sich bei ungenügender Abdichtung des Beckeneingangs durch den VT, also v. a.

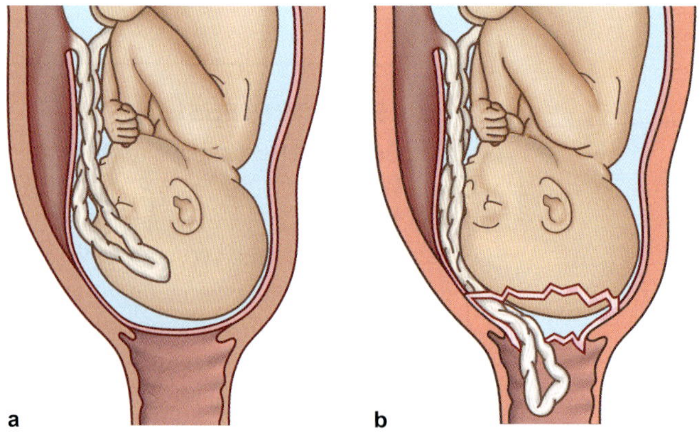

Abb. 69.1 Vorliegen der Nabelschnur (a) und Nabelschnurvorfall (b). [L234]

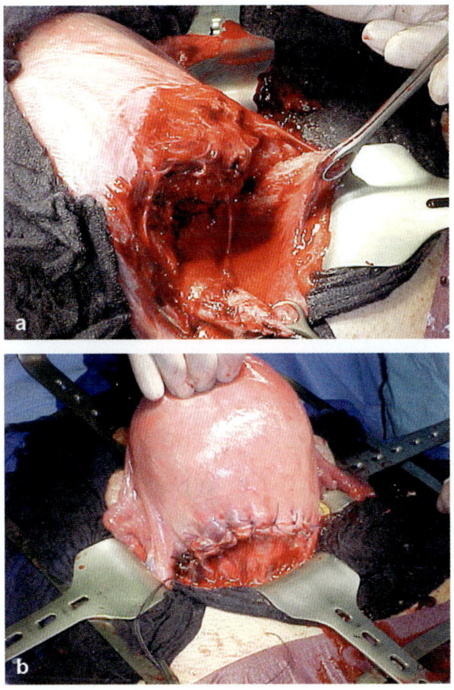

Abb. 69.2 Uterusruptur: vor und nach der Versorgung. (© PD Dr. K. J. Bühling, Hamburg) [M434]

Tab. 69.1 Symptome bei drohender und eingetretener Uterusruptur.

Warnzeichen der drohenden Uterusruptur	Eingetretene Uterusruptur
• Starke Wehenschmerzen • Druckschmerzhaftigkeit zwischen Nabel und Symphyse • Zunahme der Wehentätigkeit bis zum Wehensturm oder Wehenkrampf • Pathologisches CTG • Der Muttermund ist ödematös geschwollen, der VT ist fest im Beckeneingang zu tasten. • Unruhe und Todesangst der Gebärenden • Die Brandl-Furche steigt über den Nabel	• Rupturschmerz (trotz PDA!) → Vernichtungsschmerz • Schlagartiges Sistieren der Wehen • Kindliche Herztöne bradykard oder nicht mehr nachweisbar • Kindsteile direkt unter der Bauchdecke tastbar • VT wieder beweglich und abschiebbar • Hämorrhagischer Schock, starke Blutung aus der Scheide • Im CTG plötzliche, starke Bradykardie

bei kleinen Kindern, BEL, Querlagen, Polyhydramnion oder bei Vielgebärenden.
0,5 % aller Geburten sind betroffen.

Klinik

Das Vorliegen der Nabelschnur lässt sich sonografisch diagnostizieren. Gelegentlich kommt es zu wehensynchronen Dezelerationen im CTG.
Nach dem Blasensprung wird die Sauerstoffzufuhr des Kindes durch Kompression der Nabelschnur unterbrochen, im CTG zeigt sich eine anhaltende Bradykardie des Fetus. Die Nabelschnur ist vaginal als fingerdicke, evtl. noch pulsierende Wulst zu tasten. Wird dieser Zustand nicht innerhalb weniger Minuten behoben, erstickt das Kind!

Therapie

Häufig gelingt es, die Nabelschnurposition durch Seiten- und/oder Beckenhochlagerung zu verändern, dann ist eine vaginale Entbindung möglich. Gelingt dies jedoch nicht, ist eine Sectio indiziert. Liegt bereits ein Nabelschnurvorfall vor, ist schnelles Handeln notwendig. Während der Geburtshelfer den VT manuell von der Vagina aus hochschiebt, um die Nabelschnur zu entlasten, wird ein β-Mimetikum-Bolus (25 µg Fenoterol i. v.) gegeben und die Notsectio wird eingeleitet. Repositionsversuche sind meist erfolglos.

Uterusruptur

Die Uterusruptur (→ Abb. 69.2) ist eine der schwersten Komplikationen unter der Geburt (oder in der Schwangerschaft). Mütterliche und kindliche Morbidität und Mortalität sind hoch. Die Inzidenz liegt bei 1 : 1500 Geburten, es sind meistens Mehrgebärende betroffen. Man unterscheidet die komplette Uterusruptur und die inkomplette Uterusruptur, bei der die Serosa intakt bleibt.

Ätiologie und Klinik

Zur Uterusruptur kommt es, wenn die Uterusmuskulatur den Wandbelastungen nicht mehr standhalten kann. Sie kann jederzeit in der Schwangerschaft auftreten, meist jedoch unter der Geburt.

- **Traumatische Ruptur:** nach Verletzung, iatrogen z. B. bei Kürettagen
- **Narbenruptur:** Die Narbe einer früheren Uterusverletzung ist weniger belastbar als die normale Uterusmuskulatur. Ursache einer Uterusnarbe kann z. B. eine frühere Sectio caesarea oder eine Myomenukleation sein.
- **Überdehnungsrupturen** entstehen bei unüberwindbaren Geburtshindernissen (Missverhältnis, geburtsunmögliche Kindslage, hoher Gradstand etc.) und unvermittelt starker Wehentätigkeit. Sehr selten reißt der Uterus nach Überdosierung von Wehenmitteln.

Typisch für die Narbenruptur ist der „stille" Ablauf. Plötzlich, ohne jegliche Vorwarnung reißt der Uterus ein. Symptome sind plötzliche starke Schmerzen und/oder Schockzeichen aufgrund des Blutverlusts. Die Narbenruptur kann bei normaler Wehentätigkeit oder schon während der Schwangerschaft auftreten. Klarheit bringt die Ultraschalluntersuchung. Überdehnungsrupturen kündigen sich oft durch „Warnzeichen" an (→ Tab. 69.1).

Therapie

- **Drohende Ruptur:** Tokolyse, Volumensubstitution zur Schockbehandlung und Notsectio (auch bei totem Kind)
- **Eingetretene Ruptur:** Behandlung des hämorrhagischen Schocks (Kreislaufstabilisierung, Volumensubstitution, Transfusionen etc.) und Notsectio bzw. Laparotomie, um die Blutungen zu stillen. Manchmal kann eine Hysterektomie nicht umgangen werden.

Zusammenfassung

- Geburtsstillstand, pathologische CTG-Ableitungen oder Schockzeichen der Mutter bedürfen sofortiger Abklärung.
- Akute fetale Gefährdung zeigt sich im CTG und in der Mikroblutanalyse.
- Besonders bedrohlich für Mutter und Kind ist die Uterusruptur, die sich oftmals durch sog. Warnzeichen ankündigt.
- Bei Nabelschnurvorfall und drohender Uterusruptur wird eine Notsectio durchgeführt.
- Eine Schulterdystokie kann evtl. durch geburtshilfliche Manöver behoben werden.

→ 70 Geburtserleichterung

Der Geburtsschmerz ist physiologisch. Angst kann Anspannung auslösen und diese wiederum den Schmerz verstärken. Schnell führt dieser „Circulus vitiosus" zu einem vielfach gesteigerten Geburtsschmerz (→ Abb. 70.1).
Basierend auf diesem Modell, gibt es drei Möglichkeiten, auf diesen Kreislauf einzuwirken:

- **Reduzierung der Angst:** Durch eine ausführliche Aufklärung im Rahmen der Geburtsvorbereitungskurse und beim betreuenden Arzt gelingt es, diesen Kreislauf zu durchbrechen. Allein die Möglichkeit der Schmerzbekämpfung an sich nimmt vielen Frauen viel Angst, sodass sie unter der Geburt tatsächlich darauf verzichten können.
- **Reduzierung der Spannung:** Erlernen von Entspannungs- und Atemtechniken, Musik, warme Bäder oder Duschen, Massagen, Aromatherapie
- **Reduzierung des Schmerzes,** s. u.

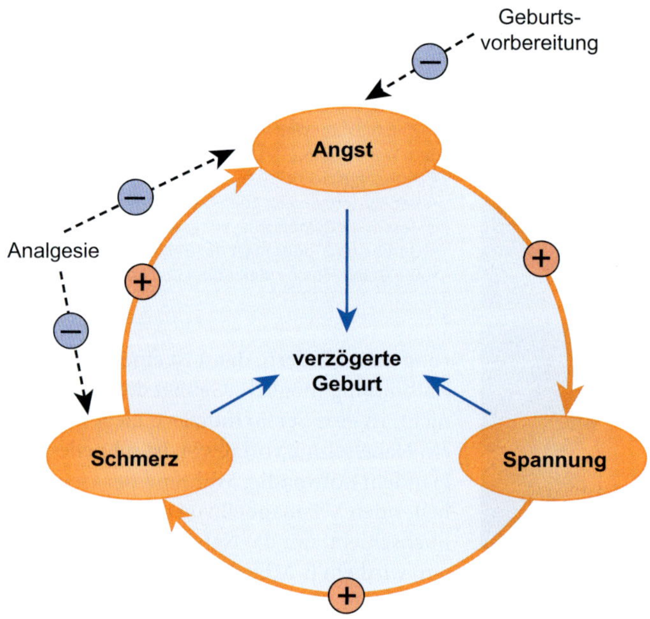

Abb. 70.1 Der Kreislauf aus Angst, Spannung und Schmerz [L231]

Entstehung des Geburtsschmerzes

In der Eröffnungsphase entsteht der Schmerz in erster Linie durch die Dehnung der Zervix und die Wehenkontraktionen. Diese Schmerzen werden über den Plexus uterocervicalis und die Nn. splanchnici (Nn. sympathici und parasympathici) zu den Rückenmarkssegmenten Th10–L1 geleitet (→ Abb. 70.2).
In der Austreibungsperiode werden der Beckenboden und die Vagina stark beansprucht. Die Schmerzen werden nun durch den N. pudendus zu den Segmenten S2–S4 übertragen.

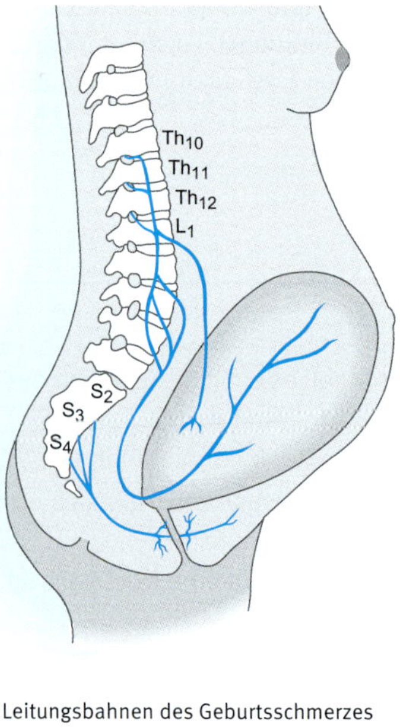

Abb. 70.2 Leitungsbahnen des Geburtsschmerzes [L157]

Medikamentöse Schmerztherapie

Spasmolytika Sie können helfen, Verspannungen zu lösen. Bei rigidem Muttermund kann so evtl. die Eröffnung beschleunigt werden. Insbesondere Butylscopolamin (Buscopan®) ist zwar nebenwirkungsarm, aber auch nicht besonders potent. Bei vielen Gebärenden bleibt es nutzlos, einigen hilft es wohl im Sinne eines Placebos.
Beruhigungsmittel (Diazepam, Promethazin) Diese werden heute nur mehr bei sehr unruhigen Patientinnen eingesetzt.
Opiate Insbesondere Pethidin (Dolantin®). Sie werden dagegen häufiger eingesetzt. Der Hauptnachteil ist der sedierende Effekt auf Mutter und Kind, der zu Atemdepression führen kann, außerdem manchmal Übelkeit und Erbrechen als Nebenwirkung hat. Das Risiko einer kindlichen Atemdepression ist 2–3 h nach Applikation am größten. Als Antidot kann dem Neugeborenen bei Bedarf Naloxon verabreicht werden. Die Symptome verschwinden so umgehend. Eine Alternative zu Pethidin ist Pentazocin, das auch auf Naloxon als Antidot anspricht. Tramadol führt viel häufiger zu Nebenwirkungen (Übelkeit) und Naloxon ist hier unwirksam.

> Vorsicht ist bei heroinabhängigen Schwangeren geboten. Naloxon ruft bei deren Neugeborenen unter Umständen starke Entzugssymptome hervor.

Pudendusblock

Wird der N. pudendus (und seine Äste) durch Lokalanästhetika betäubt (→ Abb. 70.3), bleiben Damm, Vulva, unteres Vaginadrittel und der Beckenboden ohne Schmerzempfinden. Der Pressdrang und der Wehenschmerz bleiben bestehen, der Beckenboden ist entspannt.
Ein Pudendusblock wird zur Schmerzausschaltung in der Austreibungsperiode, zur Relaxation des Beckenbodens, bei vaginal-operativen Entbindungen oder Episiotomien angewendet. Nach Ausschluss einer intravasalen Injektion werden auf jeder Seite 10 ml einer 1-prozentigen Mepivacainlösung eingespritzt. Allergische Reaktionen sind sehr selten.
Komplikationen treten eigentlich nur bei versehentlicher intravasaler Injektion auf (reversible und irreversible Nervenausfälle). Hämatome und Abszesse sind ausgesprochen selten (< 0,1 %).

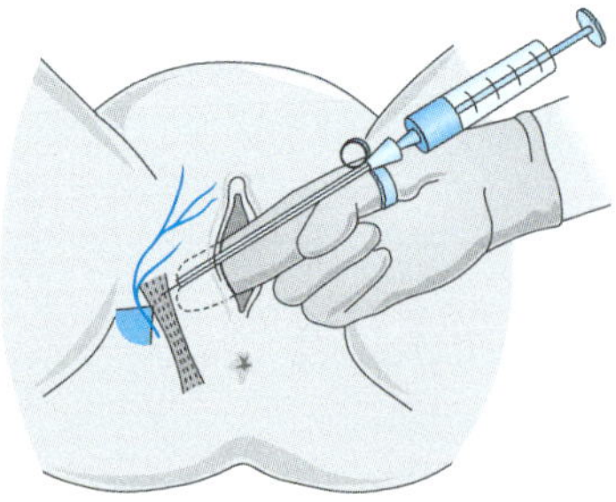

Abb. 70.3 Pudendusblock [L157]

Lokalanästhesie des Damms

Durch fächerförmige Injektion lokalanästhetischer Mittel wird eine Analgesie des Damms erzielt. Dies wird zur Versorgung einer Episiotomie oder von Geburtsverletzungen angewendet. Eingesetzt werden Mepivacain 1 % (max. 30 ml), Lidocain 1 % (max. 20 ml) oder Bupivacain 0,5 % (max. 30 ml). Komplikationen sind wie beim Pudendusblock v. a. bei intravasaler Injektion zu erwarten (Aspirationstest!).

Periduralanästhesie (PDA)

Die PDA wird auf Wunsch v. a. bei starkem Geburtsschmerz insbesondere bei protrahiertem Geburtsverlauf, Geburtseinleitung und Risikogeburten (Frühgeburt, BEL, Zwillinge) eingesetzt. Weitere Indikationen sind vaginal-operative Entbindungen, die Sectio caesarea und SIH (zur Verbesserung der plazentaren Diffusion). Nachteil der PDA ist die Immobilisierung der Patientin. Der Vorteil liegt in der guten Schmerzausschaltung und Entspannung.
Zwischen L2/L3 oder L3/L4 wird unter sterilen Bedingungen ein Katheter gesetzt und eine Testdosis Lokalanästhetikum appliziert, um eine intravasale (führt zu Kreislaufinsuffizienz und Krämpfen) oder eine subarachnoidale (totale Spinalanästhesie mit Atemlähmung) Anästhesie auszuschließen. Folgt auf die Testdosis keine Reaktion, kann das Lokalanästhetikum eingespritzt werden. In der Regel wird der Katheter belassen, um Nachinjektionen vorzunehmen oder die Dosis zu steigern, falls eine Sectio nötig wird. Zur Schmerzbekämpfung werden ca. 10 ml Bupivacain 0,25 % eingesetzt, für eine Sectio caesarea werden 30 ml notwendig. Eine PDA kann zu Blutdruckabfall führen, daher erhält die Patientin vor der Punktion eine zügige Infusion, evtl. auch einen Plasmaexpander.
Kontraindikationen sind neurologische Erkrankungen (z. B. Epilepsie), Gerinnungsstörungen (die Gerinnungswerte sollten am gleichen Tag o. B. sein), Infektionen im Bereich der Punktionsstelle, Allergien gegen das Lokalanästhetikum und schwere Hypotonie (systolisch < 80 mmHg). Die PDA muss von einem erfahrenen Arzt durchgeführt werden.

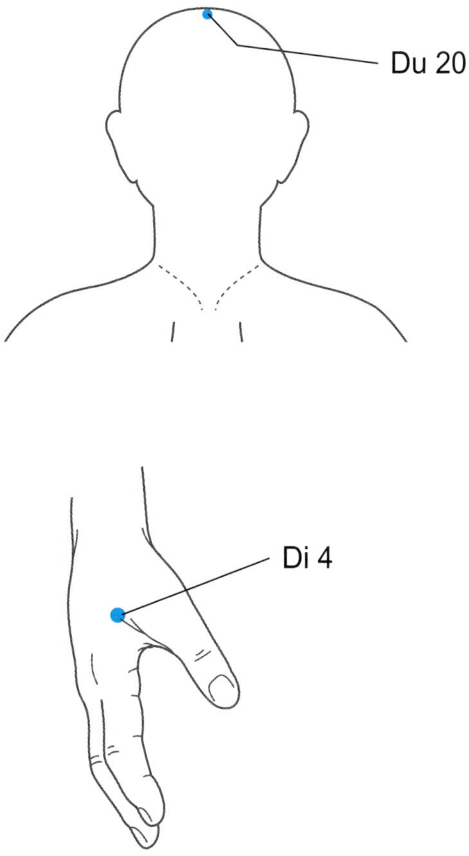

Abb. 70.4 Akupunkturpunkte zur Schmerzreduktion unter der Geburt: Du 20 und Di 4 [L157]

Akupunktur

Die Akupunktur unter der Geburt (→ Abb. 70.4) wirkt schmerzlindernd durch Freisetzung körpereigener Opioide. Da dies einige Zeit braucht, muss mit der Akupunktur vor dem Beginn schmerzhafter Wehen begonnen werden. Die Stimulationspunkte werden wechselseitig jede halbe bis ganze Stunde stimuliert (HWZ der endogenen Opioide ca. 1,5 h). Beginnt die Gebärende mit dem aktiven Mitpressen, können die Nadeln entfernt werden.
Es gibt Hinweise, dass eine vorbereitende Akupunktur in den letzten Wochen der Schwangerschaft die Eröffnungsphase um 1–1,5 h verkürzen kann. Ob dies eine „echte" Wirkung oder ein Placeboeffekt ist, ist schwer zu sagen. Studien haben jedoch bisher keinen Nachweis gebracht, dass Akupunktur während der Geburt diese in irgendeiner Art und Weise beschleunigen kann.

Transkutane Elektrostimulation

Die lokal applizierte Elektrostimulation soll die Übertragung des Schmerzreizes im Rückenmark behindern. Theoretisch kann diese Stimulation auch den Uterus beeinflussen, dies wurde bisher jedoch nicht beobachtet.

Zusammenfassung

- Der Geburtsschmerz entsteht in der Eröffnungsphase hauptsächlich durch die Zervixdehnung, in der Austreibungsphase durch die Beckenbodendehnung.
- Der Kreislauf Angst – Anspannung – Schmerz verursacht verstärkten Geburtsschmerz.
- Zur Analgesie unter der Geburt sind Spasmolytika, Opioide, transkutane Elektrotherapie, Akupunktur, der Pudendusblock und die PDA geeignet.
- Entspannende Maßnahmen wie Musik, Baden, Massagen etc. fördern das Wohlbefinden.
- Durch eine ausführliche Aufklärung kann die Angst der Schwangeren vor der Geburt vermindert werden.

Alternative Ansätze in der Geburtshilfe

Geburtspositionen

Viele Jahre lang verbrachten Gebärende die meiste Zeit während der Geburt liegend im Bett. Heutzutage werden zunehmend die verschiedenen Geburtspositionen und Geburtsmodelle miteinander verglichen.

> Generell gilt: Bei der unkomplizierten Geburt richtet man sich nach den Wünschen der Gebärenden.

In der **Eröffnungsphase** sind alle Körperhaltungen möglich, nur die Rückenlage ist zu vermeiden, da das Risiko eines Vena-cava-Syndroms besteht. Möchte die Kreißende liegen, sollte sie dies in Seitenlage tun, und zwar auf der Seite der kleinen Fontanelle des Fetus. Dies fördert das Tiefertreten des Kindes. Durch Bewegung bzw. allgemein durch aufrechte Positionen wird dieses beschleunigt. Baden oder Duschen mit warmem Wasser (nicht zu heiß!) entspannt.
In der **Austreibungsphase** liegt die Kreißende klassischerweise halb sitzend im Geburtsbett. Sie kann ihre Beine abstützen und zwischen den Wehen gut entspannen. Es sind jedoch auch viele andere Positionen möglich.
Die aufrechten Positionen führen oft zu größeren Geburtsschmerzen und die Geburt wird evtl. durch die Schwerkraft beschleunigt (Verletzungsgefahr der Mutter!). Für den Fetus ergaben sich in vergleichenden Studien Vorteile (weniger CTG-Auffälligkeiten etc.). Im Allgemeinen ist es in diesen Positionen für die Gebärende schwieriger, sich in der Wehenpause zu entspannen (→ Abb. 71.1).
Aufrechte Geburtspositionen sind z. B. der Geburtshocker (→ Abb. 71.1), die Geburt im Stehen oder in der Hocke, wobei sich die Gebärende an einem Stuhl, einem Seil oder ihrem Partner festhalten kann.
→ Tab. 71.1 zeigt die Vor- und Nachteile der **Wassergeburt** (→ Abb. 71.1), die einige Zeit sehr in Mode war.
Der **Vierfüßlerstand** hat hierzulande kaum Bedeutung, auch wenn er theoretisch alle Kriterien einer guten Geburtsposition erfüllt: Die Schwerkraft unterstützt die Geburt und in den Wehenpausen kann die Gebärende gut entspannen.

> Anforderungen an die **individuell optimale Geburtsposition** sind:
> - Wohlbefinden der Mutter
> - Gute Überwachungsmöglichkeit bzw. Betreuungsmöglichkeiten (Dammschutz)
> - Möglichkeit der Entspannung zwischen den Wehen

a

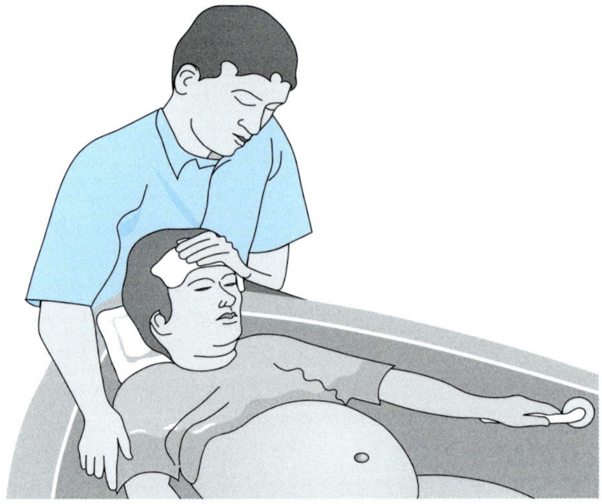

b

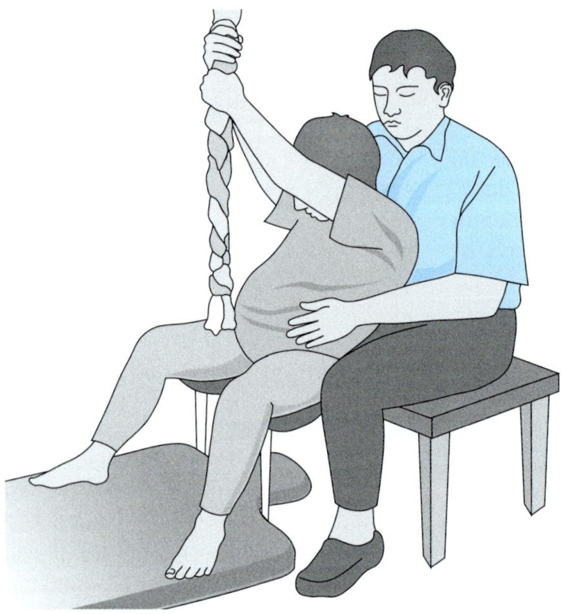

Abb. 71.1 Geburtspositionen: a) Gebärende in der Gebärwanne, b) Geburtshocker [L157]

Andere anwesende Personen

In Deutschland ist es heutzutage üblich, dass der Partner bei der Geburt dabei ist. Die Gebärende sollte sich aber nicht scheuen zu sagen, falls sie dies nicht wünscht. Für die Partnerbeziehung und die Vater-Kind-Bindung kann die Anwesenheit des Partners jedoch Vorteile bringen. Andere Personen (z. B. die Mutter oder die Schwester) können natürlich auch dabei sein, solange die Gebärende nicht zu sehr abgelenkt oder aufgeregt wird.

Ambulante versus stationäre Geburt

Die ambulante Geburt wird in Deutschland immer populärer. Nach der Geburt und einer mehr oder weniger langen Erholungsphase verlassen Mutter und Kind die Klinik sofort wieder. Dies hat den Vorteil, dass Mutter und Kind besser in die evtl. schon bestehende Familie eingegliedert werden und weniger Kosten entstehen. Nach einer ambulanten Geburt kommt es zu signifikant weniger Stillproblemen! Mutter und Kind werden selbstverständlich nur entlassen, wenn es beiden gut geht und die häusliche Situation geeignet ist (genügend Ruhe und Entlastung). Einige Komplikationen treten jedoch erst mit zeitlicher Verzögerung auf (z. B. Fruchtwasserembolie oder Herzvitien des Neugeborenen). Dies ist auch der Grund, warum Mutter und Kind bei der stationären Geburt 4–5 Tage im Krankenhaus bleiben. Ist die Mutter ausreichend geschult (um evtl. Komplikationen zu erkennen), eine ambulante Betreuung durch eine erfahrene Hebamme gesichert und eine Klinik im Notfall erreichbar, ist eine ambulante Entbindung vertretbar.

Tab. 71.1 Mögliche Vor- und Nachteile der Wassergeburt

	Vorteile	Nachteile
Mutter	Schmerzlinderung durch Entspannung im warmen Wasser	• Müdigkeit durch verminderten Muskeltonus • Flüssigkeitsverlust über die Haut • Erhöhter hydrostatischer Druck, der die Geburt erschwert • Schwierig zu überwachen und zu betreuen, v. a. in Notfällen
Kind	sanfte „Entlassung in die Welt"	• Verminderte Kreislaufstimulation • Infektionsrisiko erhöht • Flüssigkeitsverlust • Wärmeverlust nach der Geburt

Das Geburtshaus

Wird keine Entbindung in einer Klinik gewünscht, ist ein Geburtshaus eine Option. Die Betreuung erfolgt wie bei der Hausgeburt durch Hebammen. Diese Häuser haben meist räumlichen Anschluss an Kliniken. Dadurch ist die Notfallversorgung weitgehend gewährleistet, wenn auch nicht in dem Maße, wie dies eine Geburtsklinik bieten kann.

Die Hausgeburt

Die Hausgeburt wird im Allgemeinen nur von einer Hebamme geleitet. Verläuft die Geburt komplikationslos, kann sie in der gewohnten häuslichen Umgebung eine sehr bereichernde Erfahrung sein. Voraussetzungen hierfür sind, soweit möglich, der Ausschluss von Komplikationen oder Risiken, eine erfahrene Hebamme, ein ärztlicher Geburtshelfer in Rufbereitschaft (um evtl. einen Dammriss zu versorgen) und eine gesicherte Versorgung von Mutter und Kind in den ersten Tagen nach der Geburt. Schwierigkeiten können bei Komplikationen auftreten. Die Hebamme muss in der Lage sein, Anzeichen solcher Komplikationen richtig zu deuten und möglichst frühzeitig für eine Klinikeinweisung zu sorgen. In der Regel geht jedoch wertvolle Zeit verloren. Trotz ausgefeilter pränataler Diagnostik kann es dem Neugeborenen auch unvorhergesehen schlecht gehen. In diesem Fall fehlt die notwendige Versorgung durch den Kinderarzt oder sie erfolgt verspätet. Komplikationen auf der mütterlichen Seite (→ Kap. 67 und → Kap. 69) treten meist unvorhergesehen auf. Was in der Klinik eine ernsthafte Komplikation darstellt, aber selten zum Tod führt, kann bei einer Hausgeburt lebensbedrohlich sein!
Ein anderes Argument gegen die Hausgeburt ist oftmals die fehlende bzw. schlecht realisierbare Überwachung des Fetus durch ein CTG. Dem ist entgegenzusetzen, dass bei Nicht-Risiko-Geburten kein Vorteil des CTG gegenüber der regelmäßigen Abhörung durch eine erfahrene Hebamme mit dem Stethoskop gezeigt werden konnte. Für die nachgeburtliche Versorgung gilt das Gleiche wie für die ambulante Geburt.

Der Wunschkaiserschnitt

Neugeborene nach vaginaler Geburt haben eine signifikant erniedrigte Inzidenz für ein Atemnotsyndrom im Vergleich zu Neugeborenen nach Kaiserschnitt im gleichen Gestationsalter. Die mütterliche Mortalität ist beim geplanten Kaiserschnitt etwa gleich hoch wie bei der vaginalen Geburt (ca. 1 : 56 000). Nach der Kaiserschnittgeburt sind die Frauen aber weniger mobil, bleiben durchschnittlich länger im Krankenhaus und sind durch Infektionen und Blutverlust stärker bedroht. Die größten Risiken sind: Infektionen, v. a. Harnwegsinfektionen (14 %), Blutungen (0,5–3 %), Thrombosen/Embolien (0,6 %) und Verletzungen der Nachbarorgane (0,1–0,5 %).
Darüber hinaus treten gehäuft Stillprobleme auf. In Deutschland wird aufgrund dieser Tatsachen der Wunschkaiserschnitt i.d.R. abgelehnt. In manchen Kliniken wird jedoch der „indikationsarme" Kaiserschnitt durchgeführt. Indikationen können in diesem Fall Ängste vor Schmerzen, Geburtsverletzungen oder Beckenbodenschwäche sein oder eine besonders traumatische vorausgegangene Geburt.

Zusammenfassung

- Geht es Mutter und Kind gut, sollte sich die Geburtsposition nach den Wünschen der Mutter richten.
- Hausgeburten werden lediglich durch eine Hebamme betreut. Bei komplikationsloser Schwangerschaft ist dies eine Alternative zur Krankenhausgeburt. Bei Komplikationen kann jedoch oft erst verspätet eingegriffen werden!
- Der Wunschkaiserschnitt wird in Deutschland von ärztlicher Seite im Allgemeinen abgelehnt. Ein „indikationsarmer" Kaiserschnitt ist oft möglich.

→ 72 Das normale Wochenbett

Als „Wochenbett“ werden die ersten 6–8 Wochen nach der Geburt eines Kindes bezeichnet. Man unterscheidet das Frühwochenbett (die ersten 10 Tage) und das Spätwochenbett. In dieser Zeit muss die Mutter sich von der anstrengenden Geburt erholen, sich psychisch auf die neue Situation einstellen und in ihre Rolle als Mutter hineinwachsen. Gleichzeitig kommt es zu wichtigen Umstellungsvorgängen ihres Körpers: anatomische Rückbildung der Schwangerschaft, Wundheilung, Stoffwechseländerungen, damit einsetzende Laktation und schließlich auch Wiederaufnahme der Ovarialfunktionen.

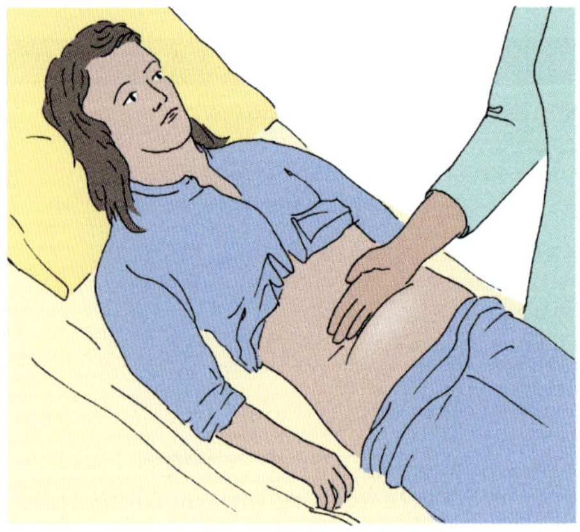

Abb. 72.2 Überprüfung des Fundusstands [L190]

Körperliche Umstellungen

Uterus

Das erste Saugen des Kindes bewirkt das Ausschütten von Oxytocin aus dem Hypophysenhinterlappen und führt reflektorisch zur Kontraktion des Uterus. Dadurch verkleinert sich nicht nur die Wundfläche, er verliert auch an Größe und Gewicht. Kurz nach der Entbindung steht er auf Höhe des Nabels und wiegt ca. 1.200 g, nach 10 Tagen befindet sich der Fundus an der Symphysenoberkante und weist nicht mehr als 100 g auf (→ Abb. 72.1). Der Verlauf wird regelmäßig kontrolliert (→ Abb. 72.2) und die regelmäßige Entleerung der Blase sollte gewährleistet werden, um die reibungslose Rückbildung zu garantieren.

Lochien (Wochenfluss)

Die Plazenta hinterlässt eine etwa handtellergroße Wunde in der Gebärmutter. Die Wundsekrete werden als Wochenfluss bezeichnet. Die Veränderungen von blutig bis später bräunlich signalisieren die Heilung dieser Wunde. Nach einer Sectio ist der Zeitraum häufig kürzer.

Die Wöchnerin sollte keine Tampons, sondern Hygienebinden verwenden und diese sehr häufig wechseln. Dies beugt Infektionen vor. Auffälliger Geruch, starke und unregelmäßige Blutung, Fieber oder Abgang von Plazentagewebe erfordern weitere Untersuchungen.

Blase und Darm

Durch den dilatierten Beckenboden kommt es nach der Geburt oft zu Problemen bei Miktion und Darmentleerung. Nach 3–4 Tagen entwickelt der Körper eine Diurese (2–4 l/Tag), die der Ausschwemmung eingelagerten Wassers dient. Das Wasserlassen sollte durch Wärme, Mobilisation und bei starken Problemen durch Katheterisierung unterstützt werden. Eine postpartale Obstipation ist durch die Schwäche des Beckenbodens physiologisch und sollte spätestens am 3. Tag behandelt werden.
Die Damm- oder Episiotomienaht wird durch sorgfältige Genitalhygiene vor Infektion geschützt. Nach Waschen der Hände kann sie mit einer milden Desinfektionslösung oder in einem Kamillenbad etwa 3-mal/Tag gespült werden.

Wochen nach Entbindung	Wochenfluss	Uterusgröße
1. Woche	Blutig	
Ende der 1. Woche	Braun-rötlich	
Ende der 2. Woche	Dunkel-gelb	
Ende der 3. Woche	Grau-weiß	
Nach ca. 4 – 6 Wochen	Versiegen des Wochenflusses	

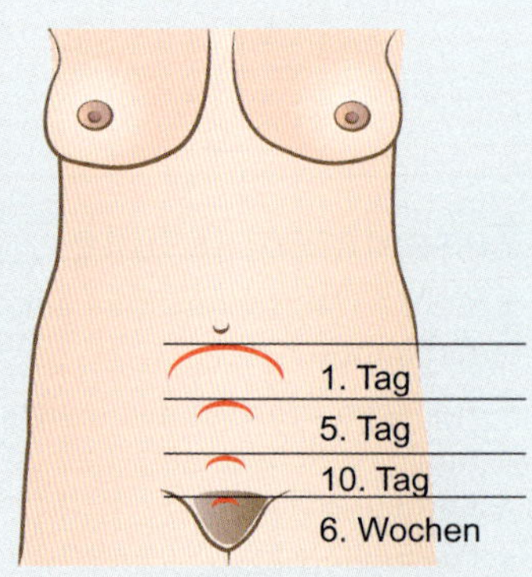

Abb. 72.1 Der Rückbildungsstand des Uterus und die Veränderung der Lochien müssen überwacht werden. [L255]

Hormonelle Umstellung

Östrogene, Progesteron und HCG fallen während der ersten 2 Monate post partum ab. Die in der Schwangerschaft erhöhte Aktivität von Nebenniere und Schilddrüse normalisiert sich. Oxytocin sorgt für die Milchejektion und Prolaktin für die Milchbildung. Letzteres stimuliert nicht nur das Hungerzentrum, sondern führt durch seine Hemmung der gonadotropen Funktion der Hypophyse zur Stillamenorrhö. Stillt die Mutter nicht, kommt es innerhalb der folgenden Wochen zur Ovulation und erneuten Menstruation (s. u.).

Hämodynamik

Während der ersten 2 Monate nach Geburt sind Wasserausscheidung, Thrombozytenzahl und Gerinnungsfaktoren erhöht. Gleichzeitig kommt es zu einem venösen Tonusverlust. Daraus resultieren verstärkte Bildung von Varizen und das stark erhöhte Risiko einer Thrombose oder Thrombembolie. Auch ein während der Schwangerschaft bestehender Bluthochdruck sollte nach der Entbindung alle 4 h kontrolliert werden, da bis zu 10 Tage nach Geburt alle Risiken eines Schwangerschaftshochdrucks weiterbestehen (→ Kap. 50).

Das Stillen des Kindes

Muttermilch ist bezüglich sowohl des Immunitätsschutzes als auch ihrer enthaltenen Nährstoffe die ideale Nahrungsquelle für das Baby (→ Abb. 72.3). Man sollte die Mutter ermutigen zu stillen und sie über Vor- und Nachteile aufklären (→ Tab. 72.1).
Nach der Geburt wird das – für das Neugeborene sehr wertvolle – Kolostrum gebildet. Es ist reich an Eiweiß und Antikörpern. Das Neugeborene sollte häufig kurz angelegt werden, damit es möglichst viel Kolostrum erhält und um die Milchbildung anzuregen. Der Milcheinschuss findet am 2.–3. Tag statt, ist nicht selten für die Frau unangenehm und oft von leichtem Fieber begleitet. Das Stillen gestaltet sich v. a. bei Erstgebärenden zu Beginn oft sehr schwierig. Die junge Mutter und auch das Kind müssen diesen Vorgang erst erlernen. Dies ist völlig normal und den frischgebackenen Müttern hilft es oftmals, wenn sie hören, dass es den allermeisten Frauen ähnlich geht.
Sollte es notwendig sein abzustillen, geschieht dies durch Flüssigkeitsrestriktion, Kühlen und Abbinden der Brust sowie Medikamente (Bromocriptin).
Wird das Kind mit der Flasche ernährt, muss die Mutter darüber aufgeklärt werden,

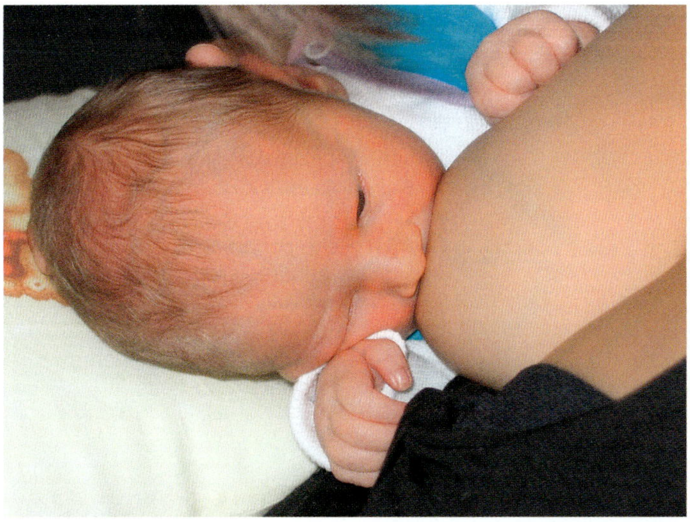

Abb. 72.3 Stillen ist die beste Ernährung für einen Säugling. [M442]

Tab. 72.1 Vorteile und Kontraindikationen des Stillens

Vorteile	Kontraindikationen
• Nährstoffzusammensetzung • Passive Immunität und weniger Infektionen (z. B. von Mittelohr, Lunge, Blase und Magen-Darm-Trakt) • Weniger Windeldermatitis • Senkung des Risikos für Typ-1-Diabetes • Verminderte Problematik bei Frühgeburten • Billig, verfügbar, unkompliziert • Verminderte Inzidenz von schwerem Neugeborenenikterus	• Wunsch der Mutter • Mütterliche Phenylketonurie • HIV-positive Mutter • Schwere Erkrankung der Mutter • Medikamenteneinnahme (Lithium, zytotoxische Drogen, Immunsuppressiva)

wie sie die Flasche sterilisieren sollte. Die Milch sollte möglichst an die Muttermilch adaptiert sein, in Allergikerfamilien sollte hypoallergene Anfangsmilch verwendet werden. Auf keinen Fall darf reine Kuhmilch gefüttert werden, da sie zu viel Proteine enthält und dies zu schweren Dystrophien führt.

Ovarialfunktion und Empfängnisverhütung

Das Stillen führt bei 98 % der Frauen zu einer 6-monatigen Stillamenorrhö. Trotzdem bietet dies nur zu 80 % einen Konzeptionsschutz. Eine zu schnell folgende Schwangerschaft kann zu einer bedrohlichen Anämie führen und sollte daher vermieden werden. Die Schwangerschaftsverhütung sollte also bald begonnen werden. Mögliche Methoden sind bei nicht stillenden Müttern die Pille als Kombinationspräparat, bei stillenden Müttern ein Progesteronpräparat, ansonsten Spirale, Diaphragma und Kondome.

Psyche und Pflege im Wochenbett

Es ist nicht nur wichtig, regelmäßig Puls, Temperatur und Blutdruck zu kontrollieren, sondern man sollte auch der Psyche einer Mutter Aufmerksamkeit schenken. Sie muss in die Versorgung des Kindes eingewiesen, im Selbstvertrauen gefördert und durch die beratende Funktion unterstützt werden.
Durch ein Absinken der während der Geburt ausgeschütteten Endorphine und das Fehlen des stimmungsausgleichenden Progesterons kommt es in den ersten 10 Tagen nach der Geburt oft zu starken Stimmungsschwankungen. Dies kann in leichter Form, dem sog. Babyblues, auftreten, führt aber in schweren Fällen bis zu einer echten Psychose (→ Kap. 73).
In Deutschland steht jeder Wöchnerin eine Nachsorgehebamme zu, die sie sich optimaler Weise vor der Geburt gesucht haben sollte. Sie überwacht und unterstützt die Wöchnerin und das Neugeborene in den ersten 10 Tagen täglich und in den folgenden 8 Wochen nach Bedarf.
Im Frühwochenbett sollte die Wöchnerin tatsächlich weitgehend Bettruhe halten, um sich von den Strapazen der Geburt zu erholen und sich an das Kind zu gewöhnen. Viel Zuwendung und Ruhe (kein Besuchermarathon!) erleichtern ihr diese Zeit. Auch im Spätwochenbett sollte sie geschont werden und wenn möglich weitgehend von allen üblichen Pflichten entbunden werden.

Zusammenfassung

- Die Wochenbettuntersuchung umfasst die Uterusrückbildung, Beschaffenheit der Lochien, Blasen-Darm-Funktionen und die Psyche der Mutter.
- Der Milcheinschuss erfolgt am 2.–3. Tag und ist oft von leicht erhöhter Temperatur begleitet.
- Die Muttermilch unterstützt das Immunsystem des Kindes und ist seinen Bedürfnissen ideal angepasst.
- Das Stillen bewirkt in 98 % der Fälle eine Stillamenorrhö. Ein Konzeptionsschutz ist aber nicht voll gewährleistet.

→ 73 Probleme im Wochenbett

Nicht immer verläuft das Wochenbett komplikationslos. Zu den häufigsten Problemen zählen Blutungen, Infektionen und thromboembolische Ereignisse.

Blutungen

In etwa 7 % der Fälle kommt es zu übermäßigem Bluten. Primär geschieht dies in den ersten 24 h (→ Kap. 67), als „sekundär" werden Blutungen bezeichnet, die nach diesem Zeitraum und manchmal Tage bis Wochen nach der Geburt auftreten. Mögliche Ursachen zeigt → Tab. 73.1.

Tab. 73.1 Mögliche Ursachen von Blutungen im Wochenbett

Ursachen	Wann?	Befund	Untersuchung	Therapie
Plazentaretention	sofort	vaginale Blutung, vermehrter Wochenfluss, Abgang von Plazentargewebe, weicher Uterus	Abdomenpalpation/Fundusstand, Sonografie	Oxytocin-Dauerinfusion, stumpfe Kürettage, Antibiotika
Endometritis, Endomyometritis	meist sekundär, während des gesamten Wochenbetts möglich	vermehrter Wochenfluss, evtl. übel riechend, uteriner Druckschmerz, weicher Uterus, Fieber	Abstrich, Labor, Überwachung	Breitbandantibiotikum **Cave:** B-Streptokokken verursachen häufig kein Fieber!
Koagulopathie	sofort	vaginale Blutung, sehr starker Blutverlust	Intensivüberwachung	Schocktherapie, Gerinnungsfaktoren

Puerpuralfieber (Kindbettfieber)

Zu der Zeit, als über Infektionswege noch wenig bekannt war, starben die meisten Frauen am Kindbettfieber. Heute liegt die Inzidenz von Fieber im Wochenbett bei 8–10 % und es sterben nur noch 2–3/100.000 Frauen.

Harnwege Sie sind am häufigsten von Infektionen betroffen. Die Diagnostik erfolgt über Urostix; es ist wichtig, die Wirksamkeit des Antibiotikums im Verlauf und am Ende der Therapie durch Urinproben abzusichern.

Mastitis Keine Seltenheit. Plötzliches hohes Fieber und eine schmerzhafte, gerötete Brust geben die entscheidenden Hinweise. Nur in sehr schweren Fällen sollte abgestillt werden, evtl. muss die Milch vorübergehend verworfen werden. Entwickelt sich ein Abszess, muss dieser drainiert werden (→ Abb. 73.1).

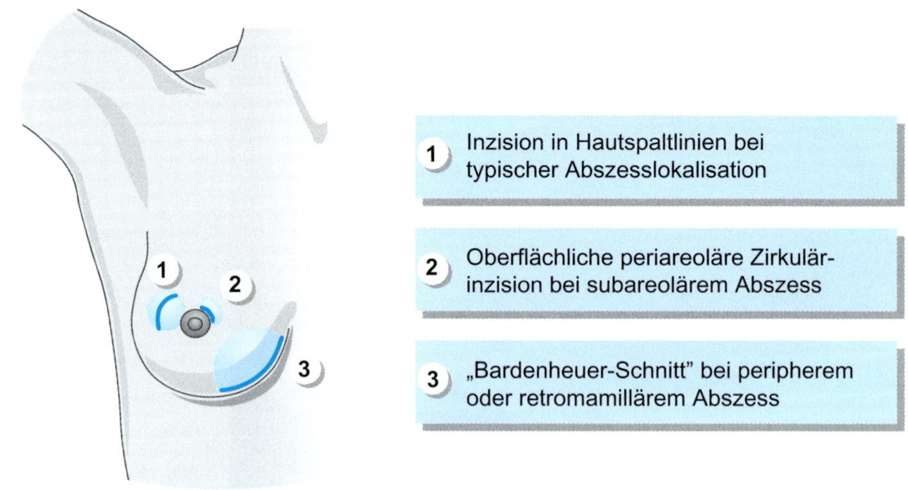

Abb. 73.1 Mastitis: Ein Abszess muss drainiert werden. Inzisionsstellen je nach Lage des Abszesses [L157]

Endometritis, Endomyometritis Im schlimmsten Fall eine Sepsis: Eine adäquate Antibiotikatherapie muss durchgeführt werden, zusammen mit Flüssigkeits- und Elektrolytsubstitution. Gegebenenfalls muss der Infektionsherd durch eine Hysterektomie entfernt werden.

Lochialstau Er äußert sich durch auffällige Wochenblutungen und Fieber und wird durch Eihautreste oder Blutkoagele verursacht. Therapiert wird mit Kontraktionsmitteln wie Oxytocin. Gefürchtet ist die sich daraus entwickelnde Endometritis.

Wundheilungsstörungen von Damm oder Scheide durch Infektion sind eine weitere Ursache für Fieber.

Thromboembolische Erkrankungen

Schwierig zu diagnostizieren sind die aus Gerinnungsstörungen resultierenden Komplikationen (→ Tab. 73.2). Zum Teil werden sie mit einer Brustentzündung verwechselt. Unterschieden werden oberflächliche Thrombosen, tiefe Bein- und Beckenvenenthrombosen und die Lungenembolie.

Tab. 73.2 Thromboembolische Ereignisse im Wochenbett

Ursache	Symptom	Diagnostik
Oberflächliche Thrombose	varikös veränderte Gefäße mit Entzündungszeichen	Inspektion, Palpation
Beckenvenenthrombose	Temperatur, „Kletterpuls", Druckschmerz im Adduktorenbereich, vermehrte Füllung des betroffenen Beins, Temperaturdifferenz der beiden Beine, Umgehungskreisläufe	Phlebografie, Duplexsonografie
Lungenembolie	akuter thorakaler Schmerz, Dyspnoe, Tachykardie, evtl. Zyanose, Angstgefühle, Schock	auffälliges EKG Röntgen: Lungeninfarkt, Labor

Während oberflächliche Thrombosen lokal (Salben, Antiphlogistika) versorgt werden können, muss die Beckenvenenthrombose mit Heparin, Hochlagerung und Bettruhe behandelt werden. Die Patientin sollte anschließend für 3–4 Monate eine Blutverdünnung erhalten. Marcumar ist in der Stillzeit kontraindiziert, Heparine sind weitgehend unbedenklich. Die Lungenembolie ist ein Notfall und erfordert intensivmedizinische Betreuung.

Weitere häufige Komplikationen

Inkontinenz

Häufiger als vermutet kommt es nach Kaiserschnitt und/oder Epiduralanästhesie zu bleibenden Problemen beim Harnverhalt. Um dies zu vermeiden, gehört es zur Geburtsnachsorge, die junge Mutter in Rückbildungsgymnastik einzuweisen.

Hämorrhoiden

Ebenfalls eine Folge des dilatierten Beckenbodens ist die Bildung von Hämorrhoiden. Bilden diese sich nicht mit lokaler Therapie (Salben) zurück, kann eine operative Entfernung angeboten werden. Kommt es in diesem Zusammenhang nach der Entbindung zu Schmerzen beim Stuhlgang, können Laxanzien und Analgetika eingesetzt werden.

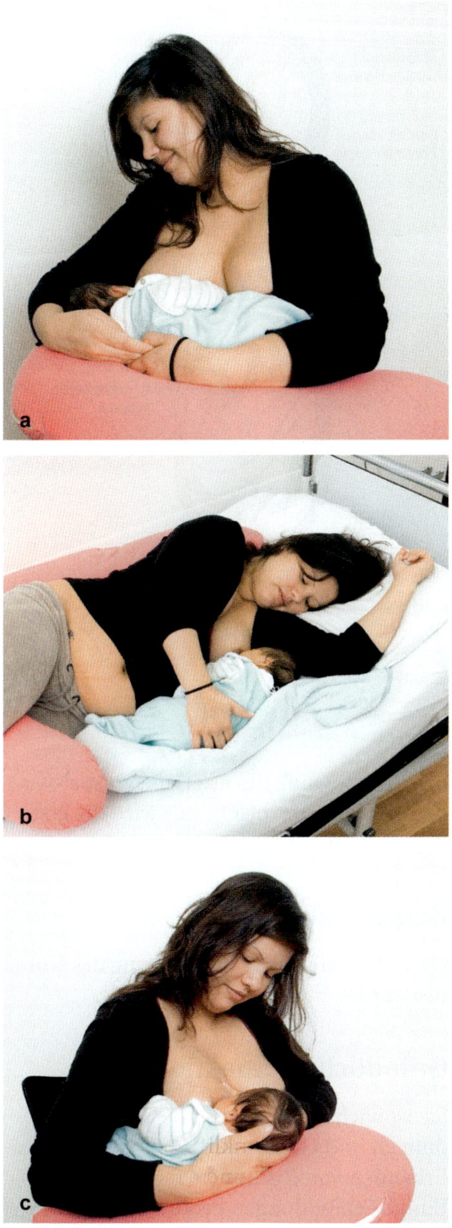

Abb. 73.2 Verschiedene Stillpositionen: Wiegengriff (a), Liegen (b) und Fußballhaltung (c) [K115]

Rektusdiastase

Das Bauchmuskeltraining (erst nach dem Wochenbett!) strafft die ausgeleierten Abdominalmuskeln und schützt des Weiteren vor Komplikationen in der zweiten Schwangerschaft. Bei Multipara kann die Rektusdiastase allerdings persistieren.

Postpartale Depression

Der sog. Babyblues tritt meist am 1.–10. postpartalen Tag auf und ist spontan reversibel und nicht behandlungsbedürftig. Davon zu unterscheiden ist die Wochenbettpsychose (= postpartale Depression), die noch Monate nach Geburt entstehen kann. Realitätsverlust, Stimmungsschwankungen und Halluzinationen sind häufig, und es muss dringend gehandelt werden, da das Suizid- und Kindstötungsrisiko erhöht sind. Oft muss die Mutter zum eigenen Schutz hospitalisiert werden. Medikamentös werden Neuroleptika wie trizyklische Antidepressiva, Serotonin-Wiederaufnahmehemmer, Östrogen und Lithium verwendet. Eine weitere Unterstützung erfährt die Patientin durch Gruppentherapie und Sozialarbeiter, die bei den alltäglichen Aufgaben (Finanzen etc.) helfen.

Stillprobleme

Vielen Frauen fällt das Stillen (→ Abb. 73.2) zu Beginn nicht leicht. Es fehlen Vorbilder in der Familie und es lastet ein großer „Erfolgsdruck" auf den Müttern. Auch der Säugling muss das Stillen erst erlernen. Sogenannte Stillschwestern bzw. die Hebamme helfen und unterstützen die junge Mutter, bis es klappt (→ Kap. 72). Auch wenn es für die Mutter sehr belastend ist, ist es völlig normal, dass die Brustwarzen in der ersten Zeit wund und schmerzhaft sind. Nicht selten treten Saugverwirrungen beim Kind auf, wenn dieses zusätzlich mit der Flasche gefüttert wird.

Sheehan-Syndrom

Infolge einer starken intra- oder postpartalen Blutung kommt es zur Nekrose des Hypophysenvorderlappens (HVL) mit entsprechenden Ausfallerscheinungen (u. a. sekundäre Nebennierenrindeninsuffizienz, Schilddrüsenunterfunktion, Ovarialinsuffizienz). Klinische Hinweise können das Ausbleiben der Laktation, Adynamie, Hypothermie, Hypotonie und Hypoglykämie sein. Das Krankheitsbild ist lebensbedrohlich! Alle wichtigen Hormone müssen umgehend substituiert werden. Meist bleibt der Schaden des HVL irreversibel.

Pelveopathien

Kommt es nach der Geburt zur Schmerzhaftigkeit des Beckenrings (v. a. der Symphyse), handelt es sich meist um eine Beckenringlockerung. Diese Diagnose ist von gravierenderen Geburtsverletzungen (→ Kap. 68) durch eine röntgenologische Untersuchung abzugrenzen. Auch Steißbeinfrakturen kommen vor. Dies ist für die Mutter sehr schmerzhaft. Eine ausreichende Schmerzlinderung ist notwendig, wobei der Arzt feinfühlig vorgehen muss, da die meisten Frauen Angst haben, ihrem Kind durch die Medikamenteneinnahme zu schaden. Solche Befürchtungen sind aber bei der korrekten Auswahl des Mittels unbegründet.

Zusammenfassung

- Blutungen sind gefährliche Komplikationen im Wochenbett.
- Harnwegsentzündungen sind häufig.
- Thromboembolische Ereignisse sind durch frühe Mobilisation und Stützstrümpfe zu vermeiden. Die Schwangere ist über diese Gefahr und ihre Vorbeugung zu informieren.
- Spätfolgen wie Inkontinenz können durch konsequente Rückbildungsgymnastik meist verhindert werden.

→ 74 Das Neugeborene

Die Geburt bedeutet für das Neugeborene eine Umstellung bezüglich Kreislauf, Atmung, Temperatur, Stoffwechsel und Konfrontation mit Mikroorganismen (→ Abb. 74.1).

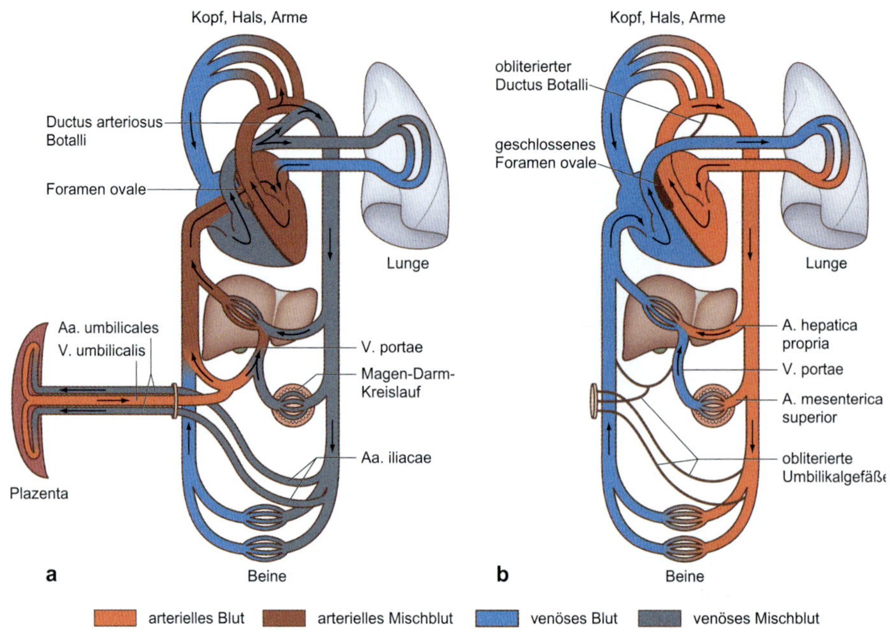

Abb. 74.1 Umstellung des Kreislaufs: fetaler Kreislauf (a) und neonataler Kreislauf (b) [L234]

Erste Maßnahmen

Anregen der Atmung Atmet das Neugeborene nicht sofort spontan, können Atmung und Kreislauffunktion durch Abreiben, Fußsohlenstimulation und Sauerstoffgabe angeregt werden.

Absaugen Wenn das Kind Atemstörungen zeigt, wird mit einem speziellen Absaugkatheter der Rachen abgesaugt (restriktive Indikationsstellung)

Abtrocknen und Lagern Neugeborene haben eine verhältnismäßig große Oberfläche. Die Kleinen können besonders schnell auskühlen und Kreislaufschwierigkeiten bekommen. Das Kind wird in angewärmte Frottiertücher gewickelt und so der Mutter auf den Oberkörper gelegt.

Abnabelung Die Abnabelung erfolgt normalerweise ~1 min nach Geburt bzw. wenn die Nabelschnurpulsation aufgehört hat; das Ausstreichen der Nabelschnur in Richtung Neugeborenes bei Sectio und Frühgeburt wird kontrovers diskutiert und gehandhabt. Auf keinen Fall soll das Kind über Plazentaniveau gehalten werden, da sonst Blut in die Plazenta umverteilt würde.

Stillen Das in Tücher gehüllte Neugeborene wird der Mutter auf die Brust gelegt. Wenn das Kind Suchbewegungen mit dem Kopf macht, sollte das erste Mal gestillt werden. Erfolgt das erste Anlegen noch im Kreißsaal, fördert dies die Mutter-Kind-Beziehung und reduziert gleichzeitig das Risiko postpartaler Komplikationen bei Mutter und Kind (Oxytocinausschüttung).

U1: Beurteilung des Gesamtzustands des Kindes

Die U1 erfolgt unmittelbar nach der Geburt und dient in erster Linie der Beurteilung

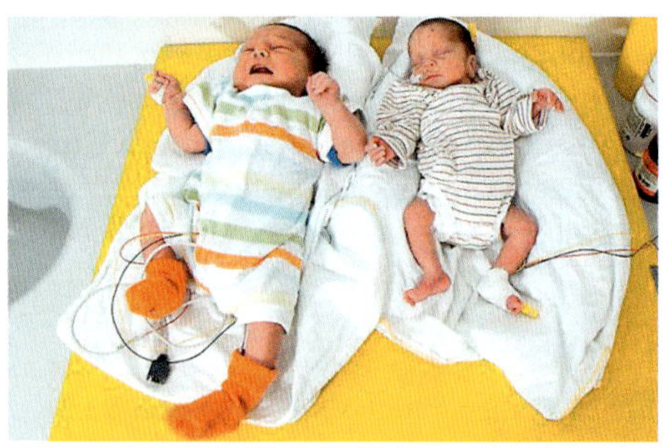

Abb. 74.2 Reifes Neugeborenes (links) im Vergleich zu einem Frühgeborenen (33. SSW, 1650 g) [K115]

der Vitalfunktion und der Reife des Neugeborenen (→ Abb. 74.2). Ist kein Pädiater vor Ort, übernimmt diese Untersuchung der Geburtshelfer oder die Hebamme.

Apgar-Score

Das Kind wird in der 1., 5. und 10. Minute postpartal untersucht (Kriterien → Tab. 74.1) und die Punkte werden zusammengezählt.

- 0–4 Punkte: schwere Depression
- 5–7 Punkte: leichte Depression
- 8–10 Punkte: lebensfrisches Kind

Säure-Basen-Status

Mit der Messung des arteriellen Nabelschnurbluts (pH, pCO_2, BE) wird die erste Beurteilung komplettiert (→ Tab. 74.2).

Körpermaße

Gewicht, Länge und Kopfumfang des Kindes werden bestimmt.

Gründliche Inspektion

Sie ist wichtig zum Ausschluss von Fehlbildungen und Geburtsverletzungen und zum Erkennen von Risiken (→ Tab. 74.3).
Einige Fehlbildungen bedürfen einer sofortigen Behandlung. Beispiele hierfür sind:

- Geburtsverletzungen (→ Kap. 75)
- **Ösophagusatresie:** Der Speichel kann nicht geschluckt werden. Schaumbildung vor dem Mund, Rasselgeräusche.
- **Myelomeningozele:** Die Infektionsgefahr ist groß.
- **Analatresie:** Wird das Fehlen der Analöffnung nicht entdeckt, droht ein Ileus.

Tab. 74.1 Apgar-Score [H170-001]

Kriterien	0 Punkte	1 Punkt	2 Punkte
Aussehen	zyanotisch, blau	rosig, Extremitäten zyanotisch	ganzer Körper rosig
Puls	keiner	‹ 100/min	› 100/min
Grimassieren	keines	zögerlich	gut
Aktivität	keine	herabgesetzt	normal
Respiration	keine	langsam, unregelmäßig, schwacher Schrei	regelmäßig, kräftiger Schrei

Tab. 74.2 Der pH-Wert lässt Rückschlüsse auf die Sauerstoffversorgung des Kinds vor und während der Geburt zu.

pH-Wert des Nebenarterienbluts	Bedeutung
› 7,30	normaler pH-Wert
7,20–7,29	leichte Azidose
7,10–7,19	mittelgradige Azidose
7,00–7,09	fortgeschrittene Azidose
‹ 7	schwere Azidose, V.a. Asphyxie

Tab. 74.3 Checkliste zur Beurteilung des Gesamtzustands des Neugeborenen

Untersuchung	Ausschluss
Farbe	Zyanose, ± Plethora
Kopfumfang	Makro-/Mikrozephalus
Gesicht	Dysmorphie
Augen	Katarakt
Mund	Lippen-/Kiefer-/Gaumenspalte
Extremitätenpulse	Aortenisthmusstenose
Hände	Dysmorphie
Herz und Lunge	Herzgeräusche, Lungendysfunktion
Abdomen	Leberfehlbildungen, Hernien
Nabel	Infektion, Urachusfistel
Genitalien	Fehlbildungen
Anus	Atresie, rekto-vaginale Fisteln
Hüften	Unreife
Füße	Dysmorphie
Reflexe (Moro-, Greif-, Saugreflex)	neurologische Ausfälle, Plexuslähmungen (→ Kap. 75)
Tonus (im Schlaf, in Bauchlage)	

- **Lippen-Kiefer-Gaumen-Spalte:** behindert je nach Ausmaß Atmung und Nahrungsaufnahme.
- **Choanalatresie:** Fehlen der inneren Nasenlöcher, schwere Zyanose, v. a. beim Trinken, da keine Mundatmung möglich ist.

Beurteilung des Reifegrads

Ist der Zustand des Neugeborenen stabil, wird der Reifegrad bestimmt. Oft wird dazu der Petrussa-Index (→ Tab. 74.4) verwendet. Zur ermittelten Punktezahl werden 30 addiert. Maximal können 40 Punkte erreicht werden, entsprechend den 40 Schwangerschaftswochen. Unreife Kinder tragen ähnlich wie Frühgeborene besondere Risiken (→ Kap. 75).

> Das gesunde, reife Neugeborene wiegt ca. 3.400 g, ist 50 cm groß und hat einen Kopfumfang von ca. 35 cm.

Vitamin-K-Prophylaxe

Postpartal erfolgt noch im Kreissaal, sofern die Eltern dem nicht ausdrücklich widersprechen, eine orale Vitamin-K-Gabe zur Prophylaxe von Vitamin-K-Mangelblutungen beim Kind. Aufgrund des Mangels an Vitamin-K in der Muttermilch, haben v.a. gestillte Kinder ein erhöhtes Risiko für Blutungen. In Deutschland ist die orale Gabe von 2 mg Vitamin-K am 1., und 4.–7. Lebenstag sowie in der 4.–6. Lebenswoche üblich. Dies entspricht genau den Zeitfenstern für die kindlichen Vorsorgeuntersuchungen U1, U2 und U3.

Tab. 74.4 Beurteilung der Reife: Punkteverteilung nach dem Petrussa-Index

Kriterien	0 Punkte	1 Punkt	2 Punkte
Ohrknorpel	ungeformt	weicher Knorpel tastbar, evtl. nur Tragus	fest
Haut	durchscheinend, verletzlich	dünn, rosig, Venen sichtbar, keine Lanugo-Behaarung	rosig, fest, Hautfalten erkennbar
Genitale	Hoden nicht tastbar, kleine Labien größer als große Labien	Hoden noch inguinal; große und kleine Labien gleich groß	deszendierter Hoden; große Labien bedecken kleine Labien
Fußsohlen	keine Falten	Falten im vorderen und mittleren Drittel	Falten überall
Mamillen	kaum Drüsengewebe	Drüsengewebe tastbar, Mamille erkennbar	prominente Mamillen

Screening

Am 4.–6. Tag, wenn das Kind Eiweiß aufgenommen hat, werden Stoffwechselstörungen wie Phenylketonurie, Galaktosämie und Homozystinurie ausgeschlossen (Guthrie-Test) und mit dem TSH-Test frühzeitig eine mögliche Hypothyreose aufgedeckt. Meistens wird auch die Hüfte des Neugeborenen sonografiert und ein Hörtest durchgeführt. Auch sollte während der ersten 48 Lebensstunden die Sauerstoffsättigung mindestens einmal gemessen werden, um kindliche Herzfehler frühzeitig erkennen zu können. Bei stationärer Geburt werden diese Untersuchungen meist noch im Krankenhaus durch einen Pädiater durchgeführt.

Ernährung/Gewicht

In den ersten Tagen ist ein Gewichtsverlust von bis zu 10 % des Geburtsgewichts physiologisch. Das Neugeborenen erholt sich vom Geburtsstress und gewöhnt sich an das Stillen. Die Brust produziert noch die Vormilch (Kolostrum). Mit Einsetzen des Milcheinschusses nehmen die Säuglinge dann wieder zu.

Nach Kaiserschnittentbindung oder stressvoller Geburt aus anderen Gründen verlieren Säuglinge häufig mehr Gewicht. Um dem vorzubeugen, empfiehlt man der Mutter das Kind warm einzupacken, häufig anzulegen (um die Milchbildung anzuregen) und das Kind an die Sonne zu bringen (s. u.). Helfen diese Maßnahmen nicht, muss eine Zufütterung erwogen werden. „Stillfreundliche" Saugerformen beugen einer „Stillverwirrung" vor. Von einer Stillverwirrung spricht man, wenn der Säugling das einfachere Saugen am Fläschchen dem an der Brust vorzieht (und dies durch Schreien kundtut).

Physiologischer Neugeborenenikterus

Durch den Abbau fetalen Hämoglobins kommt es am 3.–6. Lebenstag zu einer Hyperbilirubinämie unterschiedlichster Ausprägung. Ab einem Blutwert von 5 mg/dl (Normalwert 1–2 mg/dl) färben sich Skleren und Haut deutlich gelb. Der Ikterus sollte sich bis zum 10. Lebenstag zurückgebildet haben. Ikterische Neugeborene sind schläfrig und trinken schlecht. Ausreichend Flüssigkeit/Nahrung und Licht unterstützen den Bilirubinabbau und die Ausscheidung. Der „Bilirubin-Tee", von der stillenden Mutter getrunken, unterstützt die Leberfunktionen. Es gibt verschiedene Rezepturen, die u. a. Löwenzahn, Mariendistel, Schöllkraut und Boldokraut enthalten.

Zusammenfassung

- Atmet das Neugeborene nicht sofort spontan, wird es erst stimuliert, dann ggf. abgesaugt; Sauerstoff wird vorgelegt.
- Das Neugeborene kühlt schnell aus.
- Die U1 umfasst Apgar-Score, art. Nabelschnur-pH, Gewicht, Länge, gründliche Inspektion und Reifebeurteilung.
- Screenings dienen v. a. zur Aufdeckung von Stoffwechselstörungen.

Probleme des Neugeborenen

Reanimation des Neugeborenen

Die Geburt ist ein umfassender Umstellungsprozess, der große Herausforderungen an den kindlichen Organismus stellt. Etwa 10 % aller Neugeborenen benötigen geringgradige Unterstützung und immerhin 1 % intensivere Reanimationsmaßnahmen. Reanimationsmaßnahmen werden bei einem Apgar-Wert von 0–4 Punkten eingeleitet. Die Reanimation erfolgt nach der **ABCD-Regel:**

- **A** – Atemwege freihalten durch Absaugen und Sauerstoffvorlage.
- **B** – Beatmen: frühzeitige Atemunterstützung, ggf. Pharynxtubus, Intubation, endobronchiale Surfactantgabe.
- **C** – Circulation: Herzdruckmassage ist bei schwerer Bradykardie (< 60/min) oder Asystolie durchzuführen. Mit beiden Händen wird der Thorax umfasst und mit den Daumen Druck auf das Sternum ausgeübt. Die Kompressions-Ventilations-Rate sollte 3 : 1 betragen, die Kompressionstiefe etwa ein Drittel des Thorax. Die Frequenz beträgt 2/s. Reife Neugeborenen werden mit Raumluft beatmet; ist dies insuffizient, wird der Sauerstoffanteil erhöht.
- **D** – Drugs: Kreislaufinstabile Neugeborene erhalten eine Volumensubstitution (10 ml/kg KG) und ggf. Adrenalin i. v. (meist über die Nabelvene).

Die Reanimation erfolgt wegen drohender Wärmeverluste unter einem Wärmestrahler.

> Pulmonale Probleme sind meist die Ursache postpartaler Reanimationspflicht. Daher stehen die Maßnahmen zur Oxygenierung und Beatmung an erster Stelle! Kardiale Probleme sind sehr selten!

Das Frühgeborene

Die Behandlung von Frühgeborenen (→ Kap. 53) sollte nur in speziellen Perinatalzentren stattfinden, um eine optimale Versorgung zu gewährleisten. Die Sterblichkeit bei diesen Kindern ist in den letzten Jahren dank des medizinischen Fortschritts erheblich gesunken. Frühgeborene sind aufgrund der mangelnden Reife ihrer Organsysteme, insbesondere der Lunge und des Gefäßsystems, von einer Reihe akuter und chronischer Erkrankungen besonders bedroht.

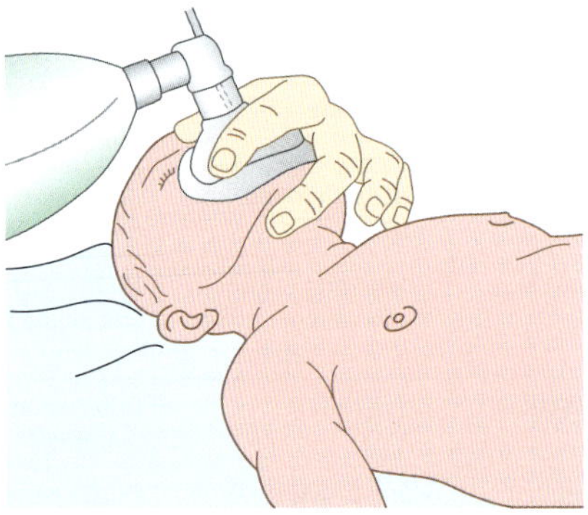

Abb. 75.1 Maskenbeatmung des Neugeborenen [L234]

Pulmonale Anpassungsstörungen

Asphyxie

Bei der Asphyxie handelt es sich um schweren Sauerstoffmangel vor, unter oder nach der Geburt. Die betroffenen Kinder fallen sofort nach der Geburt durch einen niedrigen Apgar-Wert auf. Das Kind hat dann eine blau-zyanotische, manchmal sogar eine grau-weiße Hautfarbe und bläuliche Schleimhäute (zentrale Zyanose). Dieser Zustand ist außerdem gekennzeichnet durch Hypoxie, Hyperkapnie und eine gemischt metabolische und respiratorische Azidose.

Risikofaktoren für das Auftreten einer Asphyxie können sowohl während der Schwangerschaft als auch während der Geburt auftreten (→ Tab. 75.1).

Da bei einem länger andauernden Sauerstoffmangel die postpartale Adaptation nicht stattfindet und so ein Teufelskreis entsteht, muss eine suffiziente Sauerstoffzufuhr schnellstmöglich gewährleistet werden.

Bei einer leichten Asphyxie mit einem Apgar-Wert von 4–7 genügen meist schon sauerstoffangereicherte Atemluft oder eine kurzzeitige Maskenbeatmung (→ Abb. 75.1).

Bei einer schweren Asphyxie mit einem Apgar-Wert von 0–3 muss intubiert werden. Reanimationsmaßnahmen sind lebensrettend.

Atemnotsyndrom (ANS)

Die Symptomatik ist gekennzeichnet durch eine Kombination aus Zyanose, exspiratorischem Stöhnen („Knorksen"), Tachypnoe (> 60/min), Nasenflügeln und sternalen Einziehungen. Das ANS tritt in erster Linie bei Frühgeborenen aufgrund von Surfactant-Mangel auf. Beim (reifen) Neugeborenen kommen andere Ursachen in Betracht u. a.:

Pneumonie Lungenentzündungen werden meist durch Keime der mütterlichen Vaginalflora (z. B. B-Streptokokken) oder Viren ausgelöst; Pilzpneumonien kommen fast nur bei Frühgeborenen vor. Die Lungenentzündung wird je nach vermutetem oder nachgewiesenem Erreger antibiotisch, antiviral oder antimykotisch behandelt. Um die Atmung zu erleichtern, wird Sauerstoff gegeben.

Mekoniumaspirationssyndrom Feten, die vor oder während der Geburt in eine Sauerstoffmangelsituation geraten, setzen noch im Mutterleib Mekonium ab. Wird dieses dann aspiriert, kann es von der Lunge nicht resorbiert werden. Es kommt zu Obstruktionen und chemischer Schädigung der Lunge. Typische Befunde sind eine grünliche Verfärbung des Fruchtwassers und grobblasige Rasselgeräusche über der Lunge. Mikrobiologischen Komplikationen wird durch Antibiose vorgebeugt. Es kann komplizierend zum Pneumothorax kommen.

„Wet lung" Bei einem geplanten Kaiserschnitt unterbleibt das Auspressen der Lunge. Flüssigkeit verbleibt, dies kann zum ANS führen.

Fehlbildungen Lungenhypoplasie etc.

Metabolische Anpassungsstörungen

Besonders Frühgeborene, Kinder diabetischer Schwangere und Kinder mit angeborenen Stoffwechselstörungen (z. B. Glykogenspeicherkrankheiten) leiden postnatal unter **Hypoglykämien.** Dies äußert sich durch Übererregbarkeit, Zittern, Tachypnoe, Apnoen und ggf. Krämpfen. Der Blutglukosespiegel sollte engmaschig kontrolliert und ggf. Glukose substituiert werden.

Tab. 75.1 Beispiele für Risikofaktoren/Ursachen der Asphyxie (vgl./nach Bishop, E.h. 1964)

Während der Schwangerschaft	• EPH-Gestose, Herzinsuffizienz oder Schock der Mutter, mütterlicher Diabetes • Neuromuskuläre oder pulmonale Erkrankungen und Infektionen des Kindes
Während der Geburt	• Operative Entbindung, Narkoseüberhang, Medikamentengabe, Lageanomalien des Kindes, Placenta praevia, Nabelschnurvorfall, Gemini, vorzeitige Plazentalösung
Nach der Geburt	• Atemnotsyndrom

Ein **pathologischer Neugeborenenikterus** ist gekennzeichnet durch:
- Auftreten vor dem 3. Lebenstag (Icterus praecox)
- Anhalten über den 14. Lebenstag hinaus (Icterus prolongatus)
- Anstieg des Billirubinwerts um mehr als 6 mg/dl pro Tag
- Billirubinwerte größer als 20 mg/dl (Icterus gravis)

Angewendet wird neben Allgemeinmaßnahmen (→ Kap. 74) eine Fototherapie mit Blaulicht. Die meisten Kliniken besitzen fahrbare Einheiten, sodass die Therapie in der Nähe der Mutter durchgeführt werden kann.

Differenzialdiagnose des pathologischen Icterus neonatorum
- Geburtsgeschwulst
- Schwere Infektion/Sepsis
- Pathologisches Hämoglobin (z. B. Sichelzellanämie)
- Glucose-6-phosphatdehydrogenase-mangel
- Crigler-Najar-Syndrom
- Rotor-Syndrom
- Dubin-Johnson-Syndrom
- Gallengangatresie
- α_1-Antitrypsinmangel
- Z. n. Blutgruppeninkompatibilität (→ Kap. 51)

Geburtstraumatische Verletzungen

Operative Entbindungen oder ein verlängerter Geburtsverlauf können zu Verletzungen des Neugeborenen führen; es kommen Frakturen, Blutungen und Nervenläsionen vor. Die wichtigsten sind:

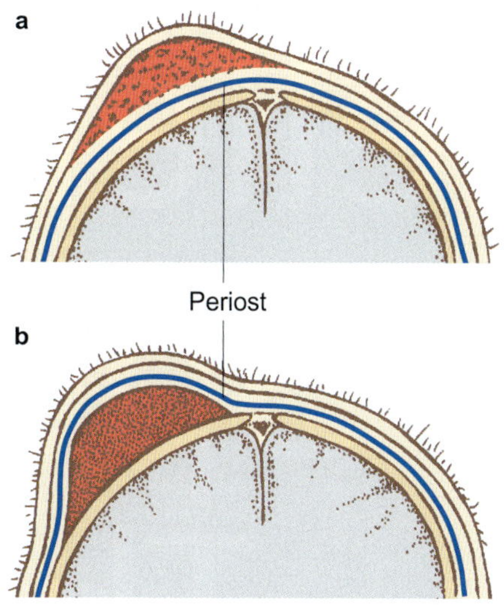

Abb. 75.2 Caput succedaneum (a) und Kephalhämatom (b) [L234]

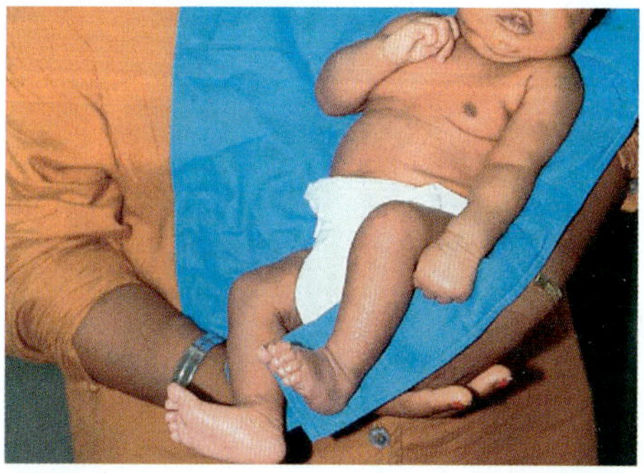

Abb. 75.3 Obere Plexuslähmung Erb-Duchenne links [E655]

Schlüsselbeinfraktur Bei dieser häufigsten Geburtsverletzung kann eine Schonhaltung des Armes oder der fehlende Moro-Reflex auffallen; eventuell tastet man bei der Palpation eine Stufe. Eine Therapie ist normalerweise nicht notwendig.

Caput succedaneum (Geburtsgeschwulst) Durch Druck auf Blut- und Lymphgefäße während der Geburt kann es zu einer teigig-ödematösen subkutanen (supraperiostalen) Geschwulst kommen (→ Abb. 75.2). Eine Therapie ist nicht erforderlich, die Geschwulst bildet sich innerhalb weniger Tage von selbst zurück.

Kephalhämatom Dieses prall-elastische, fluktuierende subperiostale Hämatom (→ Abb. 75.2) wird durch Scherkräfte während der Geburt verursacht; es ist durch die Schädelnähte begrenzt. Eine Therapie ist normalerweise nicht erforderlich. In der Folge kann der Hämatomabbau jedoch zu einer Hyperbilirubinämie führen, sodass regelmäßige Bilirubinkontrollen und gegebenenfalls eine Phototherapie erforderlich werden.

Lähmungen des Plexus brachialis Zug an Arm oder Kopf während der Geburt kann den Plexus brachialis verletzen. Bei der häufigeren oberen Plexuslähmung Erb-Duchenne (betroffen sind die Segmente C5 und C6; → Abb. 75.3) hängt der Arm schlaff und innenrotiert am Körper, die Motorik der Finger ist jedoch nicht beeinträchtigt. Moro-Reflex und Muskeleigenreflexe fehlen. Es besteht eine gute Rückbildungstendenz. Bei der selteneren unteren Plexuslähmung Klumpke sind die Segmente C7, C8 und Th1 betroffen. Dies führt zu einer Fallhand der betroffenen Seite, evtl. auch zu einem Horner-Syndrom (Miosis, Ptosis, Enophthalmus).

Zusammenfassung

- Frühgeborene sind durch Krankheiten der unreifen Organsysteme besonders bedroht und sollten deshalb nur in speziellen Perinatalzentren behandelt werden. Die pränatale Induktion der Lungenreifung durch Gabe von Kortikoiden setzt die Komplikationsrate herab.
- Eine länger andauernde Asphyxie kann bleibende Schäden zur Folge haben; sie muss deshalb so schnell wie möglich durch ausreichende Sauerstoffzufuhr behandelt werden.
- Bei den geburtstraumatischen Verletzungen des Neugeborenen stehen Frakturen, Hämatome und Nervenläsionen im Vordergrund.
- Bei allen morphologischen oder funktionellen Auffälligkeiten ist der Pädiater einzuschalten.

Spezieller Teil – Spezielle Themen

BASICS

Sonderfälle/Notfälle

Psychosoziale Probleme

Psychosoziale Probleme werden durch das soziale Umfeld der betroffenen Person mit verursacht, verursacht oder ausgelöst. Nikotin- und Alkoholkonsum werden in unserer Gesellschaft nicht verurteilt bzw. sogar gefördert und zählen deshalb auch zu diesem Formenkreis (→ Kap. 38).

Teenage-Schwangerschaft

Etwa 30 % der unter 16-Jährigen sind sexuell aktiv, 50 % davon benutzten keine Verhütung beim „ersten Mal". Teenage-Mütter haben ein größeres Risiko, ihre Ausbildung nicht zu beenden, keinen guten Job zu finden und das Kind bzw. die Kinder allein erziehen zu müssen. Kinder solcher Mütter genießen im Allgemeinen eine schlechtere medizinische Versorgung (prä- und postnatal) und haben selbst ein erhöhtes Risiko, jung schwanger zu werden. Die allgemeine Morbidität und Mortalität dieser Kinder ist v. a. durch mehr Unfälle (v. a. Vergiftungen und Verbrennungen) erhöht.
Das Risiko für eine Teenage-Schwangerschaft ist sehr stark vom sozialen Status abhängig; Mädchen aus niedrigen Schichten haben ein bis zu 10-mal höheres Risiko als Mädchen aus hohen Klassen. Die Risikofaktoren sind:

- Armut
- Kinder von Teenage-Müttern
- Niedriger Bildungsstand
- Vorangegangener sexueller Missbrauch
- Verbrechen
- Psychische Probleme
- Familiäre Instabilität
- Arbeitslosigkeit

Geburtshilfliche Betreuung

Die allermeisten Teenage-Schwangerschaften sind ungeplant, daher sind prophylaktische Maßnahmen, wie z. B. Folsäureeinnahme, unwahrscheinlich. Die jungen Schwangeren haben oftmals Hemmungen, den Arzt aufzusuchen, oder verdrängen schlichtweg ihre Schwangerschaft. Aus diesen Gründen ist die Schwangerenbetreuung bei Teenage-Schwangerschaften meist ungenügend. Viele (50 % der unter 16-Jährigen und 30 % der 17- bis 18-Jährigen) wünschen einen Schwangerschaftsabbruch (→ Kap. 45). Wohl auch durch die fehlende Aufklärung neigen Schwangere in diesem Alter zu potenziell fruchtgefährdendem Verhalten (z. B. Alkohol, Rauchen, Drogen). Genitale Infektionen treten gehäuft auf. Neben der schwierigen sozialen und familiären Situation dieser werdenden Mütter ist die Schwangerschaft unter 16 Jahren schon rein medizinisch eine Risikoschwangerschaft: Das Risiko einer Mangelgeburt ist um 25 % erhöht, Anämien, Entzündungen der Harnwege und postpartale Depressionen treten gehäuft auf.
Der betreuende Arzt sollte, wenn möglich, neben der medizinischen Betreuung auch auf die psychischen Probleme der Patientin eingehen und ihr helfen, das Leben mit ihrem Kind zu organisieren (Jugendamt einschalten!).

Inzidenz von Teenager-Schwangerschaften (zwischen 15 und 19 Jahren)
- Niederlande und Schweiz: 4–5 ‰
- Deutschland: 16 ‰
- Großbritannien: 15–19 ‰
- USA: 55 ‰

Häusliche Gewalt

Die meisten Fälle häuslicher Gewalt richten sich gegen Frauen, unabhängig von der sozialen Schicht. Meistens bestehen weitreichende persönliche und familiäre Probleme, oft Alkoholismus und Arbeitslosigkeit. Täter und Opfer häuslicher Gewalt kommen überdurchschnittlich häufig aus Familien, in denen dies auch üblich war. Die betroffenen Frauen sind oft psychisch, emotional oder finanziell von ihrem Partner abhängig.
Bei Verdacht auf häusliche Gewalt muss sehr behutsam und vorsichtig vorgegangen werden. Die Frau sollte ermutigt werden, eine Selbsthilfegruppe und/oder ein Frauenhaus aufzusuchen und die Polizei einzuschalten. Insbesondere in der Schwangerschaft gelingt dieser Schritt vielen Frauen, da sie ihr Ungeborenes vor der Gewalt schützen möchten.

Kulturelle Aspekte

Jede Frau hat ein individuell ausgeprägtes Schamverhalten. Dieses natürliche Schamgefühl muss respektiert werden. Sein Ausmaß ist in erster Linie abhängig von der individuellen Erziehung und dem kulturellen Umfeld der Frau.
Muslimische Frauen haben ein noch ausgeprägteres Schamgefühl. Eine gynäkologische Untersuchung durch einen Mann ist in den meisten Fällen undenkbar. Gerade im Klinikalltag ist es aber oft nicht möglich, hierauf Rücksicht zu nehmen. Trotzdem sollte der Wunsch der Patientin auf eine weibliche Untersucherin möglichst respektiert werden. Überflüssige „Zuschauer" wie Studenten oder nicht unbedingt nötiges Pflegepersonal sollten vermieden werden.
Junge muslimische Frauen oder Mädchen stellen ein besonderes Problem dar. Die kulturelle Wichtigkeit der Jungfräulichkeit verhindert oftmals das Aufsuchen des Gynäkologen, da die Mädchen fürchten, bei der Untersuchung „entjungfert" zu werden. Die vaginale Untersuchung sollte vermieden oder zumindest äußerst vorsichtig durchgeführt werden. Glücklicherweise bestehen nur wenige Indikationen für eine vaginale Untersuchung bei Virgines.

Die weibliche Beschneidung

Weltweit sind 100–150 Millionen Mädchen und Frauen betroffen, jährlich kommen etwa 2 Millionen hinzu, das heißt mehr als 5.000 pro Tag.
Die weibliche Beschneidung (Zirkumzision, → Abb. 76.1) wird in unterschiedlichem Ausmaß in verschiedenen Regionen Afrikas, Arabiens und Asiens durchgeführt. Besonders betroffen sind Somalia und Äthiopien. Die Ursprünge des Rituals sind nicht genau bekannt – bei den traditionellen Glaubenslehren spielen gesellschaftspolitische Gesichtspunkte, aber auch Schönheitsideale, Reinlichkeit und Sittlichkeit eine Rolle. Über die Genitalverstümmelung definieren sich der soziale Stellenwert und die Rolle der Frau, sodass es oftmals die Mütter, Schwiegermütter oder die Mädchen selbst sind, welche die Beschneidung fordern, um gesellschaftliche Ausgrenzung zu umgehen.
In Deutschland wird der gynäkologisch praktizierende Arzt mit beschnittenen Frauen v. a. im Rahmen der Geburtshilfe

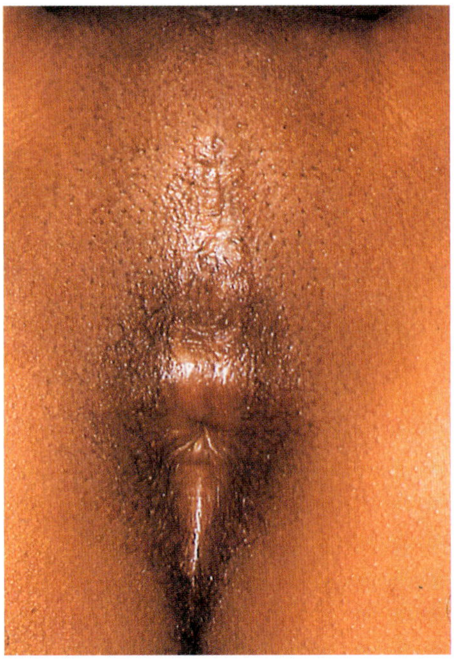

Abb. 76.1 Weibliche Beschneidung vom „pharaonischen" Typ [E320]

konfrontiert. In den meisten Fällen handelt es sich um schlecht deutsch sprechende, kürzlich eingewanderte junge Frauen. In selteneren Fällen sind in Deutschland geborene ausländisch stämmige Mädchen betroffen, die in ihrer Kindheit hier oder im Ausland beschnitten wurden. Ein Psychologe und ggf. ein Dolmetscher sollten hinzugezogen werden. Natürlich ist es von immensem Vorteil, wenn das behandelnde Team (Arzt, Psychologe, Dolmetscher und bei der Untersuchung anwesendes Pflegepersonal) weiblich ist.

Je nach Ausmaß der Verstümmelung werden verschiedene Beschneidungsformen unterschieden. Je nach Gesellschaft und Region wird jeweils eine Beschneidungsart vorgezogen. Die **Sunna** ist die kleinstmögliche Verstümmelung, bei der die äußere Klitoris entfernt wird. In der Maximalform, der **Infibulation** (**„pharaonische Beschneidung"**, → Abb. 76.1), werden die Klitoris, die kleinen Schamlippen ganz oder teilweise entfernt sowie die großen Schamlippen mit Instrumenten wie Messern, Rasierklingen und Glasscherben abgeschabt und das verbleibende Gewebe so zusammengenäht (mit Dornen oder Sehnen), dass nur eine kleine, oft gerade mal reiskorngroße Öffnung für das Menstrualblut und den Harn verbleibt.

Die Beschneidung wird meist im Alter von 6–7 Jahren durchgeführt, seltener kurz vor der Hochzeit. Die hygienischen Bedingungen und die Anästhesie sind in den meisten Fällen sehr gering. Unmittelbare Folge sind Infektionen oder Blutungen mit einer hohen Mortalitätsrate. Später führt die Beschneidung zu rezidivierenden Urogenitaltraktinfektionen und chronischen Schmerzen beim Wasserlassen, bei der Menstruation und beim Sex. Auch Unfruchtbarkeit ist nicht selten. Zudem leiden die Frauen psychisch unter Beschwerden wie Schlaf-, Ess- und Konzentrationsstörungen sowie Depressionen bis hin zum Suizid – da das Thema tabuisiert wird, ist die Dunkelziffer allerdings hoch.

Schwangere sollten ermutigt werden, die Beschneidung so früh wie möglich (unter PDA), aber spätestens bis zur 20. SSW zu eröffnen, um eine Untersuchung zu ermöglichen. Ist die Frau hierzu nicht bereit, muss die Zirkumzision bei Geburtsbeginn geöffnet werden, spätestens unter der Geburt durch anteriore Episiotomie. Protrahierte Geburtsverläufe mit teilweise ausgeprägten Geburtsverletzungen sind trotzdem häufig. Manche Frauen bzw. deren Familien oder Ehemänner wünschen einen Wiederverschluss nach der Geburt. Dies ist in Deutschland illegal und ethisch fragwürdig.

In den westlichen Industrieländern wird die Genitalverstümmelung als Menschenrechtsverletzung angesehen und als schwere Körperverletzung strafrechtlich verfolgt. Die UNICEF hat sich zum Ziel gesetzt, diese Praktiken innerhalb von drei Generationen auszurotten.

Zusammenfassung

- Die gesellschaftliche Tolerierung von Alkohol- und Nikotingenuss fördern den Konsum dieser Mittel. In der Schwangerschaft wird das Ungeborene dadurch gefährdet.
- Teenage-Schwangerschaften sind Risikoschwangerschaften: Die mütterliche und kindliche Mortalität und Morbidität sind prä- und postpartal erhöht.
- Vielen Frauen gelingt es erst in der Schwangerschaft, der häuslichen Gewalt zu entfliehen. Der betreuende Frauenarzt ist oftmals erste Vertrauensperson in dieser Situation.
- Jede Frau hat ein Recht auf Respektierung ihres individuellen Schamgefühls. Bei muslimischen Frauen ist dies oftmals stark ausgeprägt. Nach Möglichkeit sollten Frauen die Untersuchungen durchführen.
- Im muslimischen Kulturkreis hat die Jungfräulichkeit vor der Ehe eine große Bedeutung. Die Mädchen haben Angst, beim Frauenarzt entjungfert zu werden.
- Die weibliche Beschneidung ist in bestimmten Regionen Afrikas, Arabiens und Asiens verbreitet. Die Verstümmelung wird in unterschiedlichem Ausmaß durchgeführt, mit weitreichenden psychischen und körperlichen Folgen für die Frauen.

Gynäkologische Notfälle

Blutungen

Blutverluste bis zu 25 % können toleriert werden. Ab einem Blutverlust von 40 % besteht Lebensgefahr. Das normale Blutvolumen eines Erwachsenen beträgt etwa 70 ml/kg. Bei der normalgewichtigen Frau mit 5 l Blut wird also ein Verlust von bis zu 1,2 l toleriert, mehr als 2 l Verlust sind lebensbedrohlich.

Wichtig für die Differenzialdiagnose sind neben klinischen Befunden das Alter der Patientin, die Blutungsquelle (uterin, intraabdominal oder vaginal, → Tab. 77.1), der Ausschluss von Gerinnungsstörungen und die Feststellung einer evtl. Schwangerschaft.

Tab. 77.1 Mögliche Ursachen gynäkologischer Blutungen

Abdominale Blutungen	Uterine Blutungen	Vaginale Blutungen
• EUG • Corpus-luteum-Blutungen • Myomnekrosen • Postoperativ	• Abort • Zyklusstörungen • Myome • Zervixkarzinom • Endometriumkarzinom • Postoperative Blutungen • Endometritis	• Vaginalkarzinom • Zervixkarzinom • Verletzung • Polypen • Verletzungen

Akutes Abdomen

Als „akutes Abdomen" wird der bedrohliche Zustand plötzlich oder relativ rasch auftretender, starker abdominaler Schmerzen bezeichnet. Meist ist die Patientin in schlechtem Allgemeinzustand, evtl. sogar mit Schocksymptomatik (RR ↓, Puls ↑). Das akute Abdomen gehört zu den schwierigsten differenzialdiagnostischen Problemen in der Medizin überhaupt. Die möglichen Ursachen sind vielfältig (→ Tab. 77.2).

Vergewaltigung

Der behandelnde Gynäkologe hat in erster Linie zwei Aufgaben:

- Umgehende Behandlung der körperlichen Wunden
- Feststellung und Dokumentation der Vergewaltigungsspuren aus forensischen Gründen

Nach einer Vergewaltigung befinden sich Frauen in einer psychischen Ausnahmesituation. Sie müssen daher besonders vorsichtig behandelt werden. Die Untersuchung sollte von einer Frau durchgeführt werden, eine zusätzliche Person ist als Hilfe und Zeuge sinnvoll.

Die meisten Vergewaltigungsopfer werden von der Polizei in die Notaufnahme gebracht. Es ist sinnvoll, einen speziellen Erhebungsbogen für Sexualdelikte zu verwenden.

Untersuchung

Für eine genaue Beurteilung ist die Ganzkörperuntersuchung notwendig. Alle Befunde werden, wenn möglich, fotografisch dokumentiert oder genau beschrieben. Es ist wichtig, jegliche Interpretation (z. B. „Würgemale" anstelle von Rötung und Abschürfung am Hals) zu unterlassen. Die zum Tatzeitpunkt getragene Bekleidung (v. a. Unterwäsche) wird möglichst kontaminationsarm asserviert. Die Patientin erhält vorübergehend Klinikkleidung. Die gynäkologische Untersuchung dient der Feststellung von Verletzungen und deren Dokumentation: Unter Sicht werden Scheidenabstriche entnommen, um evtl. Tätersperma nachzuweisen. Zusätzlich wird ein Nativpräparat aus Scheide und Zervix angefertigt, das auf bewegliche und unbewegliche Spermien untersucht wird (Phasenkontrastmikroskop). Je nach Tathergang (Anamnese) wird auch der Mund oder das Rektum entsprechend untersucht.

> Bewegliche Spermien lassen sich nur kurz nach der Ejakulation (≈ 5 h), in Ausnahmefällen bis zu 48 h nachweisen. Unbewegliche Spermien lassen sich etwa 48 h nachweisen, selten bis zu 7 Tage.

Weitere Untersuchungen sind nur dann sinnvoll, wenn Beschwerden vorliegen bzw. größere Verletzungen befürchtet werden. Es ist auf ausreichende Analgesie zu achten. Gegebenenfalls wird eine Kurznarkose angewendet.

Serologische Untersuchungen auf HIV und sexuell übertragbare Krankheiten sind evtl. zu Dokumentationszwecken sinnvoll, um ggf. nachweisen zu können, dass die Frau vor der Vergewaltigung seronegativ war. Es ist zweckmäßig, einen Nachuntersuchungstermin zu vereinbaren, bei dem die aktuellen Beschwerden weiter behandelt werden. Eine weiterführende Betreuung durch einen Psychologen muss sichergestellt werden.

Empfängnisverhütung

Zur Empfängnisverhütung kann bis zu 48–72 h nach der Tat die „Pille danach" verschrieben werden. Die Spirale kann, innerhalb von 5 Tagen eingesetzt, eine Nidation verhindern. Es besteht außerdem die Möglichkeit des Schwangerschaftsabbruchs aus kriminologischer Indikation (→ Kap. 45).

> **Vorgehen bei der Untersuchung von Vergewaltigungsopfern**
> - Kurze Rekonstruktion des Tathergangs. Tatzeit?
> - Gynäkologische Anamnese, jetzige Beschwerden
> - Ganzkörperinspektion und Dokumentation
> - Spekulumeinstellung mit Abstrichabnahme
> - Ist weitere Diagnostik bzw. Therapie notwendig?
> - Empfängnisverhütung
> - Nachsorgetermine und psychologische Versorgung veranlassen

Tab. 77.2 Gynäkologische Ursachen des akuten Abdomens und die wichtigsten Untersuchungen zur Orientierung

Entzündliche Prozesse	Intraabdominale Blutung	Andere	In der Schwangerschaft
• Akute Adnexitis • Ruptur eines Pyosalpinx oder eines Tuboovarialabszesses • Infiziertes Karzinom • Stielgedrehtes, infiziertes Myom Temperatur messen Fluordiagnostik, Blutungen? Blutbild, CRP Sonografie	• Zystenruptur • Tubarruptur bei EUG • Perforation eines Karzinoms • Starke Ovulationsblutung • Postoperative Blutung Schockzeichen: RR und Puls, Hb Schwindel, Schulterschmerzen Freie Flüssigkeit (Sonografie)	• Stieldrehung oder Einkeilung (Ovarialtumor, Myom, Zyste etc.) • Myomnekrose • Dysmenorrhö • Hymenal- und Vaginalatresie	• Vorzeitige Plazentalösung • Uterusruptur • HELLP-Syndrom • Komplizierter Abort

Sexueller Missbrauch

Die Untersuchung von Kindern mit dem Verdacht auf sexuellen Missbrauch sollte durch eine erfahrene, speziell weitergebildete Ärztin erfolgen. Morphologisch fassbare Symptome werden jedoch nur in 20 % der Fälle gefunden, Verletzungen sogar nur in 3 % der Fälle.

Ein intaktes Hymen ist kein Beweis dafür, dass kein Geschlechtsverkehr stattgefunden hat. Die Hymenalöffnung ist bei einem 5-jährigen Mädchen etwa 5 mm weit, bei älteren Mädchen entspricht die Weite in Millimeter etwa dem Alter des Kindes in Jahren. Zur Untersuchung eignet sich besonders die Vaginoskopie. Im Vordergrund steht die Dokumentation der Verletzungen (→ Abb. 77.1) zur Beweissicherung.

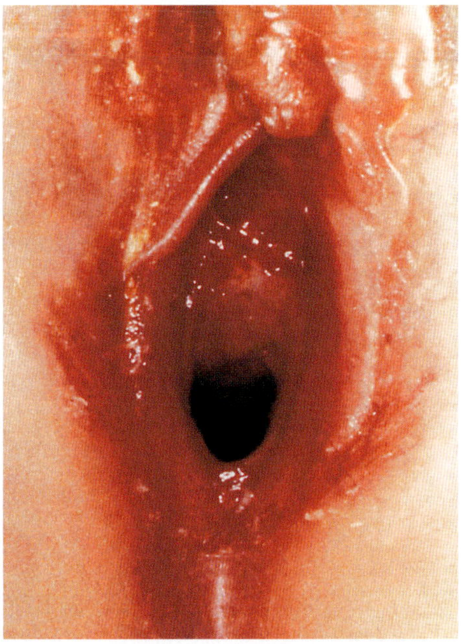

Abb. 77.1 Abschürfungen an Vulva und Vagina, erweiterter Introitus bei einem sexuell missbrauchten Kind [E320]

Die Weitergabe der während der ärztlichen Untersuchung und der Anamnese erhobenen Informationen an die Polizei bedarf des ausdrücklichen (schriftlichen) Einverständnisses der Patientin bzw. – bei Kindern (ohne gerichtliche Anordnung) – der Eltern!

Verletzungen

Vaginale Verletzungen treten in Form von Deflorationsverletzungen, Fremdkörperverletzungen oder durch zu heftigen Geschlechtsverkehr auf. Unfälle, insbesondere Pfählungsverletzungen, betreffen häufig auch Rektum und Blase.

Je nach Ausmaß der Verletzung wird eine konservative Wundversorgung oder sogar eine Operation notwendig.

Zusammenfassung

- Blutungen können rasch lebensbedrohliche Ausmaße annehmen. Ab einem Blutverlust von 40 % wird die Situation lebensbedrohlich.
- Das akute Abdomen ist ein schwieriges differenzialdiagnostisches Problem. Das diagnostische Vorgehen sollte einem strengen Schema folgen, um keine Hinweise zu übersehen.
- Eine Vergewaltigung ist eine psychische Ausnahmesituation für die betroffene Frau. Oftmals steht sie unter Schock.
- Die ärztliche Untersuchung dient der Diagnose und Behandlung von Verletzungen. Gleichzeitig werden alle Verletzungen ausführlich dokumentiert und Beweise gesichert.
- Die Untersuchung von Kindern mit dem Verdacht auf sexuellen Missbrauch ist ein sehr sensibles Thema. Äußerste Umsicht und große Einfühlsamkeit sind notwendig.
- Verletzungen oder andere sichtbare Spuren sind bei Kindesmissbrauch selten.
- Die Untersuchung des Opfers eines Sexualdelikts sollte immer durch eine Frau erfolgen!

Fallbeispiele

BASICS

Fall 1: Fluor

Fallbeschreibung

Eine 25-jährige, nicht schwangere Patientin stellt sich in Ihrer Praxis vor und klagt über unangenehm riechenden, vermehrten Ausfluss seit ungefähr einer Woche. In den letzten Tagen sind darüber hinaus Brennen und Juckreiz im Intimbereich aufgetreten. Bei der Untersuchung ist die Vulva gerötet.

Was ist Ihre Verdachtsdiagnose?

Infektiöse Erkrankung: sekundäre Vulvitis bei Kolpitis und/oder Zervizitis.

Was sind Ihre ersten diagnostischen Schritte?

- Beurteilung des Fluors: Farbe und Geruch, KOH-Probe, pH
- Kolposkopische Untersuchung: zervikaler oder vaginaler Fluor?
- Entzündungszeichen an Vagina und/oder Zervix?
- Anfertigung eines Nativpräparats mit und ohne Methylenblaufärbung
- Palpation der oberen Genitalien

Der Fluor ist gelblich, schaumig und unangenehm riechend, nach der KOH-Probe starker Fischgeruch, pH 5,2. Vagina und Portio sind unregelmäßig rot-fleckig, der Fluor tritt aber nicht aus der Zervix aus. Die palpatorische Untersuchung des inneren Genitales ist unauffällig.

Im Nativpräparat sehen Sie folgendes Bild (→ Abb. 78.1). Welchen Erreger erkennen Sie?

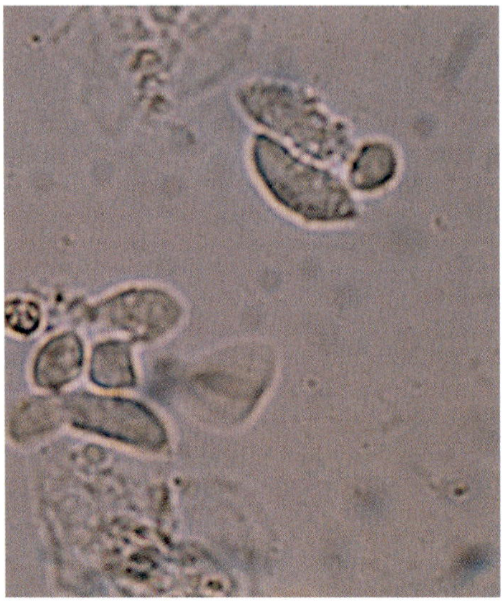

Abb. 78.1 Nativpräparat [E387]

Trichomonaden.

Was sehen Sie in diesem Präparat (→ Abb. 78.2)? Wie heißt der Erreger?

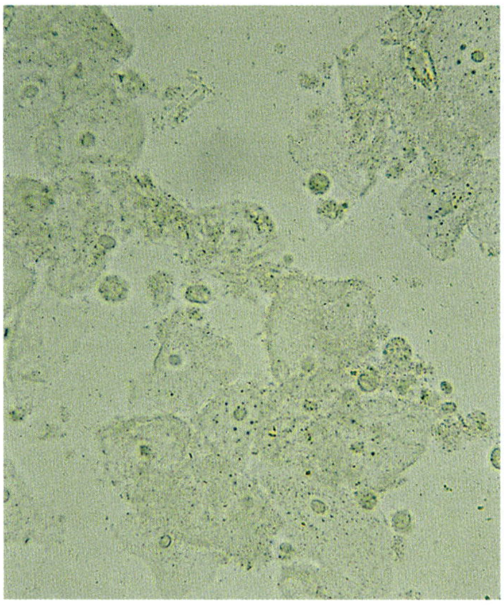

Abb. 78.2 Nativpräparat [E387]

Clue cells; *Gardnerella vaginalis.*

Welche Diagnose stellen Sie?

Trichomonadenkolpitis mit begleitender bakterieller Vaginose.

Welches Medikament wählen Sie? Was ist außerdem zu beachten?

Metronidazol. Sexualpartner mit behandeln!

> ## Fallbeschreibung
> Bei einer 30-jährigen Patientin findet sich folgender Befund: Der Fluor ist weißlich, krümelig, pH 4,3, KOH-Probe negativ. Vagina und Portio zeigen weißliche Beläge auf gerötetem Untergrund, der Fluor tritt jedoch nicht aus der Zervix aus. Die palpatorische Untersuchung des inneren Genitales ist unauffällig.

Im Nativpräparat sehen Sie folgendes Bild (→ Abb. 78.3). Welche Diagnose stellen Sie?

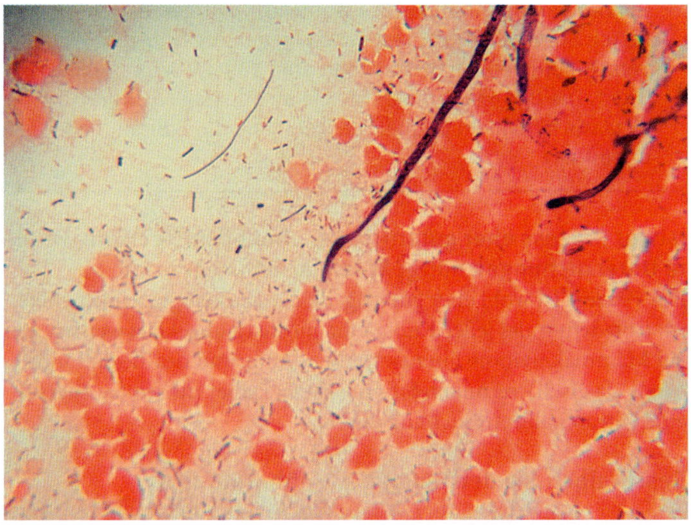

Abb. 78.3 Nativpräparat (Mit freundlicher Genehmigung von Prof. Dr. med. E. Petersen, Freiburg) [M441]

Soorkolpitis.

Was erleichtert die Diagnose im Nativpräparat?

KOH 10 % zerstört die Epithelzellen und vereinfacht so die Diagnose. Auch von erfahrenen Untersuchern werden nur drei Viertel der Candidosen im Nativpräparat gesehen.

Welche Therapie schlagen Sie vor?

3-Abend-Therapie mit Imidazol-Salbe und -Suppositorien (Clotrimazol/Miconazol/Econazol).

Ist die Erkrankung häufig? Besteht ein Zusammenhang zur Immunsuppression?

Etwa 75 % der Frauen machen in ihrem Leben eine Soorkolpitis durch. Nur bei chronisch rezidivierender Candidose sollten Allgemeinerkrankungen wie z. B. Diabetes mellitus oder HIV-Infektion ausgeschlossen werden.

> ## Fallbeschreibung
> Eine 22-jährige Patientin klagt über vermehrten Ausfluss mit Brennen und Juckreiz im Intimbereich. Der Fluor ist gelblich, eitrig, pH 4,7, KOH-Probe negativ. Die Vagina ist unauffällig, die Portio gerötet. Der Fluor kommt aus der Zervix. Bei der bimanuellen Tastuntersuchung ist die Portio schmerzhaft, die Adnexe sind frei. Bei der Abstrichentnahme kommt es zur Kontaktblutung.

Das Abstrichpräparat zeigt folgendes Bild (→ Abb. 78.4). Was sehen Sie?

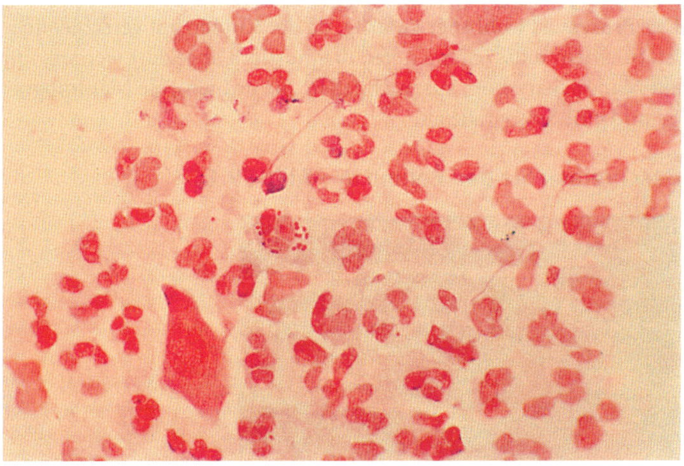

Abb. 78.4 Abstrichpräparat [E1222]

Intrazelluläre Diplokokken: wahrscheinlich Gonokokken, reichlich Kokken und Granulozyten.

Wie gehen Sie weiter vor und warum?

- Abstriche aus der Zervix, Urethra und vom Rektum mit speziellem Abstrichset zur kulturellen Anzucht: diagnostisch beweisend, Resistenzaustestung
- Zweiter Abstrich zur Chlamydiendiagnostik (PCR): Koinfektionen mit Chlamydien sind sehr häufig bzw. haben eine sehr ähnliche Symptomatik.

Welche Therapie schlagen Sie vor? Was ist zu beachten?

Erythromycin, Tetrazyklin oder Cephalosporine. Wegen der häufigen Koinfektionen mit Chlamydien sollte das Antibiotikum beide Keime erfassen. Der Sexualpartner muss mit behandelt werden!

Fall 2: Knoten in der Brust

Fallbeschreibung

Eine 40-jährige Patientin stellt sich bei Ihnen vor. Sie hat bei der Selbstuntersuchung der Brust einen Knoten in der linken Brust festgestellt. Andere Symptome liegen nicht vor. Sie tasten einen derb-elastischen, gegen die Umgebung gut verschieblichen, nicht druckdolenten Knoten in der linken Brust. Die Lymphknoten der Axilla und der Fossa supraclavicularis sind nicht palpierbar. Der Inspektionsbefund ist unauffällig.

Ist der Prozess eher gutartig oder eher bösartig? Sind weitere Untersuchungen nötig? Wenn ja, welche?

Der Prozess ist wohl eher gutartig, da der Knoten gut verschieblich ist, trotzdem muss jeder Knoten diagnostisch abgeklärt werden, um ein Mammakarzinom auszuschließen. Sie ordnen eine Mammografie und eine Sonografie an.

Beschreiben Sie den Befund in →Abb. 79.1.

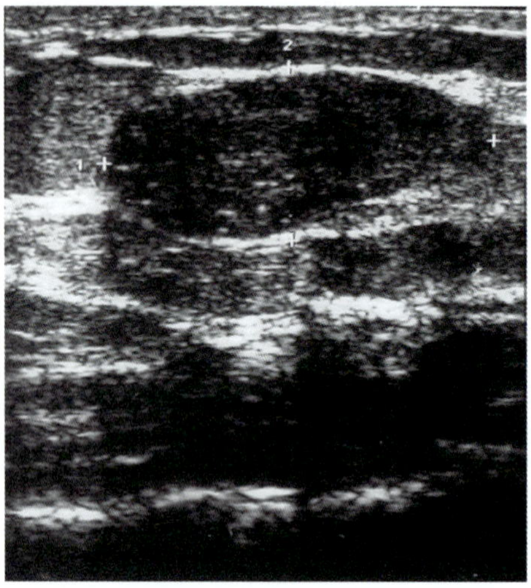

Abb. 79.1 Ultraschallbefund [M438]

Ovaler homogener, weitgehend echoarmer, solider Tumor mit glatter Kontur. Klinischer und sonografischer Befund sprechen für einen eher gutartigen Prozess.

Beschreiben Sie den Befund in →Abb. 79.2.

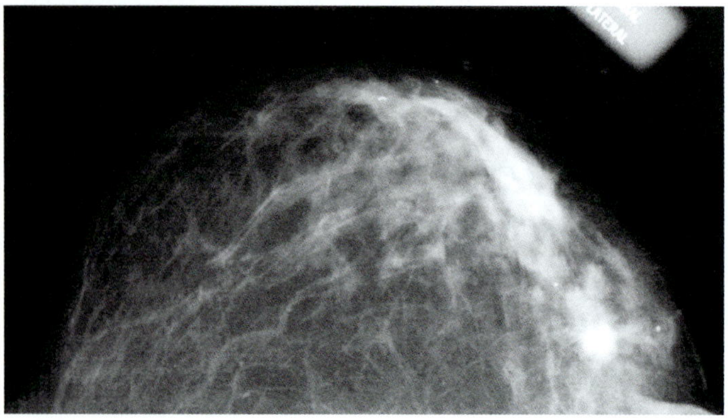

Abb. 79.2 Mammografie (kraniokaudal) [T192]

Ventral/lateral gelegene Verschattungen, weitgehend glatt begrenzt.

Wie ist Ihre Diagnose? Sind weitere Untersuchungen notwendig? Wenn ja, welche?

Die Befunde aus klinischer Untersuchung, Sonografie und Mammografie sprechen für einen gutartigen Prozess, am ehesten ein Fibroadenom (→ Kap. 27). Differenzialdiagnostisch ist an ein benigne imponierendes Mammakarzinom zu denken. Da der Befund nicht ganz typisch ist, sollte eine Biopsie durchgeführt werden. Bei starker Beunruhigung der Patientin, z. B. Karzinom im Freundeskreis, kann auch eine Tumorexstirpation sinnvoll sein.

Fallbeschreibung

Bei der Vorsorgeuntersuchung einer 38-jährigen Patientin tasten Sie einen prall-elastischen, gegen die Umgebung gut verschieblichen, nicht druckdolenten Knoten in der linken Brust. Die Lymphknoten der Axilla und der Fossa supraclavicularis sind nicht palpierbar. Der Inspektionsbefund ist unauffällig.

Ist der Prozess eher gutartig oder eher bösartig? Sind weitere Untersuchungen nötig? Wenn ja, welche?

Der Prozess ist wohl eher gutartig, da der Knoten gut verschieblich ist, trotzdem muss jeder Knoten diagnostisch abgeklärt werden, um ein Mammakarzinom auszuschließen. Aufgrund des Tastbefunds (prall-elastisch) vermuten Sie eine Zyste. Daher führen Sie zuerst eine Ultraschalluntersuchung durch.

Beschreiben Sie den Befund in →Abb. 79.3.

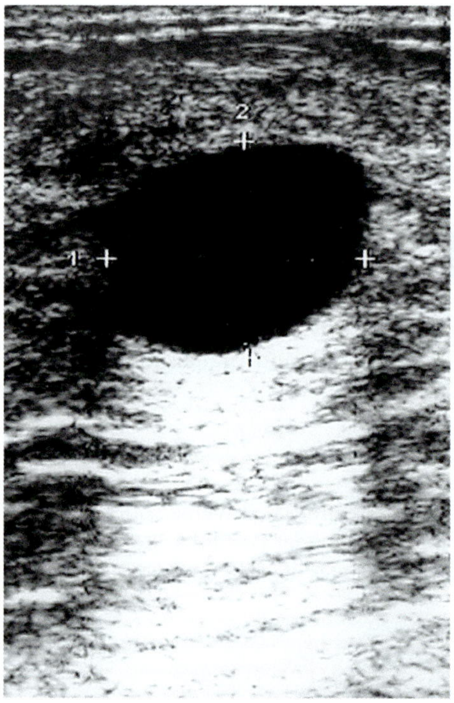

Abb. 79.3 Ultraschallbefund [M438]

Rundlich-ovale, echoleere Raumforderung mit scharfer Begrenzung und dorsaler Schallverstärkung.

Können Sie eine Diagnose stellen? Wie gehen Sie weiter vor?

Der Ultraschallbefund spricht für eine flüssigkeitsgefüllte, gutartige Zyste (→ Kap. 27). In der Regel ist ein abwartendes Verhalten gerechtfertigt. Funktionelle Zysten gehen nach max. 5 Monaten zurück. Ist dies nicht der Fall oder ist der Ultraschallbefund nicht so eindeutig gutartig (z. B. Septen o. Ä. in der Zyste oder unscharfe Begrenzung), wird eine Zystenpunktion durchgeführt. Das Punktat wird zytologisch untersucht.

Fallbeschreibung

Eine 41-jährige Frau stellt sich bei Ihnen in der Praxis vor. Sie ist sehr beunruhigt, da sie bei der Selbstuntersuchung einen Knoten in der Brust entdeckt hat. Bei der klinischen Untersuchung tasten Sie einen derben, nicht schmerzhaften Knoten im äußeren, oberen Quadranten. Der Knoten ist nicht gegen die Umgebung verschiebbar. Bei der Inspektion fällt eine Einziehung der Haut im Bereich des Tastbefunds auf. Die Brüste sind leicht asymmetrisch. Der Lymphknotenstatus ist jedoch o. B.

Ist der Prozess eher gutartig oder eher bösartig? Sind weitere Untersuchungen nötig? Wenn ja, welche?

Der Prozess ist sehr suspekt. Die Hauteinziehung und die Unverschieblichkeit sprechen für einen malignen Prozess. Eine Mammografie wird umgehend angeordnet.

Beschreiben Sie den Befund in → Abb. 79.4.

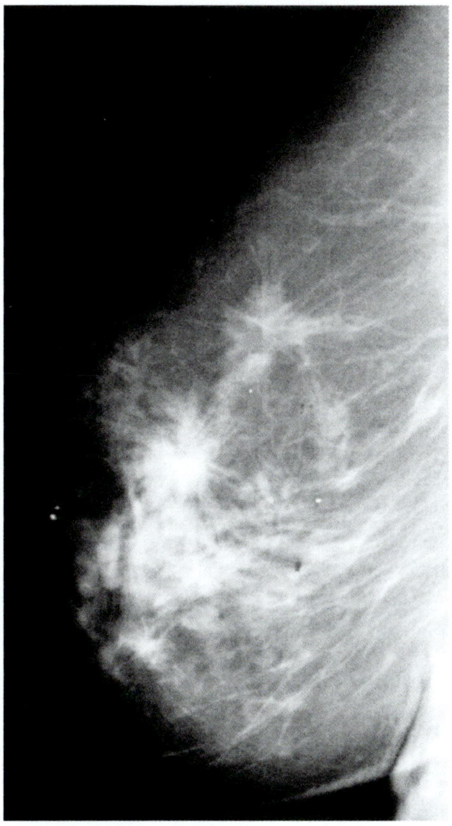

Abb. 79.4 Mammografie (mediolaterale Aufnahme) [T192]

Zentral lassen sich mehrere „sternförmige" Verschattungen mit feinstreifigen Ausläufern erkennen.

Wie gehen Sie weiter vor?

Der Befund ist hochgradig suspekt. Zur genaueren Abgrenzung werden ein MRT bzw. gleich eine Biopsie (je nach Finanzlage Ihrer Klinik) durchgeführt.

Beschreiben Sie den Befund (→ Abb. 79.5). Welche Diagnose stellen Sie?

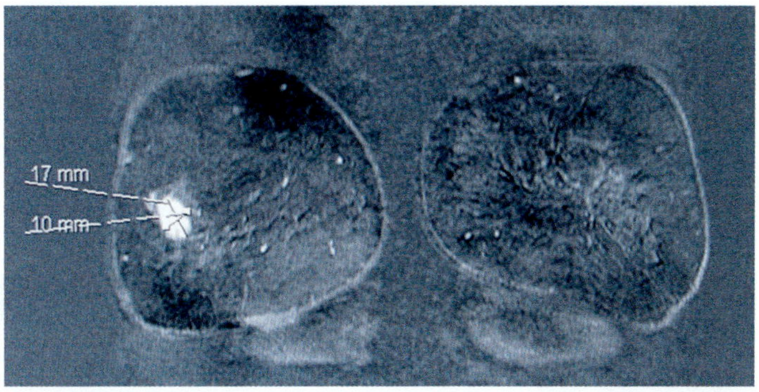

Abb. 79.5 MRT [M438]

Ein unregelmäßig begrenzter, kontrastmittelanreichernder Prozess. Es handelt sich wohl um ein Mammakarzinom.

Was müssten Sie zur Diagnosesicherung veranlassen?

Um die Diagnose zu sichern, wird eine Probebiopsie durchgeführt.

Befund: Die Probebiopsie zeigt ein invasives, duktales Mammakarzinom.

Wie ist das weitere Vorgehen?

Die Patientin wird informiert. Die Staginguntersuchungen werden umgehend veranlasst (Röntgen-Thorax, Leber-Sono, Knochenszintigramm, Tumormarker und gynäkologische Untersuchung) und die weitere Therapie wird geplant (→ Kap. 28).

Fall 3: Akutes Abdomen

Fallbeschreibung

Eine 18-jährige junge Frau stellt sich abends in der Notaufnahme vor. Sie klagt über seit gestern zunehmende diffuse Unterbauchschmerzen, die jetzt unerträglich geworden seien. Sie habe immer starke Beschwerden, wenn sie ihre Tage bekomme, deshalb habe sie sich erst nichts dabei gedacht. Ihre letzte Periode war vor 6 Wochen. Ihr Zyklus sei aber immer unregelmäßig. Die Patientin ist sehr blass. Der von der Aufnahmeschwester durchgeführte Schwangerschaftstest ist positiv, der Blutdruck ist 70/40 mmHg, die Temperatur axillär 36,4 °C, rektal 36,7 °C, der Puls 130 Spm. Das Abdomen ist hart mit starken Abwehrspannungen.

Wie wird diese Befundkonstellation genannt?

Akutes Abdomen mit Schockzeichen.

Welche Untersuchungen führen Sie als Erstes durch?

Eine Sonografie. Die Patientin windet sich mittlerweile vor Schmerzen, eine vaginale Untersuchung ist nicht möglich.

Beschreiben Sie den Befund in → Abb. 80.1. Welche Diagnose stellen Sie?

Freie Flüssigkeit und Blutkoagel dorsal des Uterus. Verdacht auf EUG!

Wie gehen Sie weiter vor?

Sofortige OP! Oberarzt und Anästhesie informieren, Zugang legen, Blut abnehmen, Gerinnungswerte überprüfen, Blutkonserven vorbereiten etc. Die Patientin ist durch den starken Blutverlust akut bedroht!

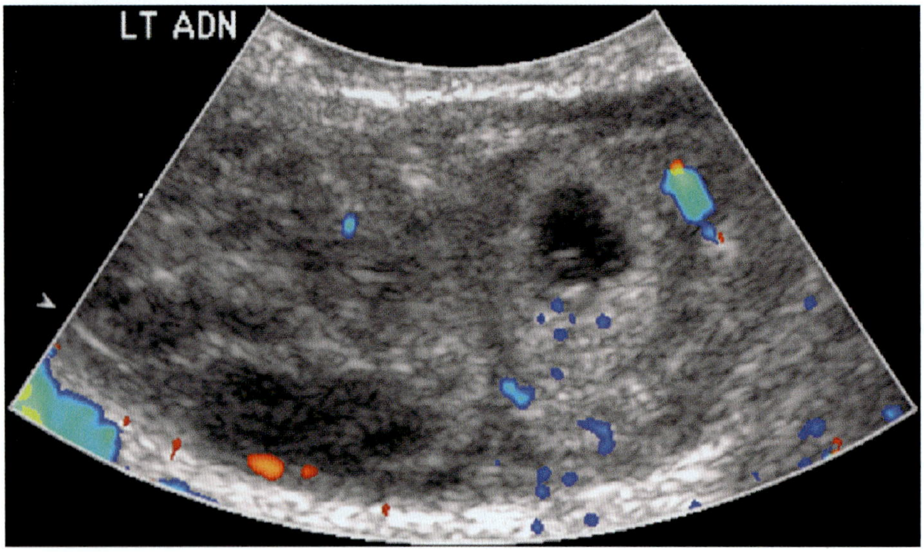

Abb. 80.1 Ultraschallbefund (abdominal) [G245]

Fallbeschreibung

Eine 22-jährige Patientin kommt mit starken Schmerzen im Unterbauch in die Notaufnahme. Die Temperatur ist axillär 37,3 °C, rektal 38,5 °C. Puls und Atemfrequenz sind im Normbereich erhöht, der Blutdruck ist 120/90 mmHg. Sie untersuchen die Patientin und stellen einen deutlichen Portioschiebeschmerz fest, außerdem gelblichen zervikalen Fluor. Das Abdomen ist hart mit Abwehrspannungen, die Adnexe sind druckschmerzhaft. Der Schwangerschaftstest ist negativ.

Welche Untersuchung(en) führen Sie durch?

Anfertigung eines Nativpräparats, Abnahme von Zervix- und Scheidenabstrichen zur mikrobiologischen Untersuchung. Chlamydienabstrich. Sonografie. Labor: Urinstix, BSG, Differenzialblutbild, C-reaktives Protein.

Der Vaginalultraschall ist unauffällig, Adnexe und Uterus sind nicht vergrößert. Der Urinstix ist ohne Befund. Das Abstrichpräparat zeigt reichlich Leukozyten und Kokken, welche die normale Döderlein-Flora verdrängt haben. Welche Diagnose stellen Sie?

Es handelt sich wohl um eine Adnexitis. Vermutlich sind Gonokokken (evtl. mit Chlamydien) die Erreger.

Wie behandeln Sie?

Die Patientin wird stationär aufgenommen. Flüssigkeit wird substituiert und sie erhält zunächst eine parenterale Kombinationsantibiotikatherapie. Diese wird über 2 Wochen (Partnertherapie!) durchgeführt, die Patientin kann aber nach Hause gehen, sobald sich ihr Zustand stabilisiert hat und eine orale Medikation möglich ist.

Fallbeschreibung

Im Nachtdienst stellt sich bei Ihnen eine 25-jährige Patienten mit Unterbauchschmerzen vor, die nach Aussage der Patientin seit 2 Tagen bestehen würden. Bei der Untersuchung ist das Abdomen hart mit Abwehrspannungen und es besteht ein deutlicher Loslassschmerz. Die Temperatur ist axillär 37,3 °C, rektal 38,5 °C. Puls und Atemfrequenz sind im Normbereich erhöht, der Blutdruck ist 120/90 mmHg. Der Schwangerschaftstest ist negativ. Die gynäkologische Untersuchung bleibt ohne Befund.

Welche Untersuchung(en) führen Sie durch?

Unterbauchsonografie, Labor: Entzündungswerte, BSG, Differenzialblutbild, C-reaktives Protein.

Beschreiben Sie den Befund (→ Abb. 80.2). Welche Diagnose stellen Sie?

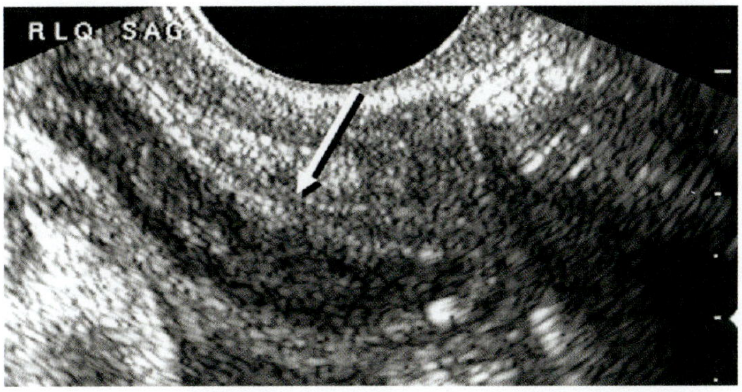

Abb. 80.2 Ultraschall [G245]

Im rechten Unterbauch stellt sich eine tubuläre, zentral hypoechogene Struktur ohne Kontraktionswellen dar. Den hyperechogenen rundlichen Bezirk mit Schallschatten nennt man Appendikolit. Das umgebende Gewebe ist echoreich (Mesenterium) → es handelt sich um eine Appendizitis.

Wie behandeln Sie?

Eine Appendektomie wird umgehend veranlasst.

Beim akuten Abdomen, insbesondere wenn Schockzeichen bestehen, ist von einem akut lebensbedrohlichen Zustand auszugehen! Danach richtet sich die primäre Diagnostik, erst anschließend werden weniger bedrohliche Differenzialdiagnosen abgeklärt.

Anhang

BASICS

Tabellen und Diagramme

Beachte: Normwerte sind teilweise laborabhängig etwas unterschiedlich!

Tab. 81.1 Wichtige Laborwerte

Messgröße	Messwert	Substrat
Eisen	40–140 µg/dl	Serum
Ferritin	10–200 ng/ml	Serum
Folsäure	3,6–15 ng/ml	Serum
Transferrin	250–450 mg/dl	Serum
Vitamin B_{12} (Cobalamin)	200–600 pg/ml	Serum
BSG (Blutkörperchensenkungsgeschwindigkeit)	1 h: 3–10 mm 2 h: 6–20 mm	venöses Vollblut
Quick	70–120 %	Zitratblut
PTT	35–55 s	Zitratblut
Hämoglobin (Hb)	12–16 g/dl	EDTA-Blut
Hämatokrit (Hkt)	35–47	EDTA-Blut
MCV	80,5–100 μm^3	EDTA-Blut
MCH	26,4–34,0 pg	EDTA-Blut
MCHC	31,4–36,3 g/dl	EDTA-Blut
MCD	7,2–7,8 µm	EDTA-Blut
Leukozyten	4,3–10 × $10^3/\mu l$	EDTA-Blut

Tab. 81.2 Hormone

Messgröße	Messwert	Substrat
FSH	Follikelphase: 3–12 mU/ml	Plasma
	periovulatorisch: 8–22 mU/ml	
	Lutealphase: 2–12 mU/ml	
	postmenopausal: 12–30 mU/ml	
β-HCG	< 3 mU/ml	Serum
	10. Tag p. c. ≈ 20 mU/ml	
	9.–11. SSW: < 28000 mU/ml	
HPL	16. SSW: 0,6–2,3 ng/l	Plasma
	20. SSW: 0,9–3,6 ng/l	
	24. SSW: 1,3–5,3 ng/l	
	28. SSW: 2,0–7,5 ng/l	
	32. SSW: 3,0–9,9 ng/l	
	36. SSW: 3,7–11,5 ng/l	
	40. SSW: 4,5–11,5 ng/l	
	43. SSW: 4,5–10,5 ng/l	
LH	präpubertär: < 0,9 mU/ml	Plasma
	Follikelphase: 1,8–13,4 mU/ml	
	periovulatorisch: 15,6–78,9 mU/ml	
	Lutealphase: 0,7–19,4 mU/ml	
	postmenopausal: > 50 mU/ml	
Östradiol	Follikelphase: 10–50 pg/ml	Plasma
	periovulatorisch: 50–375 pg/ml	
	Lutealphase: 15–260 pg/ml	
	postmenopausal: < 14 pg/ml	
Freies Östriol	30. SSW: 3,0–8,0 ng/ml	Plasma
	35. SSW: 4,5–17,2 ng/ml	
	40. SSW: 7,7–24.0 ng/ml	
	42. SSW: 8,5–24,5 ng/ml	
Oxytocin	1,25–5 ng/ml	Plasma
	periovulatorisch: 5–10 ng/ml	
Prolaktin	< 10. Lj.: < 0,5 ng/ml	Serum
	Follikelphase: < 1,4 ng/ml	
	Lutealphase: 5–30 ng/ml	
	postmenopausal: < 0,91 ng/ml	
Testosteron	< 1 ng/ml	Plasma
	postmenopausal: 0,08–0,35 ng/ml	
DHEA	2–9 µg/l	Serum
DHEA-S	1.–7. Lj.: < 500 ng/ml	Serum
	8.–13. Lj.: 100–1.600 ng/ml	
	14.–19. Lj.: 1.250–3.250 ng/ml	
	20.–29. Lj.: 650–2.800 ng/ml	
	30.–39. Lj.: 450–2.900 ng/ml	
	40.–49. Lj.: 300–2.200 ng/ml	
	50.–59. Lj.: 200–1.700 ng/ml	
	60.–69. Lj.: 150–1.250 ng/ml	
	70.–79. Lj.: 100–900 ng/ml	

Tab. 81.3 Urin

Messgröße	Messwert
Eiweiß	‹ 150 mg/24 h
Glukose	50–300 mg/24 h
Ketonkörper	10–100 mg/24 h
17-Ketosteroide	4–15 mg/24 h
pH	5,5–7

Tab. 81.4 Ungefähre Normwerte für α-Fetoprotein (AFP) → Die Normwerte sind laborabhängig!

SSW	Normbereich Serum	Normbereich Fruchtwasser
15	–	18,2–35,8 ng/ml
16	27,5–69 ng/ml	14,1–30,1 ng/ml
17	31,0–77,5 ng/ml	13,9–28,3 ng/ml
18	37,0–92,5 ng/ml	10,7–26,1 ng/ml
19	42,0–105 ng/ml	9,9–21,9 ng/ml
20	48,0–120 ng/ml	8,2–22,6 ng/ml
21	56,0–141 ng/ml	6,2–23,6 ng/ml
22	–	8,0–17,8 ng/ml
23	–	4,3–12,3 ng/ml

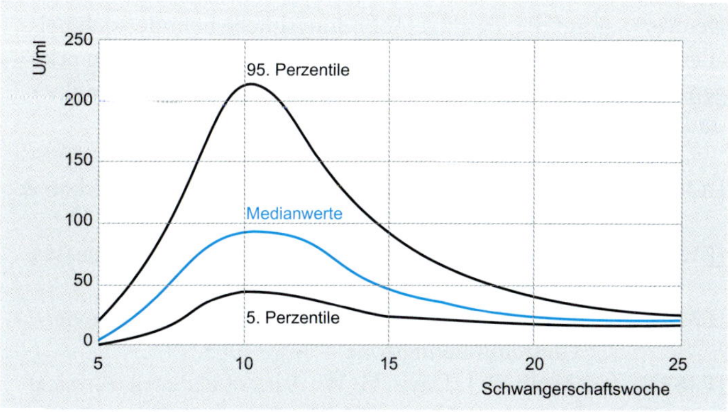

Abb. 81.1 HCG-Werte in der Schwangerschaft [L190]

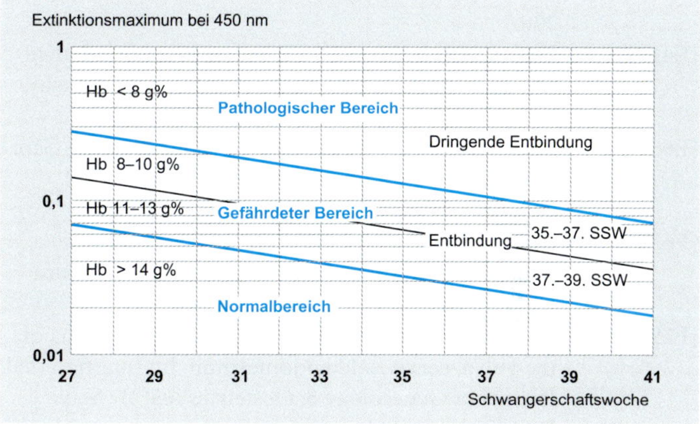

Abb. 81.2 Bilirubinwerte im Fruchtwasser [L190]

Quellenverzeichnis

Der Verweis auf die jeweilige Abbildungsquelle befindet sich bei allen Abbildungen im Werk am Ende des Legendentextes in eckigen Klammern. Alle nicht besonders gekennzeichneten Grafiken und Abbildungen ©Elsevier GmbH, München.

[A300] Reihe Klinik- und Praxisleitfaden. Elsevier/Urban & Fischer GmbH, München.

[E1222] Armstrong, D./Cohen, J./ et al.: Infectious Diseases. Mosby; 1999.

[E320] Rymer, J./Fish, A.: Gynaecology in Focus. Elsevier/ Churchill Livingstone, 1. Aufl. 2005.

[E387] Zitelli, B. J./Davis, H. W.: Atlas of Pediatric Physical Diagnosis. Elsevier/Mosby, 5. Aufl. 2007.

[E471] Gilbert-Barness, E./Kapur, R.: Potter's Pathology of the Fetus, Infant and Child. Elsevier/Mosby, 2. Aufl. 2007.

[E493] Oats, J. N./Abraham, S.: Llewellyn-Jones Fundamentals of Obstetrics and Gynaecology. Elsevier/Mosby, 9. Aufl. 2010.

[E655] Hockenberry, M. J./Wilson, D.: Wong's Nursing Care of Infants and Children. Elsevier/Mosby, 8. Aufl. 2006.

[F630] Fambrini, M./Bargelli, G./Peruzzi, E. et al: The Journal of Minimally Invasive Gynecology. Volume 16, Number 5.

[F797-003] Pecorelli, S.: Revised FIGO staging for carcinoma of the vulva, cervix, and endometrium. In: International Journal of Gynecology & Obstetrics 105(2) (May 2009), pp. 103–104.

[F797-009] Ayres-de-Campos, D./Spong, C. Y./et al.: FIGO consensus guidelines on intrapartum fetal monitoring: Cardiotocography. In: International Journal of Gynecology & Obstetrics. Volume 131, Issue 1, Pages 13–24. Elsevier Oktober 2015.

F797-010] Ngan, H./Bender, H./et al.: Corrigendum to „Gestational Trophoblastic Neoplasia, FIGO 2000 staging and classification". In: International Journal of Gynecology & Obstetrics. Volume 83, Issue S1, Pages 175–177. Wiley, Dezember, 2021.

[G157] Goering R./Dockrell H./Zuckerman M./Wakelin D./ Roitt I./Mims C./Chiodini P.: Mims' Medical Microbiology. Elsevier/Mosby, 4. Aufl. 2007.

[G244] Chudleigh, T./Thilaganathan, B.: Ostetric Ultrasound – How, why and when. Elsevier/Churchill Livingstone, 3. Aufl. 2004.

[G245] Timor-Tritsch, I./Goldstein, S.: Ultrasound in Gynecology. Elsevier/Urban & Fischer, 2. Aufl. 2006.

[G246] McPherson, R./Pincus, M.: Henry's Clinical Diagnosis and Management by Laboratory Methods. Elsevier/Saunders, 20. Aufl. 2001.

[G247] Lynch P./Edwards L./Ambros-Rudolph C./Black M. et al: Obstetric and Gynecologic Dermatology. Elsevier/Mosby, 3. Aufl. 2008.

[G560] Sohn, C., Krapfl-Gast, A. S., & Schiesser, M.: Checkliste Sonographie in Gynäkologie und Geburtshilfe, 2. Auflage, Stuttgart 2001, Thieme.

[G877] Petrussa I.: A Scoring System for the Assessment of Gestational Age of Newborn Infants. In: Huntingford, P.J. et al.: Perinatal Medicine. 2nd European Congress, London. Karger, 1971.

[H170-001] Apgar V.: A proposal for a new method of evaluation of the newborn infant. Current Researches in Anesthesia & Analgesia . 1953;32(4):260–267.

[K115] Andreas Walle, Hamburg.

[K183] Eckhard Weimer, Würselen.

[L106] Henriette Rintelen, Velbert.

[L138] Martha Kosthorst, Borken.

[L141] Stefan Elsberger, Planegg.

[L157] Susanne Adler, Lübeck.

[L190] Gerda Raichle, Ulm.

[L217] Esther Schenk-Panic, München.

[L231] Stefan Dangl, München.

[L234] Helmut Holtermann, Dannenberg.

[L255] Irina Kart, Berlin.

[M416] Prof. Dr. med. Ernst Beinder, Erlangen.

[M427] Prof. Dr. med. Rolf M. Mesters, Münster.

[M434] Prof. Dr. med. Kai J. Bühling, Hamburg.

[M435] Prof. Dr. med. Rabih Chaoui, Berlin.

[M436] Prof. Dr. med. Reinhard Hackenberg, SLK-Kliniken, Heilbronn.

[M437] Prof. Dr. med. Irene Hösli, Basel.

[M438] Prof. Dr. med. Marion Kiechle, München.

[M439] Prof. Dr. med. Walter Klockenbusch, Münster.

[M441] Prof. Dr. med. Eiko Petersen, Freiburg.

[M442] Dr. med. Sarah Gruber, Starnberg.

[M447] PD Dr. med. Frank Reister, Sektion Geburtshilfe, UFK Ulm.

[M448] Dr. med. Roberto Kurzeja, Potsdam.

[M452] Prof. Dr. med. Daniel Surbek, Bern.

[O144] Anita Lehmann, Ulm-Lehr.

[O145] Anja Balden, Erlenbach.

[S700] Sobotta-Archiv: Sobotta. Atlas der Anatomie des Menschen, div. Aufl., Elsevier Urban & Fischer.

[T127] Prof. Dr. med. Peter C. Scriba, München.

[T192] Dr. med. Kay Goerke, Schwetzingen.

[V492] abavo GmbH, Buchloe.

[W257] Gemeinsamer Bundesausschuss (G-BA), juristische Person des öffentlichen Rechts. Wegeleystr. 8, 10623 Berlin

[W798] World Health Organization (WHO), Genf, Schweiz.

[W881-010] Leitlinienprogramm Onkologie (Deutsche Krebsgesellschaft, Deutsche Krebshilfe, AWMF): S3-Leitlinie Endometriumkarzinom, Langversion 2.0, 2022, AWMFRegisternummer: 032-034OL https://www.leitlinienprogrammonkologie.de/leitlinien/endometriumkarzinom/; Zugriff am 04.05.2023.

[W984] Trends in Maternal Mortality: 1990 to 2013. Estimates by WHO, UNICEF, UNFPA, The World Bank and the United Nations Population Division, Genf 2013, WHO.

[W991] Deutsche Hauptstelle für Suchtfragen e.V., Hamm.

N

O

P

Q

R

S

W

X

Z